全国中医药行业高等教育"十四五"规划教材

全国高等中医药院校规划教材（第十一版）

社会医学

（新世纪第二版）

（供公共事业管理、健康服务与管理、中医学、
中西医临床医学、中药学、护理学等专业用）

主　编　王素珍　杨　义

中国中医药出版社
·北京·

图书在版编目（CIP）数据

社会医学 / 王素珍，杨义主编 . —2 版 . —北京：
中国中医药出版社，2023.12
全国中医药行业高等教育"十四五"规划教材
ISBN 978-7-5132-8368-7

Ⅰ . ①社… Ⅱ . ①王… ②杨… Ⅲ . ①社会医学—中医
学院—教材 Ⅳ . ① R1

中国国家版本馆 CIP 数据核字（2023）第 175138 号

融合出版数字化资源服务说明

全国中医药行业高等教育"十四五"规划教材为融合教材，各教材相关数字化资源（电子教材、PPT 课件、视频、复习思考题等）在全国中医药行业教育云平台"医开讲"发布。

资源访问说明

扫描右方二维码下载"医开讲 APP"或到"医开讲网站"（网址：www.e-lesson.cn）注册登录，输入封底"序列号"进行账号绑定后即可访问相关数字化资源（注意：序列号只可绑定一个账号，为避免不必要的损失，请您刮开序列号立即进行账号绑定激活）。

资源下载说明

本书有配套 PPT 课件，供教师下载使用，请到"医开讲网站"（网址：www.e-lesson.cn）认证教师身份后，搜索书名进入具体图书页面实现下载。

中国中医药出版社出版

北京经济技术开发区科创十三街 31 号院二区 8 号楼

邮政编码　100176

传真　010-64405721

山东华立印务有限公司印刷

各地新华书店经销

开本 889×1194　1/16　印张 22.25　字数 591 千字

2023 年 12 月第 2 版　2023 年 12 月第 1 次印刷

书号　ISBN 978-7-5132-8368-7

定价 82.00 元

网址　www.cptcm.com

服 务 热 线　010-64405510　　微信服务号　zgzyycbs

购 书 热 线　010-89535836　　微商城网址　https://kdt.im/LIdUGr

维 权 打 假　010-64405753　　天猫旗舰店网址　https://zgzyycbs.tmall.com

如有印装质量问题请与本社出版部联系（010-64405510）

《社会医学》
融合出版数字化资源编创委员会

全国中医药行业高等教育"十四五"规划教材
全国高等中医药院校规划教材（第十一版）

主　编

王素珍（江西中医药大学）　　　　　　杨　义（成都中医药大学）

副主编

王军永（江西中医药大学）　　　　　　王泓午（天津中医药大学）

张持晨（南方医科大学）　　　　　　　孙　宁（辽宁中医药大学）

姜　婷（新疆医科大学）　　　　　　　张胜利（福建中医药大学）

编　委（以姓氏笔画为序）

万建成（广州中医药大学）　　　　　　王　颖（山东中医药大学）

王小娜（新疆医科大学）　　　　　　　叶培汉（江西中医药大学）

白思敏（陕西中医药大学）　　　　　　刘　芹（云南中医药大学）

李志毅（河南中医药大学）　　　　　　杨蓉蓉（天津中医药大学）

吴　剑（江西中医药大学）　　　　　　吴海燕（黑龙江中医药大学）

宋一蓓（成都中医药大学）　　　　　　张　安（上海中医药大学）

金佳琪（江西中医药大学）　　　　　　赵　钊（湖南中医药大学）

荣　超（浙江中医药大学）　　　　　　柯　楠（南昌大学）

徐　芳（天津中医药大学）　　　　　　徐金菊（安徽中医药大学）

常玉雪（新疆医科大学）　　　　　　　谢士钰（南京中医药大学）

蔡　琨（贵州中医药大学）

李灿东（福建中医药大学校长）

杨　柱（贵州中医药大学党委书记）

余曙光（成都中医药大学校长）

谷晓红（教育部高等学校中医学类专业教学指导委员会主任委员、北京中医药大学教授）

冷向阳（长春中医药大学校长）

宋春生（中国中医药出版社有限公司董事长）

陈　忠（浙江中医药大学校长）

季　光（上海中医药大学校长）

赵继荣（甘肃中医药大学校长）

郝慧琴（山西中医药大学党委书记）

胡　刚（南京中医药大学校长）

姚　春（广西中医药大学校长）

徐安龙（教育部高等学校中西医结合类专业教学指导委员会主任委员、北京中医药大学校长）

高秀梅（天津中医药大学校长）

高维娟（河北中医药大学校长）

郭宏伟（黑龙江中医药大学校长）

彭代银（安徽中医药大学校长）

戴爱国（湖南中医药大学党委书记）

秘书长（兼）

陆建伟（国家中医药管理局人事教育司司长）

宋春生（中国中医药出版社有限公司董事长）

办公室主任

周景玉（国家中医药管理局人事教育司副司长）

张峘宇（中国中医药出版社有限公司副总经理）

办公室成员

陈令轩（国家中医药管理局人事教育司综合协调处副处长）

李秀明（中国中医药出版社有限公司总编辑）

李占永（中国中医药出版社有限公司副总编辑）

芮立新（中国中医药出版社有限公司副总编辑）

沈承玲（中国中医药出版社有限公司教材中心主任）

前 言

为全面贯彻《中共中央 国务院关于促进中医药传承创新发展的意见》和全国中医药大会精神，落实《国务院办公厅关于加快医学教育创新发展的指导意见》《教育部 国家卫生健康委 国家中医药管理局关于深化医教协同进一步推动中医药教育改革与高质量发展的实施意见》，紧密对接新医科建设对中医药教育改革的新要求和中医药传承创新发展对人才培养的新需求，国家中医药管理局教材办公室（以下简称"教材办"）、中国中医药出版社在国家中医药管理局领导下，在教育部高等学校中医学类、中药学类、中西医结合类专业教学指导委员会及全国中医药行业高等教育规划教材专家指导委员会指导下，对全国中医药行业高等教育"十三五"规划教材进行综合评价，研究制定《全国中医药行业高等教育"十四五"规划教材建设方案》，并全面组织实施。鉴于全国中医药行业主管部门主持编写的全国高等中医药院校规划教材目前已出版十版，为体现其系统性和传承性，本套教材称为第十一版。

本套教材建设，坚持问题导向、目标导向、需求导向，结合"十三五"规划教材综合评价中发现的问题和收集的意见建议，对教材建设知识体系、结构安排等进行系统整体优化，进一步加强顶层设计和组织管理，坚持立德树人根本任务，力求构建适应中医药教育教学改革需求的教材体系，更好地服务院校人才培养和学科专业建设，促进中医药教育创新发展。

本套教材建设过程中，教材办聘请中医学、中药学、针灸推拿学三个专业的权威专家组成编审专家组，参与主编确定，提出指导意见，审查编写质量。特别是对核心示范教材建设加强了组织管理，成立了专门评价专家组，全程指导教材建设，确保教材质量。

本套教材具有以下特点：

1.坚持立德树人，融入课程思政内容

将党的二十大精神进教材，把立德树人贯穿教材建设全过程、各方面，体现课程思政建设新要求，发挥中医药文化育人优势，促进中医药人文教育与专业教育有机融合，指导学生树立正确世界观、人生观、价值观，帮助学生立大志、明大德、成大才、担大任，坚定信念信心，努力成为堪当民族复兴重任的时代新人。

2.优化知识结构，强化中医思维培养

在"十三五"规划教材知识架构基础上，进一步整合优化学科知识结构体系，减少不同学科教材间相同知识内容交叉重复，增强教材知识结构的系统性、完整性。强化中医思维培养，突出中医思维在教材编写中的主导作用，注重中医经典内容编写，在《内经》《伤寒论》等经典课程中更加突出重点，同时更加强化经典与临床的融合，增强中医经典的临床运用，帮助学生筑牢中医经典基础，逐步形成中医思维。

3.突出"三基五性",注重内容严谨准确

坚持"以本为本",更加突出教材的"三基五性",即基本知识、基本理论、基本技能,思想性、科学性、先进性、启发性、适用性。注重名词术语统一,概念准确,表述科学严谨,知识点结合完备,内容精炼完整。教材编写综合考虑学科的分化、交叉,既充分体现不同学科自身特点,又注意各学科之间的有机衔接;注重理论与临床实践结合,与医师规范化培训、医师资格考试接轨。

4.强化精品意识,建设行业示范教材

遴选行业权威专家,吸纳一线优秀教师,组建经验丰富、专业精湛、治学严谨、作风扎实的高水平编写团队,将精品意识和质量意识贯穿教材建设始终,严格编审把关,确保教材编写质量。特别是对32门核心示范教材建设,更加强调知识体系架构建设,紧密结合国家精品课程、一流学科、一流专业建设,提高编写标准和要求,着力推出一批高质量的核心示范教材。

5.加强数字化建设,丰富拓展教材内容

为适应新型出版业态,充分借助现代信息技术,在纸质教材基础上,强化数字化教材开发建设,对全国中医药行业教育云平台"医开讲"进行了升级改造,融入了更多更实用的数字化教学素材,如精品视频、复习思考题、AR/VR等,对纸质教材内容进行拓展和延伸,更好地服务教师线上教学和学生线下自主学习,满足中医药教育教学需要。

本套教材的建设,凝聚了全国中医药行业高等教育工作者的集体智慧,体现了中医药行业齐心协力、求真务实、精益求精的工作作风,谨此向有关单位和个人致以衷心的感谢!

尽管所有组织者与编写者竭尽心智,精益求精,本套教材仍有进一步提升空间,敬请广大师生提出宝贵意见和建议,以便不断修订完善。

国家中医药管理局教材办公室

中国中医药出版社有限公司

2023 年 6 月

编写说明

全国中医药行业高等教育"十四五"规划教材《社会医学》是根据国务院《中医药健康服务发展规划（2015—2020年）》，在国家中医药管理局宏观指导下，由国家中医药管理局教材办公室组织建设、全国各高等中医药院校及高等医药院校联合编写而成。

健康中国建设的不断深化为社会医学学科的发展提供了宝贵的机遇和丰富的素材。《社会医学》教材的编写以提高人民群众健康为目标，以解决危害城乡居民健康的主要问题为重点，将中医医学模式融入其中，结合社会医学前沿的方法、策略和应用，从社会医学及相关的概念、社会及行为心理因素与健康的关系，到相关因素的评价方法，再到提升社会人群健康策略，以及现阶段的实际应用，构建了较完整的体系，进行了较详细的阐述，给学习者呈现的是知识体系完整、思维逻辑清晰、方法策略实用的教材。本教材注重数字资源的适当呈现及思政内容的合理融入，并将党的二十大精神融会贯通其中。

本教材内容分为总论篇（社会医学概论、医学模式、健康社会决定因素）、影响因素篇（社会因素与健康、行为心理因素与健康）、方法篇（社会医学研究方法、社会健康状况评价、生命质量评价、健康危险因素评价、卫生服务研究、卫生项目评价）、策略篇（社会卫生策略、卫生保健制度、健康管理与健康促进、社区卫生服务、家庭保健）和应用篇（慢性病管理、弱势群体社会医学、社会病防控）5篇、19章。

本教材的编写分工：第一章第一、二节由王素珍编写，第三节由陈荷编写；第二章第一、二节由徐金菊编写，第三节由王素珍编写；第三章由吴海燕编写；第四章第一节由王泓午编写，第二节由李凤阳编写，第三节由张谧编写；第五章第一、二节由王颖编写，第三节由康益敏编写；第六章第一、二节由杨义编写，第三、四节由荣超编写；第七章第一、二节由白思敏编写，第三节由唐昌敏编写；第八章第一、二节由张胜利编写，第三节由宋一蓓编写；第九章由姜婷编写；第十章由马月丹编写；第十一章由高伟芳编写；第十二章第一、二节由王军永编写，第三节由谢士钰编写；第十三章由王昕晔编写；第十四章由张持晨编写；第十五章由张安编写；第十六章由王良君编写；第十七章第一节由刘芹编写，第二节由万建成编写，第三节由叶培汉编写；第十八章第一、二节由蔡琨编写，第三、四、五节由刘晓霞编写；第十九章第一、二、三节由何欢编写，第四、五节由李志毅编写。

本教材凝聚了31位编写成员和出版社编辑的集体智慧。在此，对大家的辛勤劳动和大力支持表示诚挚的感谢！研究生彭瑾在稿件校对中给予了大力支持，在此深表谢意！

本教材吸纳了众多专家学者的学术思想，在教材后的主要参考书目中均有注明，在此向给予我们启迪的专家学者表示衷心的感谢！

尽管反复斟酌并数易其稿，但因编者水平所限，教材中的疏漏及不妥之处在所难免。请读者将问题和建议反馈给我们，以便再版时修订完善。

《社会医学》编委会
2023 年 8 月

目　录

总论篇

导引案例

高负荷工作状态下的健康问题

2022 年 8 月 23 日,在南方医科大学读博的南华大学附属第二医院心血管内科杨宏发医生,从实验室回到宿舍后,突发心源性猝死,年仅 37 岁。8 月 16 日凌晨,青岛大学附属医院神经外科副主任、医学博士、主任医师刘伟教授突发疾病,抢救无效,不幸离世,享年 53 岁。8 月 16 日,山东第一医科大学第二附属医院神经内科张颜波主任医师不幸逝世,年仅 44 岁……高负荷工作状态下的医生猝死问题引发人们的反思,医学界更是惊呼"高强度工作下最悲哀的是医不自医"!

(资料来源:搜狐健康)

试回答:

1. 查阅资料,分析哪些人群容易出现猝死。

2. 分析猝死出现的原因。

3. 如何应对工作高负荷?

第一节　社会医学的概念

医学是"以保护和增进人类健康、预防和治疗疾病为研究内容的科学"。人的健康与疾病是一个生物学的自然过程,具有自然属性;也是社会的产物,受到众多社会因素的影响,具有社会属性。人群的社会特征不仅深刻影响着人类对疾病与健康的认识,也影响着人类的疾病预防和诊治行为,影响着疾病的发生、发展和转归。因此,"保护和增进人类健康、预防和治疗疾病"不仅要研究自然、生物等因素的影响,还要研究社会因素的作用。

一、社会医学的内涵

(一)社会医学的定义

社会医学(social medicine)是从社会角度研究医学问题的一门学科。它研究社会人群的健康状况,探究社会因素对个体和群体健康、疾病的作用及其规律,制定各种社会措施,以保护和增进人的身心健康和社会活动能力,提高生活质量,保证人的积极全面发展。换言之,社会医学侧重研究社会因素与健康、疾病之间的相互作用及其规律。

（二）社会医学的目的

社会医学的直接目标是促进人类健康，根本目的是保证人们积极地、全面地发展。积极是指充分发挥人的能动作用，更好地赢得健康，而不仅是被动的健康；全面是指身体、心理、社会活动能力得到发展，将人性、人格、人的价值提高到一个新的高度，集中体现在提高生活质量。

（三）社会医学的性质

社会医学是研究社会因素与健康及疾病之间相互关系及其规律的一门科学，是社会学和生物医学之间的交叉或边缘学科。它的知识主要来源于两个方面：一是医学，包括基础医学、临床医学、预防医学和传统医学；二是社会科学，包括社会学、政治学、经济学、伦理学、管理学等。

二、社会医学的内容

（一）社会健康状况

通过统计学、流行病学、社会学等方法，尤其是社会调查方法，研究人群健康状况以及与之相关的社会因素状况；应用科学指标与方法对社会健康状况及其变化规律做出评价，找出优先解决的问题，发现高危人群、主要疾病，即对社会健康状况进行"社会诊断"。

（二）人群健康的影响因素

运用各种手段，分析健康问题的社会原因，研究经济、文化、社会心理、行为和生活方式、卫生服务状况等对人群健康的影响及其机制，为制定社会卫生策略提供依据，即研究社会因素与人群健康的关系及其作用规律，对社会健康问题进行"社会病因学"分析。

（三）社会卫生策略与措施

针对需要优先解决的健康问题，通过政治、法律、规章制度等渠道和卫生立法、卫生规划、健康教育与促进、社区卫生服务等方式和措施，改善社会健康状况，保护和增进人群健康水平，即提出改善社会健康状况的"社会处方"。

三、社会医学的任务

（一）社会医学的基本任务

医学的基本任务是维护与促进人群健康，提高人们的生命质量和健康水平。社会医学作为医学与社会科学的交叉学科，更加重视社会因素对人群健康及疾病的影响，重视那些主要由社会因素引起的疾病；力图通过科学评价人群，特别是高危人群、脆弱人群的健康状况及其社会危险因素，采取有针对性的社会卫生措施，减少、控制甚至消灭其危险因素，进而改善人群健康状况。

社会医学的基本任务：通过调查，掌握社会健康状况及其变动规律，发现主要社会卫生问题及其影响因素，提出改善社会健康状况、保护人群健康的策略与措施，为政府及相关部门制订卫生工作方针政策、确定卫生工作重点、编制卫生发展计划、科学组织卫生服务、加强卫生监督和评价等相关工作提供科学依据。

（二）我国社会医学的任务

在我国，社会医学不仅要通过研究世界卫生状况及其影响因素、应对策略，借鉴世界各国经验和教训，紧跟世界社会医学的发展步伐；更要从我国实际出发，发掘传统医学的价值，研究并解决我国的社会卫生问题。从实践来看，我国社会医学的基本任务主要包括以下六个方面。

1. 倡导积极的健康观 "健康不仅仅是没有疾病或虚弱，而是一种身体、心理和社会的完好状态。"因此，维护和促进健康，应从社会、心理和生理三方面出发。但是，这一积极、正确的健康观对人类影响的程度和效果仍不令人满意，必须在实践中让大众正确看待健康，更加深刻地认识到社会心理因素对健康的影响，采取综合卫生措施，有效防治疾病、促进健康。中医药不仅是我国的文化瑰宝，在保护人群健康上有着不可磨灭的贡献；其"天人合一""辨证施治"等系统思想、辩证思维更是与积极的健康观不谋而合。因此，如何加强对中医药传统思想、技术的挖掘与传承，对于我国社会医学的发展也具有重要的现实意义。

2. 弘扬正确的医学模式 现代医学模式在理论上的接受和实际行动中的保守、阻挡形成鲜明反差，所以要继续努力促进医学模式的实质转变。要加强医学模式研究，完善其理论体系，提高实践中的可操作性；全方位改革医学教育体系，加强社会医学教育，造就新型医药卫生人才；注重卫生宣传与健康教育，积极倡导现代医学模式氛围，促使大众观念的转变。

3. 发现社会卫生问题 主要是掌握社会卫生状况，发现社会卫生问题，及时提出防治措施：①系统分析社会卫生状况的现状、特征、变化及发展趋势，明确影响健康的各种因素，尤其是主要影响因素的强度和范围，有助于找到及时有效的防治措施。②采用评价技术，评价因素对疾病和健康的影响/危害程度，发现关键问题。

4. 制订卫生政策和策略 在一定区域内通过调查分析人们的健康需求，了解卫生资源的使用和分配，研究人群卫生服务利用的公平程度，探讨卫生资源配置及提高资源效率的途径，提出满足人群健康需求的对策与措施，为评价和提高卫生事业的社会效益和经济效益提供科学依据。

5. 重点关注脆弱人群健康 维护和提高人群健康水平是社会医学的使命。对我国而言，当前工作的重点是开展残疾人、老年人、妇女、儿童等脆弱人群和慢性病、精神疾病、艾滋病等特殊疾病的预防保健工作，通过社会各部门的密切合作和大众的积极参与，提高大众健康水平。

6. 加强社会医学教育 通过社会医学教育，宣传其新思想、新观点、新方法，主要任务包括3个：一是在一般人群中倡导积极的健康观，形成有利于健康的行为；二是在医学生和医务人员中加强社会医学教育，培养正确的医学观；三是推动社会医学人才队伍建设，建立适合社会医学特点的人才培养体系，逐步提高社会医学从业人员的规模与质量。

四、社会医学与其他学科的关系

社会医学作为一门新兴学科，已经逐步形成自己特定的研究内容、基本理论和研究方法，作为一门交叉学科，必然与很多学科存在密切联系。

（一）社会医学与预防医学

社会医学是 20 世纪 70 年代从预防医学（preventive medicine）中发展起来的。两者的关系可以描述为"父子关系"，具体表现为以下 3 个方面。

1. 两者具有历史渊源且可相互借鉴 现代预防医学的快速发展使得人们的生产、生活环境大为改善，许多急慢性传染病得到有效控制，慢性非传染性疾病成为威胁人类健康的主要疾病，而这些疾病是社会、心理、生物多种因素综合作用的结果。在这种背景下，社会医学从预防医学中发展起来。正因为如此，现代预防医学中包含了丰富的社会预防思想和内容，两学科应该相互结合，相互借鉴，共同发展，促进人类生命质量的提高。

2. 研究目的与内容有相同之处 两者都以保护和促进人群健康为基本目的，特别关注人群健康、疾病状况及其影响因素，并寻求解决策略。

3. 研究侧重点不同 预防医学侧重自然、生物环境因素与疾病的关系；社会医学侧重社会、行为生活方式、卫生服务等因素与疾病的关系。

（二）社会医学与社区医学

社区医学（community health）是研究社区内卫生服务的供给和卫生服务的组织管理；根据社区特点，运用社会医学理论指导，以社区为范围，以家庭为单位，以患者为中心，开展集医疗、预防、保健、康复、健康教育和生育健康为一体的卫生服务。社区医学和社会医学在理论上和实践上都具有一致性，都以人群为研究对象，都以提供卫生服务和保障人群健康为目标。相比而言，社会医学研究内容比较宏观，研究内容比较广泛，社区医学研究内容更加具体，更注重实践。

（三）社会医学与卫生管理学

20 世纪 80 年代，我国同时提出社会医学、卫生管理学（health care management）两个学科名称。经过多年的努力，两者都已成为独立的学科，并成为中华预防医学会的两个独立学会。但是，"社会医学与卫生事业管理"仍是公共管理学下的一个二级学科和研究生专业招生所采用的名称。两者的关系可以形象地概括为"姊妹关系"，具体表现如下。

1. 基本任务相同 两者都是根据人群健康需求，合理调配卫生资源，组织卫生服务，提高卫生事业效益，包括社会效益和经济效益。

2. 侧重点不同 社会医学侧重针对社会卫生状况，分析社会原因，提出社会卫生策略，而这种策略是对具体卫生资源配置等工作的指导或纲领。卫生管理侧重具体卫生事业的计划、组织、协调、控制等，更像是对策略的具体实施过程的资源调配等。

（四）社会医学与医学社会学

1. 联系 两者都是医学与社会学结合的学科，在很多方面具有互补性；两者都以社会、人群为研究对象，以社会调查与统计、心理与经济分析等作为基本研究方法，以推动卫生事业发展、改善医疗卫生服务、保护和提高人群健康、促进社会发展为基本目的。

2. 差异 两者在学科性质、起源时代、研究侧重、学科队伍等方面存在差异（表 1-1）。

表 1-1 社会医学与医学社会学的差异

	社会医学	医学社会学
学科性质	由医学学科发展而来，从属于医学范畴	由社会学发展而来，属于社会学范畴
起源时代	1848 年由法国医生盖林提出	1894 年由美国麦克英泰尔最先提出
研究侧重	从社会系统出发，研究各类社会因素对疾病和健康的影响	社会组织与卫生组织关系，医疗保健中人际关系
学科队伍	具有医学背景的专业人员为主干队伍，需要社会学者指导与配合	以社会科学背景为主的专业人员为主体，同时需要医学工作者的积极参与和配合

（五）社会医学与医学心理学

1.联系　两者都研究社会心理现象，都以防治身心疾病和培养健全人格、提高社会活动能力和生命质量为目的，都使用卫生统计学、社会调查等方法。

2.区别　主要体现在研究侧重点上：社会医学更多从群体、社会角度考虑社会心理现象的影响，医学心理学侧重以个体为基础的临床服务。

第二节　社会医学的发展史

社会医学成为一门学科理论是近代工业革命和资本主义发展带来的不断出现的社会卫生问题之必然结果，是随着工业化、都市化、疾病构成变化、科学技术进化和认识层次深化等过程逐渐形成的，又与法国政治大革命有密切关系。

一、国外社会医学发展史

（一）社会医学史前史

作为一门学科，社会医学是 19 世纪中叶随着资本主义的兴盛而发展起来的，但关于社会因素与疾病的关系早就被关注。古希腊医学家希波克拉底（Hippocrates，前 460—前 370）就认为"知道是什么样的人患病比知道这个人患什么病更重要""医生医治的不仅是疾病，更重要的是患者"。他在《空气、水、地域》一书中更是明确提出生活环境、习惯对健康的作用。古罗马医师盖伦（Galen，129—199）重视社会心理因素的致病作用，强调人体健康与心理因素的关系。阿拉伯医师阿维森纳（Avicenna，980—1037）认为土壤和水源可以传播疾病，而精神情感活动对机体也有影响。但是，限于当时的社会经济条件及医学科技水平，古代医学家对于人类健康、疾病与社会因素的关系还缺乏客观证据来证明他们的认识，医学活动基本上是患者与医生间的个人医疗行为。

（二）社会医学的萌芽

18 世纪 60 年代起，西欧进入了资本主义的确立时期，手工业生产方式逐步被大工业生产方式所代替。伴随着资本主义的发展，工厂、矿山等较大规模工业生产方式日益增多，社会卫生状况日益恶化，劳动卫生、职业损害问题日益增多，促使人们进一步注意到医学的社会性以及人类健康与疾病的流行与社会环境、社会条件的密切关系。一些进步医学家提出了国家、社会应该对人民健康负责的观点，在当时具有很强的启蒙作用。

瑞士医生巴拉塞尔萨斯（Paracelsus，1493—1541）在《水银病》一文对铜银矿山工人的职业病进行了分析。意大利的萨马兹尼（1669—1714）在其著作《论手工业者的疾病》中记述了52 种职业工人的健康与疾病状况，论述了职业病的病因和职业的关系。德国卫生学家约翰·弗兰克（Johann Frank，1745—1821）提出了"居民悲惨的生活是疾病温床"的观点，并在《全国医学监督体制》一书中提出了用医学监督计划使政府采取措施来保护个人和公众健康的主张。这种观点认识到健康、疾病和社会因素的相关性，成为社会医学发展的一个里程碑，并从德国逐渐流传到苏联、意大利、法国、美国和英国等。因此，他被公认为公共卫生和社会医学杰出的先驱。此外，马尔萨斯在《人口论》中提出了人口过剩与贫困之间的关系，而空想社会者欧文提出了限制童工劳动时间的建议。

对于这些社会卫生问题，依靠单个医生、机构的努力已经力不从心，必须动员全社会力量，采取社会行动，才能加以控制、解决。1841 年，法国制订了《童工法》。1848 年，英国通过了《社会保健法》。1847 年，利物浦任命了第一位卫生局长邓肯。1848 年，伦敦任命西蒙（Simon，1816—1904）为首任医官。他专门研究伦敦的食品卫生、住宅和工厂卫生，认为这些因素与英国工人的健康密切相关，并在《论伦敦的卫生状况》报告中建议设立卫生检查机构，改善下水道，将疾病防治列为国家任务。

（三）社会医学创立

19 世纪，一批社会医学的倡导者目睹了工业化过程给人类带来的与传染病、职业病、环境卫生、食品卫生、妇幼卫生等有关的一系列健康问题，对医学、健康和社会的联系有了更深的认知，尝试采取一些社会措施去应对这些社会问题，社会医学开始形成自己的理论、方法体系。

"社会医学"一词最早出现在 19 世纪中叶。1838 年，罗舒首先提出"社会卫生学"这个专用名词，并将卫生分为个人卫生和公共卫生两类。1848 年，法国医生盖林（Jules Guerin，1801—1866）首次提出把医学监督、公共卫生学及法医学等学科构成一个整体，统称为"社会医学"，并将其分为社会生理学、社会病理学、社会卫生学及社会治疗学四部分，号召医务界自觉运用社会医学观点去考察社会卫生问题，这也成为社会医学真正诞生的标志。

19 世纪后半期，细菌学的成就使医学家只重视生物病原体的致病作用，忽视了社会因素的作用，但是仍有不少医学家不同意过分夸大细菌的致病作用。德国医学家诺尔曼（Neumann，1813—1908）和病理学家魏尔肖（Virchow，1821—1902）都强调社会经济条件对健康和疾病的重要作用，提出"医学科学的核心是社会科学""政治学是广义上的医学""医学是一门社会科学，任何社会都应对居民的健康负责""实现医学目标的最好的办法是将医学和社会生活、政治活动结合起来"。

（四）社会医学的发展

社会医学首先在英国取得了发展和进步。1856 年，英国第一次开设公共卫生课，由格尔豪任教。19 世纪末，英国开设了公共卫生学课程，20 世纪 40 年代改名为社会医学课程，泛指疾病的控制及有关增进或影响人群健康的科学。1943 年，牛津大学成立了社会医学研究院。20 世纪 60 年代以来，为适应英国国家卫生服务制度改革的需要，社会医学改为社区医学，内容包括社区卫生服务中的理论与实践问题。

德国是社会医学的发源地。1912 年，德国的格罗蒂扬（Alfred Gretjahn，1869—1931）在《社会病理学》一书中进一步指出：社会状况的恶化易导致感染疾病，疾病又通过它的后果来影响社会。他主张用社会措施来预防疾病或影响病程，并强调社会卫生调查中应该用人口学、统计学、经济学及社会学方法。他提出社会卫生学的一整套理论和概念，首次指出健康、疾病与社会的相互关系。1920 年，他成为第一位社会卫生学教授，并在柏林大学（现柏林洪堡大学）开设了社会卫生学讲座。第二次世界大战前，"社会医学"与"社会卫生学"两个词在德国并用，第二次世界大战后逐渐改用"社会医学"。

在美国，社会医学的发展没有英国那般迅速，大多数学校开设医学社会学和社区医学，开设社会医学的不多，其内容通常都在卫生管理、卫生政策课程中。近年来，针对医学的日益专业化和保健需求得不到有效满足的问题，家庭医学（family medicine）得到了不断发展。

在苏联，莫斯科大学医学院于 1922 年成立了社会卫生学教研室，并于 1941 年改名为保健组织学教研室，后又在 1966 年改为社会卫生与保健组织学教研室。1923 年，国立社会卫生学研究所成立，后更名为社会卫生学与保健组织学研究所。

二、社会医学在中国的发展

（一）中国社会医学的萌芽

中医学强调"天人合一"的思想，并早已注意到社会因素、精神因素对健康与疾病的影响。成书于春秋战国时期的《黄帝内经》提出政治地位、经济条件、气候变化、居住环境、饮食起居和精神因素等与疾病有关的论点。西周初期，我国建立了社会医事组织，制定了医师考核制度。汉代设立了为贫民看病的机构。南北朝宋元嘉二十年（443）设"医学"，成为我国最早设置的医学学校。但是，卫生机构设置和医事制度主要是为封建统治者服务，广大人民的医疗事业主要靠民间医生。由于我国处于小农经济环境下，生产手工化导致医学的社会化程度低，社会医学不可能真正形成，而只能以部分学者、医者的零星社会医学思想体现出来。

19 世纪，随着西方医学、医事组织的输入，社会医学进入我国，并促使服务于大众健康的卫生服务体系逐步建立。1898 年，上海公共租界工商部设立卫生处，是我国最早成立的地方卫生行政机构。1905 年，清政府在警政部警保司下设卫生科，是我国最早建立的中央卫生行政机构。1910 年，伍连德医师在山海关设立检疫所，实行卫生检疫，这是我国自主创立的卫生防疫机构。1925 年，北京市左一区卫生事务所成立，是我国最早的城市基层卫生机构。1928 年，上海吴淞区农村卫生实验区成为最早成立的农村基层卫生机构。1932 年，中华民国成立中央卫生设施实验处，下设社会医事系，负责社会医务人员的登记和考试。

中华人民共和国成立后，我国政府很快就建立了从中央到地方的全国性卫生行政组织和卫生服务机构。发展社会卫生事业、保障人民健康真正上升为国家的职责与任务。1949 年，中国医科大学建立了公共卫生学院并设立了卫生行政学科。1952 年，引进苏联的《保健组织学》，作为医学生的一门必修课。1954 年起，先后在一些医学院校举办卫生行政进修班，培训卫生管理干部。20 世纪 50 年代中期，各医学院校普遍成立保健组织教研组，开展教学研究工作。1956 年，卫生部成立中央卫生干部进修学院，负责培训省市卫生管理干部。1957 年，第一届保健组织学师资讲习班举办，并组织编写了《保健组织学》教材。1964 年 7 月，在上海举行了全国保健组织学教学研究交流会，提出了加强学科建设的建议，但因当时条件的限制，一度发展的保健组织学科被迫中断。

（二）中国社会医学的创立与发展

党的十一届三中全会以后，我国社会经济发展进入了一个新时期，教育事业顺利发展，社会医学进入了一个蓬勃发展的时期，社会医学的发展逐渐步入正轨。

1. 组织机构与杂志的发展　改革开放 40 多年来，社会医学的组织机构和学术教育、交流平台逐步搭建起来（表 1-2）。全国各级各类（中）医药院校普遍开设社会医学课程，并形成了一支具有相当规模和质量的社会医学教学、科研队伍。

表 1-2　改革开放以来我国社会医学发展大事简表

年份	重要事件	意义
1978	《中国医学百科全书》（钱信忠主编）独列《社会医学与卫生管理学》分卷	社会医学作为一门正式学科得到承认
1980	卫生部出台《关于加强社会医学与卫生管理学教学研究工作的意见》	政府层面明确提出加强社会医学组织结构、人员队伍等建设
1981	《医学与哲学》等刊物开辟了多个社会医学专题研讨	推动社会医学学术发展，扩大社会医学的学术影响
1981	全国首届医学辩证法大会研讨了社会医学的性质、任务和研究对象等	逐步统一对社会医学的认识
1982	上海第一医学院（现复旦大学上海医学院）、武汉医学院（现华中科技大学同济医学院）等6所医学院校成立卫生管理干部培训中心	开启新中国社会医学院校教育先河
1984	全国首届社会医学与卫生管理学术研讨会召开	开启全国性社会医学学术研讨会的先河
1984	《国外医学·社会医学分册》创刊	搭建社会医学研究与交流的平台
1985	上海医科大学等开始招收社会医学硕士研究生	开启社会医学硕士教育先河
1988	中华预防医学会社会医学分会在西安成立	社会医学学科学术地位得到认可，促进从业人员的交流与合作
1994	上海医科大学设立第一个社会医学博士研究生学科点	开启社会医学博士教育先河
1999	国家医学考试中心将社会医学列为国家公共卫生执业医师资格考试的必考科目	社会医学在公共卫生中的价值得到认可
2002	复旦大学公共卫生学院社会医学学科被纳入国家重点学科	确定了社会医学学科的重点学科里程碑地位

2. 学术研究发展及其成绩　自社会医学创立以来，社会医学工作者就积极开展学术研究，并与卫生行政部门密切合作，参与城乡卫生服务调查，制订区域卫生规划和预防保健计划，制订社会病和突发性公共卫生事件的防治策略等，促进了社会医学学科和卫生事业的发展，在建立具有中国特色的卫生服务体系、健康保障体系和卫生监督体系中起到了参谋、咨询作用。

三、社会医学研究内容的演变

历史上医疗卫生事业的发展经历了 3 次不同目标和任务演变的卫生革命，不同国家、不同时期面临的任务、重点和目标有所不同。

第一次卫生革命以防治传染病、寄生虫病和地方病为主要目标，主要采取抗生素、免疫接种、消毒、杀虫、灭鼠等社会卫生措施，即通过"控制传染源、切断传播途径、保护易感人群"等传染病控制措施，控制传染病发病率和死亡率，延长平均寿命。

第二次卫生革命以心脑血管疾病、恶性肿瘤、糖尿病、精神疾病等慢性非传染性疾病为主攻目标，主要通过发展早期诊断技术、提高治疗效果、加强疾病和健康危险因素监测、改变不良行为和生活方式、合理营养和体育锻炼等综合措施，降低慢性非传染性疾病的发病率和死亡率。

第三次卫生革命以提高生命质量、促进全人类健康长寿、实现人人享有卫生保健为目标，并力图通过树立健康新观念和大健康观念、加强健康促进和健康教育、坚持可持续发展策略、保护环境和发展自我保健、家庭保健、社区保健等综合性措施实现。

我国目前正处于三次卫生革命的交叉时期，第一次卫生革命的任务尚未完成，第二次卫生革命的任务即慢性非传染性疾病成为主要的威胁，又面临第三次卫生革命的冲击。

第三节　社会医学的基本理论

社会医学是一门医学和社会科学相结合的交叉学科，形成的理论体系仍在不断完善。目前，社会医学逐步形成了一些具有本学科特色和创新的重要理论。这些基本理论是社会医学基础研究和实践经验的科学总结，不仅对社会医学的发展起指导作用，还影响着医学科学的全面发展。

一、卫生与社会协调发展论

健康是促进人的全面发展的必然要求，是经济社会发展的基础条件，是民族昌盛和国家富强的重要标志，也是大众的共同追求。2017年1月23日，习近平总书记在张家口市考察时强调："没有全民健康就没有全面小康。活得更健康，也是小康的内容。"

（一）卫生事业与社会的协调发展

世界卫生组织（World Health Organization，WHO）将"社会经济发展推动了卫生事业，卫生也同样推动着社会和经济的发展"作为在实践中认识到的一个基本真理。

1. 社会发展是卫生事业发展的基础　社会发展，尤其是国民经济的发展直接影响到卫生事业发展的速度与规模。只有社会、经济、科技、文化、教育等各方面的全面发展，才能给卫生事业的发展提供强有力的基础。卫生事业发展超越社会的发展，会影响卫生事业发展的可持续性，给社会发展带来众多负面效应；卫生事业发展滞后于社会发展，人民的健康得不到保障，不仅影响社会生产力的提高，还会因疾病流行造成严重的经济损失，甚至影响社会的稳定。

2. 卫生事业发展为社会发展提供动力　卫生事业的发展有助于提高全民健康水平，从而为社会发展提供更多高质量的人力资源，有助于社会发展的可持续性。

（二）健康与社会经济发展的双向作用

1. 健康以社会经济发展为基础　社会经济的发展包含社会进步、经济发展、教育普及、物质生活丰富、文化水平提高、卫生服务完善等内容，是维护与促进人群健康的根本保证。近半个世纪以来，大量研究表明全球人群健康状况的提高主要得益于社会经济的持续发展，当前各国和各地区之间健康状况的明显差距主要是由于社会经济发展不平衡造成的。

2. 健康对社会经济发展的影响　人群寿命的延长及体力、耐力、精力的维持能延长工作时间，提高社会劳动生产率；人群健康状况通过影响劳动力市场的供给、自然资源的利用、教育收益的实现和疾病损失的增减，从而促进或阻碍当地社会经济的发展。巴伐瓦（Bhargava，2001）等研究证实，健康指标每提高1%，国家经济增长率提高0.05%。我国学者（罗凯，2006）的研究也表明，预期寿命每延长1岁，GDP增长率相应提高1.06%～1.22%。

二、健康的社会决定论

由于社会因素在健康维持与提高以及疾病发生、发展与转归的作用日益明显，WHO提出了"健康的社会决定因素"概念，强调疾病、健康的社会性。

（一）疾病的社会性

疾病本身是生物现象，但是与人的社会地位、社会关系等有着密切关系。

1. 病因的社会性   早在 2002 年，世界卫生报告《降低危险因素，促进健康生活》就指出：全球 40% 的疾病是由 10 种危险因素所导致，其中绝大多数与社会因素有关。若能战胜这些威胁，人们可以健康地多活 5 ～ 10 年。《2022 世界卫生统计》报告指出：儿童营养不良、肥胖、贫血、饮酒、吸烟、反式脂肪酸、高血压、安全用水和卫生设施、室内外环境污染、对妇女的暴力行为是影响人群健康的十大危险因素。这些健康危险因素与人们的行为生活方式、所处的环境密切相关，更多体现出了社会性。

2. 疾病结果的社会性   疾病会导致劳动力健康受损，降低人群的劳动生产能力，减少物质、精神财富的生产；早死会减少劳动力的工作时间；而治疗疾病会消耗大量的社会资源，造成患者本人及家庭的经济负担，造成社会的经济负担；严重疾病的流行会导致社会不稳定。

当前，以心脑血管疾病、恶性肿瘤等为主的慢性非传染性疾病已成为人类死亡的主要原因。而这些疾病是多种生物、社会因素共同作用的结果，社会因素在其中起到决定性作用。因此，要谋求防治这类疾病，就不能单纯依赖生物治疗，而要更多或主要依靠社会措施，降低和排除各种健康危险因素，实现个体和群体、社会的协调一致。

（二）健康的社会性

1. 健康是社会发展的资源   人类社会的发展归根到底取决于社会生产力的发展。在构成生产力的三大要素中，劳动者是最活跃的要素，是社会发展的"第一资源"。而健康是劳动者发展个人技能的基础，是社会发展的根本资源。只有健康的人才能将通过教育、培训等途径获得的人力资本发挥出来，实现其人力资本价值；同时，健康意味着减少疾病的消耗，是巨大的节约。

2. 健康是社会发展的体现   社会可持续发展的核心是人的全面发展，而健康是全面发展的基础。只有在提高全体人民物质生活水平的同时，形成合理的生活方式，提高人群健康水平和生存、生活质量，促进人、社会与自然的和谐统一，才是真正的社会发展。

3. 健康是社会发展的目标   社会经济发展的目标是实现人民的最大利益。健康是人的基本权利，是享受其他权利的基础，因此社会经济发展的目标理应包括人民的健康，全面建成小康社会的奋斗目标也应该包括提高全民族的健康素质。"没有全民健康，就没有全面小康"。

三、健康积极全面论

人的健康与疾病不仅是一个生物学的自然过程，也是社会的产物。在整体医学观中，人体不是系统、器官、细胞、分子的简单堆砌；人不仅有生理活动，也有心理活动；人不仅有自然属性，也具有社会属性，是"一切社会关系的总和"。因此，研究健康与疾病问题不能停留在"见病不见人"的生物层次，要全面考虑人的整体性，关注生理、心理和社会因素对健康与疾病的影响。WHO 提出：健康不仅仅是没有疾病或虚弱，而是一种身体、心理和社会的完好状态。根据这个概念，健康是生物学、心理学和社会学的三维组合（具体内容见医学模式）。因此，人们的健康需求不再局限于疾病防治，而是积极地要求提高健康水平和生命质量、祛病延年，建立有利于身心健康的人际关系和社会心理氛围，保持心理平衡，活得更有意义和价值。

四、大健康观点

健康是人的基本权利，更是国家和社会可持续发展的宝贵资源，是全社会共同关注的焦点，是重要的民生问题，事关国家发展全局。没有全民健康，就没有全面小康。人民身体健康是全面建成小康社会的重要内涵，是每一个人成长和实现幸福生活的重要基础。人民对美好生活的向往，就是我们的奋斗目标。使全体中国人民享有更高水平的医疗卫生服务也是我们两个一百年奋斗目标的重要组成部分。健康关系到社会中的每一个人，关系到每个人的生命全周期，关系到人们的生、老、病、死，涉及社会各方面，关系到人类社会，也关系到自然界。因此，对健康的考量理应成为各部门制定公共政策的重要前提。

健康不只是卫生系统一家的职责，而是受到其他系统及其政策的影响。卫生事业本质上是一种"人人需要、共同受益"的社会公益事业。因此，提高人群的健康水平需要全社会的积极行动和参与。"将健康融入所有政策"要求我们按照大健康、大卫生的理念加强顶层设计和整体谋划，加强各项改革的关联性、系统性、可行性研究，强化各系统、各部门、各团体的协同合作，构建统筹、评价、监督等各方面的制度框架。

五、高危险性观点

WHO 提出高危险性分析，即以高危险性观点来找出卫生工作的主要问题，采取重点防治措施，改善人群的健康水平。在卫生资源有限的情况下，按照高危险性理论指导疾病防治工作具有重要的现实意义。高危险性是指对人群健康产生有害影响和不利作用的可能性很大，主要包括高危人群、高危环境和高危反应。高危人群是指容易受疾病侵扰的人群和有高危行为的人群，如妇幼人口、老年人口、流动人口、贫困人口及吸烟、酗酒等不良行为人群、处于高危生产、生活环境的人群。高危环境包括自然、社会和心理环境，如人际关系紧张、失业、离婚、丧偶等高危心理环境，战争、动乱、经济危机等高危社会环境，地震、水灾等高危自然环境。高危反应是指机体对刺激缺乏适应或耐受，当身心和社会刺激达到一定强度和持续时间后，导致一些疾病。

六、健康公平论

健康是人的基本权利，又是实现其他权利的前提。不同的社会阶层、性别、种族、地理及年龄间的每个社会成员都应该享有同等的健康权利，即健康公平，包括以下 3 方面。

（一）健康状况的公平性

健康状况的公平性是指不同收入、种族、性别的人群应当具有同样或类似的健康水平，主要用不同人群的预期寿命、婴儿死亡率、5 岁以下儿童死亡率、孕产妇死亡率和发病率、患病率等指标来评价。

（二）卫生服务的公平性

卫生服务的公平性是指在不同个体或群体之间进行公平的资源分配或对待，包括卫生服务提供、筹资公平和横向、纵向公平。其中，卫生服务提供的横向公平是指所有具有同样卫生服务需要的人可以获得完全相同的卫生服务；卫生服务提供的纵向公平则是卫生服务需求较大的人群应比那些需求较小的人群更多地获得所需的卫生服务；卫生筹资的横向公平是指具有同等支付能力的人应对卫生服务给予同等的支付；卫生筹资的纵向公平是指支付应当与支付能力正相关，即支付能力高的人应当多支付。

（三）医疗保障体系的公平性

医疗保障是人的一项基本权利，并被各国法律和一些国际法所认可。构筑完善的医疗保障体系既是新时期党和政府提出的国家发展的要求，也是健康中国建设的前提和重要保障，主要包括建立完整、全覆盖的医疗保险体系，提高保障水平，强化政府责任。

本章小结

　　本章介绍了社会医学的基本概念，明确了其研究对象、研究内容与基本任务，特别指出了我国社会医学的主要任务；在此基础上，对社会医学与卫生管理学、临床医学、医学社会学等相关学科的关系进行了梳理；梳理了国内外社会医学的历史发展；详细分解了社会医学的基本观点，包括健康与疾病的社会决定性、健康与社会发展的双向作用、卫生事业与社会的协调发展、积极的健康观、大健康观、高危险性观点和健康公平观。

案例分析

社恐

　　2022 年 11 月，深圳大学总医院发布了一个病情案例。热搜主题"29 岁博士因社恐一个月叫了两次救护车"一度冲上微博热搜第一。病情案例内容如下。

　　据了解，29 岁的小钟（化名）一个月打了两次 120 叫救护车。一次是上班途中，一次是在家里，小钟突然头晕、心慌、心悸，极度恐惧，不敢乱动。小钟对自己的健康非常担心，陆续去了神经内科、中医科、皮肤科、骨科、消化内科，做了很多检查，结果排除了相关躯体及大脑器质性问题。

　　抱着试试看的态度，他挂了临床心理科门诊的号。医生通过细心问诊，了解到小钟的病史——小钟来自农村，是家里成绩最好的孩子，一路靠着奖学金读到博士，还去了国外深造，之后回国在深圳找到工作，一直是家人心中的骄傲。可常年苦读养成晚睡的习惯，工作后面临作息改变、新的社交圈以及新的职场压力，小钟自我社交隔离，不参与聚会聚餐、人情应酬，并且坚持低物质消费理念，绝不浪费每一分钱。小钟谈恋爱后，因为三观不一致被分手两次，后陷入抑郁，突然出现惊恐发作。

　　医生分析，小钟多年发奋学习，对个体是一种挑战和消耗，而成绩优异为消耗及时提供了补偿，可工作之后这种补偿快乐减少，社会化挑战变得显著，加上女朋友无法接受小钟的低物质欲望消费观，多因素导致内心压力爆棚，出现惊恐发作其实是长期慢性应激的结果。最终，小钟被诊断为惊恐障碍（精神科诊断体系，DSM-5），共病躯体疾病"高血压"。目前，小钟已接受相关治疗 6 个月，惊恐再也没有发作，状态越来越好。

　　小钟的主治医生表示，焦虑是生命常态，保持对焦虑的觉知，寻求心理/精神科医生的帮助也是疗愈之道。

　　（资料来源：医微客；深圳大学总医院微信公众号）

　　试回答：

　　1. 用社会医学的基本观点分析小钟患病的原因。

　　2. 从案例中你得到什么启发？

思考题

　　1. 为什么社会医学首先在西方产生？

　　2. 如何理解社会医学的健康、卫生事业与社会发展的关系？

　　3. 如何理解疾病、健康的社会性？

扫一扫，查阅本章数字资源，含PPT、音视频、图片等

导引案例

医从巫术到科学

上古时期，几个戴着各式动物皮毛面具的巫师手中挥舞藤条，为生病的孩子祈求神灵保佑，为其驱魔祛病。一位母亲抱着奄奄一息的孩子，在篝火旁喃喃地念着什么。在疾病面前她无能为力，眼看着生命的流逝，只能不断祈祷。

在现代化的儿科病房中，衣着整洁的医护人员耐心地询问患儿的病情，用现代化的仪器诊断和治疗。一位护士面带微笑，鼓励着有点儿胆怯的患儿。患儿的病情不断好转，其母亲露出欣慰的笑容。

试回答：

1. 在不同的历史时期，人们对于疾病和健康有着怎样的观念和认识？
2. 这种关于疾病和健康的认识如何影响人们的医疗行为？

第一节　医学模式的概念与演变

一、医学模式的概念、特点及功能

（一）模式与医学模式的概念

模式（model）是将在认识事物和解决问题的过程中总结的规律和特征抽象到理论高度，以指导人们观察、分析和思考问题的方法论。模式是可仿照的，是对现实事物或问题间内在关系的直观描述，大多模式都是可以照着做的标准样式。在模式的指导下，有助于迅速地做出决策，制定出解决问题的方案，达到事半功倍的效果。目前，模式被广泛应用于各个领域，如管理模式、建筑模式、医学模式等。随着领域的发展成熟，模式呈现出阶段性特征，以适应环境的变化。

医学模式（medical model）是指人们在一定的历史时期和科学发展水平的条件下形成的对健康和疾病总体特征和规律的本质认识，是指导人们防治疾病和增进健康的理论总结和经验总结。医学模式的核心就是医学观，是人们疾病观和健康观的哲学思想概括。这种高度概括的理论和方法来源于医学领域的实践，同时对医学科学的发展具有指导和推动作用。医学科学的研究和活动行为均是在一定的医学模式指导下进行的。

（二）医学模式的主要特点

医学模式与医学是紧密相连的。医学模式是在医学领域的实践中产生的，是对医学认识的高度概括。没有医学行为活动，就不会产生医学模式。这并不是说医学模式是完全被动的，而是相对独立的。医学模式具有以下特点。

1. 本质的哲学性   医学模式是人们考虑和研究医学问题时所遵循的原则和出发点，是人们从总体上认识健康和疾病以及相互转化的哲学观点，包括健康观、疾病观、诊断观、治疗观等，影响着某一时期整个医学工作的思维及行为方式，使医学带有一定的倾向性、习惯化的风格和特征。

2. 内容的独立性   医学模式的独立性是相对于医学的发展而言的。某一时期社会倡导的医学模式符合时代要求，将能够促进医学科学的发展，否则会阻碍医学科学的进步。

3. 形式的社会性   医学模式普遍存在于社会各界人们的思想中，是整个社会对于疾病和健康的普遍的认识论。医学模式的发展不仅与医学有关，也与文化、哲学、政治制度等密切相关，受自然科学和社会科学发展的影响，在社会制度和形式不断进步的过程中得到发展。

4. 发展的辩证性   不同时期的医学模式之间并不是完全不同的，具有部分继承关系。人们在认识生命的本质和与疾病抗争的实践中不断总结经验，提高认识，再指导实践，这样循环往复的过程呈现螺旋式上升的态势。此外，医学模式与医学科学的发展是不完全同步的，医学模式的发展往往滞后于医学的发展，而先进的医学模式又指引和推动着医学科学的发展。

（三）医学模式的主要功能

医学模式是人们观察和解决健康和疾病问题的指导，其具体功能如下。

1. 构造功能   通过文字、图像等形式揭示医学内容之间的相互关系，为人们认识医学提供整体形象。

2. 解释功能   通过简洁的方式使健康和疾病的概念更简明易懂。

3. 引导功能   引导医学领域研究者关注所研究内容的核心，以防本末倒置。

4. 预测功能   为研究者估计不同结果发生的概率提供依据，并据此提出合理的假设。

二、医学模式的演变

随着医学科学的发展，研究者不断总结人们健康和疾病问题的经验，在不同的阶段形成了不同的医学模式。纵观医学发展史，主要有神灵主义、自然哲学、机械论、生物、生物－心理－社会五种医学模式（图 2-1）。

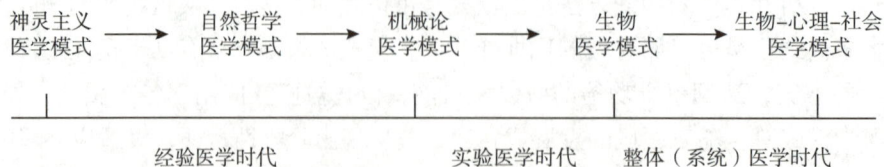

图 2-1   医学模式的演变

（一）神灵主义医学模式

神灵主义医学模式是人类早期社会的医学模式。远古时代，由于生产力低下，人们认识世界和改造世界的能力十分有限，对健康、疾病和死亡等现象不能充分解释。人们认为世间的一切是由超自然的神灵主宰，疾病是神灵的惩罚或者是妖魔鬼怪侵入人体，对待疾病则依赖巫术驱凶祛邪，而死亡是"归天"，是灵魂与躯体分离，被神灵召唤去了，这就是人类早期的健康与疾病观，即神灵主义医学模式。神灵主义医学模式认为神灵是生与死的主宰，面对疾病和死亡等问题，只能通过向神灵祷告、供奉，依赖巫术驱凶祛邪等方式解决。

神灵主义医学模式具有宗教的、神话的、迷信的诸多特点，不论是在知识形态的层面上还是在实践形态的层面上都是荒诞的。它既未揭示人体疾病的本质，也未给人们提供医治疾病的科学方法。然而，神灵主义医学模式在巫医外衣的掩护下保存和传播了原始人类的医药经验，在一定程度上为古代医学的诞生创造了条件。

（二）自然哲学医学模式

自然哲学医学模式是指在古代朴素辩证唯物主义的基础上，运用自然现象的客观存在和发展规律来认识疾病和健康问题的思维方式。

神灵主义代表着对自然力的屈服，并将其神化。医学是征服自然力，将其明朗化的过程。随着社会生产力的发展和科学技术水平的提高，人们对健康和疾病的认识也逐渐发生改变。人们通过对世界万物的初步观察和了解，产生了朴素辩证的整体医学观念。

在古代，医学大多被自然哲学家所掌握，如毕达哥拉斯（约前580—前500）提出水、火、土、气"四元素"学说，认为世间的生命是由这四种元素以不同的方式相互转化而成。恩培多克勒（约前504—前433）认为世间万物是由水、火、土、空气等四种元素在冷、热、干、湿等属性上的不同比例配合而成。欧洲"医学之父"希波克拉底借助四种元素学说来解释人们的疾病现象，提出了血液、黏液、黄胆汁、黑胆汁"四体液学说"，若体液比例失调则会导致机体产生疾病。

我国古代医学也对自然哲学医学模式的形成和发展作出了贡献。春秋战国时期，中医学经典《黄帝内经》比较系统地总结和阐述了疾病的发生、发展及治疗过程，把生命现象视为一个气化运动的过程，把疾病的发生解释为人体的气机失调，而疾病的症状是正气与邪气之间斗争的表现和结果。阴阳五行的病理学说是中医学的一大支柱。中医用阴阳学说分析脏器功能、发病原因、病势演变等各个方面，认为疾病是人体内部阴阳失调的结果。五行学说是中医学的另一大理论。中医利用"比类取象"的方法将不同功能的脏腑按照各自的性质和作用分别归属于五行之中，运用五行之间的相生相克关系对脏腑之间的联系加以说明，以解释疾病过程的复杂性。

中医学和西医学的起源都包含辩证法和朴素唯物论的成分。人们把健康和疾病的相关问题与自然环境和社会环境联系起来进行观察和思考。自然哲学医学模式开拓了启蒙医学，对人与环境整体观念进行了深刻的阐述，有力地推动了医学科学的发展。

（三）机械论医学模式

机械论医学模式是指以机械唯物主义观点为基础，以机械运动来解释健康与疾病问题的医学观和方法论。它否定唯心主义的健康观和疾病观，把医学引向了实验医学的时代，对医学的发展发挥了重要作用。

14～16世纪的欧洲文艺复兴运动的兴起推动了科学技术的进步，带来了资本主义工业革命的高潮，促进了人类思维的发展，也为实验医学的兴起创造了条件。文艺复兴时期的哲学思想实质上已经是唯物主义的哲学思想，人们对生命现象的解释也进入了实验医学和机械运动的领域。

在这一时期，英国自然科学家和哲学家培根认为，新时代的哲学必须是在科学观察和实验基础上归纳的、实验的和实用的哲学。他把医学的任务分为 3 个方面：保持健康、治疗疾病和延长寿命。法国杰出的哲学家笛卡尔（1596—1650）提出宇宙是一个大机械，人体也是一种精密的机器，这种观点对当时的医学产生了巨大的影响。笛卡尔把动物和人体看作是具备多种生理功能的自动机器，而这些生理功能可以解释为物质微粒的运动和心脏产生的热运动，运用机械原理解释人体的功能。法国医生拉莫特利（1709—1751）在《人是机器》一书中提出人是一架靠体温推动、食物支持而发动的机器，没有食物，这架机器将会瘫痪，并且还认为心脏是水泵，肌肉是杠杆，消化过程如锅炉燃烧，大脑如操纵盘。机械唯物主义哲学观促进了解剖学的发展，涌现出了维萨里等一批优秀的解剖学家，推动了生理学的发展，促使哈维（1578—1657）发现了血液循环。19 世纪中叶，德国病理学家魏尔肖倡导细胞病理学，确认了疾病由形态到微细物质的变化，奠定了近代医学的基础。

（四）生物医学模式

生物医学模式是指从生物学角度认识健康和疾病，反映病因、宿主和自然环境三者内在联系的医学观和方法论。

始于 18 世纪下半叶的英国工业革命使资本主义生产完成了从手工业到机器大工业阶段的过渡，生产力的发展和物理学、化学、生物学等自然科学的进步为医学的发展提供了有利的条件和方法，生物医学模式应运而生。能量守恒和转化定律、细胞学说、生物进化论三大发现揭示了自然界固有的辩证法，动摇了形而上学、机械论和自然观。巴斯德（1822—1895）用实验证明微生物是所有发酵过程的原因，并且能给人类带来疾病和死亡。柯赫（1843—1910）发现了结核分枝杆菌，阐明了炭疽芽孢杆菌存活的奥秘，解开了伤口感染之谜，证实了污物、灰尘和疾病是紧密相连的，使得新的公共卫生科学得以产生，将人类引向了一个全新的细菌学时代。当时人们认为：若宿主、环境和病因三者之间保持相对的动态平衡，则机体处于良好的健康状态之中；若环境改变，比如致病因子的致病能力增强、人群中的易感者增加、人体抵抗力下降，则三者间的平衡被破坏，造成机体组织结构的改变和生理、生化功能的异常，从而导致疾病的发生。消灭病原体是彻底治愈传染病的重要条件。这就是生物医学模式单因单果的疾病表现形式。

生物医学模式有两个主要观点：心身二元论和生物还原论。心身二元论是指把躯体和精神割裂开来，把生命比拟为纯生物学过程。生物还原论是指把生命过程分解、还原为简单的元素，认为复杂的生命活动最终可以用最简单的物理、化学语言来解释。生物医学模式对医学科学的进步发挥了重要的促进作用。在基础医学方面，形成了医学基础科学，从而阐明和揭示了许多生物因素所造成的人类疾病，确定了生物病因，从而有针对性地开展有效的防治措施。在临床医学方面，化学麻醉剂的发明和应用极大地促进了外科学的进步。为了防止感染，产生了蒸汽消毒灭菌，进一步扩大了无菌手术的开展。抗生素的发现与抗菌药物的发明有效地防治了伤口感染。

随着疾病的变化和医学科学的发展，生物医学模式的片面性与局限性逐渐暴露。它违背了人类本身所具有的整体性和社会性特点。人类的健康与疾病不仅与生物因素有关，还受到心理因素和社会因素的影响。疾病的表现形式已由单因单果向多因单果和多因多果发展。医学模式由生物医学模式开始过渡到社会生物医学模式，进而发展成为生物 – 心理 – 社会医学模式。

第二节　现代医学模式

一、现代医学模式产生的背景

（一）疾病谱和死因谱的改变

生物医学模式使得防治传染病的技术取得突破，一些烈性传染病得到控制，全球疾病和死因结构发生了显著改变。20 世纪 70 年代，心脑血管疾病、恶性肿瘤等慢性非传染性疾病逐渐成为导致我国居民死亡的主要原因。1975 年，我国部分城市心脑血管疾病、恶性肿瘤所造成的死亡人数占全部死亡人数的 52.1%，如表 2-1 所示。影响人群健康的主要疾病已改变为慢性非传染性疾病，恶性肿瘤、心脑血管疾病占据了疾病谱和死因谱的主要位置。

表 2-1　1975 年我国部分城市人群前五位死亡原因

死因	死亡率（1/10 万）	构成比（%）
脑血管疾病	127.1	21.6
恶性肿瘤	111.5	18.8
呼吸系统疾病	109.8	18.6
心血管疾病	69.2	11.7
传染病	34.2	5.8

注：资料引自卫生部统计信息中心，2011。

疾病谱和死因谱从传染病逐步改变为慢性非传染性疾病的现象表明必须调整人群健康服务的重点，过去针对传染病的单一防治模式已不能适应现代社会的医学任务的变化。慢性非传染性疾病的防治不能局限于生物遗传因素，而是要更多地考虑心理、行为、社会和环境等多因素的综合和交互作用。因此，生物－心理－社会医学模式是指导当前卫生保健工作的主要思想和方法。

（二）健康需求的提高

1948 年，WHO 在其宪章中把人的健康定义为"身体、心理和社会上的完满状况"。WHO 对于健康的新定义推动了心身医学的发展。根据 WHO 健康新定义和现代医学模式的要求，医学最核心的内容是"生物、心理、社会"的整合。

从健康的定义来看，健康不仅是没有疾病，而且是一种生理、心理和社会的完满状态。随着生产力的发展和生活水平的提高，人们对健康有了更为全面的理解。人们不仅希望医疗机构能在机构内提供服务，还希望能提供院外服务；不仅希望能得到医疗技术服务，还希望得到社会服务、社区服务和家庭服务。人们对健康的需求不断提高，在追求长寿的同时，更加追求生命质量的提升。生物－心理－社会医学模式要求卫生服务系统必须面对日益增长的健康服务需求，提供内容广泛、形式多样的医疗保健服务。

（三）医学发展的社会化趋势

医学社会化是指医疗活动由个体行为转变为社会分工协作的社会化活动。医学是一种社会化事业，承担着社会保健的功能。长期以来，它局限于个体疾病的预防，主要是个体治疗和预防行为，限制了其他社会系统的参与，限制了卫生服务社会化的进程。随着城市的发展，生产和消费行为的社会化进程加速，预防保健和公共卫生的社会化作用日益凸显。人类在与疾病斗争的过程突破了个人活动的局限性，采取了社会措施，成为社会关注的问题。许多个人范围内无法解决的健康问题，只有采取社会化措施，把卫生保健事业纳入社会大系统中，才能找到解决途径。目前，人们越来越意识到全球人类具有许多共同的健康利益，在这种健康利益的作用下，卫生工作全球化、一体化趋势凸显，这也要求突破生物医学模式的局限，形成全人类参与的社会化健康工程和模式。

（四）医学学科的内部融合和外部交叉发展

美国公共卫生学家怀特在《弥合裂痕——流行病学、医学和公共卫生》一书中深刻论述了临床医学与预防医学久分必合的趋势，促使临床和预防服务人员从不同角度进行活动，促进知识交流，打破惯性思维和保守倾向，彼此渗透，彼此融入。这种不同知识结构的相互交流促使人们从经验思维进入综合思维，自然推动和促进了对生物、心理和社会因素的综合性思考。

目前，医学学科分化日趋增加，产生了许多新的学科，如行为医学、病理心理学、分子医学等，从不同侧面揭示了人体活动的规律及人体健康与环境的联系。医学科学发展的历史证明，医学是一门实践性较强的学科，只有相关学科的交叉、相关知识的渗透，医生才能不仅掌握诊治疾病和维护健康的知识，同时掌握相关学科的知识和技能，从生理、心理和社会等方面综合考虑，从而解决医学发展中的实际问题。

这些医学学科领域的融合和外部交叉发展都把自然科学和社会科学的理论和技术引入医学领域，将人们观察疾病和健康问题的视角从生物医学领域引向生物－心理－社会医学领域。

二、现代医学模式的形成

课中案例：

方舱医院跳起广场舞　舞动希望，传递信心

在武汉方舱医院里，医生为了缓解患者紧张焦虑的情绪，跳起了民族舞。开始只是医生一人跳舞，随着节奏声，越来越多的患者加入了跳舞的队伍，信心就像阳光一样重要，增强体质，愉悦身心。

集中治疗期间，患者在完全陌生的环境里深受疾病困扰。他们远离家人，无人陪伴，内心备受煎熬，加之面对成百上千的病患和每天穿着防护服看不清面容的医护人员，内心充满了恐惧和不安。因此，他们需要的不仅仅是身体治疗，更需要情感治疗。而作为每天和他们密切接触的医护人员充当起了"心理医生"，陪他们聊天，帮助他们，安慰他们，和他们一起跳广场舞，增加他们战胜病魔的信心。

（资料来源：https://www.thepaper.cn/newsDetail_forward_6027756）

试回答：武汉方舱医院广场舞体现了何种医学观？

社会的进步、科学和技术的发展在改变疾病谱的同时，也改变了人们的健康需求。医学社会化趋势日益增加，自然科学与社会科学融合交叉。现代医学模式正是在这种变化中逐渐形成并被人们所认识。

（一）环境健康医学模式

1974 年，布鲁姆（Blum）提出了环境健康医学模式（图 2-2）。他认为环境因素，尤其是社会因素对人们的健康、精神和体质发育有重要影响。他提出了遗传、环境、行为生活方式及医疗卫生服务四个因素组成的环境健康医学模式。环境因素中自然环境和社会环境是影响健康的最重要因素。

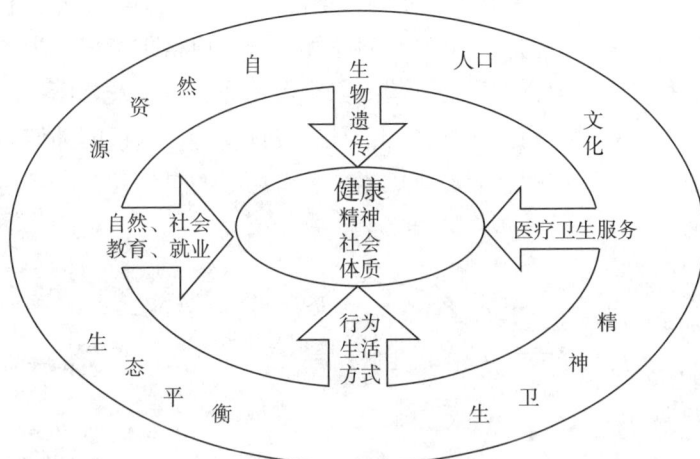

图 2-2　环境健康医学模式

（二）综合健康医学模式

为了进一步说明疾病发生的多种原因，拉隆达（Lalonde）和德威尔（Dever）在布鲁姆环境健康医学模式的基础上提出了卫生服务和政策分析相结合的综合健康医学模式，系统论述了流行病学和社会医学相结合的综合健康医学模式（图 2-3）。

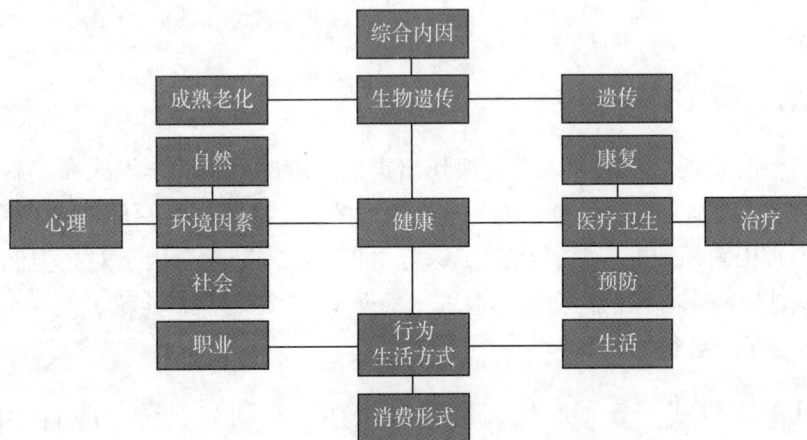

图 2-3　综合健康医学模式健康影响因素分析

（三）生物 - 心理 - 社会医学模式

1977 年，美国纽约州立大学精神病学和内科学教授恩格尔（Engel）提出：生物医学模式应该逐步演变成生物 - 心理 - 社会医学模式，又称为恩格尔模式（图 2-4）。

乔治·恩格尔

乔治·恩格尔（George L.Engel，1913—1999），美国纽约州立大学精神病学和内科学教授。1977年，恩格尔创立了生物–心理–社会医学模式，并以此闻名。

生物–心理–社会医学模式基于系统原则，把健康或疾病理解为从原子、分子、细胞、组织到人，以及从微观到宏观、生物科学和社会科学相融合。恩格尔指出：为了理解疾病的决定因素，达到合理的治疗和卫生保健目的，医学模式必须考虑患者本身及其所生活的环境，即医生及医疗保健的作用在于发挥对付疾病的破坏作用的社会设计功能。这说明人们对健康和疾病的了解不仅包括疾病的生理解释，还包括患者心理因素、患者所处的自然和社会环境因素以及帮助治疗疾病的医疗保健系统。

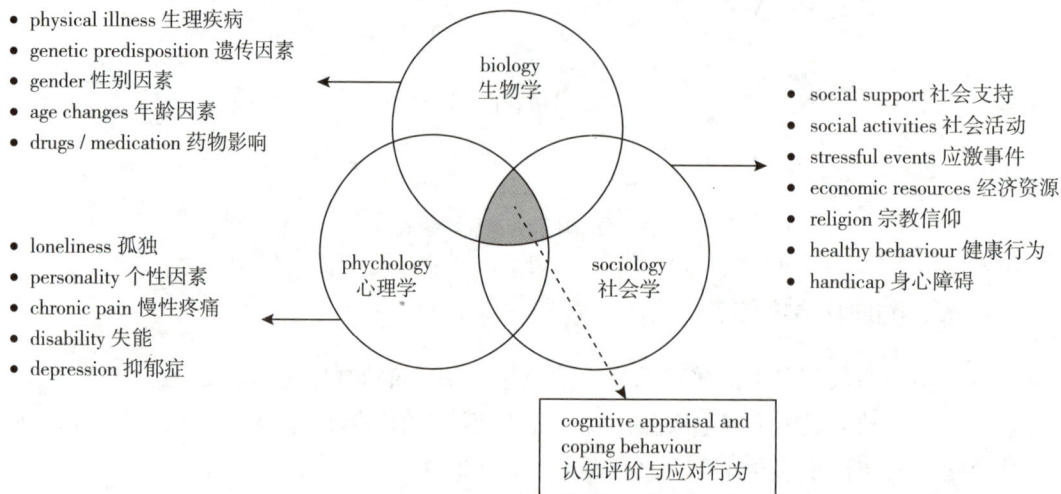

- physical illness 生理疾病
- genetic predisposition 遗传因素
- gender 性别因素
- age changes 年龄因素
- drugs / medication 药物影响

- loneliness 孤独
- personality 个性因素
- chronic pain 慢性疼痛
- disability 失能
- depression 抑郁症

biology
生物学

phychology
心理学

sociology
社会学

- social support 社会支持
- social activities 社会活动
- stressful events 应激事件
- economic resources 经济资源
- religion 宗教信仰
- healthy behaviour 健康行为
- handicap 身心障碍

cognitive appraisal and
coping behaviour
认知评价与应对行为

图 2–4　生物–心理–社会医学模式

三、现代医学模式的基本内涵

随着人类社会的发展，曾经为人类健康作出重大贡献的生物医学模式在心脑血管疾病、肿瘤、精神病等疾病面前显得束手无策，因为这类疾病的发生原因主要不是生物学因素，而是社会因素或（和）心理因素所致。于是，出现了综合生理、心理和社会因素对人类健康与疾病影响的医学观，这就是生物–心理–社会医学模式。根据WHO对健康的定义，健康可被理解为生物学、心理学和社会学三维组合。

（一）现代医学模式恢复了心理、社会因素在医学研究系统中应有的位置

现代医学模式不是以心理和社会因素取代生物因素，也不否定生物因素的重要作用，而是对单纯研究生物因素这一不合理框架的修正，恢复了心理、社会因素在医学研究系统中应有的地位。因此，现代医学模式是对生物医学模式的补充和发展。

（二）现代医学模式肯定了生物医学的价值

恩格尔指出，任何一种科学的医学模式都会考虑继承生物医学模式的问题。生物医学模式具

有不可否定性。不管哪种医学观都有其存在的意义和价值，不能完全取而代之，现代医学模式是以肯定生物因素为前提的。心理活动的生理基础是大脑，躯体活动与心理活动是相互作用的。疾病既损伤生理功能，也能造成不良情绪，不良情绪也会引起躯体的负性反映，甚至导致疾病。现在，生物医学的手段将在新模式的指导下继续发挥其应有的作用。随着生物医学技术的进步，生物医学在人类健康水平提高方面仍将起到不可替代的作用。

（三）现代医学模式确立了社会、心理因素的重要地位

现代医学模式能使人们清醒地认识到心理因素、社会因素对人类健康与疾病的重大影响，使社会因素决定健康的理论得到认可，使心理行为与健康的密切关系得到肯定。新的医学模式消除了生物医学模式的狭隘思想，迎来了医学发展的广阔前景。医学社会化，社会医学化，多学科相互交融，使得广大医学工作者置身于大卫生的观念与环境之中，促进了医学的全方位发展。

（四）现代医学模式全方位探索了健康的概念

世界卫生组织明确指出，健康是一项基本人权，是人类发展的中心。健康是任何个人、组织和社会充分发挥其功能的必要前提。当健康状况良好时，人们就能够参与各种类型的活动；当健康问题出现时，人们的生产活动就会受到限制。

现代医学模式的健康观已不再是"没有疾病就是健康"，也不再是"能发挥社会功能就是健康"，而是一种生理、心理的健康和社会的幸福完满状态。它指的是三维的、立体的健康观念。生物－心理－社会医学模式与生物医学模式的根本区别不在于是否要发展生物因素，而是要在重视生物因素、发展生物医学的前提下，把健康服务的对象放在特定的社会关系中加以认识和研究其健康水平和生活质量的策略。

四、现代医学模式的影响

（一）对医疗观念的影响

现代医学模式要求我们从传统的生物医学思维模式中解放出来，在传统思维的基础上拓展思路，多层次、全方位、立体地探求病因及解决方案，极大地促进了广大医务工作者以综合思维的方式处理所面临的疾病和健康问题，从心理、社会因素影响健康的角度系统全面地治愈疾病。

现代医学的发展趋势是向两极，即向微观深入个体和向群体、社会的宏观方向发展。向微观深入个体需求，以人为本的人本主义观念，要求治病先治人，从社会人的角度全方位考虑心理、社会因素的影响。在向宏观方向发展中，必须从机体的完整性及机体所处的自然环境、社会环境的相互关系上去认识健康和疾病的规律。

（二）对医疗行为的影响

现代医学模式是医学科学和医疗卫生行业重大的创新与变革，对医疗工作者的临床医疗实践影响深远。

1. 对临床工作的影响 现代医学模式要求医生在了解疾病的同时，应从患者的社会背景和心理状态出发，对患者的疾病进行全面分析和诊断，从而制定有效的、全面的治疗方案。在生物医学模式下，医学以治疗为主，以治愈为目的。在现代医学模式下，医学应该是有节制的、谨慎的、社会可承受的、经济上可支撑的、公正和公平的。因此，医学目的或者生物－心理－社会医

学模式的医学优先战略是：确立预防疾病和促进健康；解除疼痛和疾苦；治疗疾病和对不治之症的照料；预防早死和提倡安详地死亡。

2. 对预防工作的影响　许多疾病预防与控制工作奏效与否，社会因素起着决定性作用。用"大健康"观念指导疾病预防与控制工作，需要全社会多部门参与，同时也进一步明确预防医学事业本身就是社会事业。现代医学模式要求预防医学从生物病因为主导的预防保健扩大到生物 – 心理 – 社会的综合预防策略和措施，从而更全面、更有效地提高疾病预防与控制效果。预防工作的成效很大程度上取决于社会参与的程度。用社会大卫生观念指导预防工作，需要领导支持、部门和社区参与、卫生系统发挥专业指导作用。现代医学模式强调预防保健工作要重视生物、物理、化学等自然环境因素的作用，更不能忽视不良心理、行为及社会因素对人群健康的影响。应运而生的行为医学已经在预防医学领域得到充分发展是一个突出的实例。现代医学模式要求预防医学从生物病因为主导的思维模式扩大到生物 – 心理 – 社会综合预防策略和措施，以进一步提高预防工作水平。

3. 对卫生服务的影响　现代医学模式对卫生服务的影响可归纳为四个扩大，即从治疗服务扩大到预防保健服务，从生理服务扩大到心理服务，从院内服务扩大到院外服务，从技术服务扩大到社会服务，以满足居民对生理、心理、社会等方面的卫生服务需求，达到促进健康水平提高的目的。现代医学模式下，对医患沟通的认识被提高到了新的高度。医患沟通是一条通向现代医学模式的新途径和桥梁。现代医学模式的新意和科学性在于真正开始运用心理和社会因素来协助诊疗和保健康复等，是优化的医学模式。

（三）对医学教育的影响

现代医学模式对医学教育的影响建立了以人为本，基础医学、临床医学、预防医学融会贯通，人文科学与医学交叉的开放式医学教育体系。开展社会实践第二课堂，让医学生接触人群，认识社会，学会社会诊断和提出社会治疗处方，从而培养出一大批"五星级医生"，即卫生服务的提供者（care provider）、诊疗方案的制订者（decision maker）、健康教育的指导者（health educator）、社区卫生的领导者（community leader）和卫生事务的协调者（service manager）。

要适应医学模式的转变，并且能对新的模式产生决定性和深远影响，首先有赖于医学教育改革的成效。在国外，许多医学院校对课程结构作了较大的改动，教学内容趋向于综合化、社会化。这些医学院校开设了医学概论、医学哲学、医学史、医学伦理学、社会医学、社会学、医学心理学、医学社会学或行为科学、卫生经济、卫生管理等"人文科学"课程。在国内，有些医学院校也先后开设了医学概论、社会医学、医学心理学、卫生人口学、医学社会学和管理方法、卫生经济、卫生方法、卫生宣教等课程。改革课程结构的目的不仅仅是扩大知识面、提高适应能力，更重要的是改变人们的思维方式和医学观。

人类基因组的解译、医学新手术、适宜技术及纳米技术、生物芯片技术对以生物大分子、基因为特征的第三次医学革命都是至关重要的。随着基因组图谱的完成，临床大系统科学思维意识的形成将会导致医学模式的彻底转变。大医学概念将生物医学、社会医学、环境医学、医学伦理学、医学社会学统一起来。医院从单纯医疗向综合医疗、预防、保健、康复发展，服务模式也由坐诊看病到社区医疗家庭服务。医务人员医疗思维意识中增加了更多的人文社会医学知识，患者既是一个有生命的生物体，又是一个社会成员；疾病是一种生物反应，也是社会状态。早期、超早期诊断将成为主要诊断手段，依靠先进的技术和理论从生物医学、心理学、社会学三维角度解释和治疗疾病。

现代医学模式对医药卫生人才的培养将会产生深远影响。新的医学模式要求医务工作者在健康服务的实践中必须具备人文知识和社会科学知识，只有这样才能妥善解决医学社会化和社会医学化过程中的各种健康问题。医学教育将为这些新的要求做出新的部署和调整，否则将会落后于现实。现代医学模式提供了弥合裂痕、改革医学教育的理论依据，为建立以人为本，基础医学、临床医学和预防医学融会贯通，人文科学与医学交叉的开放式医学教育体系提供了依据。

五、现代医学模式下的健康观

健康与疾病是医学理论与实践研究的基本问题。健康观是对健康与疾病的本质认识，建立在一定医学模式基础之上，并随着医学模式的转变而转变。

（一）消极健康观

在人类早期社会，健康的标准只要求不生病。生产力水平低下，物质生活必然是人类的第一需要。人们对健康的要求更多的是生物体的无病状态来保持生产力的充足，这是人类生存和发展的客观需求。在这种背景下，健康被简单地定义为没有症状与体征，也就是说机体没有处于某种生物学紊乱状态，或在当时条件下，这种紊乱状态没有被人们（特别是医疗专家）觉察到。这种紊乱状态降低了机体执行正常生理功能的能力。因此，需要通过一定的治疗措施才能使机体恢复到原来的健康状态。在这种健康观之下，健康就是"没有疾病"，疾病就是"失去健康"。

这种健康观点在考量健康时只从生理角度出发，没有考虑人们的心理、社会需要，是生物医学模式下的健康观，又被称为消极健康观。这种健康观把疾病与健康当作两个完全相对的概念，忽略了健康与疾病之间的亚健康、亚临床等中间状态。

知识链接：

亚健康状态与亚临床状态

亚健康状态指人的机体虽然无明显的疾病，但是呈现出活力降低、适应能力减退的一种生理状态，是机体各系统的生理功能和代谢能力低下所导致的、介于健康和疾病中间的"第三状态"或"灰色状态"。其认定范围相对广泛，躯体、心理上的不适及相当长时间内难以确诊的疾病都可以概括其中。如患者感觉疲乏、胸闷，经过各种检查都没有阳性结果，就是比较典型的亚健康。

亚临床状态也称为无症状疾病，指没有临床症状和体征，但是存在着生理性代偿或病理性反应的临床检测证据。亚临床状态通常是疾病过程中人体的防御、适应和生理性代偿反应，以及机体出现紊乱的病理表现。如无症状性缺血性心脏病，患者通常没有症状，但是存在心电图的改变等诊断证据。

（资料来源：李鲁.社会医学.3版.北京：人民卫生出版社，2007.）

（二）积极健康观

1948 年，WHO 在其宪章中提出：健康不仅仅是没有疾病或虚弱，而是一种身体、心理和社会的完好状态。1989 年，WHO 深化了健康的概念，认为健康包括躯体健康（physiological health）、心理健康（psychological health）、社会适应良好（good social adaptation）和道德健康（ethical health）四个方面。

这种新的健康观念既考虑到人的自然属性，又考虑到人的社会属性，纠正了人们对健康的片面认识，使得生物医学模式演变为生物－心理－社会医学模式，表明健康是生理、心理和社会三方面功能的有机统一。其中，在生物角度上，健康主要是检查器官功能和各项指标是否正常；在心理、精神角度上，主要是看有无自我控制能力、能否正确对待外界影响、是否处于内心平衡状态；在社会角度上，主要涉及个体的社会适应性、工作生活习惯、人际关系和应对各种突发事件的能力。

第三节　中医医学模式

一、中医学的发展

（一）中医哲学基础

中医哲学是研究中医生命观和方法论的学问，是对中医学本质问题、终极问题、最普遍问题、最基本问题的反思，是中医学核心价值和思维方式的集中体现。中医哲学是中医学的思想指导基础，是决定中医学的本质特征、特色优势的根本所在。

中医哲学所研究的问题可以分为两方面：一是中医学的本体论和生命观，二是中医学的认识论和方法论。

中医学的本体论和生命观认为人体生命是一个有机联系的整体，与天地自然、社会环境构成更大的有机整体。中医学在天人合一的大体系中观察人体的变化，提出针对个体的养生保健和治疗方案；运用取象比类的方法，建立藏象学说、证候学说，将"气"看作人体生命的本体。

中医学的认识论和方法论运用于疾病的诊治中，是从整体到局部的整体综合方法。中医学运用象数、阴阳五行、药物四气五味、方剂君臣佐使的方法进行养生保健和治疗，符合人体生命的复杂状况。

1.《黄帝内经》医学哲学思想　《黄帝内经》是我国现存最早的全面系统阐述中医学理论体系的古典医学巨著。①总结了先秦两汉时期医学发展的成就，提出了整体观念、阴阳平和、邪正斗争、重视预防的基本观点，阐述了阴阳五行、脏象经络、病因病机、病证诊治、养生、针灸和运气学说等内容，建立了中医学独特的理论体系，奠定了中医学发展的理论基础。②结合当时的认识成果和自然观、中国古代哲学思想，推进了中国古代哲学思想的深入发展，是中医哲学形成的标志。③形成了"人本天地的生命观""阴阳失调的疾病观""注重整体的诊治观""重视实践经验与辩证思维的医学认识论"。

2.《神农本草经》医学哲学思想　《神农本草经》是我国现存最早的一部药物学专著，初步总结了我国秦汉以前的药性理论和用药经验，解决了药物汇集的分类编写体例，确定了中医辨证的用药准则，为后世典范。《神农本草经》以儒家天人观为框架，构建以药数匹配天数，以上、中、下三品分应三才的主体结构，形成了"天人相应的药物分类观念""君臣佐使的药物配伍观念""与阴阳五行相应的药性观念"。

3.《伤寒杂病论》医学哲学思想　《伤寒杂病论》为我国第一部临床经典著作，建立了中医临床辨证论治体系，提供了临床实践的理论指导和思维模式，提出了"整体的时间医学观""邪正对立的疾病观""求同存异的诊疗观""中和平衡的用药观""道法自然的养生观"。

4.王叔和医学哲学思想　王叔和将言、象、意三者思辨关系的哲学思想运用于中医脉学的研究中，撰写了我国第一部脉学专著《脉经》，对世界医学产生了巨大影响。《脉经》特别强调脉诊与其他诊断方法的综合运用。

5. 葛洪医学哲学思想 道教自东汉时期形成以后，其神仙理论尚缺乏系统体系。葛洪继承和发挥先秦及秦汉道家的哲学理论，并汲取儒家的伦理道德学说，建立以"玄"为最高范畴的道教神仙哲学理论体系，为南北朝时期道教教理的深化、修炼方法的传承、道教经书的编目奠定了良好基础，主要体现在"以玄为本体的道教思想""形、神、气相即不离的生命观""内修外养、道术结合的养生思想"。

（二）中医学理论体系的形成与发展

1. 中医学理论体系的形成 中医学理论体系是以气一元论和阴阳、五行学说为哲学思辨模式，以整体观念为指导思想，以脏腑、经络和气血津液等为基础，以辨证论治为诊疗特点的医学理论体系。

中医学理论体系形成的标志是《黄帝内经》《难经》《伤寒杂病论》《神农本草经》四部医学经典著作的问世。从四部医学经典的内容看，当时的医学家构筑了中医学理论框架，并有效运用药物、针灸等技术，善于理论联系实际，从实践中来，到实践中去，不断修正和完善理论体系，形成了中医学的理、法、方、药（针）为一体的独特医学理论体系。

2. 中医学理论体系的发展 中医学在汉代以后进入了全面发展时期。魏晋南北朝、隋唐至五代是中国医学发展史上承前启后的重要时期，中医学学科分化日趋成熟，医学理论与技术随着这一时期的政治、经济、文化的发展而有新的提高，出现众多名医名著，推动了中医学理论体系的发展和进步。宋金元时期是中医学发展迅速、流派纷呈、建树颇多之时，对后世医学的发展影响巨大。其间，中药学、方剂学、针灸学、临床各科发展迅速，医学著作大量刊行，开始有国家组织编撰医学图书，开始对处方、成药、经络腧穴规范化进行研究。明清时期是中医学理论深化发展阶段，主要有命门理论、温病理论，大量医学全书、丛书编撰集成，中医学理论体系得到了丰富和发展。随着近代西方科技和文化的传入，中西方文化出现碰撞与交融，中医学理论的发展呈现新旧并存的趋势。

党的二十大报告指出，要促进中医药传承创新发展，推动中医药事业高质量发展。现代中医学坚持以人为本、预防为主，在继承发扬中医药优势特色的基础上，充分利用现代科学技术，推动中医药传承与创新发展。

二、中医医学观

中医学理论体系的主要特点包括整体观念和辨证论治两个方面，这是中医学的医学模式与方法论。

（一）整体观念

整体观念是中医学认识人体及人与环境间的联系和统一性的学术思想，是中医学理论体系的指导思想，发源于中国古代哲学万物同源异构和普遍联系的观念，注重人体自身的完整性及人与自然环境、社会环境之间的统一性与联系性，并贯穿于中医学的所有活动中。

1. 人是一个有机整体 生理功能的整体性主要体现在五脏一体观、形神一体观、精气神一体观。

病机变化的整体性体现在中医学分析疾病发生、发展、变化规律时，从整体出发，分析局部病机变化的整体性根源。

诊断防治的整体性是通过观察分析形体、官窍、色脉等外在异常表现，推测内在脏腑的病机变化，从而作出正确诊断。

养生康复的整体性体现在顺应自然、锻炼身体、合理膳食、劳逸适度、外避病邪以养其形，形健而神旺。

2. 人与自然环境的统一性　自然环境的一切变化都对人体有影响，这种人与自然环境的相关性的认识是"天人一体观"的整体思想。

自然环境对人体生理的影响是因天地阴阳二气的消长变化而产生的，表现在季节气候、昼夜时辰、地域环境与人体生理的关系上。自然环境对人体疾病的影响表现在人类适应自然环境的能力有限，对过于急剧变化的环境人体不能适应，表现出病证。在疾病防治中必须重视自然环境与人体的关系，顺应自然规律，在治疗过程中遵循因时因地制宜的原则。

3. 人与社会环境的统一性　人的生存离不开特定的社会环境，人与社会环境相互统一、相互联系。经济、文化、宗教、政治、法律、人际关系、婚姻家庭等社会因素影响着人的生理、心理和病理变化。人在社会环境中维持着生命活动的稳定有序与协调平衡。

社会环境对人的心身健康有重要影响。良好的社会环境有利于人的身心健康，否则会危害心身健康。社会动荡、政治腐败、饥荒战乱、经济萧条、不良习俗风气皆为疾病之源。社会环境与疾病防治有密切关系，在预防和治疗疾病时，必须充分考虑社会因素对人体心身功能的影响。

（二）辨证论治

辨证论治是中医学认识和治疗疾病的基本原则，贯穿于预防、治疗、康复的实践过程中。辨证论治是中医学诊治疾病的基本理论与思维方法，也就是根据中医理论分析四诊获得的临床资料，明确病变的本质，拟定治则治法。

1. 辨证　是以中医学理论对四诊所得资料进行综合分析，明确病变本质并确立为何种证候的思维和实践过程。辨证要求辨明病因、病位、病性及其发展变化趋势，辨明疾病从发生到转归的总体病机。

2. 论治　是根据辨证的结果确立相应的治疗原则、方法和方药，选择适当的治疗手段和措施来处理疾病的思维和实践过程。

辨证与论治是诊治疾病过程中相互联系、不可分割的两个方面。辨证是认识疾病，确定证，论治是依据辨证结果确立治法和处方遣药。辨证是论治的前提和依据，论治是治疗疾病的手段和方法，也是检验辨证正确与否的实践。

三、中医学的主要思维方式

中医学的主要思维方式是根植于中国传统文化的原创思维，体现了中医药的本质与特色。

（一）象思维

象思维是以直观的形象、物象、现象为基础，以意象、应象为特征和法则来类推事物发展变化规律，继而认识生命、健康、疾病的思维方式。象思维主要包括形象思维、意象思维、应象思维三种。

（二）系统思维

系统思维是把认识对象作为系统，研究系统和要素、要素和要素、系统和外部环境的相互关系、相互作用，从而综合考察认识对象的整体性思维方式。系统思维主要从整体宏观、天人合一方面综合考虑其间关系，判断其发展变化规律。

（三）变易思维

变易思维是在观察分析和研究处理问题时，注重事物的运动变化规律。自然界的各种现象都是物质运动的表现形式，物质世界的一切事物处在运动、变化和发展的永恒过程中。变易思维的主要观点是恒动变化、动静相召。

本章小结

医学模式是指人们在一定历史时期和科学发展水平条件下形成的对健康和疾病总体特征和规律的本质认识。医学模式有神灵主义医学模式、自然哲学医学模式、机械论医学模式、生物医学模式、生物-心理-社会医学模式。不同医学模式的形成代表着人们医学观的不断进步。现代医学模式主要表现在医疗观念、医疗行为、医学教育等方面。中医医学模式根植于中国传统文化，以中医哲学为指导思想，强调整体观念和辨证论治，包含象思维、系统思维和变易思维等，是中医学的世界观与方法论。现代中医学坚持以人为本、预防为主，在继承发扬中医药优势特色的基础上充分利用现代科学技术，推动中医药传承与创新发展。

案例分析

心理因素影响疾病疗效

一位45岁的男性，患糖尿病5年，一直在一家大医院的内分泌科门诊进行治疗。由于数种口服降糖药同时合用，且已用至最大剂量，血糖控制仍不理想，专科医生建议患者改用胰岛素治疗。患者不仅不愿接受，而且极不高兴，并出现焦虑和抑郁情绪，血糖控制更加不理想。他经人介绍结识了一位全科医生，该医生在了解其糖尿病治疗情况和治疗效果后也同意专科医生的意见，认为患者应当使用胰岛素治疗。但同时全科医生鼓励患者讲述糖尿病对他的生活、工作和心理方面的影响，以及他对胰岛素治疗的看法。原来这位患者自幼家境贫寒，靠自己的奋斗现已成为一家外企的管理人员，事业颇有成就。患者担心糖尿病会影响他的前途，而医生建议他胰岛素治疗使他觉得自己的病情严重，可能无法胜任目前的工作，因此恐惧和焦虑。

全科医生向患者耐心分析了他的病情和使用胰岛素的利弊，以及可能对生活和工作产生的影响。经过数次交流，患者消除了对胰岛素治疗的消极态度，并与医生商讨了胰岛素治疗方案，最后选择了白天服药、晚上皮下注射中效胰岛素的方法，使血糖得到较好的控制，患者恢复了自信。

（资料来源：https://www.xywy.com/neik/86b796007.html）

试回答：

1. 疾病的发生、发展与转归的影响因素有哪些？

2. 现代医学模式对临床医学的影响在案例中是如何体现的？

思考题

1. 医学模式的转变有何现实意义?
2. 为适应医学现代化的需要，如何加快我国医学模式的转变?
3. 中医医学观表达了怎样的社会医学观?

导引案例

出生地决定生存机会

儿童的生存机会根据出生地的不同存在很大差异。撒哈拉以南非洲和南亚地区儿童生存机会少，尽管撒哈拉以南非洲的活产婴儿仅占全球的 29%，但 2021 年 5 岁以下儿童死亡人数占到全球的 56%，南亚占了 26%。撒哈拉以南非洲出生的儿童面临着全球最高的儿童死亡风险，比欧洲和北美洲高出 15 倍。

世界卫生组织母婴、儿童及青少年健康问题负责人安舒·班纳吉（Anshu Banerjee）说："儿童的生存机会往往由出生地决定，他们在获得拯救生命的健康卫生服务方面存在巨大的不平等问题，这都是非常不公平的。世界各地的儿童都需要强大的初级卫生保健系统，满足他们自己及家庭的需求。这样，无论他们出生在哪里，都能有最好的起点，对未来充满希望。"

（资料来源：https://news.un.org/zh/story/2023/01/1113957）

试回答：

1. 如何理解"出生地决定生存机会"？

2. 如何消除社会环境因素造成的儿童健康不公平现象？

第一节　健康社会决定因素概述

健康是人类生存与社会发展的基本条件。我们所处的社会环境、社会结构、生活方式等因素都会对健康产生深远的影响，这些影响远超过个体的基因、生物学特征等因素。在现代社会中，健康和社会状况之间的联系已经引起越来越多人的关注。正如马克思所言：社会结构决定社会生活的形式和方式。研究发现，社会环境、社会阶层、贫富差距、教育水平、工作环境等社会因素都会对健康产生重要影响。这些影响相互作用，共同构成了我们所处的社会环境。

一、健康社会决定因素的内涵

（一）健康社会决定因素的概念

WHO 对健康社会决定因素（social determinants of health，SDH）作出界定：在那些直接导致疾病的因素之外，由人们的社会地位和所拥有资源所决定的生活和工作环境，以及其他对健康产生影响的因素。SDH 被认为是影响人们健康和疾病的根本原因，包括人们从出生、成长、生活、工作到衰老的全部社会环境。例如收入、教育、饮水和卫生设施、居住条件、社区隔离等，这些因素也反映了人们在社会结构中的阶层、权力和财富的不同地位。

（二）健康社会决定因素的重要性

健康的重要性在于身体、心理和社会的良好适应状态，不只是没有疾病或虚弱。健康是人类最基本的权利，也是社会发展的重要条件。然而，健康并不是平等地分配给每个人，而是受到许多社会因素的影响，这些因素被称为健康社会决定因素。随着经济快速发展、人口老龄化加速、生活水平不断提高和生活方式的深刻变化，影响个人、群体健康的因素变得更加复杂。尤其是慢性非传染性疾病成为威胁人类健康的最大敌人，生物学以外因素的影响也变得更加显著。WHO 研究表明，在影响健康的各种因素中，医疗卫生服务因素仅贡献 7%，遗传等生物因素贡献 15%，其余近 80% 主要是生活方式和环境因素，这些因素的深层原因常常离不开健康的社会决定因素。因此，要实现促进人群健康这一重要的社会发展目标，必须重视医疗卫生以外的其他经济社会因素。

（三）健康社会决定因素的核心价值

在健康方面，不仅需要关注减少疾病，还需要关注解决其根源，这涉及全面地处理健康的社会、环境和经济决定因素。在过去一个世纪里，全世界在健康问题上取得了巨大进步，但其分布非常不均衡，国家内部和国家之间在许多卫生成果上存在不平等。人们逐渐认识到这些差异的"上游"原因或决定因素。健康的机会与人们的成长、学习、生活、工作和年龄条件密切相关。一些群体的住房和教育条件较差，就业机会较少，很少或根本无法享有安全的环境、清洁的水和空气、粮食安全和卫生保健。这些社会、环境和经济背景对健康结果产生负面影响，并导致卫生不公平。

在 WHO 健康社会决定因素的概念中，核心价值理念是健康公平，即每个人都有机会实现其全部健康潜力，没有人因其社会地位或其他社会决定的情况而处于不利地位。健康的社会决定因素，例如贫困、获得医疗保健的机会不平等、缺乏教育、污名和种族主义，是导致健康不公平的基本因素。因此，为了实现健康公平，需要解决这些社会决定因素，提高社会公众的健康水平，这也是 WHO 一直以来倡导的"健康是一项基本人权，不因种族、宗教、政治信仰、经济或者社会情境不同而有差异"的理念的具体体现。

二、健康社会决定因素理论的发展历程

WHO 一直致力于推动对健康社会决定因素的认识和行动，以实现卫生公平。总体来说，健康社会决定因素理论的发展可以分为以下三个阶段。

（一）奠定 SDH 研究基础

第一阶段：1948～1978 年，奠定 SDH 研究基础。以《世界卫生组织组织法》为基础，强调健康是一种"不仅为疾病或羸弱之消除，而系体格、精神与社会之完全健康状态"，并认为"享受最高而能获致之健康标准，为人人基本权利之一"。在这一阶段，WHO 主要通过制定国际卫生公约、推动初级卫生保健和促进全民医疗保障等方式，关注和解决影响人们健康的社会经济因素。

WHO 对 SDH 的关注可以追溯到其成立之初。1948 年，WHO 对健康的定义突出了健康与社会因素之间的密切关系。之后，WHO 主要关注传染病和营养问题，并推动了一些针对特定地区或人群的卫生项目，如疟疾根除计划、小儿麻痹症根除计划等。这些项目虽然取得了一定成效，但也暴露出卫生服务在覆盖范围、质量和可持续性方面的不足，以及忽视了社会经济条件对健康影响的问题。

（二）SDH 关注的转折

第二阶段：1978 ～ 2005 年，WHO 对 SDH 关注的转折点。以《阿拉木图宣言》为标志，提出"到 2000 年人人享有卫生保健"的目标，并强调需要采取跨部门合作、社区参与和适应地方需要等原则来实现初级卫生保健。在这一阶段，WHO 主要通过支持国家制订卫生政策、促进卫生系统改革和加强卫生信息系统等方式，关注和解决影响人们健康的服务可及性、质量和效率等问题。

1978 年，WHO 与联合国儿童基金会（UNICEF）共同召开了阿拉木图国际卫生保健大会，并通过了《阿拉木图宣言》。宣言明确指出"政治、经济、社会制度对人民身心福利有着重要影响"，并呼吁各国政府采取"新型国际经济秩序"的措施，"以消除贫穷及其后果所造成之不平等"。宣言强调了基本卫生保健（primary health care，PHC）作为实现其目标的必要途径。初级卫生保健被定义为"基于实际情况而制定、能够接受并应用于社区中每一层次上所需之科学技术与社会策略相结合之方法"。

1986 年，在加拿大渥太华召开了第一届国际促进健康大会。大会通过了《渥太华宪章》，明确提出了"促进健康"这一新概念，并将其定义为"使个人、群体和社区能够增加对自身及周围环境影响他们身心健康状况各种因素控制能力并改善之"的过程。

1997 年，在挪威奥斯陆召开了第三届国际促进健康大会。大会通过了《奥斯陆宣言》，首次明确使用了"社会决定因素"这一术语，并指出"在所有政策中考虑到对公共卫生产生影响的各种社会决定因素"是实现 21 世纪公共卫生目标所必需的。

（三）对 SDH 采取行动

第三阶段：2005 年至今，针对 SDH 采取行动。以《用一代人的时间弥合差距》报告为契机，提出了"通过对健康问题的社会决定因素采取行动来减少卫生不公平"的愿景。在这个阶段，WHO 通过建立全球委员会、制定里约政治宣言、支持国家建立观察站和行动框架等方式，关注和解决影响人们健康的贫困、歧视、污染等根本性问题。

2005 年至 2008 年期间，WHO 成立了健康社会决定因素委员会（commission on social determinants of health，CSDH），负责审查并总结有关社会决定因素对于减少全球卫生不公平现象的重要性和有效性的证据，并提出具体建议。CSDH 在 2008 年发布了最终报告，提出了三大方向，涉及改善影响健康的日常生活条件、应对不平等分配的权力、金钱和资源，以及测量、解释和评估健康决定社会因素的影响。

2011 年，在巴西里约热内卢举办了健康问题社会决定因素大会。大会旨在探讨健康和公平之间的关系，以及如何应对社会经济因素对健康的影响。大会通过了《里约政治宣言》，宣布将卫生公平作为国家发展目标，并呼吁各部门和利益相关方共同努力，在全球范围内减少卫生不公平现象。

2012 年，世界卫生组织欧洲区域办公室领导制定了欧洲区域卫生战略《健康 2020》，旨在通过关注健康社会决定因素的策略促进健康发展，特别是在贫困和弱势社群中的健康改善。

2020 年，新型冠状病毒感染（COVID-19）加剧了各国内部及国家之间卫生不公平现象，显示出处理健康问题社会决定因素的紧迫性和重要性。2021年，第74届世界卫生大会通过了关于健康问题社会决定因素的决议WHA74.16号，呼吁加强监测、评估和跨部门合作，以促进持久的、包容的和可持续的经济增长，并支持落实《2030年可持续发展议程》。

总的来说，世界卫生组织在多个文件和宣言中强调了健康社会决定因素理论的重要性，并提出了多项计划和策略来实现这一目标。这些行动有助于推广该理论的应用，促进全球健康公正的实现。

三、健康社会决定因素理论的意义

（一）社会政策的基础

为了改善人们的健康状况，单纯地提供医疗服务是不够的，还需要通过跨部门、跨层级、跨领域的合作，将健康融入所有政策中，这就是"将健康融入所有政策"的思想，是一种创新和有效的方法。它要求各部门在制定和实施政策时考虑其对公众健康和卫生公平性的影响，并采取措施促进或保护健康。其实施需要有一个清晰而全面的理论框架来指导，而这个框架就是基于健康社会决定因素理论。该理论认为，人们所处的社会环境对他们产生深远而持久的影响，而这些影响又反过来塑造着他们自身和他们周围人群以及整个社区和国家。因此，在制定任何政策时都应该考虑到其对各种社会群体以及整体社会结构和功能产生何种影响，并尽可能地减少负面影响、增加正面影响。

（二）在健康问题中的重要性

作为一门交叉和前沿学科，健康社会决定因素的一个重要的视角就是其对疾病和健康的全局性和积累性的影响，而这一点对实现社会医学教学目的中的大卫生健康观和整体健康观念的普及至关重要。健康社会决定因素理论是一种研究健康问题的新视角，它对《社会医学》学科的发展产生了深远的影响。

（三）促进学科研究的深入

健康社会决定因素理论把健康问题放在更广阔的社会背景中进行研究，这拓展了社会医学学科的研究领域。例如，健康社会决定因素理论让人们开始关注贫富差距、教育程度、职业状况等因素对健康的影响，这些因素在以往的研究中并没有得到足够的重视。同时，健康社会决定因素理论提出了一系列新颖而有意义的概念和指标来衡量和评价个体和群体之间以及不同地区之间在卫生服务、生活条件、死亡率等方面存在着何种程度上的不平等，并探讨其形成原因和解决途径。

（四）增强学科责任感

健康是一种基本人权，在一个公平合理的制度下应该被所有人享有。然而，在现实中存在着各种各样的不平等现象，导致部分人群无法获得良好的卫生服务。这些不平等现象不仅损害了个人利益，也影响了整个国家或者世界各地发展进步。健康社会决定因素理论强调了健康公平的价值理念，即每个人都有权享有可达到的最高健康水平，不应受到任何不公正的对待或阻碍。随着SDH理念的广泛传播和逐步深入，中国社会医学学科逐步寻求到一条贯穿科学研究的核心路径，并从根本上与其他学科区分开来，这就是对影响健康、产生健康不公平的社会因素及其产生影响的内在机制开展研究。

四、健康社会决定因素研究的发展方向

（一）研究的综合性

由于健康社会决定因素涉及多个领域，例如教育、环境、就业、住房等，所以需要不同部门之间的协作来制定综合性的政策和措施。发展会朝着多因素、跨学科和综合性方向进行。

（二）原则的社会公正性

公正和公平是健康社会决定因素的核心原则，因此需要更多关注社会公正和公平问题，并针对弱势群体采取特殊措施，以缩小社会健康差距。

（三）研究对象的社区性

在社区层面推广健康社会决定因素理念，发挥社区资源和社区居民的力量，共同提高社区居民的健康水平。

（四）研究数据的可靠性

重视数据与证据，借鉴和利用大数据技术、人工智能、健康科学研究等的发展成果，为制定更加科学有效的健康社会决定因素政策和措施提供有力支撑。

（五）研究团队的全球合作性

由于健康社会决定因素问题具有全球性，所以需要全球合作，包括跨国合作、多边组织合作等，共同推进健康公正与可持续发展的实现。

第二节 健康社会决定因素的理论模型、行动框架及实践

一、健康社会影响因素分层模型

社会因素影响健康的理论模型有很多，但最为经典的是 1991 年达尔格伦和怀特海德建立的健康社会影响因素的分层模型。如图 3-1 所示，该模型从内到外分为五层，以不同的因素层次描述了影响个体健康的主要因素，包括个体因素（年龄、性别、遗传）、个人生活方式、社会和社

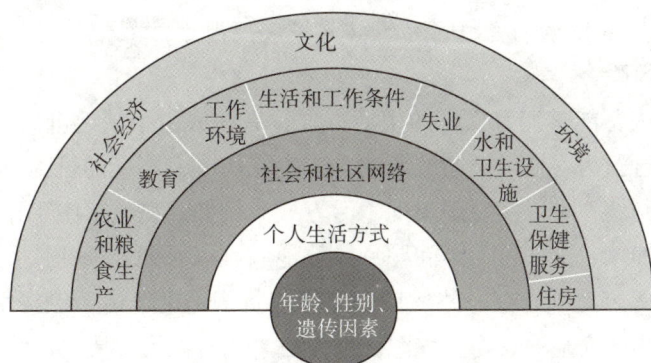

图 3-1 健康社会决定因素模型

区网络、社会结构性因素以及宏观社会因素。这个模型有助于人们更好地理解影响健康的复杂因素，并提供指导如何开展健康促进和疾病预防工作的方向。

（一）年龄、性别和遗传因素

年龄、性别和遗传因素是影响个体健康的最基本和最内在的层面，决定了个体的生理特征、发育过程、疾病风险和寿命等方面。这些因素是个体与生俱来的，不容易被改变或控制，但也不是完全固定或决定性的，而是受到其他层面因素的影响和调节。

1. 年龄 年龄是一个重要的健康决定因素，不同年龄段的人群面临不同的健康风险和需求。一般来说，随着年龄增长，人们更容易患上慢性病、失能和认知障碍等疾病。同时，老年人也更容易受到社会孤立、贫困和歧视等问题的影响。反之，儿童和青少年则更易受到感染性疾病、意外伤害、营养不良和心理问题等威胁。此外，儿童期所受到的环境刺激、生活习惯和教育水平等也会对其后续发展产生深远影响。

2. 性别 性别是另一个重要的健康决定因素，男性和女性在生理结构、荷尔蒙水平、代谢率等方面存在差异，导致他们在患病类型、发病率、预后等方面有所不同。例如，女性相比男性更易患上乳腺癌、骨质疏松等疾病，而男性则更易患上前列腺癌、心血管疾病等。此外，性别也与社会角色、地位和权利有关，在一些文化中，女性可能面临更多的歧视、暴力和压迫，并且缺乏教育、就业和医疗等机会。

3. 遗传 遗传因素是指个体从父母那里继承而来的基因信息，决定了个体在一定程度上具有父母或祖先所具有的特征或易患的疾病。遗传因素是影响个体健康的最内层因素，也是最基本的因素，决定了个体的生物学特征，也决定了个体对某些疾病的易感性或抵抗力。例如，有些人天生就携带了某些基因突变，导致他们有更高的患癌风险；有些人则具有一些保护性基因变异，使他们免受某些疾病的侵害。由于遗传因素是与生俱来的，我们无法改变它，但可以通过基因检测和精准医疗来了解自己的遗传特征，并根据自己的遗传风险采取相应的预防或治疗措施。

（二）个人生活方式

个人生活方式是指个人在日常生活中所采取的行为习惯，如饮食、运动、休息、吸烟、饮酒等。这些行为习惯对个人的身体和心理健康有着直接而显著的影响。例如，均衡的饮食可以提供身体所需的营养物质，预防营养不良或肥胖等疾病；适度的运动可以增强心肺功能，促进血液循环，降低患心脑血管疾病的风险；充足的休息可以恢复身体和精神的活力，减轻压力，提高免疫力；戒除吸烟和饮酒可以避免对呼吸系统、消化系统等造成损害，降低患癌症或其他慢性病的可能性。此外，不同生活方式之间也可能存在交互作用或协同作用，产生累积或放大效应。例如，在 COVID-19 大流行期间，吸烟者更容易感染并发展出严重症状，并且与其他危险因素（如高血压）共同增加死亡风险。

然而，并非所有人都能够拥有良好的生活方式。有些人由于缺乏健康教育或自我管理能力，无法正确地认识到自己行为习惯对健康的影响，或者无法改变不良的行为习惯。有些人则受到外部环境或社会压力的制约，难以实现理想的生活方式。例如，在城市中工作和生活的人们往往面临着空气污染、交通拥堵、工作压力等问题，导致他们难以保证合理的饮食结构、规律的运动时间、充足的睡眠质量等。此外，在一些发展中国家或贫困地区，由于经济水平低下或资源匮乏，人们可能无法获取足够或安全的食物和水源，也无法享受基本或优质的医疗服务。

个人生活方式是一个重要而可操作的层次，在很大程度上决定了个人在不同阶段所享有的健康水平。然而，在改善个体生活方式时，并不能忽视其他层次因素产生的影响。

（三）社会支持网络

社会支持网络是指个体与家庭、朋友、邻里、同事等之间的相互关系和互动，以及由此产生的情感、信息和物质方面的支持。社会支持网络对健康有着重要影响，主要表现在以下几个方面。

1. 促进心理健康　社会支持网络可以提供心理上的安慰和鼓励，缓解压力和孤独，增强自信和自尊，从而促进心理健康。

2. 促进身体健康　社会支持网络可以提供有关健康行为和服务的信息和建议，帮助个体改善生活方式，预防疾病，及时寻求医疗救助，从而促进身体健康。

3. 减少健康负面影响因素　社会支持网络可以提供物质上的帮助和资源，如金钱、食物、住所等，帮助个体应对危机或困境，减少贫困或不平等对健康的负面影响。

4. 促进公共卫生　社会支持网络可以提供社会参与和归属感，增强个体与社区或社会的联系和责任感，从而促进公共卫生。

社会支持网络是一个重要的健康决定因素，在不同层面上对个体和群体的健康有着积极作用。因此，在制定公共卫生政策时应该重视加强和扩大社会支持网络，并考虑与其他决定因素之间的相互作用。

（四）社会经济因素

社会经济地位是一个多维度、综合性的概念，与特定的政治、经济、社会、文化相联系。目前，大多数关于社会经济地位的研究从"收入、受教育程度和职业"三个维度来进行。这三个维度代表了社会经济地位的不同层面，与健康的关系往往不十分一致，有一定的独立性，其系数估计值和显著性上可能存在很大差异。另外，这三个维度也有一定的相关性，但最终都将对健康产生影响。

1. 收入水平因素　收入水平反映个人的住房条件、生活环境、营养状况及卫生资源的获得能力。影响健康的不仅是收入本身，更重要的是收入分配的公平性。低收入对躯体健康的负面影响表现在缺乏良好生活条件，对心理健康的影响是产生应对贫困的应激特征，同时容易出现有损健康的生活行为。Wilkinson 等人通过对收入不平等与健康关系的 168 篇文章进行系统评价，发现这些研究中有 155 篇报道了收入分布和人群健康之间存在负相关关系：收入差距越大，人群健康水平越低。在对 10 岁儿童死亡率和家庭收入中位数做多水平回归分析中发现，在那些自评状况为"差"或者"很差"的人群中，在控制其他变量后，仍然可以观察到随着社会经济梯度增大而导致儿童死亡率增加。

2. 受教育程度因素　在某种程度上，教育水平可以预测社会经济地位。受过高等教育的人往往有较低的健康危险因素，因为受教育程度可以通过多种途径帮助人们在工作、生活和调节能力方面取得优势。同时，教育也有一定的"固化作用"，其带来的健康效益可以延续到整个生命期，甚至可以影响后代的健康。对青少年来说，通过减少教育不平等可以增进他们未来的健康公平。一项针对意大利关于卫生服务可及性的调查发现，对那些成年人和有严重慢性疾病的人，治疗中选择专家的不平等的原因不仅在于收入和地域，还和受教育程度、医疗保险的情况有关。与意大利的研究相似，加拿大的一项研究也发现受教育程度低的人更少请专家看病。另外，影响前列腺癌患者生命质量的最重要因素是受教育程度。

3. 职业因素 职业是社会经济地位的基础因素，反映不同群体的社会地位和声望，决定不同群体面临的健康危险因素，以及与职业相关的压力和收入水平。不同群体卫生服务的可及性也不同，体力劳动者比起非体力劳动者来说，用了更多的全科医生服务和急诊服务，而非体力劳动者更倾向于使用专业服务，这种趋势在看牙医方面最为突出。对个人来说，职业因素和非职业因素的交互反应也会放大健康不平等。

其他社会结构性因素包括除社会经济因素之外、其他一些由人们赖以生存的日常生活和工作环境构成的，诸如城市化、生活和工作条件、工作环境、卫生保健服务和住房等给个体行为带来健康影响和后果的因素。这些因素有可能成为影响个体健康的潜在风险，在分析个体健康问题时，不能忽视它们与社会经济地位因素之间的相互关系和综合效应。

（五）宏观社会经济、文化和环境

宏观社会经济、文化和环境是指那些超越个人或群体控制范围的广泛的政治、经济、法律、制度和文化背景，以及自然资源和生态系统。这些因素对健康有着深远而复杂的影响，既可以直接改变人们的生活条件，也可以通过间接影响其他层次的健康决定因素。

国家或地区的经济发展水平、收入分配状况、贫富差距等都会影响人们能否获得基本的物质需求，如食物、住房、卫生设施等。这些需求直接关系到人们的营养状况、感染风险、慢性病发病率等健康指标。同时，经济条件也会影响人们能否获得教育机会、就业机会、社保福利等，这些又进一步影响了人们的生活方式选择、心理压力水平、社会地位等。

另外，国家或地区的政治制度与稳定性、法律规范与执行力度等也会对健康产生重要作用。例如，民主与自由程度高低可能影响人们参与公共事务的权利与能力，从而影响他们对自身健康问题及解决方案的认知与行动。法律规范与执行力度则可能影响人们遵守公共卫生措施或维护自身权益的意愿与效果。

文化传统与价值观念也是不可忽视的宏观因素。不同文化之间可能存在对于健康定义、疾病原因、治疗方法等方面的差异与冲突。这些差异与冲突可能导致不同群体之间在获取医疗服务或遵从医嘱方面存在障碍或抵触。同时，文化也可能塑造人们对于身体形象、性别角色、家庭责任等方面的认同与期待，从而影响他们在饮食习惯、运动行为、亲密关系等方面做出的反应。

环境是影响个体健康的最外层因素，包括自然环境和人造环境。自然环境指气候、地形、水源、空气质量等自然条件，人造环境指城市规划、交通设施、住房条件、工作场所安全等人类活动产生的条件。环境对健康的影响有直接和间接两种方式。直接方式是通过暴露于有害物质或疾病传播媒介而导致身体损伤或感染，如空气污染引起呼吸道疾病、水污染引起胃肠道疾病、噪声污染引起心理压力等。间接方式是通过影响其他健康决定因素而对健康产生影响，如气候变化导致粮食安全问题、城市拥挤导致社会支持网络减弱、低收入地区缺乏基础设施导致生活质量降低等。

二、健康社会决定因素的行动框架

2008 年，WHO 健康社会决定因素委员会在《用一代人的时间弥合差距》报告中提出了健康社会决定因素的行动框架。该报告对各种健康社会决定因素进行了整合，并讨论了如何利用健康的社会决定因素理论来解决全球健康问题。健康社会决定因素框架将影响健康的社会决定因素分为两种：日常生活环境和社会结构性因素，两者交互作用，而每种因素内部的各个因素之间也在相互作用。这个行动框架分析社会决定因素影响健康和健康公平的路径：社会结构性因素决定着人们的日常生活环境，而国家和政府采取的社会资源分配制度也影响着社会结构性因素和日常生活环境（图3-2）。

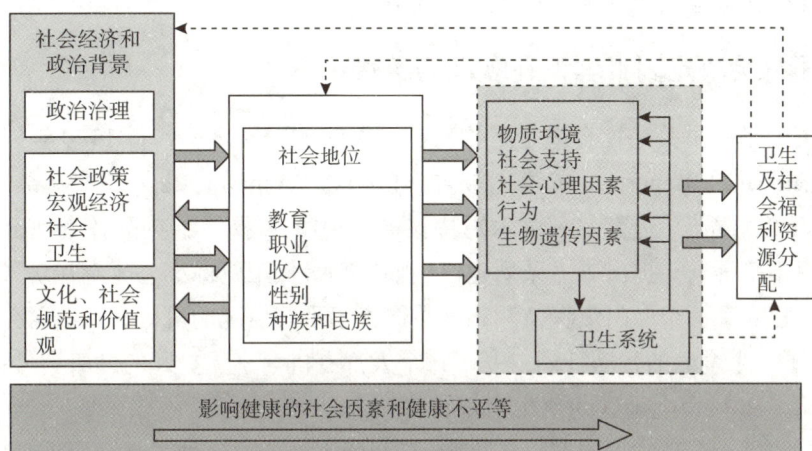

图3-2　健康社会决定因素的行动框架

根据健康社会决定因素的行动框架，世界卫生组织建议各个国家主要从三个方面着手采取行动。

第一，改善人们的日常生活环境，尤其是改善妇女和儿童的生活环境，重视儿童出生环境，关注儿童和幼儿的成长和教育，改善生活和工作环境，关注老年人的生活健康。

第二，关注人们日常生活环境的社会结构性因素，着力解决权力、财富和社会资源分配不公平的问题。

第三，注重测量和收集证据，评估行动效果，不断充实健康社会决定因素领域的知识基础，通过宣传教育提高公众对健康社会决定因素的认识。

三、健康社会决定因素理论的实践

过去数十年，不同国家和国际组织都在进行有关健康社会决定因素的研究，并将理论应用于实际的公共卫生政策和干预措施中，以解决导致健康差异的根本原因，提高人群的整体健康水平。

在国家层面，一些国家也制定了相应的政策和计划来落实这些建议，如加拿大、英国、巴西等。在地方层面，一些城市和社区也开展了针对特定问题或群体的项目和活动，如改善低收入家庭的住房条件、提供妇女儿童保健服务、增加青少年参与度等。不同国家根据自身的社会文化背景和卫生系统特点，采取了不同的方式来实践社会决定因素理论，以下是一些实践。

（一）健康社会决定因素理论在亚洲的实践

1. 中国　中国在应对"健康社会决定因素"方面进行了多项实践，其中最为重要的是将"健康融于所有政策"的理念贯穿于国家发展战略中，将提高全民健康水平纳入"两个一百年"奋斗目标，制定并实施了《"健康中国2030"规划纲要》。该纲要明确了全面提高国民健康水平的目标，提出了包括加强健康促进、改善医疗卫生服务、推进健康产业发展等在内的一系列举措。除此之外，中国还积极推进基本公共卫生服务项目、健康扶贫等工作，加强了健康教育和疾病预防控制，以及推进城乡卫生服务一体化等。这些实践有力地促进了健康公平，提升了全民健康水平。

2. 泰国   泰国是亚洲地区推进社会决定因素理论实践的先驱之一，在 2001 年通过了《泰王国宪法》第 80 条，规定政府有义务保障所有公民享有基本医疗服务，并在 2002 年实施了一项普惠医疗计划，使得无保险或低收入者能够免费获得基本医疗服务。

（二）健康社会决定因素理论在欧洲的实践

1. 英国   英国是最早关注社会决定因素对健康影响的国家之一，自 1970 年以来，发布了多份报告，如"The Black Report"（布莱克报告，1980）、"Acheson Report"（阿奇逊报告，1998）和"The Marmot Review"（迈克尔·莫尔姆特报告，2010），揭示了英国各个地区和群体之间存在着显著的健康不平等，并提出了一系列建议，如提高最低工资标准、改善住房条件、扩大教育机会等。英国还建立了一个专门负责监测和评估健康不平等情况的机构——英国公共卫生部，并在 2013 年发布了一个全面的行动计划——"每个人都有机会享受更好的健康"，旨在通过改变社会决定因素来缩小 20% 以上地区间死亡率差异。

2. 芬兰   芬兰是一个高收入国家，在 1970 年开始实施一项名为"北卡累利阿项目"的计划，目标是降低该地区心血管疾病死亡率。该计划采用了一种综合性和参与式的方法，涉及政府机构、非政府组织、媒体机构和当地居民，并针对吸烟、高血压、高胆固醇等危险因素进行了多方面的干预。经过三十多年的努力，北卡累利阿地区男性心血管疾病死亡率下降了 82%，并带动了全国范围内心血管疾病死亡率的显著下降。

（三）健康社会决定因素理论在北美洲的实践

1. 美国   美国是一个高度发达的国家，但是在健康方面存在一定的不平等现象。因此，美国政府和社会组织一直致力于通过改善健康社会决定因素来提高全民的健康水平。美国卫生与公共服务部主导了"社会决定健康倡议"，旨在通过多部门的协作，包括卫生部门、教育部门、住房和城市发展部门等，来改善健康社会决定因素，从而提高健康公平性。该倡议的重点包括教育、住房、就业和社区建设等方面。

2. 加拿大   加拿大于 2008 年发布了《加拿大健康公平报告》，提出了六个优先领域，包括早期儿童发展、土著人民健康、性别与健康、移民与难民健康、精神健康与恶劣环境及全球卫生。加拿大还建立了一个全国性的网络——加拿大公共卫生协会，以促进社会决定因素理论在政策制定和实践中的应用。

（四）健康社会决定因素理论在南美洲的实践

1. 巴西   巴西是将健康视为公民权利和国家责任的国家之一，建立了一个全民覆盖的统一卫生系统，并在 2006 年制定了一个全国健康促进政策，旨在通过改善社会决定因素来提高人口健康水平。这个政策涉及多个部门和机构，包括教育、交通、环境、文化等，并鼓励社区参与和社会控制。该政策还强调了对特殊群体（如土著人口、黑人和妇女）的关注，以减少健康差距。

2. 智利   智利是一个中等收入国家，在 2005 年启动了一项名为"智利生活方式"的计划，旨在通过改善人们的饮食习惯和增加体育活动来预防慢性病。该计划涉及教育部门、卫生部门和地方政府，并针对不同年龄段和群体提供了相应的干预措施。例如，在学校推广健康餐饮服务，在社区建设运动场所，在医疗机构提供行为咨询等。

（五）健康社会决定因素理论在非洲的实践

南非　南非是一个高度不平等的国家，面临着贫困、艾滋病病毒／艾滋病（HIV/AIDS）、暴力和种族歧视等多重负担。南非政府发布了《2012—2016 年全国艾滋病、性病和结核病战略计划》，将社会决定因素作为改善 HIV/AIDS 和结核病情况的关键要素，并提出了五个战略目标，包括减少新感染率、扩大治疗覆盖率、减少死亡率、消除歧视和侵权以及建立有效的系统。

以上是一些健康社会决定因素理论在各国的具体实践，可以看出，这一理论强调全面地处理影响健康的各种因素，并倡导多部门合作和社会参与。这对于应对当前面临的诸如 COVID-19 大流行等全球性卫生挑战具有重要意义。

本章小结

健康社会决定因素是指除直接导致疾病的因素之外的，由人们的社会地位和所拥有资源所决定的生活和工作的环境对健康产生影响的因素，是决定人们健康和疾病的根本原因，包括人们从出生、成长、生活、工作到衰老的全部社会环境特征，其核心理念是健康公平。健康社会决定因素理论的发展历程可以分为奠定基础、开始关注、采取行动三个阶段。达尔格伦和怀特海德建立的经典健康社会决定因素理论模型——健康社会影响因素的分层模型包括个体因素、个人生活方式、社会和社区网络、社会结构性因素以及宏观社会因素五个层次。健康社会决定因素的行动框架包括日常生活环境和社会结构性因素两个方面。针对健康社会决定因素的实践包括政府和社会组织的合作、多领域的干预项目和服务提供，旨在改善弱势群体的健康和生活质量，提高全民的健康水平和公平性。

案例分析

李先生的健康社会决定

李先生是一名 40 岁的建筑工人，住在某市一个拥挤的棚户区，每天要乘坐公交车两个小时上下班。他的工作环境很危险，经常暴露在粉尘、噪声和高温下。他没有固定的合同，收入不稳定，也没有社会保险。他的妻子是一名家庭主妇，负责照顾他们的两个孩子和父母。他们的孩子上的是一所公立学校。学校设施简陋，教育质量低下。他们的父母患有高血压和糖尿病，需要定期服药和检查，由于医疗费用很高，他们经常无法按时就医。李先生平时很少锻炼，喜欢吃油腻和辛辣的食物，有时候会抽烟和饮酒来缓解压力。最近，李先生出现胸闷、气促、心慌、头晕等症状，但是没有去看医生。

试回答：

1. 请列举出影响李先生健康的社会决定因素，并说明它们是如何影响李先生健康的。

2. 请提出针对李先生健康问题的可能解决方案，并说明它们是如何改善李先生健康社会决定因素的。

思考题

1. 如何理解健康社会决定因素的内涵？

2. 健康社会决定因素行动框架包括哪些内容？

3. 如何理解达尔格伦和怀特海德建立的健康社会影响因素的分层模型？

影响因素篇

导引案例

社会环境影响健康

WHO 原总干事陈冯富珍博士在健康问题社会决定因素委员会最终报告发布会上指出："不用再辩论了，卫生保健是健康的一项重大决定因素，生活方式也是健康问题的重大决定因素，但是社会环境因素决定着人们是否能够获得卫生服务并首先影响生活方式的选择。"

试回答：如何消除社会环境因素造成的卫生不公平现象？

第一节　社会经济与健康

社会经济发展与人群健康是一对辩证关系。经济发展为人群健康提供物质基础，提高人类战胜疾病的能力，为人群健康提供有力保障。人群健康水平的提高既是经济发展的主要目的，也是经济发展的必要条件。人群健康进一步促进物质财富和精神财富的创造，推动社会经济继续向前发展。二者的关系如图 4-1 所示。

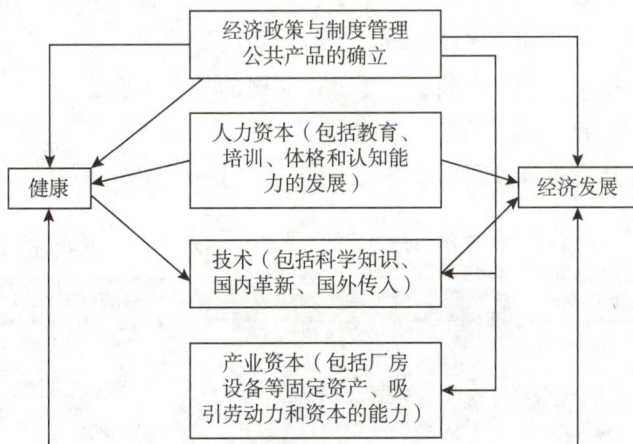

图 4-1　健康与社会经济发展的关系

一、衡量经济发展对健康影响的指标

衡量经济发展对健康影响的主要指标分为两类：反映经济发展水平的指标和居民健康状况

的指标。

（一）经济发展水平指标

经济发展水平指标主要包括国内生产总值、人均国内生产总值、人均卫生费用。

1. 国内生产总值（gross domestic product，简称 GDP）　是指一个国家所有常驻单位在一定时期内（通常为一年）生产的所有最终产品和劳务的市场价值总和。GDP 是国民经济核算的核心指标，也是衡量一个国家或地区总体经济状况的重要指标。

2. 人均国内生产总值（GDP per capita，简称人均 GDP）　是指一个国家一定时期内（通常是一年）实现的国内生产总值与这个国家的常住人口（或户籍人口）的比值。人均 GDP 排除了人口因素的影响，既是衡量经济发展状况的指标，又是衡量各国人民生活水平的一个重要标准。

3. 人均卫生费用（health expenditure per capita）　是指一个国家或地区在一定时期内（通常指一年）全社会用于卫生保健支出的货币总和与这个国家常住人口的比值。人均卫生费用可以较为直观地反映不同国家和地区间卫生费用的差异，是衡量经济因素和健康关系的一个重要指标。

（二）居民健康状况指标

居民健康状况指标主要包括出生率、孕产妇死亡率、婴儿死亡率和预期寿命等。详细内容见第七章第二节"人群健康状况评价指标"。

二、经济发展与健康的双向作用

经济发展和人群健康有着密切的联系。早在 1984 年，WHO 就指出："过去 10 年中被认识的一个真理是：社会发展本身推动了卫生工作，卫生也同样推动着社会经济的发展，二者齐头并进。"社会经济发展是人群健康水平提高的根本物质保证，而人群健康既是社会经济发展的目的，也是促进社会经济进一步发展的条件，二者相互促进。

（一）经济发展对健康的积极效应

一般认为，经济发展水平一定程度上决定了社会人群的健康水平。经济发展水平越高，居民收入水平越高，推动生活条件和卫生设施改善，必然有助于孕产妇死亡率和婴儿死亡率降低、预期寿命延长、健康水平提高。经济发展水平越低，居民的收入水平越低，生活条件和卫生条件难以改善，导致营养状况不良，接受科学知识和受教育的机会不足，形成了特定的不良社会环境，导致器官功能状态及社会行为等方面容易失去平衡，进而引起疾病的发生（表 4-1）。

表 4-1　2021 年部分国家的预期寿命和人均 GDP 情况

国家	预期寿命（岁）	预期寿命世界排名	人均 GDP（美元）	人均 GDP 世界排名
日本	84.8	4	40704	24
意大利	82.9	13	35585	26
中国	78.2	63	11891	59
塞拉利昂	60.1	231	541	180
莱索托	53.1	247	1188	158

注：资料引自《2022 年世界人口展望》。

1.经济发展直接提高居民生活水平　经济发展可以为人民提供充足的食物营养、良好的生活和劳动条件，从而有利于居民健康水平的提高。1949 年我国人均寿命约为 35 岁，2015 年我国预期寿命达到 76 岁［《国家人权行动计划（2012—2015 年）实施评估报告》］。《"健康中国 2030"规划纲要》指出：到 2030 年，"人民身体素质明显增强，2030 年人均预期寿命达到 79 岁，人均健康预期寿命显著提高。"

2.经济发展有利于增加卫生投资　经济的不断发展可以为医疗卫生事业提供足够的资金，从而促进医疗卫生事业发展。卫生事业发展会影响居民健康状况。各国研究资料表明，卫生经费占国内生产总值的比例和人均卫生经费都与居民健康息息相关。

3.经济发展会提高教育水平　教育水平的提高会使人们获取卫生保健知识的能力增强，使人们更加倾向于接受健康的生活方式。接受教育的时间越长，接受教育的程度越高，人的思维方式和行为方式越趋理性，从而远离不利于身体健康的不良生活方式（如吸烟、酗酒、吸毒等），转而采取锻炼身体、合理饮食等健康的生活方式。经济发展通过对教育的影响间接影响人群健康（表 4-2）。

表 4-2　中国人均卫生费用和人均 GDP 情况

年份	2015	2016	2017	2018	2019	2020	2021	2022
人均 GDP（万元）	4.99	5.38	5.96	6.55	7.01	7.18	8.14	8.57
人均卫生费用（元）	2962.18	3328.61	3756.72	4206.74	4669.34	5112.34	5439.97	–

注：资料引自国家统计局。

（二）经济发展对健康的消极效应

随着社会经济的发展，人群健康水平总体提高，对健康产生积极影响。但是经济发展在解决以往健康问题的同时，也会带来一些新的健康问题，对健康可能带来以下负面影响。

1.环境污染和生态破坏　在经济发展的过程中，由于片面强调经济效益而忽视社会效益，对资源开采利用不合理，造成环境污染，生态环境遭到了严重破坏，产生的健康问题及潜在危害将广泛长期存在。比如全球工业化导致废气排放过量，滥垦滥伐造成森林消失、植被破坏、水土流失。工业废水、废气、废渣的污染造成水系、大气、食物污染。这一系列环境污染和生态破坏对人类健康产生了重大威胁，并给子孙后代的健康留下了隐患。

2.生活方式改变　随着社会经济的发展，人们主要的健康问题已不再来自营养不良、劳动条件恶劣和卫生设施落后。伴随经济发展而来的吸烟、酗酒、吸毒、乱性、不良的饮食和睡眠习惯、缺少运动、过度以车代步等不良行为和生活方式已经成为影响健康的重要因素。

3.现代社会病多发　生活条件的改善带来了富裕病和文明病等新的健康问题。营养过剩导致高血压、糖尿病、冠心病、肥胖症、恶性肿瘤等"富裕病"的发病率急剧增加。大量电子电器产品的广泛使用导致空调综合征、电脑综合征、电子游戏机癫痫症、网络成瘾等文明病的发病率增加。美国一项研究结果显示，因营养过剩引起的肥胖问题已经成为美国严重的公共卫生问题，每年让美国经济损失 86.5 亿美元。美国管理咨询公司麦肯锡发布的报告显示：肥胖每年在全世界造成的经济损失早已超过 2 万亿美元，相当于全球国内生产总值产出的 2.8%，与战争所造成的损失相似，比酗酒和气候变化等造成的经济损失更大。

4.心理健康问题凸显　生产力水平的提高及知识经济时代的到来导致社会竞争更加激烈，工作和生活节奏不断加快，持续的生活及工作压力给身心健康带来了不良影响，心理健康问题逐渐成为日益严重的社会问题。

5. 社会负面事件增多　经济的发展使机动车保有量增加，不仅造成了交通拥堵，而且也使交通事故猛增。同时，经济发展不平衡引起社会贫富差距大，家庭关系紧张，暴力犯罪事件激增，青少年妊娠的发生率增加。

6. 社会流动人口增加　经济发展必然伴随流动人口的增加，大量农村人口流入城市，在推动城市化进程的同时也带来了许多健康问题。如城市卫生设施不足，难以开展计划免疫工作，妇女、儿童保健工作难度增加。

（三）健康水平提高促进经济发展

社会的发展归根到底是生产力的发展，生产力是社会发展的最终决定力量，因此社会经济的发展实质上是社会生产力的提高。生产力包括劳动对象、劳动资料和劳动者三大基本要素。其中，具有一定体力、智力、劳动技能的劳动者是最重要、最活跃的。健康投资可以维持和改善人力资源的数量和质量，提高人力资本的边际贡献率，进而对经济发展做出重要贡献。

1. 增加劳动者数量　人群健康水平的提高使得平均寿命延长，人群从事劳动年限增加，从而创造更多的社会财富，促进社会经济的发展。新中国成立以来，我国人群的预期寿命从 35 岁增加到 2022 年的 78.2 岁。以 60 岁退休计算，平均每个劳动力可以延长工作 25 年。同时，人群健康水平提高可以减少因疾病所损失的工作日，为社会创造更多的社会财富。

2. 提高劳动者素质　良好的健康状况使劳动者在体力、脑力、认知能力和实践能力上都能保持较好状态。劳动者素质的提高使他们在单位时间内的劳动生产率提高，创造更多的产品和价值，促进社会经济发展。人群健康水平的提高在直接提高劳动者的劳动生产率同时，也间接使国家的竞争力具有相对优势，更容易吸引外国的直接投资。

3. 减少疾病损失　疾病、失能、过早死亡等不仅给患者家庭和社会带来直接经济损失，也会消耗因防治疾病而投入的社会卫生资源。据经济合作与发展组织预测，全球经济因新冠疫情的总损失将达到 7 万亿美元，相当于美国（4.1 万亿美元）和中国（3.2 万亿美元）一年财政收入的总和。2020 年第二季度受损最严重，领先国家都面临前所未有的崩溃——美国 GDP 下滑 32.9%，欧盟下滑 14.4%。主要欧洲国家的经济下滑的百分比达到了两位数，比如英国下滑 21.7%。服务业受损尤其严重，包括交通、娱乐业、旅游、酒店业，动摇了整个世界经济的结构。

三、社会阶层与健康

国际上一般认为，社会上层及中产阶层比工人阶层和其他较低阶层具有更好的自我保健的意识和能力。一般来说，在低收入人群中吸烟者及酗酒者较多，高收入人群则更可能戒烟并参加体育锻炼。但是随着社会经济发达程度越高，人们参与健康生活方式的程度也越高，不同阶层之间的健康行为、健康生活方式的差异也有逐步缩小的趋势。合理膳食、不吸烟、坚持锻炼等健康行为方式可以在各个社会阶层广泛实现。当前在某一阶层成为主流的一种健康行为的选择，可能很快成为社会各个阶层的共同选择。

第二节　社会环境与健康

社会环境因素指的是与社会生产力和生产关系有密切联系的因素，即以生产力发展水平为基础的经济状况、社会保障、环境、人口、教育和科学技术，以及以生产关系为基础的社会制度、法律体系、社会关系、卫生保健等。社会经济、社会文化、行为心理、卫生政策等与健康的关系已在其他章节予以介绍，本节主要介绍社会环境因素中的人口、社会制度、社会关系、生活工作环境及社会发展与健康的关系。

一、人口与健康

人口是指在一定范围内进行生产和再生产的人群的总和，既包括人口的数量，也包括人口的质量、人口的结构、人口的密度、人口的分布及人口变化规律等。目前有两种趋势：一是以发达国家为代表的人口负增长所带来的老龄化和少子化危机；二是以发展中国家为代表的人口增长过快所带来的人口膨胀、健康卫生资源缺乏。而我国的情况较为特殊，既有人口基数过于庞大的问题，也有人口负增长、老龄化及少子化危机。

（一）人口规模与健康

国家统计局数据显示，从 2016 年开始，我国人口规模逐渐扩大，但增速减缓，自 2020 年开始人口自然增长率下降较为明显，截至 2022 年 12 月 31 日，我国人口合计 141175 万，全年出生人口为 956 万，出生率 6.77‰，死亡人口 1041 万，死亡率 7.37‰，人口自然增长率为 –0.60‰，我国人口首次出现了负增长（表 4–3）。

表 4–3　中国主要人口与健康指标

年份	人口数（亿）	城镇人口比例（%）	人口自然增长率（‰）	预期寿命（岁）	婴儿死亡率（‰）	孕产妇死亡率（/10 万）
2016	13.8	57.35	5.86	76.5	7.5	19.9
2017	13.9	58.52	5.32	76.7	6.8	19.6
2018	14.0	59.58	3.81	77.0	6.1	18.3
2019	14.1	60.6	3.34	77.3	5.6	17.8
2020	14.12	63.89	0.53	77.93	5.4	16.9
2021	14.13	64.7	0.34	78.2	5.0	16.1

注：资料引自国家统计局网站。

人口过快增长或过快减少都会影响社会秩序正常运行，制约社会良性发展。人口增长必须与经济和社会发展相适应、相协调，否则人口数量的过度增长和基数过大将会耗尽资源，导致贫困、饥饿，影响人群健康，并以死亡率的上升来抵消人口增长的影响，从而影响国家的发展。而对于一个国家来说，人口数量过大是劳动力不能与社会生产资料完全结合，使得劳动力剩余，从而加重社会负担，影响人群的生活质量与健康。人口过量减少导致人口老龄化、少子化、劳动力供给不足，导致老年人无法从工作岗位正常退休，整个人群疾病谱产生改变，人群各种疾病患病率、发病率将大概率提升，对医疗保障制度会有很大冲击，当然也会影响整个社会人群的健康问题。

（二）人口结构与健康

人口结构指的是人口的性别、年龄、婚姻、职业、文化等结构，其中与健康最为密切的是年龄与性别结构。

1. 人口年龄结构与健康　随着工业化的发展，人们从传统的农业社会向多产业模式社会逐步转变。在这一进程中，人们的思想观念、生活方式、生产方式发生了巨大变化，少生孩子成为一种较为常见的选择。随着生育率的下降，老年人口比例逐年升高。有研究显示，在全球范围内，60 岁及以上老年人人口数量到 2050 年将增加一倍，并在 2100 年增加至三倍以上。具体而言，欧洲将是老龄化问题最为突出的大陆，到 2050 年，当地 60 岁及以上人口将占总人口的 34%；在拉丁美洲、加勒比地区和亚洲，老年人口比例将从目前的 11%～12% 增加到 25% 以上；相对而言，非洲将是"最年轻的大陆"，其老年人口比例到 2050 年将从 5% 增加至 9% 左右。

而人口老龄化带来了诸多新的健康问题，人群整体患病率、发病率上升，医疗费用开支剧增，卫生资源消耗增大，社会经济负担重，整个医疗保障体系将面临重大冲击。全球人口年龄结构变化的另一趋势是少年儿童占总人口比重越来越低，将来可能出现劳动力的短缺，也将直接影响人群的健康水平和社会经济的发展。2022 年末，我国 0～15 岁人口为 25615 万人，占全国人口 18.1%，16～59 岁劳动年龄人口 87556 万人，占 62%，60 岁及以上人口为 28004 万人，占 19.8%，其中 65 岁及以上人口为 20978 万人，占 14.9%。

2. 人口性别结构与健康　人口的性别结构指的是男女性别人口分布分别在总人口中所占的百分比。正常的人口性别比值为 103～107。合理的性别结构、平衡的性别比例既是人口正常、有序再生产的重要前提，也是影响社会安定、家庭和谐的重要因素，是提高整个社会健康水平的重要因素之一。2022 年国家统计局调查数据显示，我国男性人口 72206 万人，女性人口 68969 万人，总人口男女性别比为 104.69，整体属于合理范围。

（三）人口流动与健康

人口流动是指人口在地理空间位置上的变动和职业上的变动。随着我国工业化和城镇化不断推进，农村富余劳动力向城市转移，形成大量流动人口，伴随而来的是健康不平等。从短期来看，流动对儿童健康的影响，在婴幼儿时期可能是不利的，从长远发展来看，却有利于儿童健康成长。人口流动会带来一系列健康问题，如住房拥挤、卫生条件差、不良的卫生习惯等，还给疾病监测、计划免疫、计划生育等卫生服务工作带来困难和压力。

二、社会制度与健康

社会制度是指在一定历史条件下形成的、稳定的社会关系和社会活动的规范体系，是社会经济、政治、法律和文化制度的总和。社会制度的内涵有三层：一是社会形态，如社会主义制度与资本主义制度；二是各种具体的社会制度，如政治制度、经济制度、法律制度等；三是各种具体的社会组织规章制度，如考勤制度、表决制度、财务制度等。社会制度尤其是卫生制度不仅通过影响卫生政策的制定和实施来影响卫生资金投入、医疗卫生资源的提供与分配等，还影响人们基本医疗卫生服务获取的可及性、医疗服务内容及供给、医疗保险报销等，最终影响人们的健康。此外，社会经济制度中的分配制度通过影响人群整体收入与支出影响居民健康水平，社会规范制度还直接影响人们是否采取健康的行为方式。社会制度影响健康的途径主要包括以下几方面。

（一）社会分配制度对居民健康的影响

不同的社会分配制度意味着经济发展创造的财富的不同分配方式。分配是否合理，广大人民群众能否享受到社会进步、经济发展所带来的红利与社会分配模式直接关联。社会财富如果掌握在少数人手中，贫富差距分化必然会影响到人群的健康。有研究显示，预期寿命与社会分配制度之间存在关联性，人均国内生产总值最高的国家不一定是预期寿命最长的，但分配制度越平等、贫富差距越小的国家，其预期寿命往往越长。

（二）社会制度对卫生健康政策的决定作用

对于人群健康水平的提高，经济发展水平是基础条件，社会政策导向是决定因素。制定卫生健康政策的目的是建立和保护对健康有重要影响的经济和社会环境，引导人们建立健康的生活方式，对动员一切积极因素、有效地预防和治疗疾病、提高健康水平具有十分重要的意义。新中国成立以来，我国制定并实施了一系列行之有效的卫生健康政策。这些政策对于教育、引导、约束人们采取健康行为方式，维护和提高健康水平起到了积极的作用，大幅度提高了我国人均寿命，并大大降低了孕产妇死亡率和新生儿死亡率。而改革开放以来，我国不断完善国家基本公共卫生制度，强化医疗服务制度，创新医疗保障制度，健全药品供应保障制度，建立环境与健康监测、调查和风险评估制度，健全食品药品安全保障制度，有效地提高了我国居民的健康水平。但随着社会的发展和进步，我国的卫生健康政策还需要不断进行健全和完善。

（三）社会制度对健康行为的影响

社会制度实质上是一种社会规范体系，对人们的行为具有广泛的导向和调适作用。每个人都有自己的利益出发点、价值观、性格特征及行为模式等，这些差异使人们的行为产生冲突，而社会制度通过行为规范模式、提倡健康行为或禁止有害健康行为等，保持和促进社会的协调发展。例如，对吸毒的禁止，对烟草生产及吸食的控制，对食品生产加工及销售的法律规制，对药品研究、生产及销售等全流程法律法规的制定与实施等，有助于从社会基本层面促进、维护和保障人群健康。

三、社会关系与健康

社会关系是人与人之间在社会生产、生活过程中相互作用而形成的一种极其复杂的关系，包括家庭关系、工作关系、朋友关系、同事关系等。这些基本社会关系共同构成了社会网络。这些关系有的表现为亲密，有的表现为疏远、敌对。个人在社会关系网络中的相互关系是否和谐、是否能相互支持或是相互消耗，则会引起不同的情绪表现，进而对个体及群体的身心健康产生影响。

（一）社会支持与健康

社会支持是指个体从社会网络所获得的物质、情感和生活上的帮助。一定的社会支持将减少个体的负面情绪，降低压力事件对个体身心健康的危害性，而且社会支持可提供应对压力的策略，减轻压力的危害性。社会支持根据性质分为两类：客观的社会支持和主观的社会支持。前者主要是指现实的、可见的社会支持，主要包括直接的物质援助、团体关系的存在和参与等；后者主要是个体能够体验到的情感支持，主要指个体在群体中受尊重、被支持、被理解的情感体验和满意程度，这主要与个体的主观感受密切相关。社会支持是一个人的基本社会需要，一定的社会支持能够减轻个体的负面情绪，降低压力事件对个体身心健康的危害。

就诊疗过程而言，社会支持越高的患者越容易建设正向积极的心理状态，而正面的态度可以影响患者的行为，提高患者对病情的期望值。家庭是社会支持的主要来源，包括来自家属、亲戚的关怀和照料，可以提高患者的健康心理控制源，以促进诊疗行为依从性，为患者提高生存质量和治疗效果。有研究表明，缺乏社会支持的老年人的死亡率是那些社会支持良好的老年人的2～3倍，成年子女对于老年人来说是最重要的社会支持。

（二）家庭关系与健康

家庭是社会的基本功能单位，是以婚姻和血缘关系为纽带组成的社会基本单位。家庭关系是一个人最基本的社会关系，指家庭成员之间的关系，包括夫妻关系、亲子关系、兄弟姐妹关系、婆媳关系、妯娌关系、祖孙关系等。家庭关系对人的健康影响至关重要。家庭结构的完整与否、家庭关系的和谐与否、家庭成员的健康状况、家庭的社会经济地位都对家庭中每个成员的身心健康起着重要作用。

1.家庭结构与健康 家庭结构的建立通常是以婚姻和血缘关系的确立为标志。家庭结构是否完整与家庭成员身心健康存在较强相关性。结构稳定的家庭会使家庭成员更能获得安全感，更易取得来自家庭的社会支持，增强了家庭成员作为个体的抗风险能力和抵御不良事件影响的能力，从而有效促进家庭成员的健康。而丧偶、离婚、家庭成员死亡等事件对家庭成员有一定的健康消极作用。如离婚与分居，一般容易影响当事人子女的身心健康，部分子女更可能体验到丧失感、被遗弃感、不安全感和悲哀等消极情绪。

2.家庭功能与健康 家庭主要有四种功能：养育子女、生产消费、赡养老人、休息娱乐。养育子女既包括生养，还包括教育。不同家庭教养方式对儿童心理人格和行为方式的形成起着不可替代的重要作用。随着社会发展，家庭生产功能正在日趋减少，而家庭消费功能正在发生改变。家庭从满足生理需要的吃穿住用为主，到变为更高层次的精神生活享受为主，家庭消费直接影响着家庭成员之间的健康。当年老的家庭成员丧失劳动能力后，年轻的家庭成员要担负起赡养义务。但随着社会发展，家庭规模逐渐缩小，社会生活工作模式改变，家庭在赡养老人这一功能上，物质生活总体来说越来越好，但生活照顾与精神安慰稍显欠缺。和谐的家庭氛围有助于家庭成员放松身心，有利于个体健康水平提高。

3.家庭关系与健康 良好的家庭关系可以极大地促进健康，可在很大程度上促进疾病的痊愈，是保证家庭成员身心健康的强大动力。已有大量研究证实：社会关系尤其是良好的社会支持与发病率和死亡率之间存在着紧密的一致性。而家庭成员，尤其是配偶的相互帮助和支持，使得家庭成员应对外界不良刺激的能力得到增强，使得个体生理、心理调节控制处于稳定状态，促进身体健康。而家庭关系不良及家庭成员之间关系不融洽的，家庭成员难以从家庭中得到相互帮助和支持。这种家庭不但难以化解外界不良刺激，反而成为家庭成员烦恼和压力的来源，不利于每个家庭成员的健康。

四、生活工作环境与健康

每个人都生活在一定的生活环境和工作环境中，生活工作环境是与每个人息息相关的社会环境因素。生活工作环境在一定时期内具有相对稳定性，能够培育、影响生活工作在其中的人群的生活观念、生活方式和行为方式等，进而对健康产生影响。下面主要从营养、食品安全、职业压力三个角度进行简要阐述。

（一）营养与健康

1.营养不良与健康 营养不良指由于摄入不足、吸收不良或过度损耗营养素导致的人体能够利用的营养素不能满足人体所需，也包含由于暴饮暴食或过度摄入特定的营养素而造成的营养过度。营养不足和营养过度成为当下全球营养失衡的双重负担。

一般而言，在经济落后或欠发达的发展中国家或地区，营养不足情况发生较多。在经济发达的国家或地区，也常见由于生活环境中审美不恰当导致过度追求身材纤细而进行不适当的节食、暴饮暴食或缺乏平衡的饮食，由此造成营养不足。营养不足对人体健康易造成不利影响。例如，婴幼儿存活率下降，孕产妇死亡率上升，儿童身体发育不良、体质下降，成年人劳动能力下降等。

2. 肥胖与健康 营养过剩目前主要表现为能量过剩，从而导致超重乃至肥胖。超重和肥胖在世界发达国家和一些发展中国家均呈现上升趋势。近年来，我国居民超重率和肥胖率在各年龄人群中均呈现明显上升的趋势。大量研究证实，肥胖与冠心病、高血压、脑卒中、血脂异常、骨关节炎和痛风，以及包括睡眠呼吸暂停在内的肺部疾患有关，还造成劳动生产力的降低和卫生服务费用的增加。

3. 钠盐摄入与健康 不同生活区域的人群的饮食习惯具有一定的地域趋同性。比如盐的摄入，我国南方沿海地区整体饮食较为清淡，中西部地区钠盐摄入量相对高。研究显示，盐与高血压病发生有着极为密切的关系；盐与骨质疏松也有关，摄入过量的食盐会加速钙流失。

4. 油摄入与健康 随着我国社会经济的发展，物质生活逐渐丰富，我国居民在外就餐的频率、肉食摄入量大大增加，油的摄入量越来越高，已经成为慢性病的重要危险因素。流行病学和动物营养实验证明，血脂浓度与动脉粥样硬化发展有关，特别是饱和与不饱和脂肪酸的比例可影响血脂水平、动脉粥样硬化的程度及并发症的发生率；脂肪摄入过量也会增加肥胖发生率，而西式快餐及高脂、高糖零食能加快肥胖的发生。

（二）食品安全与健康

食品安全指食品无毒、无害，符合相关营养要求，对人体健康不造成任何急性、亚急性或者慢性危害。食品安全事件层出不穷，从前些年的"大头娃娃"奶粉、三聚氰胺、苏丹红、瘦肉精事件，到现在的星巴克门店使用过期食材被罚百万、双汇生产车间乱象、百果园用变质水果做果切等，都显示出食品安全一直是威胁健康的重要因素。食品安全问题引发的既有直接健康损害，如食源性疾病、食物中毒，也有长期、隐藏的损害，如大头娃娃事件所导致严重发育不良及残疾、慢性重金属中毒、慢性有机物蓄积等。

知识链接：

《中华人民共和国食品安全法》

目前我国适用的食品安全法是 2021 年 4 月 29 日修正的。新法从原来 104 条增加为 154 条。新法强调预防为主，强化了食品生产经营过程和政府监管中的风险预防要求。新法重视风险管理，提出了食品药品监管部门根据食品安全风险监测、风险评估结果和食品安全状况等，确定监管重点、方式和频次，实施风险分级管理。新法提出了国家要建立食品全程追溯制度，食品生产经营者要建立食品安全追溯体系，保证食品可追溯。新法体现了食品安全社会共治理念，强化了行业协会、消费者协会、新闻媒体、群众投诉举报等方面的规定。

（资料来源：国家法律法规数据库）

（三）职业压力与健康

职业压力多是指职业过程中对工作者造成生理、心理、社会的健康状态改变及损害的各种因素。职业压力的来源包括环境、组织、个人。其中，环境因素包括政治、经济、社会、技术的不确定性等；组织因素包括任务要求、角色要求、人际关系要求、组织结构、组织领导作风、组织生命周期等；个人因素包括个人能力、个人特征、家庭问题、经济问题等。

适度的职业压力有利于提高员工的工作效率，从而获得工作满意感，有益于员工的健康。职业压力过大或承受压力时间较长时，员工的心理、生理、行为与社会关系产生一系列的异常反应，比如紧张、焦虑、懈怠、头痛、失眠、消化不良、滥用药物、过度兴奋、心血管病变乃至猝死等。

五、社会发展与健康

（一）科技进步与健康

科技发展与进步对于健康而言是把双刃剑。就医学而言，一方面，高科技的诊疗设备、技术及方法、现代疫苗的研发及普遍接种使患者能更好地得到治疗，降低了各种疾病的死亡率，大大提升了预期寿命；另一方面，高科技应用于医学也存在过度诊疗、物化医患关系、过度依赖仪器设备、医疗费急剧增加、技术的不确定性与风险、抗生素滥用等危害健康的情况。

（二）城市化与健康

1. 城市化的概念　城市化是指城市人口在社会总人口中的比例逐渐上升，城市数量增加或城市规模扩大的过程。2022年末，我国城镇常住人口为92071万人，比2021年末增加646万人，城镇人口占全国人口比重（城镇化率）为65.22%。

2. 城市化对健康的影响　一方面，工业化和城市化的发展促进了经济发展，使得人们可以获得更多收入，可以增加健康消费，也增强了医疗卫生资源、健康教育的可及性等。另一方面，环境污染所导致的整体人群健康威胁也不容忽视，社会竞争的加剧，人口及家庭结构的变化，人们的各种心理应激急剧增加，容易导致新的心理、行为问题，精神疾病的患病率呈逐年上升的趋势。高效率、快节奏的现代生活与工作使人整日处于高度精神紧张状态，长此以往就会产生乏力、胸闷、头晕、失眠、多梦、记忆力减退、易激动等。

第三节　社会文化与健康

每个人不仅生活在一定的物质环境中，也生活在一定的文化环境中。人们的思想行为不可避免地受到社会文化的影响。文化影响人们对健康的认知，文化营造健康环境，文化决定人们健康行为的选择。WHO指出："一旦人们的生活水平达到或超过基本需求，有条件决定生活资料的使用方式，文化因素对健康的作用就越来越重要了。"

一、文化的概念

（一）文化的含义与特征

1. 文化的概念与分类　文化是一种人类社会现象，涉及物质、制度、观念诸方面。广义的文化是指物质文化和精神文化的总和。狭义的文化特指精神文化，也就是人类创造的精神财富的总和，包括思想意识、宗教信仰、文学艺术、科学技术、风俗习惯、教育、法律、道德规范等，可分为智能文化、规范文化和思想文化三种类型（图 4-2）。

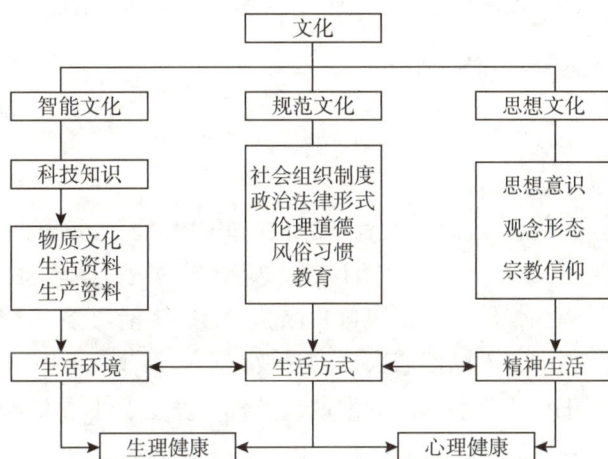

图 4-2　不同文化类型对人群健康的作用模式

2. 文化的基本特征　文化作为一种特殊的社会现象，具有以下基本特征。

（1）历史继承性　文化是历史长河中千千万万人不断积累的成果，是整个人类智慧的结晶。不同历史时期的文化能够通过不同的文化载体代代相传，使后代人得以继承并发扬光大，推动历史向前发展。

（2）社会性　长期的共同生活使一个国家或地区的人们在风俗习惯、思维方式、宗教信仰等方面逐步趋同，形成了自己独特的文化。不同社会的文化具有很大的差异性，体现着他们不同的价值导向、行为规范。

（3）共有性　文化是一系列知识信仰、价值观、行为规范的总和，是使个人行为能够为集体所接受的共同标准。在一定的社会内部，文化具有一致性，是这个社会群体共有的准则。

（4）渗透性　文化对社会发展的作用主要是通过潜移默化的影响来实现的。不同文化可以相互渗透，达到取长补短、互相学习的效果。

（二）文化影响健康的特点

1. 无形性　文化所包含的价值观念、理想信念、行为准则、思维方式、生活习惯等是以群体心理定式及氛围存在的，对人们的行为产生潜移默化的影响。这种影响和作用无法定量统计，却无时无刻不在发挥作用。文化对健康的促进体现在引导人们形成健康的行为生活方式，在日常生活习惯中改善健康状况，提高生活质量。

2. 本源性　任何健康问题都可以找到其文化根源。文化因素中的价值取向和健康取向在影响人们的价值观和行为生活方式的过程中对健康产生巨大的本源性影响。

3. 软约束性 人们利用文化约定俗成的价值观念、行为规范统一人们的行为，用一种强大而无形的群体意识教化人们。人们在认同这种价值观之后，会自然而然地将其变为自己的价值准则和行为规范。文化不是通过硬性的、强制性的条文和规定实现对健康的影响，而是促使人们形成思维定式，自发地通过行动加以实现。

4. 稳定性 文化的稳定性又叫文化惯性，也称为文化惰性、文化保守性。文化积淀越深，稳定性越强。文化对人体健康观念的影响在一代又一代的认同基础上逐渐沉淀，并通过这种深层次的感知认同一代代向下传递，一旦产生影响，就相对稳定下来，轻易不会改变。

5. 民族性 文化具有地区和民族差异。当个体从一个环境到另一个环境时，由于沟通障碍、日常活动改变、风俗习惯及态度、信仰差异引起文化休克，会引起生理、心理方面变化。

二、社会文化对健康的影响

（一）教育

教育作为一种规范性文化，是人们社会化的过程和手段。教育具有两种职能：一是按社会需要传授知识，属于智能规范；二是传播社会准则，属于行为规范。教育水平的高低影响着人们健康生活的意识和能力。例如，保健意识、自我保健能力、生活习惯、求医行为等都与教育水平有着密切关系。在全球范围内，不同区域人群的受教育水平和健康水平存在显著差异，并且受教育水平和健康水平之间呈正相关关系。总的来说，受教育程度偏低的人群将会面临严重的健康不利，即预期寿命的缩短或者生活在疾病的困扰之中。教育主要通过以下几方面影响人群健康。

1. 通过就业和收入影响健康 个体受教育程度越高，就业机会和获得较高收入的可能性越大。研究表明，在知识经济时代，受教育程度和收入成正比是社会发展的趋势。收入的增加必定会影响个体利用社会资源的能力，从而可以获得更好和更高的健康信息和健康服务，争取更高水平的健康。

2. 通过选择生活方式影响健康 教育通过传播知识对人的物质消费进行文化导向，引导人们进行有利于健康的合理消费。在收入一定的条件下，文化程度不同的人对生活资料的支配方式不同，从而产生不同的健康效果。从病因的时间分布看，人类病因的绝大多数暴露在闲暇时间。如何利用闲暇时间，受到个体教育水平的制约。如果把闲暇时间用在提高自身文体素质和进行精神生活的充实，则有利于提高个体健康水平；如果把闲暇时间用来吃喝玩乐、酗酒、赌博、吸毒，则不利于提高个体健康水平。

3. 通过提高健康意识影响健康 提供医疗卫生设施只是为健康提供了物质基础，人群健康还需要通过健康教育树立健康意识才能实现。文化知识水平较高的人容易接受和正确掌握卫生保健知识，能够了解疾病的危害和预防方法，并合理利用卫生服务。伴随着受教育程度的提高，人们更加注重自身的生活环境，注重生活质量，保持良好的家庭环境和心理环境，积极地维护自己的健康。

（二）风俗习惯

风俗习惯是指特定社会文化区域内，历代人们共同遵守的行为方式，主要包括民族风俗、节日习俗、传统礼仪等。风俗习惯对社会成员有非常强烈的行为规范作用，贯穿于人们的衣食住行、娱乐、体育、卫生等各个环节，对人们的健康具有非常广泛而深远的影响。

1. 有益的风俗习惯促进人群健康水平提高 在饮食方面，如分餐制有利于避免传染病，尤其是幽门螺杆菌传播。

2. 有害的风俗习惯增加了人群的健康风险　我国人民群众习惯在节假日与亲朋好友聚餐，豪吃畅饮，增加了"节日病"和幽门螺杆菌传播的机会。缅甸巴洞女子以颈长为美，于是从小在颈部戴上铜环，有时会使脖颈长达 30cm，造成颈部肌肉萎缩，声带变形，颈骨和胸骨下压，导致呼吸功能受限。非洲某些地区习惯给女婴实施割礼（割除阴蒂、阴蒂包皮及阴唇），割礼后容易引发破伤风、尿闭症、阴道溃烂，成年生育时还会引发分娩并发症，使新生儿死亡风险增加。

风俗习惯是人们自发的习惯性行为模式，不但涉及人群日常生活的方方面面，而且影响持久，不易改变。既然风俗习惯对健康具有双重影响，就需要通过说服教育的方式让人们分清风俗习惯的良莠，自觉保留优秀传统风俗习惯，改变不良风俗习惯，促进健康水平的提高。

（三）宗教信仰

宗教是支配人们日常生活的自然力量和社会力量，是以神的崇拜和神的旨意为核心的信仰行为准则的总和。当今世界并行流传的三大宗教是基督教、伊斯兰教和佛教。除三大世界性宗教外，各国还有自己的民族宗教，如日本的神道教、印度的印度教、以色列的犹太教等。我国目前是 5 种宗教并行流传，即佛教、道教、伊斯兰教、基督教和天主教。宗教信仰强烈地影响人的心理过程及行为，并对健康产生积极或消极的影响。

1. 宗教信仰与医学进步　医学从诞生起就与宗教有着密切的联系，原始宗教为早期医学发展奠定了基础，各国传统医学的起源几乎都与宗教有关。成书于战国时期的史籍《世本·作篇》载有"巫彭作医"；在古埃及、古巴比伦，医生属于僧侣阶层；而《圣经》里描述耶稣传道之初就对门徒申明：传道、治病是基督教两大使命。自东汉以来，在我国佛学界翻译和编著的佛教著作中，专论医理或涉及医理的经书有 400 多部。佛教文化宣传大慈大悲、普度众生、解脱世俗烦恼和治愈心灵创伤，从医德和心理治疗两个方面推动了医学的发展。在中国西医学的启蒙，也是来自传教士在中国传教过程中创办的教会诊所和医院。比如北京协和医院，就是由英国伦敦教会传教士开办的协和医学堂发展而来。宗教除了对医学产生过积极的影响，也曾在一定时期内成为医学发展的绊脚石。如在黑暗的中世纪，基督教统一欧洲，几乎排斥了所有经验性的医疗活动，触摸和喝圣水取代了吃药。

2. 宗教的精神力量　宗教的产生是因为人们对现实的困惑。宗教信仰常常使人把自己难以解决或难以回答的问题归于天命，从而达到心理平衡，而这种心理平衡有利于人的健康。宗教的精神力量通过文化的学习、交流、传播等，不仅对教徒的精神生活产生了深刻影响，而且对整个社会的精神文化生活产生了影响。

3. 宗教对行为的影响　宗教通过教规和教义规范信徒的日常行为，其作用具有明显强制性和高度的自觉性。有些宗教的教义是有益于健康的，如中国大乘佛教的"五戒"强调一不杀生、二不偷盗、三不邪淫、四不妄语、五不饮酒。其中，不杀生和不饮酒的戒律对人群健康具有积极作用。而犹太教对男婴的割礼使得犹太男性的阴茎癌几乎绝迹，犹太妇女子宫颈癌的发生率非常低。

（四）道德

道德是指一定社会调整人们之间以及个人和社会之间关系的行为规范的总和。道德用善恶荣辱等观念评价人的行为，调整人与人之间的关系。道德对健康具有重要的促进意义。

1. 价值观与个体心理健康　道德健康的个体能够在对错、好坏、善恶、荣辱间做出明确判断，防止因价值取向模糊和价值取向偏差引起道德两难问题，便于个体维持心理平衡，促进个体健康水平提高。

2. 道德认知与不良情绪 有正确道德认知的人不以损害他人的利益来满足自己的需要，具有辨别真伪、善恶、美丑、荣辱的是非观念，能按社会的规范和准则来约束自己的思想和行为。不良的道德观念则会带来某些社会病态现象和健康问题。正如古人所言，"君子坦荡荡，小人长戚戚"。西医学研究表明，癌症、冠心病、高血压、消化道溃疡、神经病、偏头疼、糖尿病等都与心理因素有关，而其中最主要的心理因素就是不良情绪状态。要调整情绪，必须正确认知人际交往的客观规律和社会规范，提高协调人际冲突的能力。

3. 道德行为与个体健康 道德是调节人与人之间关系的行为规范，其目的在于促进人际关系的和谐。良好的人际关系使人心情舒畅、生活愉快，有利于身心健康；人际关系不良则会使人出现愤怒、激动、焦虑等情绪，导致一系列身心症状。采取道德行为的个体在利他的同时会产生愉悦、崇高的感受，实现了自我人生价值，促进了健康水平的提高。

本章小结

伴随着现代医学模式的确立，影响健康的社会因素越来越得到人们的认可。决定健康的社会因素包括经济因素、环境因素、文化因素，它们对健康的影响有积极作用，也有消极作用。通过探讨影响健康的社会因素，我们应该从关注自然人到关注社会人，从关注疾病本身到关注患者所处的社会，树立科学健康观。

案例分析

新冠疫情引发的情绪"流感"

材料1：2021年10月，英国权威医学杂志《柳叶刀》发布的一篇大型研究论文调查分析显示，2020年疫情流行之后，全球的抑郁症患者数量增长了27.6%，焦虑症患者数量增长了25.6%，这意味着疫情使得全球的抑郁症和焦虑症患者均增长了1/4。

中国科学院院士陆林教授在"科创中国"与抖音联合打造的《院士开讲》节目中也表示，截至2021年底，新冠疫情已导致全球增加了7000万抑郁症患者和9000万焦虑症患者，这给人类的心理健康带来了重大影响，而且这种影响将持续至少20年。

新冠变异毒株不断出现，疫情反反复复，学校间歇性关闭和开放，人们线上、线下办公，公共交通暂停与恢复，这些使人们生活、工作的环境和方式都有了很大改变，也导致部分人出现情绪波动。过山车式的情绪起伏使得人们，尤其是年轻群体身心俱疲，甚至变得悲观厌世，抑郁症和焦虑症在他们中蔓延。

材料2：世界卫生组织对"健康"的定义不仅仅是没有疾病或身体不虚弱，而是始终强调人的精神完好和良好的社会适应。在精神健康的状态下，个体能够认识自己的能力，能够应对日常生活中正常的压力，能够卓有成效地工作，并对自己所在的社会有所贡献。更具体地说，一个心理健康的人对自己的工作有兴趣，能自我接纳，也能调节自己的情绪，很好地适应环境并拥有良好的人际关系。

试回答：如何适应社会环境改变以保证精神健康？

思考题

1. 如何评判某一社会因素是否与当地人群健康有关?
2. 如何衡量社会发展水平?
3. 试述我国人口现况及其对健康的影响。
4. 试述我国城市化进程现况及其对健康的影响。

第五章
行为心理因素与健康

扫一扫，查阅本章数字资源，含PPT、音视频、图片等

导引案例

新休闲活动方式——广场舞

某社区居民委员会非常重视居民的身心健康问题，积极开展文艺健身活动。居委会在广泛收集居民意见和建议的基础上进行了多次讨论，决定开辟社区一处景观广场的空地作为广场舞用地，每晚 7：00 ～ 8：00 向居民开放。于是，在每晚特定的时间段，伴随着节奏明快的音乐，社区的男女老少都可以舞动身体，以积极而饱满的精神状态投入热情奔放的广场舞之中。通过广场舞活动，大家拥有了一种有别于以往看电视、搓麻将的夜晚休闲活动方式。

试回答：

1. 该案例中人们的行为属于哪种性质的行为生活方式？

2. 行为生活方式的社区干预主要有哪些内容？

第一节　心理因素与健康

人是生物、心理、社会属性的统一体。各种心理因素与健康问题密切相关，良好的心理状态能够使人维持或增进健康，而任何一种心理因素失衡都可以使人出现心理行为异常，乃至躯体疾病产生。现代研究表明，心理因素是重要的致病因素之一。

一、心理的定义

（一）心理的概念

心理（mind）是心理现象的简称，指心理活动的表现形式。心理是人脑的功能，是人脑对客观现实的主观反映。心理的发生与发展是遗传物质、生理过程和环境之间相互作用的结果。

（二）心理的构成

现代心理学把心理现象归纳为两类，即心理过程与个性心理。

1. 心理过程　包括认知过程（cognition process）、情绪和情感过程（emotion and feeling process）、意志过程（will process）三个方面，简称知、情、意。

（1）认知过程 该过程是人们认识外界事物的过程，也就是对作用于感觉器官的外界事物进行信息加工的过程，包括感觉、知觉、记忆、思维、想象等心理现象。

（2）情绪和情感过程 该过程是人对客观事物与人的需要之间的关系的反映。情绪是指与生理需要是否得到满足相联系的体验，为人和动物所共有。情感是与社会需要是否得到满足相联系的体验，为人类所特有。

（3）意志过程 该过程是人自觉地确定目的，并根据目的调节、支配行动，克服困难，以实现预定目的的心理过程。意志不仅调节人的外部动作，还可以调节人的心理状态，如对注意、情感和思维的调节。

知、情、意涵盖了人的心理活动的各个方面。

2. 个性心理 个性（personality）也称为人格，是指一个人整体的精神面貌，即具有一定倾向性的和比较稳定的心理特征的总和，包含个性倾向性和个性心理特征两方面。

（1）个性倾向性 个性倾向性是指一个人对现实的态度和行为倾向，一般包括需要、动机、兴趣、信念、理想、世界观等。个性倾向性是人格中最活跃的因素，是个体心理活动的动力。心理过程与个性心理共同构成人的心理现象。任何一种心理现象都不会孤立存在，人的心理具有高度整体性。

（2）个性心理特征 个性心理特征是指个体经常地、稳定地表现出来的心理特点，主要包括能力、气质、性格。性格（character）是个性心理特征的核心成分。性格是指一个人对现实的稳定的态度和与之相适应的习惯化的行为方式。个性心理特征集中反映了一个人的精神面貌的稳定的类型差异，影响着个人活动的效能和风格。

二、个性特征与健康

个性特征决定个体的态度倾向和习惯性的行为方式，对健康有明显的影响。同样的社会心理因素作用于不同人格特征或行为类型的人可导致不同的生理生化改变，引起不同类型的躯体效应。一些人可能发生疾病，而另一些人可能安然无恙，其原因在于不同人格特征或行为类型的作用。

（一）A/B 型人格与健康

美国学者弗里德曼（Frideman）和罗森曼（Rosenman）在研究冠心病与人格特征的关系时，把人的性格划分为 A 型人格和 B 型人格。A 型人格或行为类型的主要特征有争强好胜、追求成就、时间紧迫感、急于求成、易激惹、不耐烦、无端的敌意等。A 型人格的人在压力情境下具有高反应性状态，如中枢神经高唤醒状态、心血管高反应性等。研究发现，A 型人格对冠心病发生的作用超过年龄、血压、血脂和吸烟等危险因素，目前已经确认 A 型人格属于一种独立的冠心病危险因素。

与 A 型人格相反，B 型人格表现为随遇而安、竞争性不强、时间上从容不迫、与人交往适度等。B 型人格对压力的感受性低。

课中案例：

A 型行为——冠心病危险因素

王某，男，52 岁，因心前区疼痛由急诊入院。心电图检查证实为急性心肌缺血。既往有高血压、高脂血症等病史。入院诊断：冠心病（心绞痛型）。平时工作认真负责，性格急躁，与同事相处不是很好。发病当天王某与单位领导发生激烈争执，认为领导把某工作成果占为己有，为此感到十分气愤，回家吃过晚饭，赌气上床休息，凌晨痛醒入院。A型行为问卷测试：TH 为 21 分，CH 为 19 分。心理诊断：A 型行为类型。

分析：该患者具有认真负责、性格急躁、与人相处不友好等 A 型人格特征，在原有高血压、高脂血症等疾病的基础上，面临工作压力，心血管系统处于高唤醒状态，诱发心绞痛。可见，A 型行为是冠心病的危险因素之一。

（二）C 型人格与健康

英国学者格里（Greer）等发现癌症患者具有某些易感个性特征，称为 C 型人格。C 型人格的主要特征有压抑、克制愤怒、过分忍耐、不表达情绪、回避矛盾、缺乏自我意识等。流行病学调查发现，C 型人格的人肿瘤发生率较非 C 型人格的人高 3 倍以上。C 型人格的人通常免疫功能低下，器官代谢紊乱，易发生各种肿瘤。因此，C 型人格被认为是癌症易感性人格。

由此可见，人格与健康或疾病存在着密切的联系。人格既可以作为非特异性因素在不同疾病中起作用，也可以成为某种疾病发病的重要条件。特定的人格容易导致特定的心理行为反应，影响个体对压力反应的强度和持续时间，进而引发心身症状。

知识链接：

坚韧性人格

科巴沙（Kobasa，1979）和马迪（Maddi，2002）等提出坚韧性人格（hardy personality），认为此种人格可以缓冲压力对身心健康的不良影响。坚韧性人格有 3 种人格归因特点：①奉献：指一种心理倾向，认识到生活和人际关系具有一定目的和意义，积极参与生活，吃苦耐劳，在应激环境中精力充沛而富有生机。②挑战：指将察觉转变为挑战，迎接生活变化，主动面对而不回避，灵活地适应生活的变化，将挑战视为生活的一部分。③控制：指控制个人生活的一种心理活动，具有高度内在控制情感的个体是生活的主动者，而不是被生活所驱动，对影响自己生活的事件有决定权，并能经受工作中的压力。可见，坚韧性人格是一种有益于健康的人格特征。

三、情绪与健康

情绪是一种普遍的心理和生理现象。人的所有心理活动都在一定的情绪基础上进行，而情绪活动总是伴随机体的变化，影响人的行为。情绪是人类心理与躯体相互作用、相互联系的桥梁。

（一）情绪的成分

心理学家认为情绪包含 3 种成分：主观体验、生理反应和外显表情。

1. 主观体验　主观体验是情绪的心理成分。情绪是人对客观事物与人的需要之间的关系的反映，只有那些与人的需要有关的事物才能引起人的情绪和情感。符合人的需要的事物一般引起肯定的、积极的情绪，而不符合人的需要的事物通常引起否定的、消极的情绪。

2. 生理反应　生理反应是情绪的生理成分。情绪状态是以交感神经系统的普遍性唤醒为特征的。情绪反应伴随体内的一系列生理变化，涉及循环、消化、呼吸、内分泌、免疫等多系统的反应。情绪的生理成分直接关系到身心健康。

3. 外显表情 外显表情是情绪的行为成分。人的表情主要有面部表情、言语表情和身段表情3种方式，它们相互联系，共同传递情绪信息。

（二）情绪与健康的相互作用

情绪可以影响躯体健康，健康也可以影响人的情绪。中医学认为，怒伤肝，喜伤心，思伤脾，忧伤肺，恐伤肾。现代情绪研究也证实，消极的情绪损害健康，而积极的情绪促进健康。

1. 情绪影响健康 心理因素影响躯体功能，一般是通过情绪活动的媒介作用而实现的。情绪的性质不同，对躯体的作用也不同。①积极情绪：如平静、得意等能增进身体健康。情绪的高涨总是伴随着身体运动的活跃，使机体的能量动员起来，是机体完成各种工作所必需的条件。积极的情绪提高脑力劳动的效率和耐力，使人体内各器官系统的活动处于高水平的协调一致。乐观、愉快的情绪还能使人对疾病的抵抗力增强，等等。②消极情绪：如恐惧、愤怒、惊恐等能诱发心身疾病。在强烈的或持续的消极情绪状态下，神经系统的功能首先受到影响，造成神经系统功能严重失调，从而导致各种心身疾病。如愤怒、焦虑、惊恐等消极情绪的持续作用会造成心血管功能紊乱，出现心律不齐、高血压、冠心病和脑出血等；又如长期处在严重的忧愁、悲伤和痛苦等情绪状态下，胃肠功能会受到严重的影响，导致胃、十二指肠溃疡和癌症的发生；此外，抑郁、惊恐和愤怒等消极情绪与神经性皮炎、皮肤瘙痒症、荨麻疹、斑秃等皮肤病有密切关系。

当前，社会发展速度快，社会关系变得复杂，致使某些人的身心失调持续存在并不断加重，情绪诱发性疾病的发生率较以往明显增高。

2. 健康影响情绪 健康水平低下的人常常伴有不良情绪反应。疾病会影响人的正常生活、工作和学习，人患病后最明显的情绪反应是焦虑。焦虑是一种忧虑、恐惧和紧张兼而有之的情绪反应。患者焦虑时的主要表现是交感神经系统功能亢进，如心跳加快、出汗增多、肌肉紧张、胃部痉挛等，这对患者的身体恢复是有害的。贝尔福特（Barefoot）的长期随访研究也发现，伴发抑郁的冠心病患者死亡率增加84%。有学者认为"情绪是肿瘤细胞的活化剂"，有明显焦虑、抑郁等消极情绪的肿瘤患者，其生存时间要比预期短。更多的临床研究发现，急症患者常伴有焦虑、恐惧等，慢性病患者常有焦虑、抑郁、猜疑、情绪不稳、易怒等负面情绪，不仅不利于患者身体康复，还可导致医患关系紧张。

由于情绪与健康的关系十分密切，保持积极、乐观向上的情绪就成为人们日常生活追求的目标之一。情绪调节就是管理和改变自己或他人情绪的过程，通过某些策略机制，使情绪反应在生理活动、主观体验、表情行为等方面发生变化，以达到增进健康的目的。

四、生活事件与健康

生活事件（life events）是指生活中发生的干扰人们心理和生理平衡的各种事件。生活事件内容广泛，小到个人生活中的变化，大到社会生活中的重要事件，都可以成为有效的刺激源，从而引发个体的应对反应或稳态失衡。

（一）生活事件的性质

依据生活事件对个体的影响来分类，可分为正性生活事件和负性生活事件。

1. 正性生活事件 该事件是指对个体身心健康具有积极作用的愉快事件，如晋升晋级、立功嘉奖、新婚团圆等。并非所有的生活事件都会带来不良影响，相反，适度的生活事件刺激可以激发个体的潜能，激励人们投入行动，适应环境，减轻或消除不良情绪，提高对刺激和疾病的耐受性与抵抗力，有利于维持人的生理、心理和社会功能平衡。

2. 负性生活事件　该事件是指对个体身心健康具有消极作用的不愉快事件，如降职下岗、患病丧偶、亲人亡故等。负性生活事件对人具有威胁性，会造成明显而持久的消极情绪体验，影响人们的身心健康。

（二）生活事件的评估

对生活事件的性质、种类、发生频度、持续时间等进行调查研究并做出定量评估，成为生活事件与健康关系研究的一项重要内容。美国华盛顿大学医学院的精神病学专家霍姆斯（Holmes）等编制了社会再适应评定量表（social readjustment rating scale，SRRS）。该量表包含 43 种生活事件，引入生活变化单位（life change units，LCU）的概念，对每个生活事件进行量化评估，用以检测一段时间内的生活事件对个体的心理刺激强度。在一年中，如果 LCU 不超过 200 单位，则发生疾病的概率极小；如果 LCU 在 150～299 单位之间，患病概率为 50%；如果 LCU 超过 300 单位，来年患病的可能性达 70%。由生活事件所引发的疾病，在病因方面主要与心理社会因素相关。另外，美国心理学家拉扎鲁斯（Lararus）等提出，压力更多地来自日常生活小事，称为"日常困扰"。后来，坎奈尔（Kanner）等据此编制了"日常生活困扰量表"和"日常生活振奋事件量表"。研究显示，频繁的日常困扰比重大生活事件更能预测情绪与躯体健康，而重大生活事件对健康有长远的影响。当然，生活事件与健康之间并非简单的量效关系，还需考虑其他因素，如人格特征、应对方式、社会支持等。

五、压力与健康

压力（stress）在生物学或心理学领域译为"应激"。现代心理学研究认为，压力是机体觉察到（通过认知评价）外界环境变化（压力源）对自身构成威胁和挑战时做出的适应和应对的过程。

（一）压力源的类型

按照刺激的属性，压力源可以分为以下几类。

1. 生物性压力源　指直接作用于人的躯体而引发身心紧张状态的刺激物，包括物理的、化学的、生物的刺激物，如高温、辐射、噪声、环境污染、微生物、衰老、疾病等。

2. 心理性压力源　包括人的不符合客观规律的认知、情绪波动、能力低下、不恰当需要等心理因素。

3. 社会性压力源　主要指造成人们生活方式的变化，并要求人们做出适应性调整的刺激或情境，如日常生活变化、人际冲突、政治动荡、经济衰退、战争创伤、恐怖事件等。

4. 文化性压力源　指语言、风俗、习惯、生活方式、宗教信仰等改变造成的刺激或情境，即通常所说的文化冲突，如迁居、留学、移民等。

5. 自然性压力源　指各种自然灾害造成的刺激，如地震、台风、泥石流、火山喷发等。

（二）压力对健康的影响

现代社会处于快速的变化和深刻的变革之中，当人们来不及去认识这些变化并做出适应性调整时，就会不可避免地出现持续的心理紧张。持续的紧张状态或强烈的心理应激会给人们的身心健康带来难以估量的消极影响。首先，心理压力影响人体免疫功能，导致感染疾病的概率增加；

其次，不可控制的压力还会导致人们的行为改变，增加吸烟、不良饮食习惯等不健康行为，促使疾病生成；再次，压力引起社会成员的适应不良，造成其认知上的悲观预测、人际交往障碍、行为异常等，导致自杀、物质滥用及依赖，乃至群体性社会事件，成为严重的社会问题。有研究发现，心理社会因素能影响人的免疫系统功能。另一方面，压力也有其积极作用，适度的压力促使人们对各种环境变化做出适应性反应，成为社会发展的动力。压力对健康的影响已经成为社会医学研究的重要课题之一。

人物档案：

压力的生理学模式代表人物塞里和坎农

塞里（Hans Selye，1907—1982），加拿大生理学家。他通过对患者的观察和大量动物实验发现，处于失血、感染、中毒及其他紧急状态下的机体内部都产生相同的、全身性的非特异性生理生化反应，称为"一般适应综合征"（general adaptation syndrome，GAS）。GAS 分为警戒期、抵抗期和衰竭期三个阶段。塞里认为 GAS 与刺激的类型无关，而是机体通过激活下丘脑 – 垂体 – 肾上腺轴所引起的生理变化，是机体对有害刺激所做出防御反应的普遍形式。

坎农（Walter Bradford Cannon，1871—1945），美国神经生理学家。他在研究中发现，当机体遇到严重内外环境干扰性刺激时，自主神经保持体内液体环境相对平衡的功能即"自稳态"被打破，机体出现一系列生理反应，如心率加快、血压升高、心肌收缩力加强、呼吸加快、脑和骨骼肌血流量增加、肝糖原分解等，称为"应激反应"或应激的"战或逃"反应。这个反应主要是通过交感 – 肾上腺髓质轴的激活起作用。

（三）压力的应对

处于社会环境中的个体或群体总是会对各种环境变化做出适应或不适应的反应。适当的反应能够缓冲压力，而不当的反应会影响人们的健康水平。

1. 应对方式　应对（coping）是指个体对环境或内在需求及其冲击所做的恒定的认知性和行为性努力，又称为应对方式（coping style）或应对策略（coping strategies）。应对活动是多维度的，涉及机体的心理活动、行为操作和躯体变化。应对方式可以分为积极的应对和消极的应对两种方式。

（1）积极的应对方式　包括：正确认识压力，调整视角，以积极的思维和行动来面对挫折；分解压力，以保护自身和他人不受压力的伤害；学会放松，采取有效的休息方式，比如慢跑、兴趣爱好以及参加各种娱乐活动，借助体育锻炼可以快速地缓解压力；学会应变，学会自我调节，培养自我抗压能力，学会自我管理，调节内心情绪，合理调节生活和工作状态。

（2）消极的应对方式　包括：逃避现实和压力，或者长期过多地放纵自己，如酗酒、暴饮暴食等；怨恨他人，由于自己无法解决压力而选择怨恨别人，以报复得到改变自己痛苦处境来释放压力，如采取暴力行为宣泄情绪；避免沟通，在受压力时往往容易把自己隐藏起来，不主动与他人沟通，避免轻易暴露自己的思想，不去试着和他人建立联系，把情感简单压在心里，封闭自己，最终陷入孤独的境界。

2. 应对方式的评估　测量和评估是压力研究的一个关键环节。可从压力源、压力反应、压力管理等多方面进行压力测量，如对社会事件刺激作用的压力测量使用生活事件压力问卷（life experiences survey，LES），对应激反应强度的测量使用压力知觉量表（perceived stress scale，PSS），对应对策略的测量使用应对方式问卷（coping style questionnaire，CSQ），等等。

第二节　行为生活方式与健康

一、行为生活方式的内涵

行为是生命活动力的表现，有生命存在，行为就不会停止。人的一生由各种行为组成，构成了人们生活方式的主要内容。

（一）行为的概念

行为（behavior）是机体在内外因素共同作用下产生的能动的外部活动。广义的行为分为内在行为和外显行为。内在行为是指人的心理活动过程。外显行为是指内在心理活动的外部表现。心理学家勒温（Kurt Lewin）用以下公式表示行为。

$$B=f（P，E）$$

其中，B 代表行为，P 代表人格，即内在的心理活动，E 代表环境，即外部环境的影响。

人的心理因素是启动人的行为的主动因素，能够观察到的外显行为必然受到感知觉、思维、注意、意志等心理活动的影响和支配，是内在行为的外化和延续。但是，也决不能忽略外部环境的重要作用。没有行为与环境的相互作用，人们不但不能够认识世界，而且无法推动心理活动的发展，无法发挥心理活动对行为的指导作用。

（二）生活方式的概念

生活方式指人们长期受一定社会文化、经济、风俗、家庭等影响而形成的一系列生活习惯、生活制度和生活意识。生活方式受个体特征和社会关系的制约，包括人们的饮食睡眠习惯、体育和文化娱乐活动、心理和行为活动方式等。一般把生活方式分为两大类：精神性生活方式和物质性生活方式。人们的行为直接表现在外面，构成生活方式的显性部分，但支配人们行为的意识却隐含在内，是生活方式的又一重要成分。其中，行为方式是生活方式的核心内容，也是影响健康的重要因素。

二、健康与不良行为生活方式

（一）健康行为生活方式

健康行为生活方式是指与人们的健康有关的行为习惯和生活方式。任何行为都是人们对内外环境变化做出的反应。健康的行为生活方式就是要促使人们建立起良好的行为反应模式，培养良好的社会生活适应能力。健康行为生活方式的基本特点：①有利性。积极向上的人生态度和生活方式，有利于自身和他人的健康。②规律性。人的生理功能、起居作息等符合自然规律，工作、学习、人际交往等符合社会规律。③一致性。行为表现与内在心理活动保持一致。④适应性。行为活动适应于心理需要、生理需要，与社会适应，与环境和谐等。

1992 年，WHO 把健康生活方式概括为 16 字格言：合理膳食，适量运动，心理平衡，戒烟戒酒。

1. 合理膳食　就是膳食符合人体生长发育和生理特点，含有人体所需的各种营养成分并且含量适当，能够满足身体需要，维持正常生理功能，也称为"平衡膳食"。

2. 适量运动　运动有利于增强体质，改善人体器官功能，保持健康，抵御疾病。适量运动的原则：①适量。运动的形式与强度要适合性别、年龄、健康状况等特点。②有序。运动由易到难，强度由小到大，逐步提高，逐步适应。③规律。锻炼要持之以恒，才能获得良好效果。

3. 心理平衡　保持心理健康要有积极乐观的心态、良好的人生观和世界观，能够做到自我和谐、与他人相处和谐、与社会和谐，以有效的心理活动和行为模式应对不断变化的自然和社会环境。

4. 戒除不良嗜好　吸烟、酗酒、药物滥用、网瘾等不良嗜好对健康的危害非常大。戒除生活中的各种不良嗜好已经成为保持人们身心健康的重要条件。

（二）不良行为生活方式

不良行为生活方式泛指一切有害自身、有害他人和有害健康的行为生活方式。常见的不良行为生活方式有不良习惯行为、不良嗜好行为等。不良行为生活方式的基本特点：①危害性。行为生活方式对人、对己、对社会健康有直接或间接的、明显或潜在的危害作用。②习得性。危害健康的行为生活方式都是个体在后天的生活经历中学会的，故又称"自我制造的危险因素"。③稳定性。行为生活方式有一定的作用强度和持续时间，非偶然发生。

1. 不良饮食习惯　少食多食、饮食不规律等对健康不利。例如，进食不规律会导致胃肠功能失调，诱发胰腺炎、胆囊炎、胆石症等疾病；多食引起肥胖症、糖尿病、脂肪肝、高脂血症等；多食动物脂肪，少食谷物和蔬菜等易患肠癌等疾病；高盐、高糖和高脂的不健康饮食易引发肥胖、心血管疾病、糖尿病和癌症等疾病。

2. 不良睡眠习惯　长期睡眠不足、昼夜颠倒、灯光环境下睡眠等不良睡眠习惯危害身心健康。研究表明，睡眠不足可使身体脂肪代谢紊乱，促使肥胖症发生；昼夜颠倒的睡眠影响褪黑素分泌，导致睡眠节律紊乱、免疫力下降等。

3. 缺乏运动　运动减少是现代社会生活中的一个普遍现象。一旦缺乏锻炼，肥胖症、脂肪肝、糖尿病、代谢性疾病、关节炎、肌肉痉挛等疾病就会接踵而至。缺乏运动还能够使人容易疲劳，耐受力下降，呈现亚健康状态等。

4. 缺乏有效交流　社会生活中人与人之间不可避免地发生各种联系，如果缺乏有效的沟通交流，就会直接损害人的社会功能，乃至身心健康。例如，人际沟通不良引发孤独症、社交恐惧症等。

5. 其他不良行为方式　如吸烟、酗酒、网瘾、药物滥用等。

知识链接：

行为危险因素监测系统

行为危险因素监测系统（behavior risk factor surveillance system，BRFSS）是公共卫生监测系统之一，主要用于监测由于人类的不良行为生活方式而产生的健康危险因素。中国行为危险因素监测系统于1996年建立，目的是监测健康促进项目所覆盖地区人群行为危险因素的分布情况。该系统是以城市为单位的入户调查监测系统，搜集16～69岁人群与疾病发生、发展或死亡有关的行为危险因素资料，包括吸烟、饮酒、缺乏体育锻炼、不良饮食、交通安全、性病、艾滋病等，为政府部门制定、评价预防政策及干预措施提供有力的参考依据。

三、吸烟与健康

吸烟是造成当今世界人类死亡的第二大因素。烟草中含有对人体健康有害的物质多达 100 余种，尼古丁、焦油、一氧化碳、氢氰酸、丙烯醛、二氧化碳等化学物质直接破坏人体组织和细胞的结构和功能，对健康产生有害作用。烟草中含有的尼古丁极易使人上瘾，吸烟是心血管疾病和呼吸系统疾病、20 多种不同类型或亚型癌症及许多其他使身体虚弱的健康状况的主要风险因素。每年有 800 多万人死于吸烟。大多数与烟草有关的死亡发生在低收入和中等收入国家，这些国家往往是烟草行业的主要营销目标。

（一）吸烟危害健康

1. 吸烟者死亡率高　WHO 第四份全球烟草趋势报告结果显示，全球 22.3% 的人口使用烟草，其中包括全世界 36.7% 的男性和 7.8% 的女性。烟草是世界上最大的可预防的过早死亡原因之一，每年导致超过 800 万人死亡，给全球经济造成 1.4 万亿美元的损失。中国目前每年死于与吸烟有关疾病的人数达 100 万。

2. 吸烟者癌症发生率高　据估计，在所有的癌症中，33% 是由吸烟引起的。吸烟是肺癌的最主要病因，90% 的肺癌是源于各种形式的烟草产品的使用。吸烟还增加其他癌症发生的风险，如口腔癌、喉癌、食管癌等。

3. 吸烟者慢性病发生率高　吸烟引起各种慢性疾病。据估计，大约有 30% 的心脏病的直接死因是吸烟。吸烟是冠心病的主要危险因素，吸烟者冠心病的发病率比不吸烟者高 2～4 倍。另有报道，80%～90% 的慢性阻塞性肺疾病是由吸烟引起的，其死亡率与每日的吸烟量呈明显剂量反应关系，并与开始吸烟的年龄、吸入的深度有关。吸烟引发其他多种系统的疾病，如消化性溃疡、神经衰弱、不育症、宫颈癌等。

4. 被动吸烟的危害　指不吸烟者被动地吸入由于他人吸烟所吐出及卷烟燃烧产生的烟雾，也称为"二手烟"。被动吸烟的危害不亚于吸烟行为。二手烟暴露与不良健康后果有关，每年造成约 120 万人死亡。将近一半的儿童呼吸被烟草烟雾污染的空气，每年有约 6.5 万名儿童死于与二手烟有关的疾病。妇女受孕期间吸烟可能会导致婴儿数种终生健康隐患。

5. 电子烟的危害　电子烟（electronic nicotine delivery systems，ENDS）和新型烟草制品正在被其生产企业（主要是烟草业）及其支持者作为更健康的吸烟替代品进行推广。最常见的 ENDS 是"电子卷烟"，也称为"电子烟""电子雾化烟"或"笔式电子烟"。其他类别的 ENDS 包括"电子水烟""电子烟斗"和"电子雪茄"。尽管使用电子烟对健康的许多长期影响仍是未知的，但越来越多的证据表明这些制品并非无害。2019～2020 年在美国爆发的使用电子烟或电子烟产品导致的肺损伤凸显了与这些制品相关的潜在危险。

（二）控制烟草

由于烟草对人类健康的严重威胁，控烟已经成为全世界密切关注的公共卫生问题。《世界卫生组织烟草控制框架公约》第 8 条明确指出，缔约方应采取和实施有效的立法以防止室内工作场所、公共交通工具、室内公共场所及其他公共场所接触烟草、烟雾。常用的控烟手段有健康教育、戒烟服务、政策干预、增加烟税和提高烟价等。

知识链接：

世界卫生组织应对烟草问题的举措

烟草造成的人类悲剧和经济悲剧的规模令人震惊，但这些悲剧是可以预防的。烟草业尽力掩盖烟草制品的危害，而我们在予以反击：2003 年，世界卫生组织会员国一致通过了《世界卫生组织烟草控制框架公约》。该公约自 2005 年生效以来，现已拥有 182 个缔约方。

为协助各国执行该公约，世界卫生组织推出了 MPOWER 控烟措施。这是一套技术措施和资源，每项措施和资源至少对应公约中的一项规定。MPOWER 帮助各国打造能力，实施减少烟草制品需求的六项措施：监测烟草使用与预防政策；保护人们免受吸烟危害；提供戒烟帮助；提醒烟草危害；禁止烟草广告、促销和赞助；提高烟草税。

（资料来源：https://www.who.int/zh/health-topics/tobacco#tab=tab_3）

四、饮酒与健康

饮酒对个人和社会的影响是多方面的。过度饮酒会危害人们的身心健康。同时，有害使用酒精可在社会中造成沉重的社会问题和经济负担。

（一）饮酒危害健康

饮酒对健康的影响程度取决于饮酒量、饮酒方式及酒的品质。少量饮酒（每天 50mL 葡萄酒）可在一定程度上降低老年人患冠心病的风险，但是饮酒对健康的危害作用是主要的。酒精通过肝脏代谢，直接损害肝脏功能。正常人平均每日摄入 40～80g 酒精，10 年即可出现酒精性肝病，如平均每日摄入 160g，8～10 年就可发生肝硬化。酒精还可引起多个系统的疾病，如心肌病、脑萎缩、消化系统肿瘤等，以及各种不良事件/行为，如交通事故、暴力伤害、自杀等。酒精消费每年导致全球约 300 万人死亡，数百万人的残疾和健康状况不佳。总的来说，有害性饮酒造成了全球 5.1% 的疾病负担。酒精的有害使用分别占全球男性和女性疾病负担的 7.1% 和 2.2%。酒精是 15 至 49 岁人群过早死亡和致残的主要风险因素，占该年龄组所有死亡人数的 10%。弱势群体和特别脆弱的人群与酒精相关的死亡率和住院率较高。

（二）控制酒精使用

2010 年，世界卫生大会通过了减少全球有害使用酒精的决议，并由 WHO 建立了酒精与健康全球信息系统，该系统旨在积极提供关于酒精消费水平和模式、酒精造成的健康和社会后果以及各级对策的信息，以敦促各国加强措施，控制有害使用酒精。

2022 年，第七十五届世界卫生大会商议并确定了《减少有害使用酒精全球战略》行动计划（2022—2030 年）草案。该行动计划提出了业务目标和原则，为会员国、世界卫生组织秘书处、国际伙伴、民间社会组织和学术界提出了关键行动领域。同时，行动计划提出了包括经济运营者在内的酒精生产和贸易方面的措施，还包括一套全球目标和指标，以监测进展情况。总的来说，该行动计划旨在减少有害使用酒精对健康和社会造成的负面影响，促进全球公众对酒精危害性的认知，并推动各国制定和实施相关政策和措施，以控制酒精消费并保护公众健康。

五、药物滥用与健康

药物滥用（drug abuse）一般是指违背了公认的医疗用途和社会规范而使用任何一种药物。这种使用往往是自行给药，因此对用药者的健康和社会都会造成了一定损害。

（一）药物滥用危害健康

常见的药物滥用包括以下六个方面。

1. 抗生素滥用　抗生素滥用会引起过敏反应、耐药性、二重感染、脏器和功能损害等。如滥用卡那霉素、链霉素等，可对耳蜗神经造成损害，产生听力减退甚至耳聋。

2. 解热镇痛药滥用　如长期服用含非那西丁的制剂，可引起肾乳头坏死、间质性肾炎等，甚至可能诱发肾盂癌和膀胱癌。

3. 激素滥用　如滥用性激素引起早熟、生殖功能减退、躯体异性化改变等。

4. 补药滥用　如补钙过多导致高钙血症、异位性钙化、纤维性骨炎甚至肾衰竭等。

5. 中药滥用　如六神丸、梅花点舌丹等中成药内含蟾酥，具有一定毒性，服用过多可出现头晕、胸闷、心悸、气短、恶心呕吐、腹痛腹泻等中毒症状。

6. 精神活性物质滥用　精神活性物质是作用于中枢神经系统并能引起依赖性的物质，摄入体内可影响人的心理与行为过程。精神活性物质主要包括中枢神经系统抑制剂、中枢神经系统兴奋剂、大麻、致幻剂、阿片类、挥发性溶剂、烟草等。我国将麻醉品的滥用称为"吸毒"。

（二）控制药物滥用

药物滥用除了损害使用者的身体健康外，还会引发各种严重的社会、经济甚至政治问题。应该加大宣传，采取有力措施严格控制日常生活中的药物滥用行为。药物滥用的防治是一项复杂系统工程，由政府部门、单位、个人等共同参与，综合治理方能取得成效。

第三节　行为心理问题的干预

人类的行为、生活方式与疾病的发生、发展有密切的关系。健康的行为生活方式会减少疾病的发生，而偏离健康的行为则会引发疾病和社会问题。采取必要的干预措施，减少人们危险的生活方式并促进健康的生活方式的建立，具有非常重要的意义。

一、行为心理问题干预理论

行为是心理的外在表现，人的心理与行为的产生和发展具有生物学、心理学和社会学等基础。这些因素共同作用，影响人的心理过程和行为表现。

1. 生物学观点　人的行为存在生物学基础，尤其是先天性行为，由人类遗传物质的特性决定。通过遗传机制，父母把自己的某些生物特征遗传给子女，使其具有一些特定的潜能。Kellogg（1933）曾观察人类婴儿和猩猩婴儿在同样的喂养和训练条件下的发展情况：起初，猩猩婴儿在动作反应的敏捷性和肌肉强度等方面比人类婴儿更快进步。然而，在学习语言和人类交往方面，猩猩婴儿就跟不上人类婴儿的进展。此外，无论如何训练，猩猩婴儿都无法表现出类似人类心理和行为的特点。再如，精神分裂症患者的子代患病率比一般人群高，精神分裂症同卵双胞胎的同病率要比异卵双胞胎高 4 ～ 6 倍。可见，人类的生物遗传特性对其心理和行为起重要作用，甚至是决定性作用。

2.心理学观点 主要涉及动机理论、需求层次理论、认知理论等。

（1）心理动机论 动机是能引起与维持一个人的活动，并将该活动导向某一目标以满足个体某种需要的念头、愿望、理想等的内部动力。动机是一种心理倾向，动机的产生以需要为基础。人的所有的行为都是动机性行为，受到内外条件交互作用影响。

（2）需要层次理论 需要是指人对某种目标的渴求或欲望，是人类对维持其个体生命和种族延续所必需的条件以及相应社会生活的反映，也是对有机体内部及周围环境的某种不平衡状态的反映。著名心理学家马斯洛认为，人的需要由低层次向高层次呈递进式发展，把人的需要划分为五个层次：生理需要、安全需要、爱与归属的需要、尊重的需要和自我实现的需要。需要是人类行为的原动力，需要的满足与否会影响人的情绪乃至行为。

（3）认知理论 美国心理学家奈瑟（Neisser）等认为，人的行为主要决定于认知活动，包括感性认知和理性认知。人的意识支配人的行为，强调意识在行为上的重要作用。人对外界的认知过程实际上是对信息的编码、储存、提取和使用过程。不合理的认知过程即认知偏差能够造成各种心理和行为问题。

3.社会学观点 人不仅是生物的有机体，而且是一个社会成员。生活在一定的社会环境中，人的行为必然受到社会规范的制约和影响。人们不断地从社会中获得信息，并据此调整自己的心理和生理功能，调节自己的行为，使之适应社会的要求。美国学者班杜拉（Bandura）等认为，人类的行为包括适应性行为和非适应性行为，都是通过观察和模仿他人的行为方式而习得的。适应不良性行为来源于错误的学习、不适当的联系或学习能力缺乏，可以通过重新学习加以矫正。

人物档案：

阿尔伯特·班杜拉

阿尔伯特·班杜拉（Albert Bandura，1925—2021）是美国社会心理学家，社会学习理论的创始人。1953年，他加入斯坦福大学担任教职，1969年成为该校行为科学高级研究中心研究员，1976年至1977年任心理学系主任。1977年，他发表了《社会学习理论》，1986年完成了《思想与行动的社会基础：社会认知理论》。班杜拉主张运用社会情境来研究人的行为，并注重社会学变量在影响人的行为中的作用。

奈瑟（Neisser，1928—2012），美国心理学家，以信息加工理论为基础的现代认知心理学的先驱，因开创性的著作而被誉为认知心理学之父。1946年他考入哈佛大学，先是主修物理学，后改学心理学。1950年毕业后他进入斯瓦兹莫尔学院，师从完形心理学创始人之一的柯勒教授。

二、常用行为干预策略

详细内容见第十四章第二节"健康行为干预策略"等内容。

本章小结

本章主要阐述了心理的内涵和构成，以及个性特征、情绪、生活事件和压力对健康的影响。其中，从积极和消极两个角度着手，强调积极的人格特质、情绪稳定以及积极应对压力等因素对健康的积极影响。同时，也指出了不良的行为和生活方式对健康的危害，并呼吁人们认识并纠正这些不良的行为和生活方式。

此外，本章还介绍了行为和生活方式的概念、特点和作用，包括健康行为和不良行为等方面。同时，深入探讨了行为和生活方式的干预理论，包括动机理论、需求层次理论和认知理论等，以期为实践提供更好的理论基础。

案例分析

健康生活方式

2002 年中国居民营养与健康状况调查和 2005 年国民体质监测结果表明，与膳食不平衡和身体活动不足等生活方式密切相关的慢性疾病及其危险因素水平呈快速上升趋势，已成为威胁我国人民健康的突出问题。2007 年，国家卫生计生委（现国家卫健委）疾控局、全国爱国卫生运动委员会办公室和中国疾病预防控制中心共同发起了传播健康知识和促进居民健康行为——全民健康生活方式行动（China Healthy Lifestyle for All）。该项目以"和谐我生活，健康中国人"为主题，以倡导"健康一二一"（每日一万步，吃动两平衡，健康一辈子）为切入点，以"我行动 我健康 我快乐"为口号，倡导和传播健康生活方式理念，推广技术措施和支持工具，开展各种全民参与活动。2016 年 8 月 18 日，第五届中国健康生活方式大会正式启动了 2016 ～ 2025 年工作，提出开展"三减三健"行动，提倡"减盐、减油、减糖，健康口腔、健康体重、健康骨骼"6 项专项活动，继续以"和谐我生活，健康中国人"为主题，以"三减三健"专项行动为抓手，着重加强西部地区技术支持，突出授予技能的特点，强化深入社区行动。

（资料来源：http://www.jiankang121.cn/）

试回答：

1. 该项目主要针对的不良行为生活方式有哪些？
2. 该项目主要涉及哪几个层面的行为心理问题干预方法？

思考题

1. 情绪有哪几种成分？举例说明情绪对健康的作用。
2. 结合实际，谈谈如何应对工作生活压力。

方法篇

扫一扫，查阅本章数字资源，含PPT、音视频、图片等

导引案例

艾滋病疫情报告

2006年以来，我国艾滋病疫情报告系统显示：≥ 50岁年龄组艾滋病病毒（human immuno-deficiency virus，HIV）感染者和艾滋病患者报告数及构成比逐年增加，以男性为主，传播途径以异性传播为主。中国疾病预防控制中心数据显示：2020年，新发现60岁以上男性HIV感染者为23976例，是2010年（4751）的5.05倍，60岁及以上男性HIV阳性新发病例比例由2010年的7.41%上升到2020年的18.21%。

试回答：

1. 通过艾滋病疫情报告系统进行疫情分析属于哪一种研究方法？

2. 要弄清楚艾滋病在中老年男性中的流行情况，应使用哪些社会医学研究方法？

3. 可使用哪些现场调查方法收集中老年男性的性行为资料？这些方法的优缺点是什么？如何应用？

第一节　社会医学研究概述

研究方法是分析问题或探究问题的一般途径，贯穿研究过程的始终，并且最终可作为证实或证伪研究假设的依据。科学的发展正是随着研究方法所获得的成就而前进的。因此，当前的首要任务就是完善已有的研究方法，探索新的研究方法。作为一门医学与社会科学的交叉学科，社会医学除了运用生物医学的方法外，还可将社会学、心理学、管理学等学科的研究手段运用到自身学科领域，并形成社会医学所特有的研究方法，从而实现对人群健康状况及其影响因素的多维度研究。

一、社会医学研究的特点

1. 研究内容的广泛性　社会医学研究的内容包括：社会卫生状况，主要是人群健康状况；影响人群健康的因素，主要是社会因素；社会卫生策略与措施。其中社会因素内涵丰富，依据达尔格伦（Dahlgren）和怀特海德（Whitehead）在1991年建立的健康社会决定因素分层模型，影响个体健康的因素分为5个层次：①个体；②个体行为和生活方式；③社会和社区网络；④社会结构性因素，如住房、工作环境卫生、保健服务、水和卫生设施等；⑤宏观的社会经济、文化和环

境。其中，③④⑤均属于社会因素，而①②不仅包含生物学因素，还包含社会心理因素。

2. 研究因素的复杂性　社会因素对健康的影响具有非特异性、泛影响性、恒常性、积累性和交互作用的特点。许多社会因素造成的影响具有明显的重叠性，即有汇聚作用。由于遗传及后天发展的差异，使每个人对同类型、同强度刺激的耐受性不同，从而使社会因素的致病作用及健康效应的特异性不明显，社会因素作为应激源通过缓慢积累发生作用。社会因素无处不在，其对个体及群体健康的影响需要通过应答累加、功能损害累加和健康效应累加来实现。与此同时，不同的社会因素之间还会发生交互作用。

3. 研究结果的时效性　社会医学研究的最终目标是提出针对性的社会卫生策略，并被卫生决策部门采纳。因此，社会医学研究在选题上应来自卫生工作的实际，方法要适宜，设计要科学，结论要可用，具有较强的实践性和时效性。

二、社会医学研究的基本方法

由于社会医学研究内容的广泛性和研究因素的复杂性，其研究方法多种多样。按照不同的分类标准，社会医学研究有不同的方法。例如，依据研究方法的特征可分为定量研究和定性研究；依据资料收集方法的不同，可分为文献研究、调查研究和实验研究等。

（一）文献研究

文献研究是指搜集、鉴别、整理已有的文献，并通过综合、分析等手段，最终达到研究目的一种研究方法。文献研究有两种情况：其一，某些课题主要通过文献研究来完成，如文献综述、Meta分析等；其二，在整个课题中作为辅助性的研究方法，如利用文献法来确定课题。文献的种类包括第一手资料和第二手资料。第一手资料是由经历过某一事件的人撰写的，如日记等；第二手资料是由未经历过某一事件，而是通过访问或阅读第一手资料的人撰写的，如学术期刊论文。国内外官方的人口普查、生命统计、疾病统计，有关组织和单位（如世界卫生组织、疾病预防控制中心、研究机构）各种统计年报，正式发表的期刊、杂志、报纸、专著，个人资料如病历资料等，都是文献研究获得资料的重要途径。通过研究文献可以掌握有关的科研动态、前沿进展，了解前人已取得的成果、研究现状等。社会医学是医学和社会学的交叉学科，文献研究既需要检索医学文献数据库，也需要检索社会科学、经济学、政策学等数据库。

文献研究的优点在于其非介入性和无反应效应，费用较低，且可研究难以直接接近的研究对象，适于纵贯分析和趋势研究等。但是，文献本身存在一定的缺陷，如记载偏差、信息不全、选择性存留及受限于语言行为等；由于文献本身的缺陷，无法记录客观事件，文献收集也存在一定困难；此外，由于各种文献撰写目的的不同，研究对象的各异，内容互不相同，缺乏标准化的形式，因此文献资料的分类整理和分析都有一定困难。目前Meta分析方法对于文献标准化和定量分析具有优势。

（二）调查研究

调查研究是社会医学最主要的研究方法。它是指采用问卷填答或结构式访问等现场调查技术，直接从一个总体或一个取自总体的样本里收集被调查者的观点、态度和行为等信息，并通过对这些信息的分析来认识社会现象及其规律的过程或活动。调查研究按不同的标准有多种分类（表6-1），比较常见的分类方法有：①依据调查的结果，可分为定性调查和定量调查；②依据调查的目的，可分为现状调查、病因学研究等；③依据调查的时间序列，可分为回顾性调查、前瞻性调查；④依据收集资料的方法，可分为观察法、访谈法等；⑤依据调查对象的范围，可分为全面调查、非全面调查。

表6-1　调查研究分类情况

分类依据	类别1	类别2
调查的结果	定性	定量
调查的目的	现况调查	病因学研究
调查的时间序列	回顾性	前瞻性
收集资料的方法	观察法、访谈法、信访法	
调查对象的范围	全面调查	非全面调查

（三）实验研究

社会医学所做的实验研究主要是指现场实验研究，又称社区干预实验。它并不是一种严格意义上的实验研究，由于在社区范围内难以做到实验研究的随机、对照和盲法要求，因此是类实验研究。社会医学现场实验研究借鉴实验医学的基本原理，在社区人群中对处理组施加某种卫生措施，再与对照组进行比较，观察该措施对人群的行为与健康状况的影响，如吸烟干预研究、2型糖尿病社区干预研究、农村健康保险试验研究。虽然该方法可以准确解释处理因素与结局变量之间的关系，但过程中必须严格控制混杂偏倚所造成的影响。

知识链接：

实施科学

基础研究和临床研究的成果应用于患者的临床实践和医疗决策，但实际上很少有研究成果能够真正投入临床实践。据统计，全球80%的医学研究资金未能回馈到公共卫生领域。为此，实施科学应运而生，其是一种系统的研究方法，致力于促进研究成果的运用并提高卫生服务的质量和效益。实施科学将科学、实践和政策进行整合，推动科学干预措施在卫生决策中的使用，从而更好地满足人们对健康的需求。

实施科学（implementation science）也称为实施研究（implementation research，或被译为实施性研究、执行研究），是研究者为解决循证干预方法在实践推广中面临的问题而提出的新兴交叉学科领域，也被称为"应用研究的第二阶段"。其目的是促进循证干预方法快速、便捷、低成本地被一线实践者所掌握和采用，让目标人群受益的速度更快、范围更广。

WHO将实施科学定义为"对有关实施问题的科学探寻"，不仅试图理解在实施过程中哪些有效、哪些无效，更期望理解实施成功或失败的原因是什么，如何取得实施的成功，期望发现促进实施的方法。美国国立健康研究院（National Institutes of Health，NIH）将实施科学定义为"针对将科学发现和证据整合到健康护理政策和实践所使用方法的研究"。这类研究认为健康服务递送者及利益相关方的行为是影响循证干预方法被采纳、改良和实施的关键因素。《实施科学》杂志将实施科学界定为"以推动科学发现或循证干预方法转化为实践应用和政策的科学研究活动"。

（四）评价研究

评价研究是评价人群健康、疾病问题及其影响因素或干预效果的应用性研究。社会医学不但需要对人群中客观存在的问题及其影响因素进行研究，还需要对这些问题及因素的影响程度进行综合评价。社会医学的评价研究包括卫生项目评价和社会医学特有的综合评价方法（健康危险因素评价、生命质量评价、卫生服务评价和社会健康状况评价）。评价研究所需资料可以通过现场调查、文献资料等获取。本教材将在后续章节中对健康危险因素评价、生命质量评价、卫生服务评价和社会健康状况评价进行详细介绍。

三、社会医学研究的程序

社会医学研究作为一项科学研究，其过程应该遵循任何一项科学研究都应遵循的步骤。该程序包括选择课题、设计研究方案、收集资料、整理和分析资料及解释结果五个步骤（图6-1）。

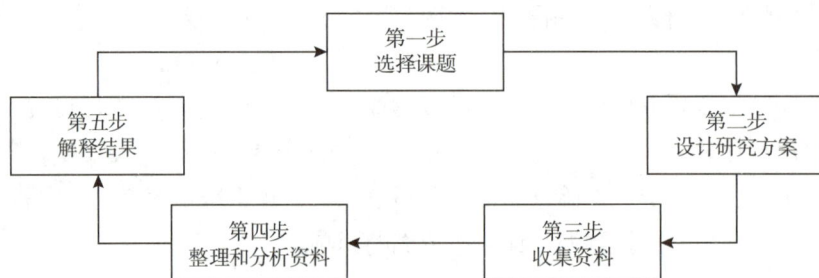

图6-1　社会医学研究的步骤

（一）选择课题

研究课题的确立就意味着研究目标的确立、研究方向的选定，使得研究目的具体化，研究活动指向特定的对象和内容范畴。课题的好坏常常是决定一项研究的成败和研究价值的关键。因此，恰当地选择研究课题是整个科学研究中至关重要的步骤。通常研究者可以通过查阅文献、学术交流、现场调查来发现问题和提出问题，也可以针对社会实践中存在的亟待解决的实际问题提出研究课题。虽然在文献和社会实践中存在大量的问题或矛盾，但并不是所有发现的问题都值得研究或可以研究。

1. 课题评价　选题时根据三个原则来判断一个课题是否值得研究。

（1）需要性原则　包括社会实践需要和科学发展需要。社会实践需要是指在实际工作中发现对人群健康状况影响最迫切需要解决的或最突出的问题。科学发展需要是指出现一些事实与现有理论之间存在矛盾问题。选题时注重社会实践与科学发展中的"热点""难点""前沿"等问题。这是科研选题的首要原则，体现出科研工作的最终目的。

（2）科学性原则　科研选题必须符合基本的科学理论，遵循客观规律，具有科学性。科学性原则主要有三方面的含义：其一，要求选题必须有依据，即选之有理；其二，要求选题符合客观规律，即持之有故；其三，要求研究设计必须科学，符合逻辑。若选题失去科学性，将可能陷入没有应答域的假问题。

（3）创新性原则　选择的课题是先进的、新颖的、突破的，国内外尚无人研究，即"填补空白"的课题。创新性是科研的根本特点，主要表现在三个方面：①概念和理论的创新；②方法上的创新；③应用上的创新。占有详尽的资料，充分了解前人的研究状况，具备科学思维，敢于冲破传统观念的束缚，以上是实现创造性的必要条件。

2. 可行性论证 由于科研工作在开展过程中必然会受到各方限制，故需要对课题可行性进行论证，即论证该课题是否与自身的主观和客观条件相适应。主观条件是科研人员的素质，科研团队的结构，有关人力、物力的配备状况等；客观条件是科研经费、技术支持、情报资料、时间期限、国家政策等。需要注意的是，这些条件既可以是已具备的条件，也可以是经过努力可以创造的条件。

（二）设计研究方案

设计研究方案是指根据研究目的对专题研究的方案进行设计，即在研究行动之前预先拟定具体的内容和步骤，包括技术路线、实施计划、资料整理与分析计划等方面。技术路线是应用简洁的图形、表格和文字等形式描述研究方案中各环节或步骤的逻辑关系，即对研究方案做出统筹安排，使研究按计划、按步骤进行，以保证课题科学、可行；实施计划包括确定研究目的、研究对象、内容与范围，选择研究方法、抽样方法及抽样大小、资料收集方法、质量控制措施等；资料整理与分析计划包括设计分组，选择统计工具及方法等。

研究对象的确定包括普查和抽样调查两种方法。社会医学的研究多采用抽样调查。抽样调查的方法一般分为两类，即概率抽样与非概率抽样。概率抽样是指总体中每一个观察单位被抽中的概率是已知的；反之，即非概率抽样。社会医学的定量调查一般采用概率抽样，常用的概率抽样有单纯随机抽样、系统抽样、分层抽样和整群抽样。社会医学的定性调查常采用非概率抽样方法，常用的有方便抽样、立意抽样、雪球抽样和定额抽样。

（三）收集资料

研究方案制定后，就要严格按照研究方案实施，其中包括收集资料。按照计划采用观察、访谈、问卷调查等方法来收集第一手、第二手资料。收集资料是科学研究的重要步骤，关系到研究的结果，为了保证收集到的资料质量，应坚持：①准确性原则，注意及时复核、复查及补漏；②全面性原则，全面、广泛地收集相关资料；③时效性原则，注意所获资料的时间背景。

（四）整理和分析资料

对收集到的资料进行适当的整理，包括编辑、编号和表格化等，使用 EpiData 等软件建立数据库并录入数据，通过双录入方式检查资料录入的准确性。对资料进行分组，分组的原则是把同质的观察对象归为一类，把异质的观察对象分离出去，以便显示组内的共性和组间的差异，最后揭露出事物内部的规律性。统计分析时，应按照研究设计课题的要求，根据研究的目的和资料的性质、适用条件，采用恰当的统计方法对资料进行分析，进而用样本信息推断总体特征。

定性调查结束后，需要对资料收集过程中的录音及记录资料等进行整理，整理过程也是研究者对资料再熟悉的过程，可以发现要点或"核心"，为资料归类分析提供依据。资料的分析在资料的收集、整理阶段就开始了。资料分析阶段主要进行资料分类，依据研究目的、研究者的判断诠释相关主题及各主题之间的关系，并归纳提炼出研究结论。

（五）解释结果

将资料分析结果综合起来，说明研究结果是否为证实研究假设提供了依据，是否达到了研究目的等。此外，根据科学研究的结果，提出解决问题的建议，以供有关人员参考。在社会医学研究中，由于疾病流行模式向多因多果的形式转变，故对研究结果下结论时要慎重。

第二节　定性研究方法

定性研究是社会学、人类学常用的研究方法，也常见于国内外医学研究领域。它通过少量、典型案例的深入剖析来理解事物的结构与属性。常用的定性研究法包括观察法、深入访谈法、专题小组讨论法和选题小组讨论法等。

一、定性研究方法概述

（一）定性研究的概念

定性研究（qualitative research）又称质性研究，是从整体的角度深入探讨和阐述被研究事物的特点及其发生、发展规律，以揭示事物内在本质的研究方法。这种方法是对少量样本进行深入、细致的分析，其结果一般用于探索性研究。收集资料的调查称为定性调查。

（二）定性研究的特点

1.定性研究注重事物的发生发展过程　定性研究注重了解由原因导致结果的中间过程，关心整个事件发生过程的许多细节。

2.定性研究是对少数特殊人群的研究，其结果不能外推　定性研究采用非概率抽样的方法选择样本，样本量较小，通常研究某些特殊人群的情况。因此，研究结果的代表性差，只适用于所研究人群，不能用以推论其他人群。

3.定性研究需要深入研究现场，并与研究对象保持较长时间的密切接触　大多数定性研究者会作为现场情境中的一个成员，与研究对象有深入的接触，在共情的基础上深刻理解研究对象，从而实现在一种轻松自然的环境中收集人们的态度、信念、行为等信息，以确保资料的真实性。因此，收集资料的手段往往较灵活，甚至缺乏固定的模式，对调查员有更高的要求。

4.定性研究的结果很少用概率统计分析　定性研究一般是用分类的方法对收集的资料进行总结（如将人们对某件事物的态度分为几类），或者是对某一具体事件进行描述（如用流程图来表示某件事物的发生过程）。因此，这类研究很少应用概率统计分析。

（三）定性研究的用途

1.辅助问卷设计，估计问卷调查的非抽样误差　研究人员在设计问卷过程中，对一些不了解的具体情况、不能确定的调查内容，可以采用定性调查的方式进行了解。对一些敏感性问题（如性行为），问卷调查往往存在报告偏倚等问题，定性调查可以估计这些调查的非抽样误差。

2.验证因果关系，探讨发生机制　定量研究确定的"因果"关系，尤其是横断面调查的结果有时掩盖了真正的原因，定性研究可以揭露这种虚假联系。如问卷调查显示，青年学生中艾滋病相关知识水平高的学生的性行为发生率高，因此有人提出艾滋病健康教育促使了青年学生发生性行为，甚至发生高危性行为。定性调查显示，发生性行为的青年学生对艾滋病防治更为重视，会主动通过各种渠道了解艾滋病相关知识，导致艾滋病相关知识水平较高，其初次性行为发生时往往缺乏艾滋病相关知识，导致了意外妊娠甚至感染性传播疾病的发生，之后则重视艾滋病防治知识的积累。

3. 分析定量研究出现矛盾结果的原因　定量研究有时会发现知识、态度和行为不一致的情况，很难用知信行模式予以解释，定性研究则可以揭示是否存在报告偏倚的情况。

4. 了解危险因素的变化情况　一些危险因素可能会随时间发生变化，除队列研究和试验研究外，其他定量研究难以对这种变化进行测量。此时可开展定性研究，了解危险因素的动态变化情况，对正确理解和解释定量研究结果十分有益。

5. 作为快速评价技术，为其他研究提供信息　在时间、财力有限的情况下，定性研究可深入地收集大量信息，快速评估项目开展情况，为其他研究提供补充信息。

知识链接：

《社会研究方法》

风笑天《社会研究方法》(第六版)主要将社会研究按定量路径与定性路径分为两大部分，并相应地将不同的研究方式、资料分析方式和研究报告写作方式分别归到两大部分中。该书对定性研究方法做了总体介绍，从定性研究的基本概念开始，到定性研究的主要类型、本质特征、方法论意义，以及定性研究与定量研究的差别、定性研究与定量研究的结合等。该书同时结合具体实例，专门就定性研究的结果表达即定性研究报告的撰写进行了条分缕析的指导。此外，还有个案研究方法的介绍，进一步充实了定性研究路径的内容。

艾尔·巴比(Earl R.Babbie)，美国著名社会学家，毕业于哈佛大学。他在获得加利福尼亚大学伯克利分校博士学位后开始了社会学教学工作，并著有包括畅销教材《社会研究方法》在内的多部著作。《社会研究方法》(第十四版)讨论范围广泛，论述严密，从社会理论基本范式到学科报告撰写，从社会研究的基本概念到各种复杂技术方法，深入浅出，循序渐进，把一些复杂的方法问题与日常生活中的事物衔接起来，表述清晰明白、生动自然。

二、观察法

(一)观察法的概念

观察法(observation)是研究者利用自己的感官或辅助工具(如摄影)对研究对象的行为进行有目的而系统的观察，主要收集非言语行为资料。观察法是收集第一手资料的常用方法，可以按不同的标准进行分类，常见分类方法：①按对观察对象分析的全面性划分，可分为一般观察、系统观察；②按是否设置、控制观察情景划分，可分为自然情景观察法、实验观察法；③按观察者扮演的角色划分，可分为参与式观察(participant observation)、非参与式观察(non-participant observation)；④按观察提纲的详细程度划分，可分为结构观察、无结构观察；⑤按观察活动是否有连贯性划分，可分为连续性观察和非连续观察。在社会医学的研究中更多采用的是非参与式观察法。

(二)观察法的特点

1. 直接性　观察者与观察对象直接接触与联系，获得资料真实可靠。

2. 主观性　观察者容易受到自身主观心理臆测的影响(如首因效应、晕轮效应等)，因此对观察者的要求较高，尤其是参与式观察，研究者必须掌握所研究地方的方言及较高的观察技巧。

3. 目的性　日常的观察大都以随机性、及时性为主，而观察法针对研究目的，制定观察表，对特定的内容进行观察。

4. 长期性　观察者对观察对象的认识需要经过长时间的反复观察，才能对其行为的动态演变进行分析。

（三）观察法的注意事项

1. 观察对象的行为应相对静止　即在一段时间内其行为不会发生明显变化，在社区环境内往往难以实现。

2. 选择最佳的观察位置　既观察者观察到对象的全部行为，又应尽可能不引起观察对象的注意，至少不应干扰其在自然状态下的行为。

3. 观察过程力求结构化　即观察前应有详细的观察提纲或行为标准，如事先制定观察内容、观察时刻等。

4. 判断行为样本的代表性　即善于抓住观察对象的偶然的或特殊的反应行为，以避免认知的片面化和表面化。

5. 观察法的适用性　适用于以体力活动为主的行为，如社区中基本医疗卫生保健的执行情况等，不适用于以智力活动为主的行为。

三、深入访谈法

（一）深入访谈法的概念

深入访谈法（in-depth interview）是一种非结构式的访谈法，指访谈者通过与研究对象面对面地深入交谈，了解研究对象对某一问题的潜在动机、信念、态度和感情等信息的研究方法。深入访谈法适用于探索性研究，它可以帮助研究者了解那些复杂、抽象的问题，并对这些问题进行深入理解。比如，为了解在已知艾滋病可以经血液传播的前提下，依旧使用共用针头的动机，可采用深入访谈法。

（二）深入访谈法的优缺点

1. 优点　①了解被访者对问题的想法与态度，并与被访者的行为直接联系起来。②更自由地交换信息，增加资料收集的多元性。③对问题加以澄清，确认被访者内心的真实感受与行为认知。

2. 缺点　①娴熟的深入访谈调查员较少，一般需要心理学、精神分析学等相关知识。②调查结果和质量容易受到调查员的主观影响。③由于调查的非结构性，调查结果的数据常难以整理和分析。

（三）深入访谈法的注意事项

1. 对调查员的要求　①深入访谈需要取得被访者的信任，因此调查员应亲和力较强，具有良好的访谈技巧。②调查员与被访者的交谈要"深入"。③调查员对被访者提供的信息要"深解"。④调查员对关键问题要"深究"。

2. 访谈技巧　①访谈的问题应由浅入深，由简入繁，过渡自然；提问的方式、用词的选择都需要适合被访者。②能够倾听，不妄加评价，回应中避免随意评论，且不对被访者进行暗示或诱导。③善于应用非语言行为，如微笑、目光注视、重复被访者的回答等。④访谈被打断或者中止时，应该重述问题，帮助被访者理清思路；访谈出现冷场时，应该举例说明或者转换话题，化解尴尬气氛；对"是""不是"等简单回答，要立即进行追问，探索该回答的依据或被访者的多元观点。⑤对于敏感问题，以假设性发问，既让被访者畅所欲言，又需要适当控制和调节。

3. 记录要求　在不影响访谈的情况下，调查员在访谈过程中做适当记录，在征得被访者同意的情况下，可通过录音、录像辅助记录。访谈结束后，调查员应尽快做好记录，内容包括被访者所讲述的内容及有深层意义的行为举止，如沉默、暂停、微笑等，尽可能引用被访者的原话，以便于研究者根据当时的语言环境来判断和剖析其中包含的深意，保证调查结果的客观性与真实性；同时对访谈方式进行及时总结，对访谈中出现的问题进行分析和诠释。

四、专题小组讨论法

（一）专题小组讨论法的概念

专题小组讨论法（focus group discussion，FGD）又称焦点组讨论或焦点组访谈，是指通过召集背景相似的同类人员，在主持人 / 协调人的带领下，根据研究目的，围绕讨论提纲或研究主题进行自由的发言和讨论，然后得出深层次结论的方法。专题小组讨论法常应用于对某个项目的快速评估或定量调查前的问卷设计，以了解讨论参与者的观念、态度和行为等复杂信息，如评估医护人员对 AIDS 健康教育需求等。

（二）专题小组讨论法的优缺点

1. 优点　①可以获得群体对某事物的具有一定广度和深度的看法。②与结构式问卷调查相比，可以较好地了解调查对象的观念、信念、看法、态度和经历等方面的信息。③与个别访谈相比，专题小组讨论省时间、省费用，在较短的时间内获得较丰富的信息。

2. 缺点　①不适合讨论非常敏感的问题。②受到群体压力影响，被访者可能会回答"趋同"的问题，群体里可能有人不能充分表达自己的观点。

（三）现场讨论

每次讨论时间 1 ～ 1.5 小时，现场讨论主要由三部分组成：导言、讨论和简单总结。

1. 导言　由主持人说明访谈目的、方法、时间、重要性和匿名保证，同时消除参与者的紧张情绪，营造自由发言、相互交流的良好氛围。

2. 讨论　围绕提纲由大家自由发言，相互交流讨论。可以用沉默、暂停、询问、表现出强烈的兴趣、重复、倾听、适当打断话题等方法来引导讨论，以获得信息，并确保每个参与者均能对议题发表意见。讨论提纲事先制订，主要包括三类问题：普通问题（表达一般观点和态度的问题）、特殊问题（发现关键信息和表达参与者的情感和态度的问题）和深度问题（揭示较深层信息的问题）。议题不宜过多。

3. 简单总结与记录整理　让参与者有机会纠正、补充和解释等。

（四）注意事项

1. 参与讨论者的选择　选择具有类似背景、相互不熟悉的人参与讨论，每个小组人数一般为 6 ～ 8 人。小组人数恰当与否的标准：小组成员之间不开"小会"（小组过大），讨论时不出现

"冷场"（小组过小）。讨论次数：依据"信息饱和"原则，直到没有新信息出现，一般为 2 ～ 4 个小组。

2. 对讨论场所的要求 讨论场所应安静、大小适宜，且室内布置不应阻碍参与者的正常思维或使他们"触景生情"，如组织流动人口产妇在布满计划生育宣传图片的场所里讨论生育问题等。

3. 对现场工作人员的要求 现场工作人员包括主持人、记录员及现场组织者。主持人应受过训练并且有一定经验；熟悉本研究，并且了解当地情况；掌握组织技巧，具有鼓励和启发大家讨论的能力；具有良好的访谈技巧；能够控制访谈；具有发现重要信息、进行深入探讨的素质；能够倾听、不妄加评价；善于应用非语言行为。记录员记录时要尽可能引用讨论参与者的原话，留意其谈话时的神态、语气及非语言行为，记录讨论过程的情况，包括讨论气氛、参与情况、有无干扰等。现场组织者可由主持人、记录员甚至专题小组讨论参与者兼任，目的是引导参与者顺利就座，消除紧张情绪。

五、选题小组讨论法

（一）选题小组讨论法的概念

选题小组讨论法（nominal group discussion）是一种程序化的小组讨论，目的是寻找问题，并把发现的问题按重要程度排列出来。小组成员包括代表不同既得利益、不同专业水平的人。待主持人列出问题清单后，每位参与者根据自己的判断，按优先顺序对问题进行排列。在卫生领域中，该方法常用来确定优先领域、筛选评价指标等。

（二）选题小组讨论法的优缺点

1. 优点 ①每位讨论参与者都拥有平等表达意见的机会。②受他人的影响较小。③每个讨论都会得到一个肯定的结果。

2. 缺点 要求讨论参与者具备一定的文化水平。

（三）选题小组讨论法的程序

1. 列出与陈述问题 主持人提出要解决的问题，小组成员之间不讨论，各自酝酿想法，把认为必要的问题写在卡片上，此阶段持续 10 ～ 15 分钟。每个小组成员把自己的问题依次写在大图纸上或者黑板上，并向其他成员解释自己写的问题。

2. 讨论所列问题 每个人都可以对列出的问题进行提问、展开讨论、解释，最终合并相同问题，剔除某些问题。

3. 重要性排序 同第一步一样，小组成员不再讨论，每个成员独立对小组所列出的所有问题进行重要性排序打分。主持人收集每个人的评分结果，汇总计算所有问题的得分情况，依据得分情况进行排序，确定小组成员的共同意见。

（四）选题小组讨论法的注意事项

1. 观点形成阶段注意事项 讨论参与者必须独立判断，不允许讨论。

2. 讨论阶段注意事项 主持人应把握每一种观点的含义，再适当合并、剔除。

3. 评判阶段注意事项 每一个成员独立对所列的问题进行重要性排序。

六、德尔菲法

（一）德尔菲法的概念

德尔菲法又称专家意见法或专家函询调查法，是为了克服专家会议法的缺点而产生的一种专家预测方法。它采用匿名发表意见的方式征询专家小组成员的预测意见，经过几轮征询，使专家小组的预测意见趋于集中，最后达到研究目的。德尔菲法作为一种主观、定性的研究方法，不仅可以用于预测领域，而且可以广泛应用于各种评价指标体系的建立和具体指标的确定，如卫生政策预测、卫生工作重点确定及各评价指标权重的确定等。其具有以下特征：①匿名性，即所有专家组成员不直接见面，只是通过函件交流，以消除权威的影响。这是该方法的最主要特征。②反馈性，该方法要经过 3～4 轮的信息反馈，获得反馈后调查者再进行深入研究。③统计性，对专家的回答进行统计学处理，既反映专家意见的集中趋势，又反映离散趋势。

（二）德尔菲法的优缺点

1.优点　①各专家能够在不受干扰的情况下，独立、充分地表达自己的意见。②充分发挥各位专家的作用，集思广益，准确性高。③可以加快预测速度，节约预测费用。④获得各种不同但有价值的观点和意见。

2.缺点　①过程复杂，预测周期长。②预测时，仅根据各专家的主观判断，缺乏客观标准，影响评价结果的准确性。

（三）德尔菲法的具体做法

1.确定咨询专家　专家是对所研究事物有充分了解的"知情人"，要尽可能将不同利益相关集团的"知情人"都考虑进入专家组。评价的精确度与专家人数呈函数关系，随着专家人数增加，精密度提高。但是随着人数增加，意见的收敛难度也增加，因此专家的人数以 15～50 人为宜。

2.具体程序　设计专家咨询表，通过多轮函询征求专家对某一问题的意见，并对每一轮的意见汇总，剔除专家共同否定的问题，增加专家的新建议，修订下一轮函询表，并开展下一轮函询。通过 3～4 轮反复评价，专家意见趋于一致，最终达到研究目的。随着信息技术的进一步发展，函询可以通过电子邮件、在线调查等形式实现。

（四）德尔菲法的注意事项

在运用德尔菲法时，对专家的选择、调查表设计的背景、调查表题目量等一些问题要特别关注，具体有：①选择的专家既要有权威性，又要涉及各个相关领域。②在调查之前，向专家提供详细的背景资料，使其有较充分的理由做出判断、预测。③简化调查表，控制问题数目；问题适度集中，排序先易后难。④先确定阈值，识别专家意见的一致性，后确定合理的调查轮次。⑤为信息反馈选择合适的表达形式，注重离群意见的识别和表达。⑥要防止调查组出现诱导现象，避免专家意见向调查小组靠拢。⑦允许专家粗略地估计数字，但可以要求专家说明预计数字的准确程度。⑧进行统计处理时，根据不同专家的权威性应给予不同的权重，以提高预测精度。

七、定性资料的整理与分析

定性研究常用的分析软件包括 MAXQDA、Nvivo 和 ATLAS.ti 等，常用主题分析、内容分析及扎根理论。

（一）主题分析

主题分析是一种识别、分析和报告相关主题的方法。该方法不受理论框架的限制。在应用时，研究者应阐明其具体的认识论和理论框架，并捕捉与研究问题相关的重要信息，这些信息代表某个层次的模式化反应或含义。

主题分析法的基本步骤：①反复阅读资料，熟悉资料，写下初步想法。②形成初始编码。以资料或理论为驱动编码，并整理每个编码对应的原始资料。③寻找主题。整理编码形成潜在的主题，整理每个潜在主题对应的编码及原始资料。④回顾主题。检查主题与被编码资料及整个资料集的相关性，生成主题图。⑤定义和命名主题。持续分析以修订每个主题的细节和分析所阐述的整体事件，对每个主题形成清晰的定义和命名。⑥撰写报告。选择性摘录并做最后的分析，与研究问题和文献进行联系，生成分析报告。

（二）内容分析

内容分析（content analysis）是一种以数据采集、编码和分析为主体，对文字内容进行主观评价的研究方法。数据收集是获取相关数据的过程，可以直接采集，也可以采用继承法。编码是指将收集到的数据编码成研究可以使用的形式，以便进行分析。分析指的是根据研究的目的和假设，有系统地分析收集到的数据。内容分析一般有三种类型：传统内容分析、定向内容分析、总结内容分析。

1. 传统内容分析　也被称为归纳性类别发展，其结果多用于概念发展和模型建构。基本步骤：①反复阅读资料，获得资料的整体感。②开放性编码。③将相似和相关的编码归类形成类别和亚类别。可借助图表展示类别之间的关系，定义类别、亚类别和编码，并摘录原始资料。

2. 定向内容分析　也被称为演绎性类别发展，其目的是从概念上验证或扩展某一概念框架或理论，分析更加结构化。基本步骤：①基于已有的理论，预先建立初始编码类别。②使用该理论为每个类别提供一个操作性定义。③阅读资料，使用初始编码方案对原始资料进行编码，必要时可以对编码方案做一些调整或修改，形成新的编码类别和亚类别，对该理论进行进一步修订、扩展或丰富。

3. 总结内容分析　寻找资料中特定词汇/短语或观点并对其进行计数，生成统计数据；在此基础上找出相关背景并对其进行诠释，以探索词汇/短语的意义和内涵。其假设是出现频率最高的词语恰好反映了最重要的、需要重点关注的内容。该方法常用于将定性资料量化，但有时同义词表达一个意思，或者有时一个词有多个意思，故简单的计数不一定能完全反映实际情况。

（三）扎根理论

扎根理论（grounded theory）最早由 Barney Glaser 和 Anselm Strauss 提出，是通过系统同步收集和分析资料，不断比较，与资料互动，从资料中衍生出理论的方法，具有填补理论研究与经验研究之间鸿沟的作用。研究开始前，不存在预设的理论假设，直接从原始资料入手，通过编码进行归纳、分析，对各种可能的理论性解释持开放态度，之后超越归纳性分析，回到资料中核实，最终对资料建立进行尝试性诠释，形成理论或理论性解释。扎根理论研究的逻辑在于发现而非验证，是一种自下而上构建理论的方法。扎根理论适用于探讨开放、灵活、宽泛、人们所知甚少的过程类问题或体验类问题。例如，慢性病患者如何应对带病生活的长期岁月的问题。

扎根理论要求资料收集和分析同步进行。研究者通过对资料进行编码、归类来发展范畴，并建立范畴间的联系，从而发展出理论。编码步骤分为初始编码、聚焦编码和理论编码，这些步骤在实际操作过程中不是线性的，而是循环往复的。在编码基础上，研究者还需要撰写备忘录，制作图表，持续比较，以促成对资料的深入分析。

第三节　定量研究方法

定量研究方法是以数字化符号为基础去测量，再对所收集资料进行深入的量化分析，如描述性分析、统计分析等。定量研究方法主要采用问卷作为收集资料的工具，故又称问卷调查法。

一、定量研究方法概述

（一）定量研究方法的概念

定量研究（quantitative research）又称量化研究，是指通过收集人群发生某种事件的数量指标，或者探讨各种疾病因素与健康的数量依存关系，进而分析、检验、解释，从而获得研究结论的方法。

（二）定量研究方法的优缺点

1. 优点　①研究的重点在于"假设检验"，注重事物的结果，需要进行统计分析。②标准化和精确化程度较高。③常采用概率抽样，样本结果可以推断总体特征。④具有较好的客观性、科学性，说服力较强。⑤研究者与被访者接触的时间较短。⑥研究结果常以数据、模式、图形表达。

2. 缺点　①调查的规模大，需要花费较多的人力、财力和时间。②调查采用标准化的工具，难以多角度地发掘深层次的问题，获得的信息量有限。③由于社会因素对健康与疾病的影响的复杂化，二者之间的关系很难用定量结果加以解释。④一些与健康相关的社会因素及医学问题难以量化。

（三）定量研究与定性研究的比较

社会医学研究按调查的结果可以分为定性研究和定量研究。两者并不是相互对立的，而是在某种程度上相互关联，甚至通过相互补充才能提高研究的质量和效果。如在问卷设计中采用定性研究，在收集资料时采用定量研究。在实际工作中，应根据研究的目的、研究设计、资料类型等，恰当地选择调查研究方法。定量研究与定性研究的比较见表6-2，何时使用定量研究\定性研究见表6-3。

表6-2　定量研究与定性研究的比较

比较项目	定量研究	定性研究
逻辑过程	演绎推理	归纳推理

续表

比较项目	定量研究	定性研究
理论模式	理论检验	理论构建
哲学体系	客观事实	主观色彩
学科基础	概率论、统计学	逻辑学、历史学
主要目的	解释因果关系	理解社会现象
抽样方法	概率抽样	非概率抽样
样本量	大样本	小样本,"信息饱和"原则
资料收集	问卷调查	参与观察、深度访谈
分析方法	统计分析	文字描述、主题分析等
研究结论	概括性、普适性	独特性、地域性
信度	可以重复	不可重复
效度	证实	去伪

表 6-3 定量研究与定性研究的选择比较

定量研究	定性研究
对研究主题定义清晰、熟悉	对研究主题不熟悉
当测量问题很小,或者已经被解决	当相关的概念和变量未知或者定义不明,用于探索性研究
当没有必要将研究结果与大的社会、文化环境相联系,或者这些环境已经被充分认识	用于"深入"研究,当你想把行为的特殊方面与大的社会环境相联系时
当要求代表性抽样的详细数据描述	当探讨的是"意义"而不是出现频率时
当测量的重复性很重要的时候	当需要灵活的方法,以便对一些特殊的话题进行未知、深入的调查
当要求对研究结果广泛推广,在不同人群中进行比较	当对某些话题、案例或事件进行深入、详细的研究

二、常用定量调查方法

常用的定量调查方法包括结构访谈法和自填问卷法。前者是指由调查员根据事先设计的调查表对调查对象逐一询问来收集资料,后者是指由调查员将设计好的问卷通过某种途径交给调查对象,由其独立填答问卷的方法。

(一)结构访谈法

1. 面对面访谈法 面对面访谈法(face-to-face interview)是指由调查员到调查现场,根据事先设计的调查表询问调查对象,并根据其回答填写问卷。

该法的优点:①比较灵活,具有伸缩性,调查员可以进行必要的说明,能够控制询问问题的顺序。②有观察的机会,可以根据调查对象的语气、表情、反应等非语言行为来判断其回答的真实性。③对调查对象的文化程度要求不高。④回收率高,问卷填答后可以立刻收回,对于不会作者可以进行劝说。

其缺点:①调查规模大,需要耗费较多的人力、财力、时间等。②对调查员的素质要求高,需要进行足够的培训,以避免访谈偏差。③匿名性较差,可能会引起拒答或不真实回答。

2. 电话访谈法　电话访谈法是指通过电话向调查对象询问有关调查内容的方法。

该法的优点：①不受地域限制，可以开展大规模调查。②节约时间和经费，匿名性比当面访问法好。③适用于访问不易接触到的调查对象。

其缺点：①拒答率高，回收率低。②调查时间不能太长。③不能获得非语言信息。④适用于目的单一、问题简单的调查。

（二）自填问卷法

1. 邮寄填答法　邮寄填答法（信访法）是指调查员将调查问卷通过邮寄的方式寄给已选定的调查对象，调查对象按要求填写后再寄回的方法。

该法的优点：①调查地域范围广。②调查费用低。③调查对象有充裕的时间完成问卷。④匿名性较好。⑤不受调查员主观影响。⑥无须对调查员进行专门的培训。

其缺点：①回收率较低。②信息反馈的时间较长。③对调查对象的素质要求高，填答中遇到问题无人解答，容易产生差错。

2. 网络自填法　网络自填法是目前最受瞩目的调查方式，是指在网络上发布调研信息，然后收集、记录、整理、分析和公布网民反馈信息的调查方法，并可将调查数据导出，在线下进行进一步分析。它是传统调查方法在网络上的应用和发展。

该法的优点：①简便易行。②调查地域范围广。③调查费用低。④回收率高。⑤信息回馈的速度快。⑥不受调查员主观影响。

其缺点：①真实性难以保证。②调查对象难以确保代表总体。③无法深入调查。④受访对象难以限制，针对性不强。

（三）现场自填法

现场自填法又称集中填答法，是指先通过某种形式将调查对象集中在调查现场，每人发放一份问卷，由调查员统一讲解调查目的、要求、问卷填答的方法等事项，再请调查对象当场完成问卷，并由调查员统一收回的方法。

该法的优点：①有调查员的现场解释说明，填答质量较高。②可以在短时间内完成大量的调查。③回收率高。④节约经费。

其缺点：①许多调查研究的样本难以实现集中。②填答中容易受到群体压力或相互作用的影响。

第四节　问卷设计与评价

问卷（questionnaire）又称为调查表，是一组问题及其对应答案组成的表格，是在定量调查中用于收集资料的一种工具。问卷设计的好坏直接影响所收集资料的信度和效度，从而影响调查结果。在问卷设计时应根据研究的目的和调查的方式设计对应的调查表，以提高调查的质量。

一、问卷的类型与一般结构

（一）问卷的主要类型

根据收集资料的方法不同，问卷可分为访谈式问卷和自填式问卷。

1. 访谈式问卷　访谈式问卷是由调查者按照事先设计好的问卷向被调查者提问，然后根据被调查者的回答进行填写的问卷。填写说明可不列入调查表，调查问题也可以比较复杂。

2. 自填式问卷　自填式问卷是指由调查者发给或邮寄给被调查者，由被调查者自己填写的问卷。一般要求有详细的填写说明，问题不宜太复杂。

（二）问卷的一般结构

在长期的调查实践中，人们逐渐总结出一套较为固定的问卷结构。问卷一般包括标题、封面信、指导语、问题和答案、编码和调查记录等。

1. 标题　问卷的标题是概括说明调查研究主题，使被调查者对将要回答的问题有总体的认识。问卷标题的设计应简明扼要，易于激发调查对象的兴趣和责任感，如"医务人员工作满意度调查"。

2. 封面信　封面信是写给调查对象的短信，通常放在问卷的标题之后。封面信的内容包括问候语、调查目的、调查结果的用途、调查者的身份、恳求合作、表示感谢、说明隐私保护等。封面信要语言简洁、中肯，篇幅宜短，一般在 200 字左右。封面信是取得调查对象信任和合作的一个重要步骤。

3. 指导语　指导语又称填写说明，是对问卷填写的说明和某些概念的解释，以告知或提示调查对象正确填答问卷。如"凡符合您的情况和想法的项目，请在相应的括号中画'√'""凡需要具体说明的项目，请在横线上填写文字"。

4. 问题和答案　这是问卷的主体，是问卷必不可少的部分。按问题测量的内容，可以将问题分为特征问题、行为问题和态度问题三类，特征和行为问题又称事实问题。特征问题用以测量调查对象的基本情况，如年龄、性别、职业等。行为问题用以测量调查对象过去至现在发生的某些行为，如吸烟行为等。态度问题用以测量调查对象对某问题或事件的观点、态度。研究员应根据研究目的设计调查问题的类型。

5. 编码　编码是将问卷中的每一个问题及备选答案给予统一设计的代码，是将问卷中的信息数字化的工作过程。编码工作既可以在问卷设计的同时就做好，也可以等调查工作完成以后再进行。前者称为预编码，后者称为后编码。在实际调查中，研究者一般采用预编码。

6. 调查记录　为了明确责任和便于查询、核实，在问卷的最后，调查员需填写调查记录。调查记录一般包括调查员姓名、质控员姓名、调查的时间和地点等。

二、问卷设计的原则与步骤

（一）问卷设计的原则

1. 目的性　调查的内容必须与本次研究的目的、主题相一致。所有问题目的明确，重点突出，避免可有可无。

2. 反向性　问卷的设计与研究步骤恰好相反，问卷中的问题是研究者根据调查目的反推出来的。运用这种反向原则，可以保证问卷中的每个问题都不偏离研究目的，并且充分考虑了统计分析方法，避免了资料分析阶段无法分析或处理的问题和答案。

3. 实用性　问卷设计要比较容易让调查对象接受，用词得当，容易理解，避免使用容易让人误解的词语，如俚语、俗语和专业术语。

（二）问卷设计的步骤

1. 明确研究目的 问卷是定量研究资料的收集工具，是实现研究目的的途径。问卷设计前，必须明确调查研究目的，并将研究目的和研究假设分解为一系列可测量的指标，以便用相应的问题条目来回答。如调查某高血压患者的生命质量，可以将生命质量分解为生理状态、心理状态、社会生活状态等一系列可测指标，再运用相应的问题条目进行具体的表述。

2. 建立问题库 问题的来源主要有两个途径：①头脑风暴法，适用于首次测量的领域，或对现有的问卷进行修改，以适用于测量对象和测量目的的改变。先让与调查有关的人员组成研究小组，小组成员可以围绕研究的目的和基本内容自由讨论，交换意见，然后再将提出的问题进行归类、合并、删除等处理。②借鉴其他问卷条目，即从已有的问卷中根据研究目的筛选出符合要求的条目，是一种常用的问题来源。由于借鉴的条目已经过长时间、反复地应用和检测，通常具有较好的信度和效度。尽管如此，经筛选、组合后的问卷仍然需要进行信度与效度检验。若引用外文的问卷或条目，翻译后也需要做检验。如生命质量评价常用的世界卫生组织生存质量量表（WHOQOL）由中山大学卫生统计学教研室主持研制，开发了中文版 WHOQOL-100 和 WHOQOL-BREF 量表。

3. 设计问卷初稿 根据研究目的和调查对象的特点，先从建立的问题库中选择适合的条目；再对选择的问题进行规范化、标准化和量化处理；按照某种逻辑对问题的顺序进行合理的排列；形成结构完整的问卷初稿。

4. 试用和修改 通过预调查或该领域的专家发现问卷中存在的错误、缺陷，并作出针对性的修改。如果条件允许，可首先通过专家进行主观性评价，进行第一次修改，然后通过预调查进行客观评价，再次修改。

5. 检验信度和效度 问卷需要进行信度和效度检验，以衡量问卷设计的质量。经过信度和效度检验后，才能确定问卷的正式版本。

三、问题与答案的设计

（一）问题的设计

根据问题是否有备选答案，将问题分为以下三种类型：开放式、封闭式和混合式。

1. 开放式问题 提出问题时，没有拟定答案，被调查者可自由地发表意见，充分地表达自己的看法和理由。开放式问题对调查对象的知识水平和文字表达能力有一定的要求，同时也会出现资料整理与分析的困难，适用于问题答案复杂，答案范围无法预知，或者想对问题进行深入探讨的情况。

2. 封闭式问题 有备选答案的问题，备选答案固定，被调查者可以从备选答案中选择来快速作答。因为答案是已知的，所以便于调查对象回答，从而提高了问卷的回收率，但同时也会有答案罗列不全、难以察觉被调查者对问题的不正确理解，以及提供了猜答和随便选答的机会。封闭式问题适用于已知可能性答案的范围，答案的数量相对有限，并且答案为事实性内容的情况。

3. 混合式问题 是指在封闭式问题和答案的最后加上一项"其他"，由调查对象自由发表与该问题相关、不在选项中的想法和意见。混合式问题是开放式问题和封闭式问题的有效结合，在克服了封闭式问题的缺陷的同时，充分发挥了开放式问题的优势。

（二）答案的设计

答案的设计一定要穷尽所有可能，即被调查者在备选答案中能够找到或者填写符合自己情况的答案。

1.填空式　常用于封闭式问题中一些能定量回答的问题，如"您的年龄 ＿＿ 岁"；也可用于开放式问题及混合式问题。

2.二项选择式　问题的答案分为"是"与"否"或"有"与"无"等两个相互排斥的答案，由被调查者选择其一。这种形式对于研究者和被调查者而言简便易行，应用广泛，但是人为地合并了许多相关但有程度差异的答案。例如，在满意度调查中，答案仅有"满意"与"不满意"，被调查者如果既非满意又非不满意，在选择答案时会无所适从，不知如何作答，无论选择"满意"与"不满意"，均与实际情况不符。

3.多项选择式　备选答案超过 2 个的形式，在问卷设计中应用最广，一般认为 5 ～ 7 个答案比较适宜，最多不宜超过 10 个。排列答案时，如果答案之间没有顺序，可以任意排列；如果有一定顺序关系，应按照顺序排列，以免逻辑混乱，影响被调查者选择答案。

4.排序式　要求调查对象从所列的答案中按照一定标准进行先后选择或者排序的方法。它适用于有一定先后次序、重要性或强弱程度的等级排序问题。例如，在青年学生性教育者选择中，提问"你最愿意接受的性教育，应由谁来开展？请按照最愿意（5 分）到最不愿意（0 分）进行排序。＿＿ 同年级同学，＿＿ 高年级同学，＿＿ 辅导员 / 班主任，＿＿ 任课教师，＿＿ 校外专业人士"。

5.图表式　有些问题的答案可以用图表的方式列出，常用的形式有线性尺度、表格、矩阵、脸谱、梯形等，其中线性尺度和表格用得最多。线性尺度的通常做法是绘出一条 10cm 长的刻度线，线的两个端点代表某种特征的两个极端情况。被调查者依据自己的实际情况在线上的适当地方做标记回答，如癌症患者生活功能指数（FLIC）的答案形式即为线性尺度。线性尺度操作起来比较困难，被调查者选择时有失误的可能，且极少有人选择线性尺度的极端。矩阵是指将同一调查主题下多个相关问题的选项以矩阵形式呈现，构成一种问卷设计方式。它节省了问卷的篇幅及被调查者阅读和填写的时间。

（三）问题的排列

容易回答的问题（事实问题）放在前面，较难回答的问题（态度问题）放在中间，敏感性问题（如动机、隐私等问题）放在后面。封闭式问题放在前面，开放式问题放在后面。

问题排序应有一定的逻辑顺序，符合应答者的思维方式，以提高问题回答的效果。例如，如果涉及时间，按照顺序或者倒序均可，不能无序地排列时间，让调查对象对调查工具的科学性产生怀疑；如果需要对行为（如吸烟）的持续时间（如吸烟年限）、频率进行询问，应首先询问是否发生该行为（是否吸烟）。

检验信度的问题应分割开来。

（四）问题设计的注意事项

问题设计的常见注意事项：①避免一句多问，即在一句话中询问两个问题，或者一个问题的两个方面。②避免断定式问题，如"你不抽烟，对吗？"的正确提法应该为"你是否抽烟？"③避免使用俚语、俗语和专业术语，如不使用"心悸"等专业术语。④避免提过于笼统的问题，如

"爱""幸福"等抽象的提问。⑤避免使用不确定的词语。⑥避免诱导性问题。⑦避免存在过多计算。⑧避免使用假设性问题。

四、随机应答技术

调查研究中，传统的问卷法或访问法虽然可以调查了解某些行为、态度和意愿等，但是难以避免一些调查误差（如礼貌误差、迎合误差和社会期望偏倚等）和获取某些确切信息（如个人隐私）。因此，美国社会学家 S.L.Warner 于 1965 年创造了一种新的心理卫生调查研究方法，即随机应答技术（randomized response technique，RRT），又称为敏感问题的调查与统计处理技术。其是指在调查过程中使用特定的随机化装置，除被调查者以外的所有人均不知道被调查者的回答是针对哪一个问题，以便保护被调查者的隐私，最后根据概率论的知识计算出敏感问题特征在人群中的真实分布情况的一种调查方法。该技术的宗旨就是最大限度地保证被调查者的隐私不被泄漏，从而取得被调查者的信任，获得真实可靠的资料。

知识链接：

随机应答技术

随机应答方法是一种用于调查敏感或非法行为的研究方法，旨在提高被调查者对于回答敏感问题的舒适度，并保证所得数据尽可能真实可靠。这一方法最早由 S.L.Warner 在 1965 年提出，而 B.G.Greenberg 在 1969 年对该技术进行了修订。该方法使用随机化的方法使得被调查者能够按照一定的概率随机地回答问题，并保证调查员不知道被调查者的回答是真实还是虚假的。例如，社会学家曾使用此技术调查人们是否吸毒、是否非法持有电话、是否逃税等敏感问题，在人工流产合法之前，也使用此技术调查女性是否堕过胎。该方法已广泛应用于社会科学领域，如社会学、心理学等，以及市场研究等商业领域，以有效地获取有关敏感问题的数据。

五、问卷的信度和效度

（一）问卷的信度

信度（reliability）即可靠性或可信度，是指采用同样的方法对同一对象重复测量时所得结果的一致性或稳定性程度，其目的是控制和减少随机误差的产生。信度指标多以信度系数表示，其基本类型主要有以下五种。

1. 复测信度（test–retest reliability）　复测信度是指用同样的问卷对同一组被调查者间隔一定时间重复施测，计算两次施测结果的相关系数。由于重测信度法需要对同一样本试测两次，被调查者容易受到各种事件、活动和他人的影响，所以重复测量的时间以 2～4 周为宜，因此在实施中有一定困难。复测信度系数越高，说明测量误差越小，测量结果的一致性和稳定性越高。

2. 复本信度（alternate form reliability）　复本信度是指让同一组被调查者一次填答两份问卷复本，计算两个复本的相关系数，来评价两个问卷测量结果的相关性。其相关系数越大，说明两份问卷的信度越高。复本信度法要求两个复本除表述方式不同外，在内容、格式、难度和对应题项的提问方向等方面要完全一致，而在实际调查中，很难使调查问卷达到这种要求，因此采用这种方法者较少。

3. 折半信度（split–half reliability）　折半信度是指将调查项目分为两半，计算两半得分的相关系数，进而估计整个量表的信度。如果折半信度很高，说明这份问卷题目之间的难度系数相当，调查结果的信度越高。进行折半信度分析时，如果量表中含有反意题项，应先将反意题项的得分作逆向处理，以保证各题项得分方向的一致性，然后将全部题项按奇偶或前后分为尽可能相等的两半，计算二者的相关系数，最后用斯皮尔曼－布朗公式（Spearman–Brown formula）校正后，求出整个问卷的信度系数。

4. 内部一致性信度（internal consistent reliability）　内部一致性信度是指问卷对每个概念的测量往往都要用一系列的条目，因而根据这些条目之间的相关性可以评价信度。Cronbach α 信度系数是目前最常用的信度系数，它评价的是量表中各题项得分间的一致性，属于内在一致性系数，取值在 0 ～ 1 之间。一般来说，α 系数在 0.6 以下，说明内部一致性信度不足；α 系数在 0.7 ～ 0.8 之间，说明问卷具有相当的信度；α 系数在 0.8 ～ 0.9 之间，说明问卷信度非常好。一般要求问卷的 α 系数大于 0.8。

5. 评分者信度（inter–rater reliability）　有些问卷不是根据客观的记分系统记分，而是由调查者给被测者打分或评定等级，这种测量的可靠性主要取决于调查者评分的一致性和稳定性。对于这种标准化程度较低的测量，就必须计算评分者信度，它分为两类：评分者间信度和评分者内信度。前者是度量不同调查者之间的一致性，后者是度量同一调查者在不同的场合下的一致性。两名调查者的评分间信度和测量两次的评分者内信度，可用 Pearson 相关系数或 Kendall、Spearman 等级相关系数表示。如果调查者在三人以上或同一调查者测量三次以上，可采用 Kendall 和谐系数来评定评分者信度。

（二）问卷的效度

效度（validity）即有效性，指测量工具或手段能够准确测出所需测量事物的程度，测量结果与要考察的内容越吻合，则效度越高，反之则效度越低。其基本类型主要有以下四种。

1. 表面效度（face validity）　指从表面上看，测量结果与人们头脑中的印象或学术界形成的共识的吻合程度，如果吻合程度高，说明表面效度高。它属于专家评价的主观指标。

2. 结构效度（construct validity）　结构效度是指问卷所能衡量到理论上期望的特征的程度，即问卷所要测量的概念能显示出科学的意义并符合理论上的设想。它是通过与理论假设相比较来检验的，根据理论推测的"结构"与具体行为和现象间的关系，判断测量该"结构"的问卷能否反映此种联系。它是用两个相关的可以相互取代的测量尺度对同一概念交互测量，如果取得相同结果，说明有结构效度，一般用相关分析、因子分析等方法评价结构效度。

3. 内容效度（content validity）　内容效度是指测量内容的适合性和相符性，即测量所选题目能在多大程度上符合研究目的所要求达到的多个领域，属于主观指标。内容效度的评估方法主要有专家判断法、统计分析法和经验推测法。

4. 准则效度（criterion validity）　又称效标效度，是指测量结果与一些能够精确表示被测概念的标准之间的一致性程度。该指标评价测量结果与标准测量的一致性，即准则测量间的接近程度，用相关分析即相关系数表达效度系数。

（三）信度与效度的关系

信度反映的是问卷调查结果是否一致的可靠程度，而不能说明所得结果正确与否；效度则能说明问卷调查结果的有效性。二者之间的区别主要在于涉及的误差不同，信度反映的是随机误差的影响，而失败的效度则是一种系统误差。

总的来说，信度是效度的必要条件而非充分条件，即一个工具要有效度就必须具备信度，即效度高，信度一定高；不可信就不可能正确，即信度不高，效度也不会高；但有了信度不一定有效，即信度高，效度不一定也高。因此，有效的问卷必定是可信的问卷，但可信的问卷未必是有效的问卷。

本章小结

本章首先介绍了社会医学研究的特点、基本方法和程序；然后介绍了定性研究方法，并具体介绍了观察法、深入访谈法、专题小组讨论、选题小组讨论法和德尔菲法，以及定性资料的整理和分析；在此基础上，介绍了结构访谈法、自填问卷法和现场自填法等定量研究方法；最后详细介绍了问卷设计，包括问卷的类型与一般结构、问卷设计的原则与步骤、问题与答案的设计、随机应答技术，以及问卷的信度和效度。

案例分析

青年学生艾滋病感染问题

在艾滋病防治研究中，依据"知信行"模式，个体若发生高危行为，多由于其不相信高危行为会导致感染艾滋病，而之所以不相信高危行为会导致感染艾滋病，是由于缺乏艾滋病防治相关知识，因此艾滋病健康教育往往针对文化程度较低的群体，如农民工等，并在实践中取得了一定效果。截至 2021 年底，全球 HIV 感染者和 AIDS 患者约 3840 万，当年新发感染者 150 万人，约 65 万人死于艾滋病相关疾病，HIV 新发感染较 2000 年降低了 48.28%，其中青年人群 HIV 新发感染的减少得益于高危性行为发生率降低、安全套使用率提高。自 2006 年以来，中国青年学生艾滋病疫情逐年上升，增长迅速，以性传播为主。2010 ～ 2019 年，全国共有 23307 例新报告 HIV 阳性青年学生，男女性别比约为 33.9∶1（22640∶667），平均年龄仅 19±2.05 岁。各省问卷调查研究显示，青年学生艾滋病知识水平高，自报告性行为发生率不高，性行为者中存在临时性行为等高危性行为，安全套使用率低。

试回答：

1. 为什么文化程度较高的青年学生存在知行不一致的情况？

2. 为了更为全面地反映青年学生感染艾滋病的风险，可通过什么方法来收集资料？

思考题

如何开展一项社会医学调查研究？包括哪些基本步骤？

第七章
社会健康状况评价

扫一扫，查阅本章数字资源，含PPT、音视频、图片等

导引案例

关注居民健康

《中国居民营养与慢性病状况报告（2020年）》显示，2019年我国因慢性病导致的死亡人数占总死亡人数的88.5%，其中心脑血管病、癌症、慢性呼吸系统疾病死亡比例为80.7%，因心脑血管疾病、癌症、慢性呼吸系统疾病和糖尿病等重大慢性病导致的过早死亡率为16.5%，与2015年的18.5%相比下降了两个百分点，降幅达10.8%，提前实现2020年国家规划目标。抑郁症的患病率达到2.1%，焦虑症的患病率是4.98%，二者总和接近7%。

此外，中国成年居民超重肥胖率超过50%，6~17岁的儿童和青少年超重肥胖率接近20%，6岁以下的儿童超重肥胖率达到10%。居民不健康生活方式仍然普遍存在。水果、豆类及豆制品、奶类的消费量仍然偏低，膳食摄入的维生素A、钙等不足依然存在。家庭人均每日烹调用盐与每日5g的推荐量相比差距仍然较大。家庭人均每日烹调用油达43.2g，超过一半的居民高于每天30g的推荐值上限。儿童和青少年经常饮用含糖饮料问题已经凸显，15岁以上人群吸烟率、成人30天内饮酒率超过四分之一，身体活动不足问题普遍存在。

（资料来源：http://www.gov.cn/xinwen/2020-12/24/content_5572983.htm）

试回答：

1. 上述材料中提及的社会健康状况评价的指标有哪些？

2. 这些指标与个体健康指标有何区别与联系？

3. 从以上材料你能说说影响我国居民健康的主要问题是什么吗？

第一节　社会健康状况评价概述

一、社会健康状况的概念

社会健康状况（social health condition）是指人群的健康状况及影响人群健康的各种因素的状况。

健康不仅是没有疾病或虚弱，而是一种身体、心理和社会的完好状态，全面阐释了现代医学模式对健康的理解，同时表明人群健康状况不仅受生物遗传因素的影响，还受到自然和社会环境、心理因素、行为生活方式及卫生服务等因素的影响。

社会健康状况内涵广泛，主要包括人群的健康状况，与健康有关的社会、经济状况，卫生政策与体制，健康保障与公平性，卫生资源、卫生行为等。人群健康状况是自然因素与社会因素综合作用的反映，社会因素对人群健康的影响尤其重要。

二、社会健康状况评价的含义与意义

（一）社会健康状况评价的含义

社会健康状况评价应该包括两方面：①人群健康状况评价。②与人群健康有关的影响因素评价。通过分析、研究人群的健康水平及其发展变化趋势，探讨人群存在的主要健康问题，筛选影响人群健康状况的主要因素，评估各种健康计划、方案、措施的效果。

通过对社会健康状况进行科学评价，有助于做出正确、合理的"社会诊断"，开出针对性的"社会处方"。

（二）社会健康状况评价的意义

1. 为科学管理卫生事业提供依据　通过分析人群健康状况，判断主要的社会卫生问题，识别重点保护人群及重点防治对象，有利于合理配置卫生资源，有效组织卫生服务，最大限度满足人民健康需求，实现卫生资源配置宏观效率提升，创造更大的社会效益。

2. 为卫生政策与措施的制定提供依据　社会健康状况评价指标已成为 WHO 制定全球卫生战略、实现"人人享有卫生保健"目标的主要评价指标，为全面评估社会经济和卫生事业发展成效、制定卫生政策和全民健康策略、合理调整卫生服务工作重点和疾病预防控制策略及措施提供科学依据和基础数据。

3. 为全世界提供重要的卫生信息　比较、分析不同历史时期、不同国家和地区的社会健康状况，研究其差异、变化和发展趋势，可以有效促进社会健康状况的改善。

三、社会健康状况评价的程序

（一）确定社会健康状况评价的内涵

对于人群健康状况的评价，应依据 WHO 提出的生物 – 心理 – 社会三维健康的概念全面地评价，而不只是单纯评价躯体健康；对于健康影响因素，应侧重各种社会环境因素的评价。

（二）概念的具体化与范畴化

WHO 提出的健康状况评价应包括三个范畴：①核心范畴，包括听力、疼痛、认知能力、行动能力等方面。②核心边缘范畴，包括社会职能、交流能力等方面。③健康相关范畴，如自理能力、人际关系、日常活动和角色等方面。

（三）构建评价指标体系

社会健康状况评价指标的选择一般有两个渠道：一个是专家咨询法（德尔菲法）或召开专家论证会，对指标进行筛选；另一个是文献研究，在有关文献中寻找适宜的指标。指标应当具备有效、可靠、灵敏和特异四个特征，做到评价内容全面、结构合理，具有较强的科学性和可操作性。

（四）收集相关资料

根据选定的指标，制定收集资料工作计划，开展资料收集工作。收集资料的方法主要包括文献法和调查法。

（五）分析指标与结果

把来自调查和文献的资料加以整理，对指标进行归类，形成结果。通过对收集资料的综合分析，评价社会卫生状况，得出评价的结论。

四、社会健康状况评价的资料来源

社会健康状况评价的数据、信息的主要来源包括文献资料和调查监测资料。

（一）文献资料

文献资料包括生命统计资料、人口普查资料、卫生服务常规登记、疾病登记和卫生相关部门的资料。其中，生命统计资料包括出生、死亡、结婚等数据；人口出生率、死亡率、人口自然增长率、15 岁及以上人口识字率和预期寿命等指标可以从人口普查资料中获得；有关人群健康状况的指标，如疾病发病率、患病率和死亡率，儿童生长发育指标和卫生服务提供指标等可以通过查阅卫生服务常规登记资料获得；疾病登记可提供某个系统或某种疾病的发病、死亡、治疗和其他信息；卫生相关部门资料是指卫生部门以外与健康相关的其他部门的资料，或者是非卫生专业人员协助搜集的资料。

此外，联合国、世界卫生组织等国际组织及我国国家卫生健康委员会等国家机构已有很多现成的文献资料可供使用。表 7-1 列出了一些相关资料名称和网址。

表 7-1　世界和中国卫生状况的部分文献资料来源

资料名称	发布机构	网址
The World Health Report	世界卫生组织	www.who.int
World Health Statistics	世界卫生组织	www.who.int
Demographic Yearbook	联合国	www.un.org
The State of the World's Children	联合国儿童基金会	www.unicef.org
The State of World Population	联合国人口基金会	www.unfpa.org
The World Development Report	世界银行	www.worldbank.org
《中国统计年鉴》	国家统计局	www.stats.gov.cn
《中国卫生健康统计年鉴》	国家卫生健康委员会	www.nhfpc.gov.cn
《中国环境状况公报》	环境保护部（现生态环境部）	www.mee.gov.cn

（二）调查监测资料

调查监测资料分为调查资料和监测资料。有些资料无法从常规登记资料中获得，需要组织专题现场调查，例如居民医疗服务需要和利用情况，需要通过卫生服务调查获得。常用的现场调查方法有家庭调查、机构调查和典型调查。我国目前关于居民卫生服务需要与利用的大型调查是国家卫生服务调查，开始于 1993 年，每五年开展一次，2018 年开展了第六次调查。此外，中国家庭追踪调查（CFPS）和中国健康与养老追踪调查（CHARLS）也是全国范围的大型调查，收集与公众健康相关的数据。

一些重点防控的传染病和慢性非传染性疾病，如结核、艾滋病、高血压、糖尿病等疾病的信息，需要建立疾病监测点，及时获得这些疾病的发生、流行情况，以制定有效的措施，防治疾病的发生和发展。疾病和死亡的监测给各国制定卫生政策提供了重要的信息，随着计算机技术的发展和网络应用的普及，疾病监测系统将会更加完善。

第二节　社会健康状况评价指标

社会健康状况评价指标由两部分组成，即人群健康状况指标和影响人群健康相关因素指标。人群健康状况是建立在个体健康状况的基础上，依据现代医学模式和健康观对健康状况的评价，应从生物学、心理学、社会学三维角度进行综合评价。个体健康状况及其评价是基础医学和临床医学的重要研究内容，社会医学侧重于群体健康状况的评价。

一、指标选择原则

对群体健康状况指标体系结构的认识有助于对整体健康状况全貌的理解。但在具体应用时，不可能也没有必要把各方面的指标全都选入，而应遵循下列原则。

（一）目的原则

针对具体的问题选用相应的指标。如重点在于描述负向健康时，可以选用疾病和死亡指标；做大群体评价时，可以在每一方面选取有代表性的指标或设法把多方面的指标转换成一个或者少数几个综合指标；对身体健康状况做出评价时，可以选用反映身体健康的指标。

（二）可行性原则

所选用的指标要容易得到。许多指标是很好的健康指标，如慢性病患病率、人群智力结构、人群的行为能力等的确是很好的健康指标，但很难获得，其使用范围相应受到限制。相反，一些容易获得的间接指标，如人均国民收入、职业构成比、消费结构和消费水平等社会经济方面的指标和与死亡有关的指标应用相当广泛。

（三）公认原则

健康状态评价一般应选用那些有科学依据、常被权威机构或专家使用的指标，即社会公认的指标。目前在不同地区、国家乃至世界范围内说明人群健康状况几乎都使用下列指标：预期寿命、总死亡率、婴儿死亡率、出生率、传染病发病率、慢性病患病率、成人识字率、儿童营养状况、安全用水普及率等。

（四）敏感性原则

选用的指标对健康状况的变化应具有一定的敏感度。如在死亡水平极低的情况下，再用死亡率作为群体健康状况指标时就不能充分说明健康水平的变化，而应选择其他指标，如健康寿命年等。

二、人群健康状况评价指标

人群健康状况评价指标全球尚未有统一标准，处于不断发展和完善中。目前常用的人群健康状况评价指标分为单一型和复合型两种。

（一）单一型评价指标

单一型评价指标是指从某一方面，如疾病、死亡、生长发育等测量健康（表7-2）。

1. 生长、发育统计指标 儿童生长发育状况是衡量营养状况和妇幼卫生工作的重要指标，主要包括低出生重量婴儿百分比、年龄别性别低身高百分比、年龄别性别低体重百分比等。如5岁以下儿童体重不足百分比被WHO列为千年发展目标实施情况的监测指标之一。世界各国儿童低体重百分比差异较大，据2015年世界卫生统计数据显示，2007～2014年，5岁以下儿童体重不足百分比，最低的为0.2%，最高的为45.3%，我国为3.4%。

2. 疾病、伤残统计指标 疾病与伤残是反映居民健康状况的一个重要方面。不同的疾病、伤残统计指标可以从不同角度说明疾病在人群中发生、分布的特征，以及对人群健康的损害程度。如反映疾病发生与频度的指标：发病率、患病率等；反映疾病构成与顺位的指标：疾病构成、疾病顺位等；反映疾病严重程度的指标：病死率、因病休工（学）天数、治愈率、生存率、残疾患病率等。

3. 死亡统计指标 死亡统计主要研究人群的死亡水平、死亡原因及其变动规律，反映了社会生活环境、医疗卫生服务质量、人口年龄结构等综合作用的状况。一般包括粗死亡率、年龄别死亡率、婴儿死亡率、新生儿死亡率、5岁以下儿童死亡率、孕产妇死亡率、死因别死亡率、死因构成比和死因顺位、预期寿命等。

婴儿死亡率（infant mortality rate，IMR）是指某年活产儿中未满1周岁婴儿的死亡比率。婴幼儿对社会经济、环境和卫生条件的变化比较敏感。婴儿的各个时期死亡率有明显的差异，通常出生一天之内死亡率最高。婴儿死亡率对预期寿命和人口增长影响很大且不受人口构成的影响，具有可比性，能综合反映社会经济、文化教育、卫生保健事业发展和妇幼卫生工作的情况，是衡量一个国家或地区婴儿保健工作和社会（人群）健康状况的较敏感的重要指标。

5岁以下儿童死亡率（under-five mortality rate）是指某地区一年内未满5岁儿童死亡人数与该地区年内活产婴儿数之比。孕产妇死亡率（maternal mortality rate，MMR）是指某地区一年内孕产妇死亡数与该地区当年活产数之比。它们与婴儿死亡率一起成为反映母婴安全的关键指标，也是衡量一个国家和地区社会经济发展和人群健康状况的重要指标，均被列为联合国千年发展目标。

预期寿命（life expectancy）是指同时出生的一代人活到某岁时，尚能生存的平均年数，是假想的同时出生的一代人寿命的"期望值"。它既能综合反映各个年龄组的死亡水平，又能说明人群的健康水平，是评价不同国家（地区）、不同时期社会健康状况的主要指标之一。

表7-2 常用人群健康状况评价指标

指标	计算方法	指标意义
新生儿低体重百分比（%）	新生儿出生重量低于2500g的人数/同期活产婴儿总数	反映居民营养状况和妇幼保健工作水平的重要指标之一
5岁以下儿童体重不足百分比（%）	5岁以下儿童体重低于同年龄儿童体重标准的人数/同年龄儿童总数	反映自出生以来营养不良的累积作用，也可反映社区食物供应情况

续表

指标	计算方法	指标意义
发病率（%，‰，1/10万）	一定时期内某人群中某病新病例数／同期该人群暴露人口数	疾病流行强度指标，反映疾病对人群健康影响的程度
患病率（%，‰，1/10万）	某一时点（期间）某人群中某病新旧病例数／该时点（期间平均）人口数	表示病程较长的慢性病的发生或流行情况，用于估计某病对居民健康危害程度的严重程度
死亡率（‰）	某人群某年总死亡人数／该人群同年平均人口数	反映一个地区居民总死亡水平，衡量一个地区不同时期人群健康状况和卫生保健水平
病死率（%，‰，1/10万）	某时期内因某病死亡人数／同期某病的患者数	反映疾病的严重程度，也可反映医疗诊治能力与水平
死因构成比（%）	同年某死因死亡数／同年内死亡总数	用于观察何种疾病是造成当地居民死亡的主要原因
婴儿死亡率（‰）	某地区一年内未满1岁婴儿死亡人数／该地区年内活产婴儿数	综合反映社会经济、文化教育、卫生保健事业发展和妇幼卫生工作的情况，是衡量国家或地区社会健康状况的敏感指标
5岁以下儿童死亡率（‰）	指某地区一年内未满5岁儿童死亡人数与当年活产数之比	综合反映儿童健康水平和变化的主要指标
孕产妇死亡率（1/10万）	某年因孕产而死亡产妇数／同年出生总数	是评价妇幼保健工作及人群健康状况的重要指标
预期寿命（岁）	根据寿命表计算	综合反映各个年龄组的死亡水平和人群的健康水平，是评价不同国家、地区社会健康状况的主要指标之一

知识链接：

寿命表

　　寿命表分为现时寿命表和定群寿命表，较多使用的为现时寿命表，其数据由横断面观察而得。以获得的某年（或某一时期内）所有年龄组死亡率为已知数据，然后认为假定同时出生的一代人（一般有10万人）按照这些年龄组死亡率先后死去，直至死完为止，分别算出这一代人在不同年龄组的"死亡概率""死亡人数""尚存人数"及"预期寿命"等。

　　（资料来源：方积乾.卫生统计学.7版.北京：人民卫生出版社，2012.）

（二）复合型评价指标

　　随着社会经济的发展，疾病谱和死因谱的转变，单纯应用单一型评价指标评价人群健康状况敏感性和全面性有所降低，一些新型复合型评价指标应运而生。其中健康预期寿命（health life expectancy）作为一种复合型指标，在预期寿命的基础上，可对人群健康状况进行更为科学合理的综合性评价。"健康预期寿命和伤残进程国际网络"将健康预期寿命指标归纳为两大指标群，即健康状态期望指标群（health state expectancy，HSE）和健康调整预期寿命指标群（health-adjusted life expectancy，HALE）。

　　1. 减寿人年数（potential years of life lost，PYLL）　也称潜在减寿年数，指某一人群一定时期内（通常为1年）在目标生存年龄（通常为70岁或出生预期寿命）以内死亡所造成的寿命减少的总人年数，是"早死"的全体死者共损失的人年数，强调了"早死"对人群健康的损害；可用于衡量某死因对人群的危害程度，确定重点疾病，明确主要卫生问题；并适用于防治措施效果评价、卫生政策分析。

2. 无残疾预期寿命（disability-free life expectancy，DFLE；life expectancy free of disability，LEFD） 由美国学者苏里范（Sullivan）提出，以残疾作为观察终点，利用现时寿命表的计算原理，通过扣除处于残疾状态下所消耗的预期寿命，得到无残疾状态的预期寿命，是质量较高的生命过程。LEFD 综合了死亡率和残疾率两个指标，能更好地反映一个国家和地区社会经济和卫生状况的综合水平。

3. 活动预期寿命（activity life expectancy，ALE） 由美国学者卡兹（Katz）提出，以日常活动自理能力（ADL）的丧失代替普通寿命表中的死亡作为观察终点，计算的健康预期寿命是指人们能维持良好的日常生活活动功能的年限。

4. 伤残调整预期寿命（disability-adjusted life expectancy，DALE） 为权重型指标，通过对不同健康状态预期寿命的权重调整，计算等价于完全健康状态的理论生存年数，是扣除了死亡和伤残影响之后的预期寿命。它将人群的生存质量和死亡状况结合起来进行健康测量，能更加准确地衡量人群健康水平。WHO 在《2000 年世界卫生报告》中将 DALE 作为卫生系统绩效评价指标之一；2001 年又改进了 DALE 的计算方法，应用更细的权重分类，并将其更名为 HALE，即健康预期寿命（health life expectancy，HALE），可理解为"完全健康预期寿命"。

5. 伤残调整生命年（disability adjusted life year，DALY） 是指从发病到死亡所损失的全部健康寿命年，包括因早死所致的寿命损失年（years of life lost，YLL）和疾病所致伤残引起的健康寿命损失年（years lived with disability，YLD）两部分。DALY 可以定量计算因各种疾病导致的早死和残疾对人群寿命所造成的损失，是测量疾病负担的主要指标之一；可用于评价地区间的卫生健康状况，确定不同病种的疾病负担，进行卫生经济学评价等。WHO 和一些国际机构仍在不断提高 DALY 计算方法的质量，并将其作为评价人口健康状况的重要指标。

6. 质量调整寿命年（quality adjusted life years，QALYs） 是卫生技术成本 - 效用分析的主要指标。用来测量一项治疗的健康收益时，QALYs 要看该项治疗能够在多大程度上增加患者的预期生命年数和提高患者的生活质量，患者获得的寿命年数与健康相关生命质量乘积即得相应的QALYs。它同时考虑了健康干预措施给患者带来的生存质量与生存时间两方面影响，在卫生经济学与药物经济学中的效用分析中得到广泛应用。

三、人群健康影响因素评价指标

健康影响因素评价指标主要包括人口、自然和社会环境，卫生保健，健康素养与行为，健康公平等方面。其中评价自然环境、居民健康素养与行为等方面的指标被列入"'健康中国 2030'主要健康指标"及"联合国可持续发展目标"。

（一）人口、自然、社会环境指标

人口学指标是评价社会健康状况时描述社会人口特征的一类指标，常用的如人口负担系数、老龄化指数等。自然环境包括自然形成的地理环境，以及受人类影响而形成的生活、生产、食物等环境。常用的自然环境指标有农村自来水普及率、卫生厕所普及率、人均公园绿地面积等。社会环境包括一系列与社会生产力、生产关系密切相关的因素，即以生产力发展水平为基础的经济状况、教育、科技等，和以生产关系为基础的社会制度、法律、家庭婚姻等制度。如人均国内生产总值、成人识字率、贫困率等均是描述社会环境状况的指标。具体常用指标及含义见表 7-3。

表 7-3　常用人口、自然环境和社会环境指标

类型	指标名称	指标含义
人口学指标	人口自然增长率	指在一定时期内（通常为一年）人口自然增加数（出生人数减死亡人数）与该时期内平均人数（或期中人数）之比
	人口负担系数	指人口总体中非劳动年龄人口数与劳动年龄人口数之比
	老龄化指数	指同一人口总体中，老年人口数（65岁及以上）与少儿人口数（0～14岁）的相对比值
自然环境指标	农村自来水普及率	指农村饮用自来水人口数占当地农村人口总数的百分比
	卫生厕所普及率	指符合农村户厕卫生标准的累计卫生厕所数占当地农村总户数的百分比
	人均公园绿地面积	指城区内平均每人拥有的公园绿地面积
社会环境指标	贫困率	指全体居民中处于贫困线以下的人口比例
	人均国内生产总值	指一个国家或地区，在核算期内（通常为一年）实现的生产总值与所属范围内的常住人口的比值
	恩格尔系数	指居民家庭的食品支出金额在消费支出总金额中所占的比例
	成人识字率	15岁及以上识字人口占总人口的百分比

1. 人类发展指数　人类发展指数（human development index，HDI）是联合国开发计划署用以衡量各国社会经济发展程度的标准，并依此区分已开发（高度开发）、开发中（中度开发）、低度开发国家，也用来衡量经济政策对生活质量的影响。人类发展指数涵盖经济收入、健康和教育等三个方面。收入用实际人均国内生产总值（购买力平价美元）来衡量，预期寿命用出生时预期寿命来衡量，教育程度用成人识字率（2/3权重）及小学、中学、大学综合入学率（1/3权重）共同衡量。其计算公式为如下。

$$HDI=（预期寿命指数 \times 教育指数 \times 收入指数）^{1/3}$$

2. 社会人口指数　社会人口指数（socio-demographic index，SDI）是华盛顿大学健康测量与评价研究中心（Institute for Health Metrics and Evaluation，IHME）开发的指标。它与社会发展状况和人口健康结构联系紧密，是将滞后分布下人均收入（lag distributed income per capita，LDI）、15岁及以上人口平均受教育程度（mean education for those age 15 and older，EDU15+）、25岁以下生育率（total fertility rate under 25，TFU25）等相结合的综合指标。

（二）卫生保健指标

卫生保健指标包括卫生保健服务指标和卫生保健资源指标。卫生保健服务指标主要包括卫生服务需要指标、卫生服务利用指标和预防保健服务指标等。卫生保健资源指标主要包括卫生人力资源指标、卫生物质资源指标和卫生经济指标，反映在一定的社会经济条件下，国家、社会、个人对卫生保健的综合投入。主要指标见表7-4。

表 7-4　卫生保健指标

类型		指标名称
卫生保健服务指标	卫生服务需要指标	两周患病率
		慢性病患病率
		两周活动受限率
		残障率

类型		指标名称
卫生保健服务指标	卫生服务利用指标	两周就诊率
		年住院率
		住院者平均住院天数
	预防保健服务指标	产前检查率
		住院分娩率
		1岁以下儿童疫苗接种率
卫生保健资源指标	人力资源指标	每万人口医师数
		每万人口护士数
		每万人口药剂师数
	物质资源指标	每万人口病床数
		每万人口医疗机构数
	财政投入指标	卫生总费用占国内生产总值百分比
		人均卫生费用

全面健康覆盖（universal health coverage，UHC）　世界卫生组织对UHC的定义：所有人都应当享有所需要的有质量的卫生服务，并且不因利用这些服务出现经济困难，卫生服务包括健康促进、预防治疗和康复等，强调了卫生服务公平、可及性服务质量和经济风险保护三个重要维度。卫生体系发展的根本目标是促进全体人民的健康，全民覆盖的价值取向强调实现所有人的健康权利。世界卫生组织《2010年世界卫生报告》中文版将UHC译为"全民健康覆盖"。世界卫生组织提出的三个维度的测量包括人口覆盖、服务覆盖和费用覆盖。人口覆盖指服务项目筹资制度等覆盖的人口比例，在服务范围和费用覆盖不变的情况下，人口覆盖的比例越高，UHC实现的程度就越高。服务覆盖是指服务的范围和质量，在其他两个维度不变的情况下，服务覆盖的范围越广、质量越高，UHC实现的程度就越高。费用覆盖是指医疗服务费用通过预付制筹资体系支付的程度，同理，其他两个维度不变，提高费用覆盖水平，可以提高UHC实现的程度。

（三）健康素养与行为指标

健康素养是指个人获取、理解、处理基本的健康信息和服务，并利用这些信息和服务做出有利于提高和维护自身健康决策的能力。2008年1月，卫生部（现国家卫健委）发布第3号公告《中国公民健康素养——基本知识与技能（试行）》（简称《健康素养66条》），形成了中国公民健康素养的基本内容，这也是世界上第一份界定公民健康素养的政府文件。

在健康素养研究和实践的基础上，为提高我国公民中医养生保健素养，普及中医养生保健基本理念、知识和技能，提升公民健康水平，国家中医药管理局与国家卫健委组织专家制定了《中国公民中医养生保健素养》。该素养体系评价公民中医药健康文化素养水平，从中医药基本理念、中医药健康生活方式、中医药公众适宜方法、中医药文化常识、中医药信息理解能力5个方面进行测量。

健康行为指标有吸烟率、饮酒率、经常参加体育锻炼的人数等。根据1996年我国吸烟流行病学调查的指标定义：吸烟者指一生中连续或累计吸烟6个月及以上者，吸烟者在总人群中的百分比为吸烟率；被动吸烟者指吸入吸烟者呼出的烟雾，每天15分钟以上，并且每周至少1天者，被动吸烟者占不吸烟者的百分比为被动吸烟率。以2000年WHO《国际酒精消费和相关损害监测指南》推荐的系统综述作为标准，将不健康的饮酒行为划分为危险饮酒和有害性饮酒：危险饮酒为男性饮酒者日均酒精摄入量 ≥ 41g 且 <61g 的饮酒行为，女性饮酒者日均酒精摄入量 ≥ 21g 且 <41g 的饮酒行为；有害性饮酒定义为男性饮酒者日均酒精摄入量 ≥ 61g，女性饮酒者日均酒精摄入量 ≥ 41g 的饮酒行为。经常参加体育锻炼人数被列为"健康中国 2030"的建设目标。经常参加体育锻炼是指每周身体活动频度 3 次以上，每次身体活动 30 分钟以上，每次身体活动强度中度程度以上。

（四）健康公平指标

健康公平目前受到社会各界的广泛关注。世界卫生组织指出，健康公平是健康的重大决定因素，包括不同国家之间、国家内部及人群亚组间的健康公平性。健康公平可以从卫生服务获取的机会公平性、卫生服务利用的公平性及健康结果的公平性三个方面进行评价，常用的衡量指标方法有基尼系数（Gini coefficient）、差异指数（index of dissimilarity）、集中指数（concentration index）等。

1. 洛伦兹曲线（Lorenz curve）与基尼系数（Gini coefficient）　图 7-1 中的 OCL 曲线称为洛伦兹曲线。它的横轴是人口累计百分比，纵轴是收入累计百分比。在原点 O 到顶点 L 之间的对角线 OL 是绝对平均线，表示人口每增加 10%，收入就相应增加 10%，说明所有人的收入都是绝对均等的，但这只是一种理想状态。在实际情况下，人口每增加 10%，收入相应增加的比例未必达到 10%，于是就出现了洛伦兹曲线。该曲线下凹的程度越大，就说明更多的人口享有相应更少的收入，也就是更加不平等；说明洛伦兹曲线偏离对角线越远，收入不公平的程度越高，此时洛伦兹曲线下的面积更小。为方便计算，将对角线与洛伦兹曲线之间的面积称为 S，将对角线下的面积称为 C，两面积之比就是基尼系数，即 Gini=S/C，该系数取值范围为（0，1），基尼系数越大，说明不公平程度越高。

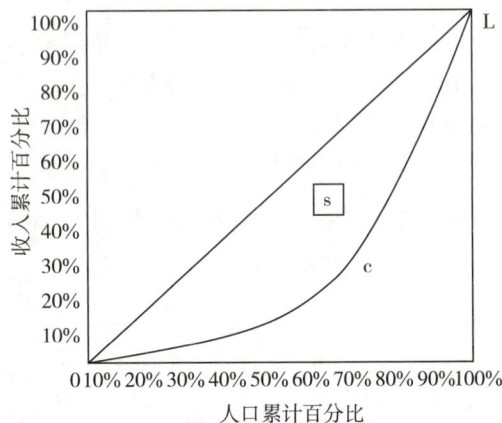

图 7-1　洛伦兹曲线

2. 健康差异指数　反映不同社会经济特征（如收入、教育、职业等）人群的健康水平差异。其计算公式为如下。

$$ID = 1/2|S_{jp} - S_{jh}|$$

其中，ID 表示健康差异指数，S_{jp} 代表某个社会经济特征第 j 个水平的人口比重，S_{jh} 代表某个社会经济特征第 j 个水平的患病比重。健康差异指数的取值范围为（0，1），值越大，说明不公平程度越高。

3. 集中指数　世界银行推荐的用于评估不同社会经济条件下健康和卫生服务不公平的指标，

用来度量不同社会经济状况的地区间的区域公平性。其计算公式如下。

$$CI=\frac{2}{n\overline{H}}\sum_{i=1}^{n}H_iR_i-1$$

其中，CI 代表集中指数，H 代表健康变量，$\overline{H}$ 代表 H 的均值，R_i 代表第 i 个人的累积秩次。集中指数的取值范围为（−1，1），当健康变量在不同社会经济水平区域的分布没有差异时，集中指数等于0，说明绝对公平；当健康变量集中在社会经济发展程度高的地区时，集中指数为正值，且越接近于1，表明区域不公平程度越高，反之亦然。

4.极差法与比值法 极差法是利用最高社会经济水平人群（或地区）与最低社会经济水平人群（或地区）的健康水平（或卫生服务利用与分配情况）的差异大小来反映不公平的程度。比值法是指以最高社会经济水平人群或地区的健康水平（或卫生服务利用与分配情况）为参照，其他社会经济水平人群或地区的相关指标与其的比值。这两种指标分别测量不同社会经济水平人群健康状况的绝对差异和相对差异。

第三节 当前社会健康状况

一、世界健康状况

2022年5月，WHO发布了《2022年世界卫生统计》报告。该报告更新总结了全球和区域的人群预期寿命和健康预期寿命的趋势、全球疾病负担、主要人群健康影响因素等内容。由于近几年受到新冠疫情影响，有些国家指标数据资料的收集受到一定影响。

（一）人群健康状况

总的来说，全球人群预期寿命还在不断延长，同时健康状况也在不断改善。全球预期寿命从2000年的66.8岁增加至2019年的73.3岁，健康预期寿命从58.3岁增加至63.7岁，预期寿命的增长速度略高于健康预期寿命的增长速度。2019年预期寿命和健康预期寿命最高的国家都是日本（分别是84.3岁和74.1岁）；欧洲、西太平洋和美洲地区的预期寿命和健康预期寿命也相对较高。同时，2019年WHO各区域女性的预期寿命和健康预期寿命均高于男性，总体上女性预期寿命和健康预期寿命分别比男性高5.1岁和2.4岁（表7-5）。

表7-5 WHO各区域人群健康状况指标（一）

区域	预期寿命（岁）（2019）			健康预期寿命（岁）（2019）		
	男	女	合计	男	女	合计
非洲区域	62.4	66.6	64.5	55.0	57.1	56.0
美洲区域	74.5	79.8	77.2	64.8	67.5	66.2
东南亚区域	69.9	73.1	71.4	61.1	61.9	61.5
欧洲区域	75.1	81.3	78.2	66.6	70.0	68.3
地中海东部区域	68.3	71.3	69.7	60.2	60.7	60.4
西太平洋区域	74.8	80.8	77.7	67.0	70.2	68.6
全球	70.8	75.9	73.3	62.5	64.9	63.7

注：资料引自《2022年世界卫生统计》。

自 1990 年以来，全球在降低儿童死亡率方面取得了实质性进展，5 岁以下儿童死亡率（under-five mortality rate）从 1990 年的 88‰降低到 2020 年的 37‰。WHO 各区域 5 岁以下儿童死亡率都有明显下降，但区域间差异还是明显，非洲区域 2020 年 5 岁以下儿童死亡率为 72‰，高于其他区域，欧洲区域 5 岁以下儿童死亡率最低，为 8‰。新生儿死亡率（neonatal mortality rate）也有明显下降，由 1990 年的 32‰下降到 2020 年的 17‰。2010 ～ 2020 年间 WHO 各区域新生儿死亡率也有所下降，非洲、东南亚和西太平洋区域下降较明显，但非洲和地中海东部区域还是明显高于其他区域。自 1990 年以来，孕产妇死亡率（maternal mortality ratio）也急剧下降，由 1990 年的 400/10 万下降到 2017 年的 211/10 万。2000 ～ 2017 年间，WHO 各区域孕产妇死亡率都在下降，但可以看到非洲区域 2017 年的孕产妇死亡率（211/10 万）相较于 2010 年（210/10 万）有所上升，因此仍需要不断关注一些区域与国家的孕产妇死亡率的变动，并分析其深层次原因。婴儿死亡率（infant mortality ratio）也在不断下降，由 2000 年的 65‰下降到 2020 年的 27‰，但目前仍存在不同收入国家之间的差异。2020 年高收入国家（HIC）为 4‰，中高收入国家（UMIC）为 9‰，中低收入国家（LMIC）为 34‰，低收入国家（LIC）为 47‰（表 7-6）。

表 7-6 WHO 各区域人群健康状况指标（二）

区域	5 岁以下儿童死亡率（‰）		新生儿死亡率（‰）		孕产妇死亡率（1/10 万）		
	2010	2020	2010	2020	2000	2010	2017
非洲区域	119	72	34	27	720	480	525
美洲区域	18	13	9	7	80	63	57
东南亚区域	57	30	29	18	370	200	152
欧洲区域	14	8	7	4	29	20	13
地中海东部区域	68	45	28	25	360	250	164
西太平洋区域	19	11	11	5	77	49	41
全球	57	37	23	17	320	210	211

注：资料引自《2012 世界卫生统计》《2022 世界卫生统计》。

在儿童生长发育方面，2005 ～ 2011 年全球 5 岁以下儿童发育迟缓率（prevalence of stunting in children under 5）为 26.7%，到 2020 年下降到 22.0%，在区域差异上，2020 年非洲、东南亚和地中海东部区域 5 岁以下儿童发育迟缓率明显较高；1990 ～ 1995 年全球 5 岁以下儿童低体重率［prevalence of wasting（underweight）in children under 5］为 25.4%，2005 ～ 2011 年为 16.2%，2011 ～ 2020 年下降为 6.7%，在区域差异上，2011 ～ 2020 年东南亚区域 5 岁以下儿童低体重率较高；2005 ～ 2011 年 5 岁以下儿童超重率（prevalence of overweight in children under 5）为 6.7%，到 2020 年下降到 5.7%，在区域差异上，2020 年美洲、欧洲、地中海东部及西太平洋区域的 5 岁以下儿童超重率较高（表 7-7）。

表 7-7 WHO 各区域人群健康状况指标（三）

区域	5 岁以下儿童发育迟缓率（%）（2020）	5 岁以下儿童低体重率（%）（2011 ～ 2020）	5 岁以下儿童超重率（%）（2020）
非洲区域	31.7	5.8	4.2
美洲区域	8.9	0.7	8.0

区域	5岁以下儿童发育迟缓率（%）（2020）	5岁以下儿童低体重率（%）（2011~2020）	5岁以下儿童超重率（%）（2020）
东南亚区域	30.1	14.5	3.3
欧洲区域	5.7	–	7.9
地中海东部区域	26.2	7.4	7.7
西太平洋区域	9.3	2.1	7.5
全球	22.0	6.7	5.7

注：资料引自《2022世界卫生统计》。

（二）人群健康影响因素状况

1. 人口、环境和行为　联合国于 2022 年 11 月 15 日宣布，全球人口达到 80 亿。伴随着人口增长，老龄化成为当今全球发展的重要趋势之一。据联合国 2023 年 1 月 12 日发布的《2023 年世界社会报告》，2021 年，全球 65 岁及以上人口为 7.61 亿，预计到 21 世纪中叶，将增加一倍以上，到 2050 年这一数字将增加到 16 亿。其中，80 岁及以上的人口增长速度更快。

全世界所有区域的人群健康都受到环境的影响，但在低收入国家的人口受影响最大。在总体上，全球使用安全管理的饮用水服务的人口比例（proportion of population using safely-managed drinking-water services）由 2000 年的 62% 提高到 2020 年的 74%，使用安全管理的卫生设施服务的人口比例（proportion of population using safely-managed sanitation services）由 2000 年的 29% 提高到 2020 年的 54%。在区域差异上，2020 年欧洲和美洲区域使用安全管理的饮用水服务的人口比例相对较高，分别为 92% 和 81%；欧洲和西太平洋区域使用安全管理的卫生设施服务的人口比例较高，分别为 70% 和 65%（表 7-8）。在安全饮用水普及率方面，全球由 2000 年的 81% 提高到 2020 年的 90%，2020 年，高收入国家的普及率达到了 100%，中高收入国家为 96%，中低收入国家为 89%，低收入国家为 59%。

生活方式和行为也是影响人群健康的重要因素。总体上，成年人吸烟率（prevalence of current tobacco use among adults）呈现不断下降趋势，从 2000 年的 34.2% 降至 2010 年的 27.8%，2020 年的成年人吸烟率为 23.0%。在区域差异上（表 7-8），2020 年东南亚、欧洲和西太平洋区域 15 岁及以上人群吸烟率（age-standardized prevalence of tobacco use among persons 15 years and older）较高，分别为 29.0%、25.3% 和 24.6%。成年人吸烟率方面，高收入国家为 22.4%，中高收入国家为 22.9%，中低收入国家为 24.8%，低收入国家为 12.5%。在 2016 年，美洲、欧洲和地中海东部区域 18 岁及以上成人肥胖率［age-standardized prevalence of obesity among adults（18+ years）］较高，分别为 28.6%、23.3% 和 20.8%。2019 年，欧洲和美洲区域 15 岁及以上人均饮酒量［total alcohol per capita（≥ 15 years of age）consumption］较高，分别为 9.5% 和 7.6%。在 2018 年，高收入国家的人均饮酒量为 9.8%，中高收入国家为 6.9%，中低收入国家为 4.4%，低收入国家为 3.3%。15 岁及以上人均饮酒量在 2000~2020 年总体上呈现先上升后下降的趋势。

表 7-8　WHO 各区域环境和行为相关指标

区域	使用安全管理的饮用水服务的人口比例（%）（2020）	使用安全管理的卫生设施服务的人口比例（%）（2020）	18 岁及以上成人肥胖率（%）（2016）	15 岁及以上人群吸烟率（%）（2020）	15 岁及以上人群平均饮酒量［升/（人·年）］（2019）
非洲区域	32	23	10.6	10.3	4.8
美洲区域	81	52	28.6	16.3	7.6
东南亚区域	–	46	4.7	29.0	4.3
欧洲区域	92	70	23.3	25.3	9.5
地中海东部区域	56	–	20.8	18.6	0.5
西太平洋区域	–	65	6.4	24.6	6.5
全球	74	54	13.1	22.3	5.8

注：资料引自《2022 世界卫生统计》。

2. 卫生服务覆盖　保证最基本的卫生服务覆盖一直是全球卫生系统不断努力的方向，也取得了相应成效。如熟练卫生人员接生比例（proportion of births attended by skilled health personnel）由 2005～2011 年的 69% 提高到 2012～2021 年的 94%，但仍存在地域差异，欧洲、西太平洋和美洲区域较高，分别为 98%、98% 和 96%；不同收入国家熟练卫生人员接生比例同样存在差异，但可以看到差距在不断缩小，高收入国家 2005～2011 年和 2019 年都是 99%，中高收入国家 2005～2011 年是 96%，2019 年是 99%，中低收入国家 2005～2011 年是 58%，2019 年是 77%，低收入国家 2005～2011 年是 46%，2019 年是 67%。此外，在 1 岁儿童疫苗接种率方面，以百白破疫苗（DTP3）接种率为例，由 2005 年的 78% 提高到 2018 年的 86%，部分地区提高幅度较大，但 2020 年降到 83%，可能受到新冠疫情影响（表 7-9）。

表 7-9　WHO 各区域卫生服务覆盖相关指标

区域	熟练卫生人员接生比例（%）		1 岁儿童百白破疫苗接种率（%）		
	2005～2011	2012～2021	2005	2018	2020
非洲区域	48	65	67	76	72
美洲区域	93	96	92	87	81
东南亚区域	59	87	66	89	85
欧洲区域	98	98	95	94	94
地中海东部区域	59	75	82	82	81
西太平洋区域	91	98	87	93	95
全球	69	94	78	86	83

注：引自《2012 世界卫生统计》《2022 世界卫生统计》。

3. 卫生资源　卫生资源是人类开展健康保健活动所使用的社会资源，包括卫生人力资源、卫生物力资源、卫生财力资源等。卫生人力资源是重要的卫生资源之一，其合理配置影响到健康服务的可及性与质量。随着全球经济不断发展，人群的服务需求不断提升，全球和各区域不同类别的卫生人力资源（包括医师、护士和助产士、口腔医师、药剂师）配置也在不断增加。但区域间的差异仍然存在，总体上欧洲区域各类别卫生人力资源配置较多，2012～2020 年每十万人口医师、护士和助产士、口腔医师、药剂师的数量分别为 36.6、83.4、6.2 和 6.5，非洲区域各类别卫生人力资源配置较少，2012～2020 年每十万人口医师、护士和助产士、口腔医师、药剂师的数量分别为 2.9、12.9、0.3 和 0.8（表 7–10）。此外，2017 年全球每千人口床位数为 2.9，高收入国家为 5.3，中高收入国家为 3.9，中低收入国家为 0.8。2019 年全球卫生总费用占 GDP 的比例由 2000 年的 8.63% 增加到 2020 年的 9.83%，高收入国家的比例最高，为 12.49%，中高收入国家为 5.84%，中低收入国家为 3.76%，低收入国家为 4.88%

表 7–10　WHO 各区域卫生人力资源配置表

区域	医师（1/10 万）		护士和助产士（1/10 万）		口腔医师（1/10 万）		药剂师（1/10 万）	
	2005～2010	2012～2020	2005～2010	2012～2020	2005～2010	2012～2020	2005～2010	2012～2020
非洲区域	2.2	2.9	9.0	12.9	0.4	0.3	0.7	0.8
美洲区域	20.0	24.5	72.5	81.6	–	5.8	–	5.1
东南亚区域	5.6	7.7	10.9	20.4	0.7	1.5	4.1	6.6
欧洲区域	33.2	36.6	65.0	83.4	5.0	6.2	5.4	6.5
地中海东部区域	10.9	11.2	15.6	16.5	2.0	2.6	5.4	3.3
西太平洋区域	14.8	21.0	18.4	39.9	1.2	4.6	3.8	4.4
全球	14.2	16.4	28.1	39.5	2.2	3.3	4.0	4.7

注：引自《2012 世界卫生统计》《2022 世界卫生统计》。

（三）世界健康状况面临的挑战

1. 慢性非传染性疾病正在成为主要死因　近年来，随着社会经济发展、人口老龄化和居民生活方式的改变，慢性非传染性疾病的患病率呈现不断上升的趋势，如高血压、糖尿病、心脑血管疾病和肿瘤等。世界卫生组织表示，心脏病、癌症、糖尿病等非传染性疾病死亡率已超过传染病，成为"全球头号杀手"，每两秒钟就有一名 70 岁以下的人死于非传染性疾病，是 21 世纪最大的群体健康挑战之一。非传染性疾病中有 86% 的死亡病例发生在中低收入国家。因此，需要采取有效的措施，如加强健康教育、提倡健康的生活方式、控制饮食和烟草酒精的消费等，以降低非传染性疾病及相关疾病的患病率，减少健康问题的发生。

随着社会环境的变化，人群疾病谱也在不断发生变化。人群疾病谱指的是某个地区、国家或世界范围内的疾病种类和发病率的总体情况。此外，环境因素也对人群疾病谱的变化产生了影响。例如，环境污染导致的疾病增加，如肺癌、支气管炎、哮喘等；气候变化也可能导致某些疾病的增加，如过敏性疾病、流行性感冒等。

2. 全球人口老龄化需要更多健康服务支持　全球人口老龄化意味着对长期护理、医疗资源的需求不断增加。随着年龄的增长，人体的功能会有所下降，身体灵活性下降，营养流失加快，老年人更容易出现骨质疏松、肌肉萎缩等问题，从而导致行动不便。老年人自我修复能力下降，受伤后痊愈的速度减慢，治疗时间拉长，对医疗资源提出更多的需求。老年人的慢性病患病率高，多病共存的现象十分常见。慢性病诊疗周期长，需要对老年人的健康状态进行长期的监测，需要社区进一步完善健康服务体系，有效推进医防融合，关注社区老年人的健康状况，建立健康档案，帮助诊疗机构对老年人健康监测和追踪。失能、失智的老年人无法照顾自己，需要有专业的护理人员全天照顾，保障其日常生活，因此对护理人员需求量较大。尤其失能的老人无法自主行动，甚至需要在护理人员的帮助下实现翻身等基础动作，这对护理人员的体力要求高，对男性护理人员的需求量大。除了医疗服务、康复保健服务和护理服务之外，老年人还存在心理需求。部分老年人会在退休后，因无法创造社会价值而感到不适应，若其健康状态良好，则会产生更大的精神需求；独自生活的空巢老人容易产生孤独感，与子女的沟通减少也会造成心理缺失，因此健康服务要关注的不仅是老人的生理健康需求，还需要关注老年人的心理健康需求。如社区在为老年人提供健康指导的同时，也应多开展丰富多彩的活动，组织老年人聚集在一起，增加归属感。

3. 健康影响因素的复杂性 健康问题受多种因素的影响，包括但不限于生活方式、环境、基因等因素，它们之间常常存在着相互作用和交错复杂的关系。例如，经济水平会影响一个人所处的居住和工作环境，而不同社会地位的人由于生活方式的差异，其健康状况也会有所不同。此外，职业病是一类特殊的健康影响因素，体力工作者和脑力工作者由于工作环境的差异，可能面临着不同的健康风险。例如长期在强辐射环境下工作的人易患癌症，而长期在噪声环境下工作的人则容易患上神经衰弱综合征等。这些问题随着科学技术的不断进步和人们对职业病防护重视度的提高而逐渐得到了更好的关注和解决。

然而，有些健康影响因素可能需要长时间的作用才能显现出来。例如，长期不健康的饮食习惯可能会导致肥胖和慢性疾病，这些问题可能需要多年甚至数十年才会出现。此外，环境因素对健康的影响也是非常复杂的，气候变化、空气污染、水污染、化学物质等都可能对人体产生不同的影响。这些因素的相互作用和长期影响可能会对健康产生深远的影响。同时，不同人之间存在个体差异，对健康影响因素的反应可能会有所不同。例如吸烟可能会使一些人更容易患肺癌。这些差异可能与遗传、环境和生活方式等因素有关。因此，需要从多个方面考虑健康问题，并持续地对健康影响因素进行研究和监测。这有助于及时发现和处理健康问题，并采取综合的策略来解决、改善健康问题。

二、中国健康状况

（一）人群健康状况

1. 人均预期寿命 随着社会经济的发展、医疗技术的进步和居民健康意识的增强，我国居民人均预期寿命不断延长。2000年中国人均预期寿命为71.40岁，2010年增长为74.83岁，到2020年人均预期寿命达77.93岁。从地区上看，东部地区的预期寿命始终保持最高，西部最低，2020年东部人均预期寿命为79.85岁，高于全国人均预期寿命；中部地区为77.96岁，略高于全国人均预期寿命；西部地区则为76.08岁，低于全国人均预期寿命。随着中国实施区域协调发展政策的不断深入，东西部地区的差距也在逐步缩小，尤其是西部地区人均预期寿命的提升较大。性别差异方面，女性人均预期寿命始终高于男性，平均高出5岁（表7-11）。

表7-11 中国各地区预期寿命

区域	预期寿命（岁）（2010）			预期寿命（岁）（2020）		
	男	女	合计	男	女	合计
总计	72.38	77.37	74.83	75.37	80.88	77.93
东部地区	75.04	79.78	77.28	77.39	82.55	79.85
中部地区	72.74	77.73	75.08	75.73	80.83	77.96
西部地区	70.35	75.21	72.62	73.61	78.90	76.08

注：引自《中国卫生健康统计年鉴（2022）》。

2. 儿童与孕产妇健康状况   自 2000 年以来，我国新生儿死亡率、5 岁以下儿童死亡率和孕产妇死亡率不断下降。新生儿死亡率从 2000 年的 22.8‰下降到 2021 年的 3.1‰，5 岁以下儿童死亡率从 2000 年的 39.7‰下降到 2021 年的 7.1‰，孕产妇死亡率从 2000 年的 53（1/10 万）下降到 2021 年的 16.1（1/10 万）。虽然城市和农村之间存在一定的差距，但无论是城市还是农村，这三项指标都在不断下降。此外，城乡之间的差距也在逐渐缩小（表 7–12）。2000 年住院分娩率为 72.9%，2010 年上升至 97.8%，到 2020 年达 99.9%。

表 7–12   中国妇幼保健状况

年份	新生儿死亡率（‰）			5 岁以下儿童死亡率（‰）			孕产妇死亡率（1/10 万）		
	合计	城市	农村	合计	城市	农村	合计	城市	农村
2000	22.8	9.5	25.8	39.7	13.8	45.7	53.0	29.3	69.6
2010	8.3	4.1	10.0	16.4	7.3	20.1	30.0	29.7	30.1
2020	3.4	2.1	3.9	7.5	4.4	8.9	16.9	14.1	18.5
2021	3.1	1.9	3.6	7.1	4.1	8.5	16.1	15.4	16.5

注：引自《中国卫生健康统计年鉴（2022）》。

随着医疗保健知识的普及，孕产妇对产前体检的重视度得到了有效提升。据统计，2000 年孕产妇的产前检查率为 89.40%，而在 2010 年已上升至 94.10%。到 2020 年，孕产妇产前检查率已经增长到 97.40%，2021 年更是达到了 97.60%。虽然东部地区孕产妇产前检查率仍略高于中部地区和西部地区，但总体差距不大。其中，东部地区孕产妇产前检查率为 98.20%，中部地区为 97.49%，西部地区为 97.20%。新疆和宁夏的孕产妇产前检查率最高，均高达 99%，而西藏的产检率最低，仅有 86.6%。因此，应有针对性地加强医疗配套设施建设，提升医疗保健能力，同时进一步加强妇幼保健知识宣传，增强孕妇产前检查的意识。

3. 慢性病患病状况   慢性病（全称为慢性非传染性疾病）是全球主要健康威胁之一，对人的生命质量有较大的影响。社会经济发展水平不断提高带来了人们生活方式和饮食结构的变化，慢性病开始呈现年轻化、严重化的趋向。我国慢性病患病率呈逐年增长的趋势，2008 年我国居民慢性病患病率为 157.4‰，到 2018 年增长到 342.9‰。从地区上看，我国慢性病患病率为城市慢性病患病率远高于农村，2008 年城市慢性病患病率远高于农村，而后城乡差距不断缩小，农村慢性病患病率增加迅猛，到 2018 年，农村的慢性病患病率反而高于城市。从性别上看，整体上女性比男性更容易患慢性病，但男女之间慢性病患病率的差值在不断缩小（表 7–13）。从年龄分布来看，65 岁以上人群的慢性病患病率一直是最高的，2008 年为 467.8‰，2013 年上升至 539.9‰，到 2018 年更是高达 623.3‰。55～64 岁人群的慢性病患病率也有显著增长，从 2008 年的 328.8‰增长至 2018 年的 483.9‰。值得关注的是，15～24 岁和 25～34 岁的年轻人群慢性病患病率也在逐年上升。其中，15～24 岁人群慢性病患病率从 2008 年的 19.5‰下降至 2013 年的 14.4‰，但在 2018 年又增长至 36.6‰，超过了 2008 年的患病率。同样，25～34 岁人群的慢性病患病率从 2008 年的 47.0‰下降至 2013 年的 38.3‰，但在 2018 年又增长至 70.0‰，显示出慢性病逐渐年轻化的趋势。根据《中国卫生健康统计年鉴（2022）》数据，2018 年居民慢性病患病率最高的疾病为循环系统疾病，其中高血压患病率最高，为 181.4‰，其次是内分泌、营养和代谢疾病，主要为糖尿病，患病率为 53.1‰，消化系统疾病中急性胃炎患病率较高，为 20.0‰。

表 7-13　居民慢性病患病率（‰）

慢性病患病率	合计			城市			农村		
	2008 年	2013 年	2018 年	2008 年	2013 年	2018 年	2008 年	2013 年	2018 年
按人数算	157.4	245.2	342.9	205.3	263.2	334.9	140.4	227.2	352.1
分性别									
男性	142.1	234.5	336.1	196.0	260.1	336.0	123.7	209.6	336.3
女性	172.7	255.5	349.3	214.2	266.1	333.8	157.4	244.5	367.5

（二）人群健康影响因素状况

1. 人口因素　根据国家统计局的数据显示，我国人口自然增长率不断下降。2016 年人口自然增长率为 6.53‰，2021 年下降至 0.34‰。近十年来，我国 65 岁及以上人口数量不断增长。2012 年，我国 65 岁及以上人口数为 12777 万人，到 2021 年增长至 19064 万人，占总人口比重的 13.5%。老年人口在 2018～2020 年增长量较大，而人口出生率从 2016 年开始至 2021 年持续下降，从 2016 年的 13.57% 降至 2021 年的 7.52%。老年抚养比也在不断增加，从 2016 年的 15.0% 上升至 2021 年的 20.8%。人口总抚养比从 2016 年的 37.9% 上升到 2021 年的 46.3%（表 7-14）。这些数据表明，我国老龄人口比重不断增加，老年人口增加，对健康服务的需求也会增加。

表 7-14　人口年龄结构

年份（年）	2016 年	2017 年	2018 年	2019 年	2020 年	2021 年
15～64 岁人口数量（万人）	100943	100528	100065	99552	96871	96526
65 岁及以上人口数量（万人）	15037	15961	16724	17767	19064	20056
总抚养比（%）	37.9	39.3	40.4	41.5	45.9	46.3
老年抚养比（%）	15.0	15.9	16.8	17.8	19.7	20.8

注：资料引自国家统计局。

2. 社会经济因素　我国经济持续较快增长，经济实力不断提高，2021 年国内生产总值（GDP）稳居世界第二，且持续增加，面对新冠疫情的冲击，国民总收入增幅减小，但总体仍保持增长。居民人均可支配收入也在逐年增加，由 2017 年的 2.5 万余元增长至 3.6 万余元（表 7-15）。此外，恩格尔系数从 2016 年的 30.1% 下降为 2021 年的 29.8%。其中，城镇居民恩格尔系数由 2016 年的 29.3% 下降至 2021 年的 28.6%，农村居民恩格尔系数由 2016 年的 32.2% 上涨至 2021 年的 32.7%。

表 7-15　中国经济状况

年份（年）	2017 年	2018 年	2019 年	2020 年	2021 年	2022 年
国内生产总值（亿元）	832035.9	919281.1	986515.2	1013567.0	1149237.0	1210207.2
国民总收入（亿元）	830945.7	915243.5	983751.2	1005451.3	1138807.1	1197215.0
居民人均可支配收入（元）	25974	28228	30733	32189	35128	36883

注：资料引自国家统计局。

3. 生活环境 2021 年饮用水卫生监测合格率达 95.42%，二次供水和生产水产品企业的检测合格率高于集中式供水，集中式供水检测合格率为 94.51%，其中城市供水合格率为 93.62%，乡镇公共供水为 95.04%，自建设施供水为 94.06%，分质供水为 99.23%。截至 2021 年底，全国农村卫生厕所普及率超过 70%。其中，东部地区、中西部城市近郊区等有基础、有条件的地区农村卫生厕所普及率超过 90%。我国城市绿地面积从 2000 年的 86.5 万公顷扩张至 2021 年的 348 万公顷，2021 年人均公园绿地面积为 14.9%；城市每万人拥有公厕为 3.3 座。

4. 卫生保健 随着我国居民健康意识的不断提高，我国医疗卫生服务需求增加，居民两周就诊率由 2008 年的 14.5% 增长到 2018 年的 24.0%；2018 年城市被调查地区居民两周就诊率为 24.7%，西部为 25.7%，东部为 24.2%，中部最低，为 19.2%；农村被调查地区居民两周就诊率东部最高，为 26.5%，西部为 24.7%，中部最低，为 23.5%。整体来看，农村的两周就诊率略高于城市，城市两周就诊率为 23.2，农村为 24.8%。医疗卫生机构诊疗人次数从 2010～2019 年逐年增长，由 583761.6 万人次增长到 871987.3 万人次，2020 年受疫情防控影响有所下降，为 774104.8 万人次，2021 年增长至 847203.3 万人次。调查地区居民住院率也不断增加，2008 年为 6.8%，2013 年增长为 9.0%，2018 年增至 13.7%，农村住院率逐渐超过城市住院率，2018 年城市住院率为 12.9%，农村住院率则为 14.7%。2018 年医院平均住院日为 9.3 日，2019 年略有下降，为 9.1 日，2020 年上升至 9.5 日，2021 年降至 9.2 日。

医务人员是医疗救治活动的主体。医疗人力资源始终是我国医疗卫生领域高度重视的问题。近年来，我国卫生人员数量不断增加，从 2000 年的 6910383 人到 2010 年的 8207502 人，到 2020 年增长至 13474992 人，2021 年卫生人员达到 13985363 人。每千人口卫生技术人员 2000 年、2010 年、2020 年分别为 3.63 人、4.39 人、7.57 人，2021 年涨至 7.97 人；每千人口执业（助理）医师 2000 年、2010 年、2020 年分别为 1.68 人、1.80 人、2.90 人，2021 年为 3.04 人；每千人口注册护士 2000 年、2010 年、2020 年分别为 1.02 人、1.53 人、3.34 人，2021 年为 3.56 人。此外，卫生人员学历有所提升，2020 年我国卫生人员研究生占比为 5.9%，2021 年提高至 6.5%，大学本科学历分别为 36.3% 和 37.7%。我国不断推进医疗服务水平提升，不断加大对医疗卫生的投入，医疗卫生基础设施建设有所改善。2000 年我国医疗卫生机构数为 1034229 个，2010 年为 936927 个，但近五年我国医疗卫生机构数逐年增加，从 2016 年的 983394 个增至 2020 年的 1022922 个，2021 年为 1030935 个。同时，医疗卫生机构床位数也在不断增加，2000 年、2010 年、2020 年分别为 317.7 万张、478.68 万张、910.07 万张，2021 年已达到 945.01 万张，2020 年每千人口医疗卫生机构床位数达 6.46 张，2021 年达 6.7 张（表 7-16）。我国坚持以人民为中心，为满足居民对医疗服务的需求，便利人民群众，不断完善健全医疗服务网络，扩大医疗服务覆盖面，打造 15 分钟医疗服务圈。目前，我国多地已基本形成 15 分钟医疗服务圈，近 90% 的家庭在 15 分钟内能够到达最近的医疗点。

表 7-16　我国卫生保健情况

	2000 年	2010 年	2020 年	2021 年
卫生人员总数（人）	6910383	8207502	13474992	13985363
每千人口卫生技术人员（人）	3.63	4.39	7.57	7.97
每千人口执业（助理）医师（人）	1.68	1.80	2.90	3.04
每千人口注册护士（人）	1.02	1.53	3.34	3.56
医疗卫生机构床位数（万张）	317.7	478.68	910.07	945.01

我国卫生总费用近年来呈逐年上升的趋势。具体来说，2000 年我国卫生总费用为 4586.63 亿元，而 2010 年增至 19980.39 亿元，到 2020 年则达到了 72175.00 亿元，2021 年更是高达 76844.99 亿元。卫生总费用占 GDP 的比例从 2010 年的 4.85% 增加到 2021 年的 6.72%。

5. 生活行为习惯　生活行为和饮食习惯对人体健康有重要影响。国家卫生健康委发布的《中国吸烟危害健康报告 2020》中明确指出吸烟和二手烟暴露容易造成呼吸系统疾病、恶性肿瘤、心脑血管疾病、糖尿病。2008 年我国 15 岁及以上人口男性吸烟率为 48.0%，农村男性吸烟率高于城市男性；女性吸烟率为 2.6%，城市与农村差异不大。2018 年中国 15 岁以上人群吸烟率为 26.6%，吸烟人数超 3 亿，其中男性吸烟率为 50.5%，每年因烟草失去生命的人达 100 多万。2020 年我国成人吸烟率为 25.6%，较前几年有所下降。

肥胖带来的不仅是形体外观的问题，更重要的是会对人体健康产生影响，过度肥胖容易诱发高血压、糖尿病、肾结石、痛风等多种疾病。随着生活水平的提高和众多高油高脂快餐的引入，居民日常饮食结构发生了变化，营养摄入变多，日常运动量不足就容易造成肥胖。根据 2022 年 6 月国家国民体质监测中心发布的《第五次国民体质监测公报》数据显示，我国国民的体质总体呈上升趋势，主要体现为身体形态、身体功能和力量素质三个方面，且城乡之间的体质水平差距逐步缩小，乡村人群超重肥胖率呈现快速增长态势。2020 年成年人超重率、肥胖率分别为 35.0% 和 14.6%，较 2014 年分别增长了 2.3% 和 4.1%；老年人超重率、肥胖率分别为 41.7% 和 16.7%，较 2014 年分别增加了 0.1% 和 2.8%。2020 年 10 月《中国居民营养与慢性病状况报告（2020 年）》最新数据显示，目前中国的成人中已经有超过 1/2 的人超重或肥胖，成年居民（≥ 18 岁）超重率为 34.3，肥胖率为 16.4%，且各年龄组的肥胖率都在不断上升，肥胖已经成为不容忽视的健康问题。

6. 健康素养　提升国民健康素养是提高我国国民健康水平的有效途径。根据国家卫生健康委 2021 年健康素养监测结果显示，我国国民健康素养稳步提升。2021 年，我国居民健康素养水平达 25.40%，其中城市居民健康素养水平为 30.70%，农村居民为 22.02%，较 2020 年分别增长了 2.62 和 2.00 个百分点。从地区上看，东部居民的健康素养水平高于中部和西部地区，分别为 30.40%、23.83% 和 19.42%，较 2020 年分别增长 1.34、2.82 和 2.70 个百分点。我国国民的基本知识和理念素养水平为 37.66%，健康生活方式与行为素养水平为 28.05%，基本技能素养水平为 24.28%。我国公民中医药健康文化素养水平 2021 年达到 21.26%，较"十三五"初期增长近 9 个百分点，在全国 15 ～ 69 岁人群中，具备中医药健康文化素养的人数约为 2.2 亿人。为了更好地提升国民的健康素养水平，需要加强对居民的健康宣传教育，重视健康的生活方式和行为，从根本上解决问题，起到预防疾病发生的作用。

（三）中国健康状况面临的挑战

在健康中国战略全面实施后，中国的卫生健康事业也取得了显著的成就，但同时也面临着一系列健康挑战。

1. 慢性病患病率不断升高　随着中国人口的老龄化和生活方式的变化，慢性病的患病率正在不断增加，糖尿病、高血压、癌症等疾病已经成为主要死因。2021 年，城市居民年龄别疾病别死亡率中，循环系统疾病死亡率最高，其次是肿瘤和呼吸系统疾病。循环系统疾病包括心脏病、高血压、脑血管病，高血压是引起心脑血管疾病的高危因素，而多盐多油的饮食、吸烟、超重或肥胖、饮酒过多都会引起高血压。

职场巨大的竞争压力下，人们被迫快节奏生活，从而导致饮食不规律，久坐不动且缺乏体育锻炼等问题，这些都是导致慢性病患病率不断升高的原因。如今，中国人均预期寿命不断增加，老年人口显著增多，慢性病病程长，给患病老人带来心理和生理双重负担的同时，也给我国医疗保障制度带来了挑战。因此，如何在人口老龄化背景下应对慢性病患病率不断提高带来的一系列问题，并保障人民的健康权益，有待进一步思考。

2. 精神健康问题突出　健康不仅是指没有疾病，而且是一种个体在身体上、精神上和社会上完全安好的状态。由于社会压力、竞争力和家庭压力等的增加，中国的抑郁症、焦虑症等精神健康问题的患者人数不断增加。根据《中国居民营养与慢性病状况报告（2020 年）》的数据显示，我国抑郁症患病率达 2.1%，焦虑症患病率 4.98%。此外，越来越多的青少年出现失眠、焦虑和抑郁等问题。在现实的压迫下，考取高分成绩成为孩子的唯一任务，近年来，青少年的心理健康问题也越来越受到重视。职业特征对人的心理精神状况产生影响，如从事高压、高负担的医疗行业，医护人员常常需要值夜班，饮食不规律，这导致他们自身处于亚健康状态，职业暴露、院内感染等风险大，社会支持度低，以及高强度、长时间的工作都容易造成医护人员产生心理问题。从事军人、警察等具有高职业风险工作的人也往往易产生精神问题。因此，应当关注群体心理健康，加强对重点人群的关爱，普及心理疾病相关知识，帮助人们了解、正视心理健康问题，引导他们寻求正确的发泄方式，以提升整个社会的心理健康水平。

3. 医疗资源配置不均衡　虽然我国各项医疗资源不断增加，但分配仍然存在不均衡的情况，大城市和发达地区的医疗资源配置仍高于农村和欠发达地区。此外，尽管分级诊疗制度得到不断推进，但其中一些政策并未得到充分贯彻实施，大量医联体呈现松散状态，未能实现患者的分流和提升基层医疗卫生机构的服务水平。同时，部分基层医疗卫生机构存在基础设施建设不足、缺乏先进的医疗设备、人才流失严重等问题，无法满足居民的医疗卫生服务需求。值得一提的是，互联网技术的进步也为改善医疗资源不均衡带来了机遇。利用互联网技术能够有效解决交通不便、排队时间长等问题，便利民众。积极探索互联网医疗新模式能进一步满足广大人民群众的医疗服务需求，更好地保障民众的健康权益。

本章小结

社会健康状况是指人群的健康状况，以及影响人群健康的各种因素的状况。社会健康状况评价包括人群健康状况评价和人群健康有关影响因素评价。社会健康评价的程序是确定社会健康状况评价的内涵、范畴，构建指标体系，收集相关信息，分析指标与结果。健康影响因素指标主要包括人口、自然和社会环境、卫生保健、健康素养与行为、健康公平等。慢性病患病率不断升高、精神健康问题突出、医疗资源配置不均衡是中国健康状况面临的挑战。全球慢性病正成为主要死因，老龄化的加速需要更多的健康支持，健康影响因素的复杂性加剧，给世界健康状况带来巨大挑战。

案例分析

我国主要健康指标将进入高收入国家行列

《"健康中国 2030"规划纲要》提出，到 2030 年，我国主要健康指标进入高收入国家行列，具体表现：人均预期寿命达到 79 岁，重大慢性病过早死亡率较 2015 年下降 30%，个人卫生支出占卫生总费用的比重降至 25% 左右，婴儿死亡率降低至 5‰，5 岁以下儿童死亡率降低至 6.0‰，孕产妇死亡率降低至 12/10 万，居民健康素养水平提高至 30%，经常参加体育锻炼的人数达到

5.3 亿人。

试回答：

1. 上述指标分别属于何种类型的社会健康状况评价指标？

2. 这些指标分别有何含义？

3. 为何将以上指标列为《"健康中国 2030"规划纲要》的主要健康指标？

思考题

请用社会医学的理论和方法，结合我国医药卫生体制改革，分析我国现阶段面临的主要卫生问题，并提出改良方案。

导引案例

促进健康老龄化

党的二十大报告指出，推进健康中国建设。实施积极应对人口老龄化国家战略，发展养老事业和养老产业，优化孤寡老人服务，推动实现全体老年人享有基本养老服务。健康老龄化，不仅要体现生命的长度，更要突出生命的质量。

（资料来源：《中国人口报》，2022年11月16日）

健康老龄化需多维度推进。健康老龄化，不仅体现在生命长度，更体现在生命质量。近年来，国家卫生健康委从预防保健、疾病诊治、康复护理等多维度构建老年健康服务体系，为促进健康老龄化提供支撑。

（资料来源：《健康报》，2021年10月12日）

试回答：什么是生命质量？

第一节　生命质量概述

一、生命质量研究的历史与发展

生命质量（quality of life，QOL）又称生活质量、生存质量。1933年，胡佛研究中心的奥格伯恩（Ogburn）主编的《近期美国动向》一书针对经济复苏后的美国社会犯罪率增加、社会动荡的局面开始了社会指标体系的研究，所以生命质量最初是一个社会学的概念。社会学意义上的QOL分为宏观、微观两个层次：宏观层次研究人口群体的生命质量，如世界、国家和地区人口的生命质量；微观层次研究个体和家庭的生命质量。

生命质量的研究主要经历了3个时期。

一是研究早期：生命质量的研究起源于20世纪30年代的美国，最先是作为一个社会学指标来使用。

二是成熟期：20世纪50～60年代是生命质量研究的兴起期。代表人物是美国经济学家加尔布雷斯（Calbraith J.K.），他于1958年撰写了《富裕社会》一书，认为生命质量的本质是一种主观体验，个人对其人生际遇程度及在社会中实现自我价值的体验等是生命质量的主要内容。1966年，波尔（Bauer）主编的《社会指标》论文集发表后，在社会学指标研究领域大致形成两大流派：一是客观社会学指标派，主要用一些社会及环境的客观条件指标来反映社会发展水平。二是主观生命质量派，强调个人对社会及环境的主观感受。

三是分化期：此期是生命质量在社会学领域研究的鼎盛时期，随着现代医学的发展和医学模式的转变，20 世纪 70 年代后期在医学领域备受瞩目，同时生命质量研究在社会学和医学的交叉学科社会医学领域得到了长足的发展，并逐渐形成了研究热潮。如生命质量测评已被广泛用于癌症、慢性病及某些特殊人群（如老年人）的测评，从而为治疗方法或干预措施的筛选、卫生资源分配的决策等提供综合依据。

总之，生命质量研究始于 20 世纪 30 年代的美国，兴起于 50 ～ 60 年代，70 年代后期在医学领域备受瞩目，并在 80 年代形成新的研究热潮。1992 年，专门的生命质量研究杂志（Quality of life Research）创立。1994 年，国际生命质量研究协会（ISOQOL）成立，召开一年一度的国际会议对有关问题进行探讨，并发行相应的生命质量研究通讯。目前，生命质量研究广泛应用于医学、社会学、伦理学、经济学等领域。

二、生命质量的相关概念与特征

（一）生命质量的含义

1. 生命质量的概念　何谓生命质量？至今未有公认的定义。多年来，不少学者对其概念进行了探讨，但多从自己的专业角度出发，从而导致其多义性和复杂性，提出的概念数以百计。按照 WHO 生命质量研究组的定义，生命质量是指不同的文化和价值体系中的个体对他们的目标、期望、标准及所关心的事情有关的生存状况的体验。

知识链接：

QOL 的多元化定义

科力波（Cribb）：对现实生活的满意程度。

斯吉帕（Schipper）：患者对疾病与治疗产生的一种躯体、心理和社会反应的实用的、日常的功能描述。

坎贝尔（Campbell）：个体从现实生活的总体验中引出的关于自身健康的主观体验。

沃尔克（Walker）：生命质量是一个包括生理、心理特征及其受限程度的广泛概念，描述了个人执行功能并从中获得满足的能力。

霍恩奎斯特（Hornquist）：对特定生存需要（外界标准和个体感觉）的满意程度。

卡尔曼（Calman）：某一特定时点个体期望与其现时体验的差别或距离，这种差别可随时间而改变，并可为个人成长所修正。改进生命质量包括改进有缺陷的生存方面（如疼痛）及调整个体期望，使之与客观现实更为接近。

勒威（Levi）：生命质量是对个人或群体所感受到的身体、心理、社会各方面良好的适应状态的一种综合测量，是患者对生活环境的满意程度和对生活的全面评价，包括认知、情感、行为方面，而测得的结果是用幸福感、满意感或满足感来表示。

塞拉（Cella）：生命质量是患者对现在的功能状态与其预期或认为可达到的功能状态相比时产生的赞同感和满足感。

---

2. 健康相关生命质量的概念　随着医学的进步和疾病谱的改变，健康观和医学模式也发生转

变。WHO 认为健康不单纯指没有疾病和虚弱状态，而是身体、心理、社会适应能力的良好状态。医疗卫生服务的目的也不是单纯地治愈疾病和解除疾病造成的痛苦和伤害，而是使患者免除疾病带来的躯体疼痛，舒缓心理压力，具有基本的社会交往活动能力。随着疾病谱的改变，威胁人类生存的主要疾病已不是传染病，而是难以治愈的癌症和心脑血管病等慢性非传染性疾病。显然，对这些疾病很难用治愈率、症状好转率、死亡率、生存率等传统的评价指标来综合评价医疗卫生服务的效果，特别是心理和社会适应能力方面的治疗效果。因此，迫切需要从全新的角度进行综合评价的指标体系，健康相关生命质量（health related quality of life，HRQOL）的概念也正是顺应这种需要而提出来的。20 世纪 70 年代末，医学领域广泛开展了生命质量的研究工作，探索疾病及治疗对生命质量的影响，形成了 HRQOL 的范畴。HRQOL 是指人们在病伤、医疗干预、老化和社会环境改变的影响下的健康状态，以及与其经济、文化背景和价值取向等相联系的主观体验。健康状态和主观体验构成了健康相关生命质量的主要内容。健康状态是从身体、心理和社会三方面来描述人们的功能状态，是生命质量中相对较为客观的成分。主观体验是指人们的需求和愿望得到满足时所产生的主观反应，属于生命质量的主观成分。

　　HRQOL 的提出与疾病谱的改变和对健康观的重新认识有关。随着疾病谱的改变，肿瘤和心脑血管疾病等慢性病成为威胁人类生存的主要疾病。尤其是像肿瘤这类疾病很难治愈，治疗手段对延长生命的效果并不十分肯定，治疗本身存在副作用。那么，如何评价其治疗的利弊？HRQOL 作为一种新的医疗结局评价技术，全面评价疾病及治疗对患者造成的生理、心理和社会生活等方面的影响。其不仅关心患者的存活时间，而且关心患者的存活质量；不仅考虑客观的生理指标，而且强调患者的主观感受和功能状况；不仅用于指导临床治疗，而且用于指导患者的康复和卫生决策。

　　1948 年，卡莫夫斯基（Kamofsky）和伯舍罗尔（Burchenal）用功能状况量表测量癌症化疗患者的身体功能状况。1976 年，普里斯特曼（Priestman）等人用线性模拟自我评估量表（linear analogue self-assessment，IASA）对乳腺癌患者化疗前后的健康感觉、情绪、活动水平、疼痛、恶心、食欲、家庭事务能力、社会活动和焦虑水平进行测定。HRQOL 的研究发展至 1977 年，IM（index medicus）第一次用 "quality of life" 作为医学主题词取代 "philosiphy"，收入 MeSH（medical subject headings）。美国药品与食品管理局（FDA）也于 1985 年开始在接受新药时要求同时递交药物对患者生存质量和生存时间影响的资料。HRQOL 评价的发展是多因素作用的结果，包括卫生保健消费者地位的提升，要求医疗结局资料包括患者提供的信息，以及公共政策部门、卫生服务提供者和研究者对于卫生费用上涨的趋势、医疗技术发展超越改善生存时间的需要及健康结局多角度测量等的兴趣。

　　鉴于本教材所述的生命质量属于社会医学范畴，故主要指健康相关生命质量，本章以下所述生命质量都是指 HRQOL。

知识链接：

谁的生命质量更高？

　　有甲、乙、丙三个人，他们同一天出生，都经历了婴儿期、少年期。到了青年期，他们生活能够自理了。接着他们进入了中年期，努力地学习和工作，并愉快地生活着，直至不同的某一天。甲是在 A 点突然直接跌至 E 点而死亡；乙是在 B 点慢慢地下滑至 E 点死亡；而丙则是先从 C 点比较突然地跌至 D 点，再从 D 点缓慢地拖延至 E 点而死亡。十分巧合，甲、乙、丙三人最后死在了同一天（图 8-1）。甲、乙、丙三个人的寿命一样不一样？三人中谁的生命质量更高？

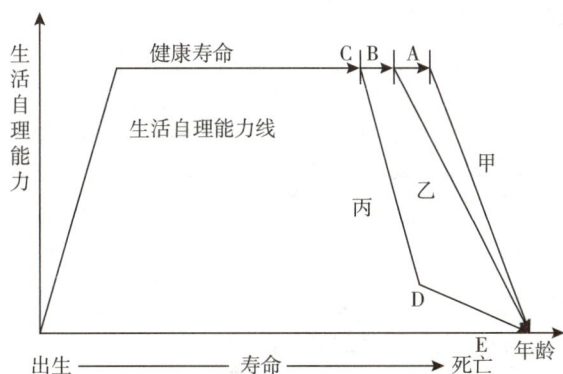

图 8-1　寿命和健康寿命关系图

（二）生命质量的特性

QOL 是一个与医学有关的多维概念，是可测的，而且很有必要进行测评，是一种全新的综合的健康评价技术和指标体系。测评对象可以是患者，也可以是"健康人"。其具体特性如下。

1. 综合性　QOL 是一个综合指标，包含身体功能、生理状态、社会适应能力、信念和信仰等多方面内容，即测量内容是一个多维资料。

2. 功能性　QOL 多采用功能或行为术语来说明，即应着重于具有某种状态的人的行为能力，注重疾病造成的后果，而不是临床诊断和实验室检查结果。

3. 自主性　在评价者方面，更多地采用自我评价，即由自己对自己的生命质量做出评价。这也强调了尊重被测试者的心理反应，不忽视社会环境的影响。

4. 主观性　反映 QOL 的指标常是主观指标。在评价 QOL 时，没有一个通用的客观的参考标准，同时受个体经济文化背景和价值观念的强烈影响，着重测评与个体生活事件有关的健康状态及其主观满意度。

5. 动态性　QOL 具有时变性，即随时间的变化而变化，有时比客观指标敏感。反应转移（生命质量自我评价的变化）是动态性的一种特殊表现。内在测评标准的改变、价值取向的改变、对生命质量的重新定义都会引起生命质量自我评价的变化。

第二节　生命质量评价内容、步骤与量表

一、生命质量评价的内容

根据 HRQOL 的基本概念和构成，生命质量评价是指具有一定生命数量的人在一定时点上的生命质量表现。健康或疾病是一个连续变动且不能截然区分的状态，生命质量随时间推移显示出平衡、改善和下降 3 种状态（图 8-2）。

健康相关生命质量通常包括生理状态、心理状态、社会功能状态、主观判断与满意度。此外，疾病特异量表还包括疾病症状等内容。生理、心理和社会功能状态是生命质量的重要内容。任何一种疾病或损伤都会导致这三方面功能的改变。反之，这三方面功能的改变能够大体地反映个体的生命质量状况。主观判断和满意度评价反映了个人对健康状态的自我评判及需求，或期望得到满足时所产生的主观认可程度，是生命质量的综合指标。

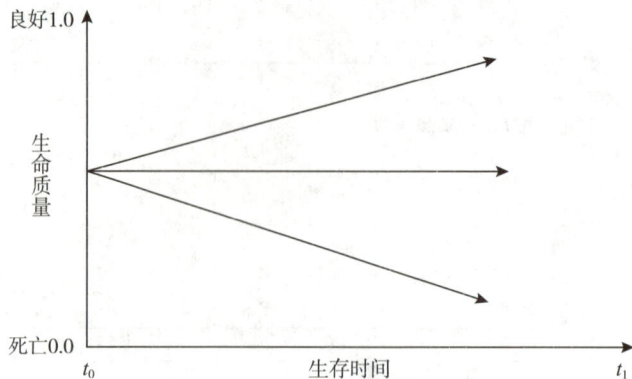

图 8-2 生存时间与生命质量两者之间的关系

（一）生理状态

生理状态反映个人体能和活动能力的状态，通常包括活动受限、社会角色受限和体力适度三方面的内容。

1. 活动受限 活动受限是指身体的活动能力或任何一个部位的活动由于某些原因而受到限制。常见的活动受限的原因有生理和心理两方面。活动受限包括 3 个层次：①躯体活动受限，如不能屈体、弯腰、行走困难等。②迁移受限，如卧床、不能驱车、不能利用交通工具等。③自我照顾能力下降，如不能自行梳洗、穿衣和进食等。通常所说的基本日常生活活动能力（basic activities of daily living, BADL）是指穿衣、进食、洗澡、上厕所、室内走动 5 项指标，是康复评价最常用的指标。

2. 社会角色受限 社会角色受限主要是角色社会活动的种类和数量受限、角色紧张、角色冲突等。其不仅反映患者的生理状态，而且受心理状态和社会生活状态的影响，因此是患者生命质量的一个综合性指标。

3. 体力适度 体力适度主要指个人在日常活动中所表现出的疲劳感、无力和虚弱感。许多疾病并不导致躯体活动受限，但通过降低患者的体力而使其角色功能下降。体力适度是一个相对概念，不同的社会角色在日常活动中所支付的体力是不同的，因此病中或病后所表现出的体力适度也是不同的。

（二）心理状态

所有的疾病都会给患者带来不同程度的心理变化，主要是情绪和意识。情绪反应和认知功能的测定是生命质量评价又一重要组成成分。

1. 情绪反应 当人们的情绪处在某种状态时，身体会发生各种不同的变化，称为情绪反应。情绪反应有不同的表现形式，如快乐时微笑、生气时皱眉、伤心时哭泣、恐惧时发抖。情绪反应是生命质量测量中最敏感的部分，不仅直接受疾病和治疗措施的影响，患者的生理状态和社会功能状态的变化也会间接地从情绪反应中表现出来。

2. 认知功能 认知功能是指人脑加工、储存和提取信息的能力，即人们对事物的构成、性能、与他物的关系、发展动力、发展方向，以及基本规律的把握能力。认知功能障碍包括感知、思维、注意、智能、自知能力的障碍。任何疾病的晚期都伴有认知功能的障碍，包括机智、思维、注意力和记忆力的损失。由于认知功能的改变是渐进的，所以认知功能在生命质量测量中不是一个敏感的指标，是否纳入生命质量测量内容要根据研究目的和对象而定。

（三）社会功能状态

社会功能包含两个不同的概念：社会交往和社会资源。社会交往根据其深度可分为3个层次：①社会融合。社会融合可以确保具有风险和社会排斥的群体能够获得必要的机会和资源。通过这些资源和机会，他们能够全面参与经济、社会和文化生活，享受正常的生活，享受正常的社会福利，以保障人们更多地参与关于他们生活和基本权利的获得方面的决策。②社会接触，指人与人之间、人与社会之间发生交互作用的最初行为，即互动的初步。其特别强调人际交往和社区参与，如亲友交往和参加集体活动等。③亲密关系，指个人关系网中最具亲密感和信任感的关系，如夫妻关系。社会资源不能被直接观察。社会资源的测量代表了个体对其人际关系充足度的评判，包括与能够倾听私人问题并提供实质性帮助和陪伴的亲友的联系。对社会资源感到满意的人往往感觉与别人"连线"或"接合"，感受到被关照、关爱和需要。社会资源的质量只能由个体来判断，通过向个体直接询问来进行测量。

（四）主观判断与满意度

1. 自身健康和生活判断　自身健康和生活判断是指个人对其健康状态、生活状况的自我评判，是生命质量的综合性指标。这类指标在生命质量评价中非常重要，反映在疾病和治疗的影响下患者生命质量的总变化，同时也反映患者对未来生活的期望与选择。

2. 满意度与幸福感　满意是一种心理状态。满意度是对待事件的满意程度，是个人的需求被满足后的愉悦感，是人的有意识的判断。而幸福感是对全部生活的综合感觉状态，产生自发的精神愉快和活力感。幸福感大致可从三方面来加以把握：①追求与满足感。个人的积极心态和基本需要是否得到了满足，最基本的是积极乐观，身心健康。②协调现在和未来。真正的幸福应该是当下有意愿的快乐与未来的幸福协调一致，既活在当下，也期盼明天。③幸福感的来源。物质带来的幸福感短暂且有可能有害；情感带来的幸福感持久且多多益善，如亲情、友情、爱情等；精神世界的丰富则更能带来幸福感的提高，如信念、信仰、自我实现、内心世界的丰富等。满意度和幸福感同属于当个人需求得到满足时的良好情绪反应。在生命质量评价中，满意度用来测定患者的需求满足程度，幸福感用来测定患者整个生命质量水平。

知识链接：

患者看病是其价值观的体现

斯隆·凯德琳癌症纪念研究中心血液学部主任斯蒂芬·尼默（Stephen Nimer）说过："患者做的选择必须与他们的生命哲学一致。"在有些患者的眼里，生命的质量并不重要，只有生命本身才重要，不管活着有多痛苦，他都要活下去。即使面对最可怕的放疗和化疗，也毫无退缩之意，他们的目标只有一个：把病治好，尽可能长地活下去！还有些患者看来，有尊严地活着胜过毫无质量地延长生命，为了延续生命而接受的种种痛苦的治疗，无异于对生命的折磨，他们宁可选择放弃。虽然这些患者可能患有相同的疾病，但他们的生命哲学大相径庭。每个患者的不同意愿远远不只表现在对生命质量的考虑，可能还包括他们对待生活的态度，和家人之间的关系，治疗经济成本的承受力，等等。可以说，每个患者看病都是他一种人生观、价值观的体现。

（资料来源：https://www.zhihu.com/question/21706032）

一些针对特殊人群或特定疾病的生命质量评价量表常常包括反映特殊人群特征或症状等疾病

特异的内容。评价内容应选择研究问题所涉及的目标，体现被评价对象的特征及其所关注的问题。如对艾滋病患者来说，社会歧视和自卑心理应纳入心理状态的测定。此外，评价内容应敏感、操作性强。

二、生命质量评价的步骤

按照目的和内容不同，生命质量的测定可有不同的方法，常见的有访谈法、观察法、主观报告法、症状定式检查法、标准化的量表评价法。目前，标准化量表测定是主流。下面介绍 QOL 量表选择或构建的步骤。

（一）量表的选择或建立

量表是生命质量评价的主要工具，其来源不外乎两种途径：一是利用现成的量表，二是重新制定新的量表。一般来说，针对某一研究需要如果存在适宜的外文量表，应将外文量表的规范引进作为首选，那么研究成果便能和国际同类工作进行比较。

1. 选择现成的量表　QOL 量表的研究越来越成熟，值得我们直接使用。

（1）量表测量的目的　选择量表时需核实或检验相应的测量目的，以明确其能否满足应用要求。如目的是用于临床（如治疗效果的评价），可以选择特异性量表，如肺癌可用肺癌患者生存质量测定量表 FACT-L。

（2）量表评价的对象　对于不同的评价对象应该选用不同类型的量表。如普适性量表的测定对象是一般人群或不同疾病或状况的人群，用于描述一般人群的生命质量状况和不同人群的生命质量的差异，如 WHOQOL-BREF 量表。相反，特异性量表包含很多与人群特征或疾病密切相关的内容，测定对象是特殊人群或特定疾病患者，如用于乳腺癌的 QLICP-BR 量表。

（3）量表的特性　好的量表应具有较好的测量学特性，如信度、效度、反应度、条目多少、计分是否简便等。信度是指测量结果反映出系统中偶然误差引起的变异程度，通常用信度系数来衡量。效度即量表的有效性和正确性，主要通过内容效度、结构效度和效标关联效度三方面来评价。反应度是指量表测出生命质量在时间上变化的能力和程度。

（4）内容的文化适应性　将西方的 QOL 量表应用于中国不失为一条捷径，但需要进行适当修订，使之成为适合中国文化背景的新的量表，并经过预试和性能测试后才能使用，这个过程即跨文化调适（cross-cultural adaptation）。生命质量量表的跨文化调适包括两个阶段：翻译和心理测评。其中，翻译阶段包括四个环节：正向翻译、质量控制、预实验和国际协调。心理测评的要素为翻译次数、信度、效度和反应度。

2. 建立新的量表　如没有现成的、有针对性的生命质量评价量表，就需要自己建立。生命质量量表的制定方法是一个复杂的系统工程，包括概念及操作化定义的确立、条目的形成及筛选、量表的考评及修订等一系列过程。其基本过程如下。

（1）明确测量对象及目的　确定所测的人群，从而决定制定普适性量表还是特异性量表及量表的使用目的。给出所测概念的操作化定义及构成，如所测生命质量指什么，包含哪些领域和维度及其含义。

（2）提出条目并形成问题库　通常选取一定数量的与生命质量主题有关的人，如患者、临床医护人员、心理学家、卫生管理人员、社区人群等组成专题讨论小组和核心工作组，负责量表的制定与考评。其中，专题小组的成员来源较广泛，集思广益，负责条目的提出。核心小组一般由专业人员组成，将提出的条目收回并进行整理，包括归类、筛除和合并等，构成条目池。

（3）确定条目的形式及回答选项 大多采用线性记分法和等级记分法。线性记分法一般给出一定长度（通常 0 ～ 10cm）的线段，并定出两端的选项，适用于一些反映心理感受和社会功能状态的条目。等级记分法主要根据状态的强度赋予一定的分值，各回答选项原则上通过反应尺度分析来确定，适用于测量客观功能状态和行为。

（4）形成初始量表 对条目池中的条目进行考察及必要的预试验，并根据结果的统计分析来进行条目的选择和改良，制定出初始量表，包括考察条目的困难度、反应分析、辨别力、代表性和独立性等。如用主观评价法考察条目的重要性，逐步判别分析考察条目的辨别力；用相关系数法考察条目的独立性；考察代表性可使用相关系数法、因子分析法和聚类分析法。

（5）预试与修改 初始量表一般在小样本调查对象中试用，主要检查量表内容是否与研究目的密切相关、文字描述是否清晰、被调查者理解量表有无困难、量表的问题和答案排列是否合理等问题。根据预试结果，去除具有诱导性或容易产生混淆的问题，以此来修改初始量表。

（6）量表质量评价 量表的质量需要通过实践的检验。主要的评价指标有信度、效度和反应度等。常用的信度评价方法有复测信度、复本信度、折半信度和内部一致性信度。常用的效度评价方法有内容效度、结构效度和准则效度。反应度评价一般采用与某种外部标准相比较的方法。比如，用某普适性量表每次间隔一个月、连续 3 次测量一批固定的人群的生命质量情况，若每次数据发生较大变化，表明该量表信度不佳。

知识链接：

小儿积滞病中医证候疗效评价量表的编制和北方地区检验

天津中医药大学第一附属医院儿科使用两轮德尔菲问卷，形成具有 24 个条目的初级评价量表；通过小范围测试，优化为具有 21 个条目的评价量表；探索性因子分析删除 3 个条目，剩余 18 个条目共提取合并 7 个公因子，累计方差贡献率为 68.76%；内容效度为 0.359 ～ 0.931；重测信度为 0.797 ～ 0.926；分半信度为 0.798；内部一致性均 >0.4；反应度中，量表总分及各维度得分在积滞患儿与非积滞患儿、积滞患儿自身治疗前后方面的差异均具有统计学意义（$P<0.05$）。"小儿积滞病中医证候疗效评价量表"具有良好的信度、效度和反应度，可用于北方地区小儿积滞病常见中医证候的临床疗效评价，在南方地区的使用待进一步检验。

（资料来源：《天津中医药》，2022 年第 39 卷第 7 期）

（二）生命质量评价的实施

1. 样本含量 生命质量测量样本含量可遵循以下原则来估计。

（1）测量目的与分层 如果测评目的是反映普通人群的健康状况，样本含量应大一些，这样结果比较稳定。如果测评目的是分析临床治疗前后差异，样本含量可小一些，只要能显示差异就可以了。值得注意的是，分层分析需使每层都有足够的样本含量，尤其是按多个因素组合分层时，要使得各个组合（如城市男性、城市女性等）的样本含量达到要求。

（2）多变量分析的经验借鉴 生命质量资料包含多个领域、维度和条目，是多终点资料，可借鉴一般多变量分析的样本含量估计的经验和方法。一般认为至少是变量数的 5 ～ 10 倍。

2. 测量对象的依从性 测量对象的依从性指被测者按要求完成量表的程度。如果依从性太低，研究结果就会有偏倚。量表简短有效，从测量对象角度出发制定调查过程，以及其亲友等相关人员的支持配合均有助于提高测量对象的依从性。

3. 测量对象的代理者　因为生命质量没有完全界定为自我的主观评判，所以产生了大量的代理评价的量表结果。所谓代理者是指代替患者进行生命质量测定的其他人，通常包括家庭成员、亲属、照料者、护士和医生等。当然，从生命质量的内涵来看，生命质量是不应该由代理者评价的。鉴于一些患者和特殊人群因为其特有的健康和文化原因不能自行填写量表，此时代理者的评价结果可以提供一定的参考依据。

（三）生命质量资料的统计分析

1. 生命质量资料的预处理　生命质量的资料分析不同于一般客观指标的分析，因为生命质量资料属于不可直接观察的主观资料。其统计分析需要进行一些过渡性预处理，如量化记分、逆向指标的正向化处理等。

2. 生命质量资料的评价目的　根据生命质量资料的特点，其分析评价可分为三类：①同一时点的横向分析，用于比较某个时点不同特征组的生命质量。②不同时点的纵向分析，用于比较同一组人群不同时点的生命质量，揭示生命质量在时间上的变化规律；也可以比较两组或多组人群的生命质量在时间上的变化规律是否相同。③生命质量与客观指标的结合分析。将生命质量与一些客观指标结合分析，可以起到取长补短、综合衡量患者的健康状况的作用，尤其是与生存时间的结合分析具有重要意义。

3. 生命质量分值的意义　生命质量分值是一个没有单位的相对数字，代表的意义要根据正常人群分值的分布状态来解释。不同量表测量结果及同一量表不同维度的分值不能直接进行比较。

三、生命质量评价量表

（一）生命质量评价量表的分类

根据使用对象不同将量表分为三类：普适性量表（generic scale）、疾病专用量表（disease specific scale）和领域专用量表（domain specific scale）。

1. 普适性量表　该量表主要用于一般人群的生命质量测定，有病或无病均可。常用的有MOSSF-36、WHOQOL-100、WHOQOL-BREF、中医生命质量评价量表（CQ-11D）等。

2. 疾病专用量表　该量表是针对特定人群某病种患者及某些特殊人群的专用工具。鉴于在使用不同量表测定多组患者时，测得的结果很难进行比较，还有一些量表在构成上不能得到公认，测得的是健康状态和症状，而不是生活质量，因此制定了一些疾病专用量表。常见的有西雅图心绞痛问卷（Seattle angina questionnaire，SAQ）、慢性呼吸性疾病问卷（chronic respiratory disease questionnaire，CRDQ）、成人哮喘问卷（asthma control test，ACT）。其他的有疾病影响量表（sickness impact profile，SIP）、健康效用指数（health utilities index，HUI）、诺丁汉健康量表（Nottingham health profile，NHP）和杜克健康测量表（Duke health profile，DHP）等。

3. 领域专用量表　领域专用量表是用于测量生活质量构成各领域的专用量表。领域专用量表在研究某一领域是比较方便的，但其测定结果不能说明总的生存质量状况。它在估计QALY和成本效益分析时很有帮助。常用的量表有日常生活独立活动指标（index of independence in activity of daily living，ADL）、不良反应和副作用评价的鹿特丹症状量表（Rotterdam symptom checklist，RCSL）、行为表现量表（Karnofsky performance status，KPS）、总体健康状况量表（general health questionnaire，GHQ。原来主要用于精神心理评定，后来推广用于一般的医学评定）等。

（二）常用生命质量评价量表

生命质量评价最常用的方法就是采用评价量表。表 8-1 介绍了信度与效度较好并得到普遍使用的常用生命质量评价量表。

表 8-1　常用的生命质量评价量表

量表名称	维度和内容	条目数
WHO 生命质量量表（WHOQOL-100）	6 个维度：生理领域、心理领域、独立性领域、社会关系领域、环境领域、精神支柱/宗教/个人信仰	100
WHO 生命质量量表简表（WHOQOL-BREF）	4 个维度：生理领域、心理领域、社会关系领域、环境领域	26
36 条目简明健康量表（SF-36）	躯体功能、因躯体问题所致的角色受限、社会功能、躯体疼痛、一般精神健康、因情感问题所致角色受限、生活、一般健康感知 6 个体验方面：疼痛、身体活动、睡眠、情感反应、精力、社会孤独感	36
诺丁汉健康量表（NHP）	7 个日常生活方面：职业、家务、个人关系、个人生活、性生活、嗜好、休假	45
良好适应状态指数评价量表（QWB）	三方面：移动、生理活动、社会活动综合性描述	22
一般心理完好指数（PGWBI）	六方面：躯体性疼痛、生活满意度、对生命的感觉、愉快和痛苦、轻松和焦虑、自我控制	22
一般健康评量指数（GHRI）	六方面：过去的、现在的、将来的健康感觉，对健康的关心与担心程度，对疾病的耐受力/敏感性，疾病态度	29
托仁斯（Torrance）健康状况分类系统	四方面：身体功能、角色功能、社会情感功能、健康问题	7
McMaster 健康指数	身体：活动性、自我照料、交往和整体身体表现 社会：一般完好情况、工作/社会角色表现、社会支持和参与、整体社会功能 情感：自尊、个人关系、重要生活事件、整体情感功能	59
癌症患者生活功能指数（FILC）	生活能力、角色功能、社会交往能力、情绪状态、症状和主观感觉	22
疾病影响量表（SIP）	身体：行动性、活动性、自我照料 心理：社会作用、交往、机敏行为、情感行为 其他：睡眠/休闲、饮食、工作/家务、娱乐活动	136
欧洲生命质量 5 维量表（EQ-5D）	5 个维度：行动能力、自我照顾、日常活动、疼痛/不舒服、焦虑/抑郁	5

知识链接：

中医生命质量评价量表（CQ-11D）介绍

中医药作为我国独特的医药卫生资源，在疾病预防、治疗、康复等方面的独特优势得到广泛认可。目前，国际通用型生命质量量表虽然应用广泛，但量表条目不能充分反映中医药对健康的干预。国内中医相关生命质量量表多从中医证候、症状角度研制，量表条目多用专业术语，患者不能够很好地自行判断，通用性、普适性程度较低，且尚无效用积分算法体系，与国际上基于偏好的生命质量评价体系难以有效对接。因此，需要构建以中医理论和中医健康观为指导思想的中医生命质量量表评价工具。中医生命质量评价量表（CQ-11D）是由中华中医药学会批准正式发布的行业标准性文件，标准编号为 T/CACM1361-2021，发布时间为 2021 年 8 月 18 日，实施时间为 2021 年 8 月 18 日。该量表由北京中医药大学朱文涛教授团队和业内专家编制而成。中医生命质量评价量表明确了生命质量评价的条目，用于评估接受中医干预人群及一般人群健康生命质量状况。中医生命质量评价量表标准文件主要包括术语和定义、中医生命质量评价量表指标、中医生命质量评价量表健康效用积分体系及规范性量表附录 4 部分。其中，中医生命质量量表共有 11 个条目和 1 个健康状态刻度尺。每个条目的健康效用评分分为 4 个水平，依据健康效用积分体系条目系数计算健康效用值。

（资料来源：《中国药物经济学》，2022 年第 17 卷第 5 期）

生命质量测定是深深扎根于本民族文化土壤中的，带有明显的文化烙印。国外对宗教信仰、个人隐私、性生活等远较国人重视，而国人比较重视社会地位、饮食文化、家庭和职业稳定等。因此，研制和应用具有中国文化尤其是中医文化特色的生命质量评价量表是非常必要的。

第三节　生命质量评价的应用

随着生物 – 心理 – 社会医学模式的发展，生命质量研究备受瞩目，形成了国际性研究热点。近 40 年来，QOL 评价已广泛应用于临床医学、预防医学、药物研究和卫生政策与管理等领域，研究对象包括各年龄和各种疾病人群。综合国内外健康相关生命质量的应用情况，大致包括以下几个方面。

一、人群健康状况评定

（一）普通人群健康状况评定

健康相关生命质量拓展了人们对于健康的认识。一些普适性的生命质量测定量表，如 SF–36 量表、WHOQOL 量表和 EQ–5D 量表等并不针对某一种疾病患者，可用于评定一般人群的综合健康状况，或者作为一种综合的社会经济和医疗卫生指标，比较不同国家、不同地区、不同民族人群的生命质量和发展水平，以及对其影响因素进行研究。20 世纪 80 年代以来，用生命质量来进行人群健康状况评价已广泛开展，美国、英国、澳大利亚、德国等均采用 SF–36 量表进行了不同年龄、性别人群健康状况测评。2001 年，瑞典克里斯蒂娜·伯思托（Kristina Burstrom）等运用 EQ–5D 量表开展了瑞典人群的生命质量测量。此次研究尝试将先前调查的人群生存情况数据与 EQ–5D 量表五个维度所反映问题匹配起来，结果同样有效反映了不同年龄、社会经济学因素和疾病影响下的生命质量差异。我国的国家卫生服务调查也采用 EQ–5D 对城乡居民进行调查，形成了全国性的生命质量评定资料，建立了分年龄、性别的普通人群常模，提供了量表在不同社会经济地位人群中的效度。另外，随着个性化生命质量测量概念的引入，也有助于未来面向一般人群设计更适宜的健康管理方案。

（二）特殊人群健康状况评定

生命质量评定也可在特殊人群中进行，以了解其健康状况及影响因素，并解决某些相关问题。例如沃尔克（R. T. Volk）等研究发现酒精依赖的患者 SF–36 量表每个维度分数心理健康总分较低，提示酒精依赖与下降的 QOL 可能以焦虑的共存作为中介。

二、疾病负担评估

疾病负担是疾病、伤残和过早死亡对整个社会经济及健康的压力，包括流行病学负担和经济负担。例如肿瘤和慢性病，由于病程长、较难治愈，所以给社会带来严重的疾病负担，也一直是医学领域生命质量研究的主流。除了发病率、患病率、死亡率等指标以外，QOL 不同维度情况及质量调整生命年（quality-adjusted life years，QALYs）是评价疾病负担的有效指标。质量调整生命年是用生命质量对寿命进行调整后得到的一个能综合反映生存数量和质量的指标。

例如吉尔弗里 .P. 约斯（Geoffrey P. Joyce）等人对选定的慢性病的医疗支出分布和在病程不同阶段的影响进行分析，使用微观分析模拟模型来估计 65 岁至死亡之间的慢性病状况对预期寿命和医疗支出的影响，使用 QALYs 研究发现一个有严重慢性病的人比非慢性病患者每年在医疗方面多花 1000 ～ 2000 美元。又如 Christian J.Hendriksz 发现糖胺聚糖贮积症ⅣA 型患者，无论是成人还是儿童，在活动能力、自我照顾、日常活动、疼痛 / 不适和焦虑 / 抑郁均受损。而在活动能力方面，使用轮椅与护理人员负担显著相关。由于坐轮椅的患者比偶尔使用轮椅的患者需要更多的护理服务，所以即使患者活动能力的微小改善也可能大大降低护理负担。

三、卫生服务效果评价

传统的健康状况评价指标如死亡率、预期寿命等是过去评价卫生服务效果的主要指标。上述指标以死亡为基础，仅测量健康的一个方面，即负向健康。以死亡为结局的健康评价忽视了健康到死亡的过程，并且是否健康由医生进行评价。近年来，顺应医学模式转变，除了传统意义上的医学终点，不同疗法或干预措施对于患者功能和良好适应的影响正在越来越多地得到关注与评价，生命质量越来越多地作为卫生服务效果评价及方案选择的依据。

纳卡（Nacca）等报道，对重度心功能不全患者进行持续性血液透析，12 个月后用明尼苏达心功能不全量表（Minnesota living with heart failure，MLHF）评价患者，结果较治疗前改善。日本学者神谷（Kamiya）等报道了冠状动脉介入或冠状动脉旁路移植术后的 80 岁以上老年冠心病患者术后 5 年用西雅图心绞痛量表（Seattle angina questionnaire，SAQ）对其 QOL 进行评价，结果显示满意。国内丰雷等用 SAQ 比较了心绞痛患者服用冠心通脉胶囊后的各 QOL 积分，均有明显改善。英国国家医疗服务体系（National Health Service，NHS）将患者报告结局（PRO）纳入结局框架，作为医疗机构年度质量测算项目之一，收集接受髋关节置换术、膝关节置换术、腹股沟疝手术、静脉曲张手术等患者的 PRO 数据，用于评估医疗机构的医疗服务质量。

知识链接：

PRO 在临床治疗效果评估与医疗服务质量评价中的应用

生命质量指标也可以反映卫生服务在人群中产生的效果。国内学者研究发现，社区高血压群组干预管理能更好地提高患者的生命质量，改善患者的血压控制。用生命质量指标的测定来评价社区卫生服务效果也可弥补传统发病率、患病率、病死率等相对数指标在应用于社区时敏感性弱、稳定性差的不足。

四、卫生服务方案的选择

从生命质量角度评价卫生服务效果可以作为医生选择治疗方案的基础。长期以来，有关药物或治疗方法的选择都以医生的专业知识和经验判断为基础。HRQOL 可帮助医生判断具体治疗方案或预防康复措施的实施与否，以及会对患者今后的生活产生多大的影响。通过测定与评价患者在不同疗法或措施中的生命质量，为治疗和预防康复措施的比较与选择提供新的参考依据。

例如，对于肢体肉瘤的治疗方法通常有两种：一是截肢；二是保留疗法并辅以大剂量的放射治疗。传统的观点认为能不截肢尽量不截肢。苏加贝克（P. H. Sugarbaker）等对 26 名肢体肉瘤患者开展了生命质量评价，其中 9 名截肢，17 名采取保留疗法。比较发现两组患者总的生命质量没有统计学差异（表 8-2），但在情绪行为、自我照顾和活动、性行为等方面出现了显著差异。保留疗法对患者的情绪行为、自我照顾和活动、性行为的损害较截肢疗法严重。由此，苏加贝克等得出这样的结论：从生命质量、减少复发的愿望出发，更应考虑截肢。

表 8-2　肢体肉瘤患者截肢与保留疗法的生命质量比较

评价内容	截肢疗法	保留疗法	P 值
情绪行为	3.60	11.2	<0.05
自我照顾和活动	2.45	24.5	<0.01
性功能	0.40	3.5	<0.01

注：低分表示生命质量好。

针对患者的个性化生命质量测量工具的不断开发可辅助临床医生结合患者的治疗目标和期望选择治疗的方法和进行疗效监测，从而让患者也参与治疗方案决策，使治疗最大限度地满足患者的健康需求，并且控制医疗成本，提高患者依从性和就医满意度。

五、卫生资源配置与利用决策

随着 QOL 量表信度和效度的不断完善，在政策制定中越来越多地得到使用。基于生命质量的某一时期人口健康状况评定，以及不同时期人口健康的变化评估与监测卫生服务的质量与效果，为进一步合理配置卫生资源提供信息。

优化卫生资源配置与利用决策分析的主要任务就是选择投资重点，合理分配与利用卫生资源并产生最大的收益。医疗卫生决策通常要考虑单位成本所带来的效用。成本/效用指标用每拯救一个 QALYs 所需要的费用（即 COST/QALY）来表示，相同成本产生最大的 QALYs 就是医疗卫生决策的原则，如尿毒症治疗的成本效用分析（表 8-3）。

表 8-3　尿毒症治疗的成本效用分析

治疗技术	QALY／人	COST／人年	COST	COST／QALY
腹膜透析（4 年）	3.4	12886	45678	13433
血液透析（8 年）	6.1	8569	55354	9075
肾移植（近 10 年）	7.4	10452	10452	1413

注：表中 COST 的单位均为美元。

在卫生经济学中，卫生资源的配置与利用决策分析常通过成本 – 效益或成本 – 效果分析来实现，且常用预期寿命作为综合的效果指标来衡量。但随着 HRQOL 研究的广泛和深入，人们愈来愈倾向于用 QALYs 或 DALYs（残调整寿命年，disability-adjusted life years）等指标来综合反映卫生投资的效应。对卫生部门来说，任何一项卫生投资都希望以最小的投入获得最大的效益，而最大的效益就是给人们带来更多 QALYs 或 DALYs 等。通常以每获得一个 QALY 或 DALY 所需的成本来评价各种卫生方案或资源配置与利用的效益。在预期寿命不断提升，健康预期寿命受到越来越多关注的背景下，以 QALYs 作为效用指标可为"健康中国"战略下优化卫生投资起到一定推动作用。

本章小结

生命质量（QOL）评价广泛应用于人群健康状况的评定、疾病负担的评估、卫生服务效果评价、卫生服务方案的选择、卫生资源配置与利用的决策、健康影响因素与防治重点的选择。QOL 的测定可有不同的方法，目前标准化量表测定是主流，常用的 QOL 量表有良好适应状态指数、疾病影响量表、36 条目简明健康量表、WHO 生存质量测定量表等。

案例分析

香港人群中医体质调查

调查应用国际通用的健康相关生命质量量表 SF-36 和标准化的中医体质量表，采用横断面现场调查的方法，对香港地区一般人群中医体质因素对 HRQOL 的影响进行了初步探讨。与平和质相比，气虚质在生理领域的 HRQOL 减损的相对危险度为 5.17，比其他 7 种偏颇体质高，主要表现在生理功能、躯体疼痛及一般健康维度，HRQOL 减损的相对危险度为最高。此外，气虚质在精力和情感功能的相对危险度分别是平和质的 4.71 倍和 3.23 倍，均是 HRQOL 降低的第一因素。气郁质在心理领域 HRQOL 减损的相对危险度为 3.08，主要表现在情感功能和精神健康上，与气郁质特点相符。痰湿质在生理功能及社会功能维度 HRQOL 减损的相对危险度分别是平和质的 2.58 倍和 4.37 倍，湿热质在心理领域减损的相对危险度为 4.76。调查结果显示，痰湿质对生理功能、躯体疼痛、一般健康状况是负面影响；湿热质对于一般健康状况、心理领域是负面影响。综上所述，由于地理环境的屏风效应，湿热秽浊难以消散，以及生活习俗、现代社会生存法则的综合影响，使香港地区形成了以气虚质、气郁质、痰湿质和湿热质为主的独特的中医体质类型。

（资料来源：《中国中医药信息杂志》，2011 年第 18 卷第 5 期）

试回答：

1. 一般人群中医体质影响因素与 HRQOL 的密切关系。

2. 香港是一个位于热带和亚热带的过渡区域，加上其特有的社会生活、饮食习惯，香港人群的中医体质与多发疾病有怎样的特殊性？

思考题

1. 你如何理解健康相关生命质量的内涵？

2. 生命质量评价主要可以采取哪些方法？

3. 具有中医特色的生命质量量表应该如何体现中医理论？

实践模拟训练

在临床实践中，对糖尿病患者治疗效果的评价主要集中于客观的生化指标，然而，社区糖尿病防治的目的不应仅仅是血糖水平的控制和并发症的减少，还应有生命质量的提高。

训练要求：应用 SF-36 量表对某社区糖尿病管理患者生命质量进行调查，以了解糖尿病管理患者的生命质量情况及影响因素，为糖尿病患者治疗时生命质量的改善提供一定的依据。

导引案例

不良行为生活方式的"功劳"

王某，男，27岁，成都市某电子厂流水作业员工，平时烟不离手，较少进行体育锻炼，有高血压家族史。王某最近身体常出现不适症状，伴有头晕、胸闷，随即前往成都市某健康管理中心体检。体检结束后一周，王某收到了健康评估结果，其结果显示王某未来患冠心病的可能性是当地平均水平的3.1倍。

试回答：

1. 健康管理中心如何评估出王某未来患冠心病的可能性是当地平均水平的3.1倍？

2. 健康管理中心该如何解决王某的健康问题？

第一节　健康危险因素评价概述

在人类的生活环境中存在着许多复杂的健康危险因素，我们只有对健康危险因素进行精准认定和评价，才能有效地进行行为干预，规避疾病和死亡风险，提高个人与人群的健康水平和生命质量。

一、健康危险因素的概念及作用过程

（一）健康危险因素的内涵

健康危险因素（health risk factors）是指可能使不良健康后果（疾病、死亡等）发生的概率增加的各种因素，包括环境、经济、社会、心理、行为等多方面的因素。有效健康管理的前提与关键是精准认定、评价和控制健康危险因素。

（二）健康危险因素的种类

健康危险因素的分类有多种形式，有直接健康危险因素和间接健康危险因素，有群体健康危险因素和个体健康危险因素，概括为以下六类，如图9-1所示。

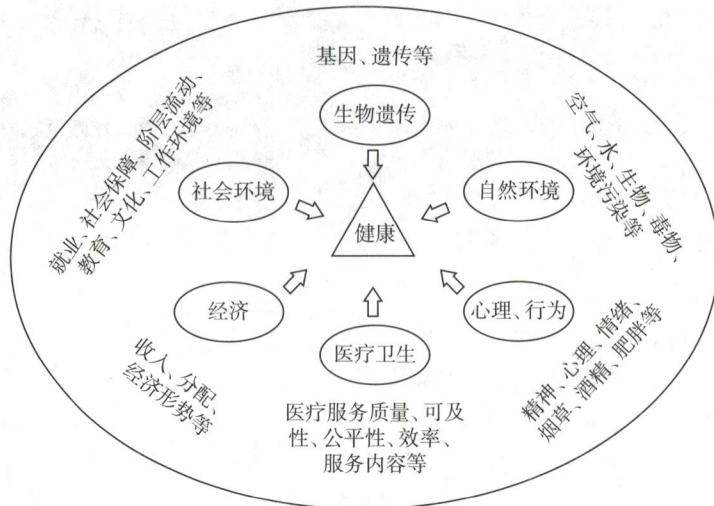

图 9-1   健康危险因素的种类

1. 生物遗传危险因素   人类有许多疾病如血友病、精神性痴呆等直接与遗传因素有关。随着医学的发展和对疾病认识的不断深入，人们发现遗传因素常常还和许多环境因素、行为因素等联合作用，影响着人们的健康，如一些心脑血管疾病、糖尿病等。

2. 自然环境危险因素   自然环境中天然存在着许多有危害性的病毒、毒物和细菌等，它们往往是导致某些传染病、寄生虫病等的主要原因。另外，当自然环境遭到破坏、环境被污染、生态平衡被打破时，人类的健康将受到巨大威胁。这些问题正是现代社会的主要健康杀手。

3. 社会环境危险因素   政治、经济、社会和文化等是社会环境的主要内容。社会的稳定发展、和谐发展对我们的健康有重要影响。如果社会发展失衡，社会公平正义缺失，社会阶层固化和社会冲突，将直接影响人们的获得感、安全感和幸福感，尤其是弱势人群，在失衡的社会环境中往往更弱势，其健康面临的威胁也更大。

4. 经济危险因素   经济类因素是社会环境因素的主要内容之一，但由于其在社会环境因素中的基础性作用，因此需要对其进行强调。经济因素包括非常丰富的内涵，如收入、职业、分配等。这些因素直接影响着人们的社会经济地位，影响着人们的生活环境和行为方式。已有很多研究显示，收入与健康之间有着密切关系。

5. 心理、行为危险因素   人是生物、心理和社会的统一体。良好的心理状态是健康的必要条件和构成要素。心理因素以情绪为中介，对人类的神经、内分泌和免疫系统产生直接影响。在持续压力性因素的影响下，常常容易导致心理障碍、内分泌紊乱和免疫力下降等身心疾病。现代社会生活节奏不断加快，职业和生活压力也日趋紧张，往往使人们面临着持久而过大的压力，也使心理健康成了目前的主要健康问题。《柳叶刀》最新研究结果显示，由于 COVID-19 大流行，世界范围内的抑郁症和焦虑症病例增加了四分之一以上，女性和年轻人受抑郁症和焦虑症的影响最大。

目前，慢性病占据了疾病谱和死亡谱的主要位置，是人类健康的主要威胁之一，而不良生活方式是慢性病的主要原因之一。研究显示，不良的生活方式与呼吸系统、消化系统和心脑血管系统的疾病等有直接联系。由国家卫生健康委发布的《中国吸烟危害健康报告 2020》显示，我国吸烟人数超过 3 亿，2018 年 15 岁以上人群吸烟率为 26.6%，其中男性吸烟率为 50.5%。我国每年有 100 多万人因烟草失去生命，如果不采取有效行动，预计到 2030 年将增至每年 200 万人，到 2050 年增至每年 300 万人。庞大的吸烟人群带来了非常严重的健康问题。

6. 医疗卫生服务中的危险因素 医疗卫生服务的主要功能是保护和促进健康。医疗卫生服务的可获得性、可及性、可接受性、经济上的可承担性、公平性和效率等是影响医疗卫生服务效果的重要维度与因素。当医疗卫生服务投入有限，人们很难获得；地理因素、组织管理等多方面原因可能导致个人对医疗卫生服务不可及。当医疗卫生服务的价格远远超过人们在经济上的承受能力时，当医疗卫生服务的公平与效率缺失时，医疗卫生服务将无法实现对健康的保护和促进，甚至有可能危害个人与人群的健康。

（三）健康危险因素的特点

1. 潜伏期长 危险因素暴露之后，往往要经过反复、长期的接触才会发病。一些慢性疾病，如心脑血管疾病，需要长年累月地不断积累。潜伏期延长使危险因素与疾病之间的因果联系不易确定，给预防带来一定困难，但同样也为干预提供了可能机会。

2. 特异性弱 危险因素对健康的作用，往往是一种危险因素与多种疾病有联系，也有可能是多种危险因素引起一种慢性病，很少是单因单果。如吸烟是引起肺癌、支气管炎、心脑血管系统疾病等多种疾病的危险因素。冠心病的发生与高脂饮食、盐摄入量过多、吸烟、紧张、静坐作业方式和肥胖等多种因素有关。

3. 广泛存在 危险因素广泛存在于人们的日常生活之中，但由于其潜在性、渐进性等原因，往往没有引起人们的足够重视。

4. 联合作用 导致疾病的原因往往是多重因素叠加影响。多种危险因素同时存在，可以明显增强致病危险性，以及疾病治疗的复杂性。如吸烟者同时接触石棉和其他有害金属粉尘，肺癌的发病概率要比单纯吸烟者增加几倍或十几倍。

（四）健康危险因素的作用过程

健康危险因素对健康的不利影响往往需要经过反复、长期的接触才会产生。了解健康危险因素对健康危害的作用过程是我们进行及时有效的预防、治疗和康复的前提。当健康危险因素处于低危险状态之下时，要及时进行预防；当尚无临床症状，但体内已发生某些病理改变时，要早发现、早诊断、早治疗；当疾病已经形成时，要及时治疗，防止恶化，促进功能恢复，减少残障。如图9-2所示，健康危险因素的作用过程可分为6个阶段。

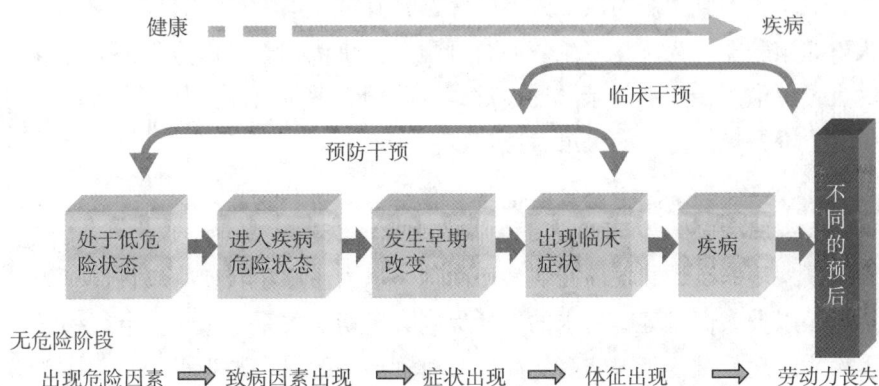

图 9-2 健康危险因素的作用过程

1. 处于低危险状态 该阶段人们的生活环境中存在着一定的危险因素，但由于危险因素暴露时间短、程度较轻，对健康暂时没有明显的危害。

2. 进入疾病危险状态 随着危险因素暴露时间的延长和暴露程度的提升，其对人体健康的危害逐步增强，如果不及时进行预防，很可能使人体进入疾病状态。但由于疾病尚未形成，此阶段及时进行预防，可以有效防止疾病的发生。

3. 发生早期改变 此阶段指疾病已经形成，身体常出现不适症状，但体征检查有可能没有问题，需要早发现、早诊断、早治疗，及时进行干预。

4. 出现临床症状 当出现症状时，有可能体征不明显。当出现临床症状时，即体征明显，身体发生了可逆的功能损害，需要及时阻止危险因素的进一步作用，使病程及时逆转。

5. 疾病 此阶段症状与体征都十分明显，需要及时就医，但相对"发生早期改变"阶段，病程逆转难度增大。此时需要积极进行治疗，改善症状与体征。

6. 不同的预后 通过积极的治疗和康复等措施，有可能实现身体的康复，但也有可能由于症状加剧，导致劳动能力丧失。此阶段康复治疗是主要的应对措施。

二、健康危险因素评价的含义和作用

（一）健康危险因素评价的含义

健康危险因素评价（health risk factors appraisal，HRA）是研究危险因素与慢性病发病及死亡之间数量依存关系及其规律的一种技术方法。它研究人们生活在有危险因素的环境中发生死亡的概率，以及当改变不良行为、消除或降低危险因素时可能延长的寿命。

（二）健康危险因素评价的作用

1. 促进行为改变 行为改变后促其养成良好生活习惯。健康危险因素评价能够快速对个体的健康和行为习惯进行评估，发现问题所在，并提出有针对性、个性化的健康教育和健康促进措施，能有效促进个体改变不良生活习惯。有研究显示，通过对大学生进行带有反馈机制的生活习惯调查分析，可以有效控制非吸烟学生染上吸烟恶习和改变吸烟者的吸烟行为。

2. 筛选危险人群 为提高疾病早期干预率，应用健康危险因素评价从普通人群中找出高危人群，并及时对高危人群进行相关的实验室检查，能够有效提高许多疾病的早期干预率。例如，学者潘晓平等筛选了北京、广东两地妇女罹患乳腺癌危险因素，制定出了适合我国国情的乳腺癌危险度评价模型，对于我国乳腺癌高风险人群的筛选具有重要参考价值。

3. 收集人群健康数据 为优化卫生资源合理配置提供依据，健康危险因素评价不仅可以应用于个人，同时也可以应用于人群健康。通过健康危险因素评价可以大量收集人群的健康数据，能够为合理配置卫生资源提供重要的决策参考。

三、健康危险因素评价的产生与发展

健康危险因素评价的产生和发展与疾病谱由传染病为主逐渐转变为以慢性病为主、慢性病病因学研究的进展，以及人们对健康需求的不断提高有密切的关系。基于在流行病学研究方面取得的进展，许多疾病的病因被逐步揭晓。例如，心血管疾病的发生与吸烟、缺乏体育锻炼、体重超重等因素有关。这些医学领域的发现与进步使我们开展健康危险因素评价，预测疾病的发生和发展存在了可能性。同时，由于目前许多慢性病暂时还难以完全治愈，提前预防是最经济、最有效的应对办法，而健康危险因素评价是我们能够针对性地、高效率地进行疾病预防的重要基础和前提。

健康危险因素评价最早于 20 世纪 40 年代提出。列维斯·罗宾兹（Lewis C.Robbins）医生首次提出健康风险评估的概念，他于 20 世纪 40 年代进行了大量的子宫颈癌和心脏疾病的预防实践工作，从中总结了这样一个观点：医生应该记录患者的健康风险，用于指导疾病预防工作的有效开展。20 世纪 50 年代，列维斯·罗宾兹担任公共卫生部门在研究癌症控制方面的领导者，主持制定了《十年期死亡风险表格》（tables of 10 year mortality risk），并且在许多小型的示范教学项目中，以健康风险评估作为医学课程的教材及运用的模式。20 世纪 60 年代，列维斯·罗宾兹和霍尔（Hall）针对实习医生共同编写了《如何运用前瞻性医学手册》（《How to Practice Prospective Medicine》），其中提供了完整的健康风险评估工具包，包括问卷、风险计算及反馈沟通方法等。20 世纪 70 年代，生物统计学家哈维·杰勒（Harvey Geller）和健康保险学家诺曼·杰思纳（Norman Gesner）制定了《Geller Gesner 危险分数转换表》。以上为健康风险评估的大规模应用和研究发展奠定了基础。在随后的几十年里，健康风险评估技术得到了长足的发展。目前，健康风险评估广泛应用于预防医学、职业卫生和临床医学等领域。

中国健康风险评估技术发展起步较晚，20 世纪 80 年代才开始引入。开始阶段主要以介绍和应用国外的研究成果为主。但近年来，我国利用风险概念和分析方法对健康风险进行评价的应用研究取得较大进展。现在已进入以计算机、数学模型为工具，综合生态学、卫生学、毒理学、统计学、水文学、地理学、地质学、化学、物理学、社会学等几乎所有自然科学和部分社会科学有关的内容、成果、先进方法进行分析研究的阶段。另外，2000 年开始，国内陆续从国外引进了健康风险评估系统。因为中美两国在人种、流行病学、经济、社会环境等各方面存在着差异，所以引进这种系统之后，其本土化非常重要。目前在国内比较成熟的健康管理系统有两个：一个是医博士（DrMed）健康自我管理系统，另一个是中国国民健康风险评估（Chinese health risk appraisal，CHRA）系统。前者整合了国外多个健康管理系统，后者主要是美国密歇根大学健康管理系统的引进版。由于国内的健康风险评估刚刚起步，属于相对较新的领域，国人对其了解还相对有限。党的二十大报告指出，要推进健康中国建设。《"健康中国 2030"规划纲要》作为今后一段时间里推进健康中国建设的行动纲领，提出"要坚持以人民为中心的发展思想，坚持正确的卫生与健康工作方针，坚持健康优先、改革创新、科学发展、公平公正的原则，以提高人民健康水平为核心，从广泛的健康影响因素入手，以普及健康生活、优化健康服务、完善健康保障、建设健康环境、发展健康产业为重点，把健康融入所有政策，全方位、全周期保障人民健康，大幅提高健康水平，显著改善健康公平"。其原则、重点和目标都与健康危险因素评价密切相关。

第二节　健康危险因素评价

一、健康危险因素评价资料的收集

健康危险因素的评价方法主要包括临床评价、健康过程与结果评价、生活方式和健康行为评价、人群健康评价等，其包括了 3 项核心内容：信息收集、评价和教育，具体实施过程包括至少 8 个步骤，如图 9-3 所示。

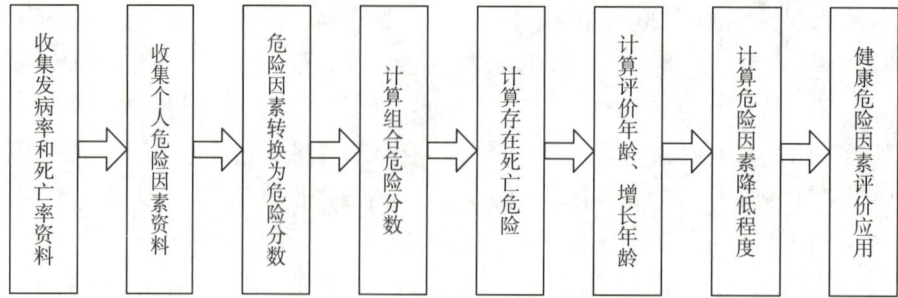

图 9-3 健康危险因素评价的步骤

（一）收集当地年龄别、性别、疾病别发病率和死亡率资料

健康危险因素评价主要是阐述疾病危险因素与发病率及死亡率之间的数量关系。通过健康危险因素评价，我们可以基于当地某种疾病的发病率及死亡率，而得到某人可能的患病率及死亡率。如表 9-1 列举，某 41 岁男子患冠心病的死亡危险值是当地冠心病平均死亡率水平的 1.9 倍。因此，健康危险因素评价必须首先收集当地年龄别、性别、疾病别发病率和死亡率资料，了解各项疾病或死亡原因的发病率和死亡率水平，收集、分析各种导致疾病与死亡的影响因素。同时，运用相关统计方法，如 Logistic 回归分析等方法筛选出主要的危险因素。

由于目前仍有许多疾病无法确定其主要危险因素，在进行健康危险因素评价时，应该以当地主要的疾病，以及有明确危险因素的疾病作为研究对象。如阿尔茨海默病的病因目前还存在着一些争议，其致病原因并未完全明确，所以不宜选择。另外，还必须选择一种疾病，而不是一类疾病，如高血压，而不是心脑血管疾病。上述这些资料可以通过死因登记报告、疾病检测等途径获得，也可以通过回顾性调查获得。

表 9-1 某 41 岁男性健康危险因素评价表

疾病名称	10 万人口×死亡率	危险指标	测量结果	危险分数 ×	危险分数 +	组合危险分数	存在死亡危险（1/10万）	医生建议改变危险因素	新危险分数 ×	新危险分数 +	新组合危险分数	新存在死亡危险（1/10万）
1	2	3	4	5	6	7	8	9	10	11	12	13
冠心病	1877	血压（kPa）	120/70	0.4				—	0.4			
		胆固醇（mg/dL）	192	0.6				—	0.6			
		糖尿病史	无	1.0				—	1.0			
		体力活动	坐着工作	2.5	1.5	1.9	3566.3	定期锻炼	1.0		0.108	202.716
		家族史	无	0.9				—	0.9			
		吸烟	不吸	0.5				—	0.5			
		体重	超重30%	1.3	0.3			降至平均体重	1.0			
车祸	285	饮酒	不饮	0.5				—	0.5			
		驾驶里程	每年25000km	2.5	1.5	1.9	541.5	—	2.5		1.9	541.5
		安全带使用	90%	0.8				100%	0.8			

续表

疾病名称	10万人口×死亡率	危险指标	测量结果	危险分数 ×	危险分数 +	组合危险分数	存在死亡危险（1/10万）	医生建议改变危险因素	新危险分数 ×	新危险分数 +	新组合危险分数	新存在死亡危险（1/10万）
1	2	3	4	5	6	7	8	9	10	11	12	13
自杀	264	抑郁	经常	2.5	1.5	2.5	660	治疗抑郁	1.5		1.5	396
		家族史	无	1.0					—			
肝硬化	222	饮酒	不饮	0.1		0.1	22.2		0.1		0.1	22.2
脑血管病	222	血压（kPa）	120/70	0.4					0.4			
		胆固醇（mg/dL）	192	0.6		0.19	42.18		0.6		0.19	42.18
		糖尿病史	无	1.0					1.0			
		吸烟	不吸	0.8					0.8			
肺癌	202	吸烟	不吸	0.2		0.2	40.4		0.2		0.2	40.4
慢性风湿性心脏病	167	心脏杂音	无	1.0					1.0			
		风湿热	无	1.0		0.1	16.7		1.0		0.1	16.7
		症状、体征	无	0.1					0.1			
肺炎	111	饮酒	不饮	1.0		1.0	111		1.0		1.0	111
		肺气肿	无	1.0					1.0			
		吸烟	不吸	1.0					1.0			
肠癌	111	肠息肉	无	1.0		1.0	111		1.0		0.3	33.3
		出血	无	1.0					1.0			
		肠炎	无	1.0					1.0			
		直肠镜检	无	1.0				每年检查一次	0.3			
高血压心脏病	56	血压（kPa）	120/70	0.4				—	0.4			
		体重	超重30%	1.3	0.3	0.7	39.2	降至平均体重	1.0		0.4	22.4
肺结核	56	X线检查	阴性	0.2					0.2			
		结核活跃	无	1.0		0.2	11.2		1.0		0.2	11.2
		经济和社会地位	中等	1.0					1.0			
其他	1987			1.0		1.0	1987		1.0		1.0	1987
合计	5560						7150.9					3506.516

（二）收集个人危险因素资料

收集当地主要疾病和死亡原因的相关资料。基于这些死亡疾病和死亡原因的主要危险因素，并将其作为个人危险因素信息收集表的主要框架和内容。例如，假设冠心病是某地40～44岁人群的主要死亡原因之一，我们要评价当地某41岁男子患冠心病的死亡危险值，就可围绕冠心病的主要诱发因素，即血压、胆固醇、糖尿病史、运动情况、家庭史、吸烟、体重等进行表格设计。随后，运用问卷调查、体检和生物医学测量等方式，收集个人的危险因素情况，以便后期进行数量分析。另外，也可根据健康影响因素设计调查表，广泛收集相关危险因素信息。

二、健康危险因素评价资料的处理

（一）将危险因素转换为危险分数

健康危险因素评价是研究危险因素与疾病发病及死亡之间数量依存关系及其规律的一种技术方法。因此，将危险因素转换为危险分数是健康危险因素评价的关键环节。将危险因素转换为危险分数，需要以当地平均水平为基数。当个体的危险因素相当于人群平均水平时，危险分数为1.0，即个体发生某病死亡的概率大致相当于当地死亡率的平均水平。当个体危险因素超过平均水平时，危险分数大于1.0，即个体发生某病死亡的概率大于当地死亡率的平均水平。危险分数小于1.0，则个体发生某病的死亡率小于当地死亡概率的平均水平。危险分数越高，则死亡率越大。具体转换方法主要有如下 3 种。

1. 运用数理统计模型计算

$$F_i = \frac{RR_i}{\sum_i^n RR_i \times P_i}$$

F_i：某一暴露水平的危险分数；RR_i：暴露于这一危险因素的相对危险程度；P_i：人群中暴露于这一水平危险因素的个体占总人口的比例。

知识链接：

相对危险度（relative risk，RR）

相对危险度（RR）是指队列研究中分析暴露因素与发病的关联程度。队列是选择暴露与未暴露于某一因素的两组人群。追踪其各自的发病结局，比较两组发病结局的差异，从而判定暴露因素与疾病有无关联及关联大小。一般来说，暴露可以指危险因素，如吸烟、高血压，也可指服用某种药物。而事件可以是疾病发生，比如肺癌、心血管病，也可指服药后的治疗效果。

相对危险度＝暴露组的发病率或死亡率／非暴露组的发病率或死亡率

---

2. 采用经验指标法　由相关专业的专家参照病因学与流行病学研究的最新成果，结合危险因素与死亡率之间联系的密切程度，将不同水平的危险因素转换成各个危险分数。具体操作过程可结合相关教材学习德尔菲法、层次分析法等，本章不详细介绍。

3. 查询危险分数转换表　目前，国内学者进行健康危险因素转换，主要是利用 20 世纪 70 年代生物统计学家哈维·杰勒和健康保险学家诺曼·杰思纳根据美国白人中产阶层的死亡率和流行病学资料，采用多元回归分析等多种方法制定的《Geller Gesner 危险分数转换表》。由于国情的区别，此表可能不完全适合我国的健康危险因素评价。因此，建议只作为教学使用。此章教学以"表 9-2　冠心病危险因素转换表（男性 40 ～ 44 岁组）"为例。具体方法见下文"危险分数转换表"操作案例。

课中案例：

"危险分数转换表"操作

假设通过调查获得 41 岁男子的冠心病危险因素测量值，收缩压为 180mmHg，对照表 9-2，他的危险分数为 2.2。但当收缩压测量值为 195mmHg 时，他的危险分数为多少？当遇到这种情况，即转换表中没有对应测量值时，可以运用内插法进行取值。内插法计算危险分数步骤见图 9-4。

设收缩压195 mmHg的危险分数为X

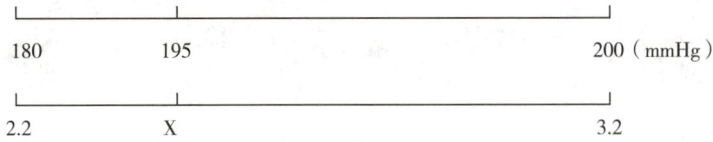

| 180 | 195 | 200（mmHg） |

| 2.2 | X | 3.2 |

$$\frac{195-180}{200-180} = \frac{X-2.2}{3.2-2.2}$$

$$X=2.95$$

图 9-4 内插法计算危险分数

表 9-2 冠心病危险因素转换表（男性 40～44 岁组）

危险指标	测量值	危险分数
收缩压 kPa（mmHg）	26.6（200）	3.2
	23.9（180）	2.2
	21.3（160）	1.4
	18.6（140）	0.8
	16.0（120）	0.4
舒张压 kPa（mmHg）	14.1（106）	3.7
	13.3（100）	2.0
	12.5（94）	1.3
	11.7（88）	0.8
	10.9（82）	0.4
胆固醇（mg/dL）	280	1.5
	220	1.0
	180	0.5
糖尿病史	有	3.0
	已控制	2.5
	无	1.0
运动情况	坐着工作和娱乐	2.5
	有些活动的工作	1.0
	中度锻炼	0.6
	较强度锻炼	0.5
	坐着工作，有定期锻炼	1.0
	其他工作，有定期锻炼	0.5
家庭史	父母均 60 岁以前死于冠心病	1.4
	父或母 60 岁以前死于冠心病	1.2
	父或母健在（<60 岁）	1.0

续表

危险指标	测量值	危险分数
家庭史	父母健在（≥60岁）	0.9
吸烟	≥10支/日	1.5
	<10支/日	1.1
	吸雪茄或烟斗	1.0
	戒烟（不足10年）	0.7
	不吸或戒烟10年以上	0.5
体重	超重75%	2.5
	超重50%	1.5
	超重15%	1.0
	超重10%以下	0.8
	降到平均体重	1.0

（二）计算组合危险分数

计算组合危险分数主要是反映疾病的联合作用。现实生活中，某项死因往往是多项危险因素联合作用而导致。流行病学调查结果也证明，多种危险因素的联合作用对疾病的影响程度比单一因素要更强烈。因此，多项危险分数应进行合并计算。

1. 只有一项危险因素时的组合危险分数计算 组合危险分数即为该危险因素分数。如41岁男子冠心病危险因素中收缩压为180mmHg，危险分数为2.2，其组合危险分数也为2.2。

2. 有多项危险因素时组合危险分数的计算 计算方法为三步。

第一步，将危险分数大于1.0的各项分别减去1.0，每项的剩余值相加（假设得到A值）。

第二步，将小于等于1.0的每项危险分数相乘（假设得到B值）。

第三步，将上述两者相加即为组合危险分数（假设为C），即 $C = A + B$。

课中案例：

组合危险分数的计算

某41岁男子冠心病各项危险因素测量值：收缩压为195mmHg，舒张压为94mmHg，胆固醇为180mg/dL，糖尿病未见，运动情况为中度锻炼，家族史为父母健在且≥60岁，吸烟为<10支/日，体重为超重50%。

对照"表9-2"，该41岁男子的冠心病各项危险因素的危险分数分别为2.95、1.3、0.5、1.0、0.6、0.9、1.1、1.5。

$A = (2.95-1.0) + (1.3-1.0) + (1.1-1.0) + (1.5-1.0) = 2.85$

$B = 0.5 \times 0.6 \times 0.9 \times 1.0 = 0.27$

组合危险分数 $C = A + B = 2.85 + 0.27 = 3.12$

（三）计算存在死亡危险

存在死亡危险是指在某一种组合危险分数下，因某种疾病死亡的可能危险性。其计算公式为存在死亡危险＝疾病平均死亡率 × 该疾病的组合危险分数。例如，40 ～ 44 岁男女冠心病平均死亡率为 1877/10 万人口。根据上文案例，某 41 岁男子冠心病组合危险分数为 3.12，可以得到该男子冠心病存在死亡危险值 ＝ 1877×3.12 ＝ 5856.24/10 万人口。即该男子患冠心病死亡的危险概率为 5856.24/10 万，是当地平均水平的 3.12 倍。

（四）计算评价年龄、增长年龄

1. 评价年龄　依据年龄与死亡率之间的函数关系，从"存在死亡危险"水平推算出的年龄称为评价年龄。其计算方法是基于组合危险分数，计算出存在死亡危险值，然后根据存在死亡危险值，查询"表 9-3　健康评价年龄表"（具体操作步骤见下面的实践练习：计算评价年龄）。

实践练习：计算评价年龄

"我实际年龄是 41 岁，评价年龄是 43.5 岁，我怎么变老了？"假设如表 9-1 中所示，某 41 岁男性存在死亡危险值为 7118.836/10 万人口，其评价年龄为多少？

步骤一：查询存在死亡危险值所在位置对应的评价年龄。男性查看"男性存在死亡危险"，发现健康评价年龄表左边一列中无此数值，而是介于 6830 和 7570 之间。两个死亡危险值对应的评价年龄有 5 组，分别为：42、43；43、44；44、45；45、46；46、47。

步骤二：查询实际年龄最末一位数对应的评价年龄。该男性是 41 岁，实际年龄最末一位数为 1，1 所在列对应的评价年龄与死亡危险值 6830 和 7570 对应的评价年龄，交叉于 43 与 44 岁。

步骤三：计算评价年龄。由于 7118.836 在评价表中无直接对应的数值，而是介于 43 与 44 岁之间，因此取二者的平均数，即得出该男性的评价年龄为 43.5 岁。

2. 增长年龄　增长年龄指通过努力降低危险因素后可能达到的预期寿命。其计算方法：首先，将可以改变的一些危险因素通过行为改变进行消除。如表 9-1 所示，将坐着工作变成定期锻炼，或者说是将危险因素调整到人群平均水平，即危险分数由大于 1.0 变为 1.0。对不可能改变的危险因素，如家族史，其危险分数不做调整。然后，基于调整后的危险分数重新计算组合危险分数，再计算存在死亡危险值。最后，按照上文中评价年龄的查询方法计算出增长年龄（具体操作步骤见实践练习：计算增长年龄）。

实践练习：计算增长年龄

"我实际年龄是 41 岁，增长年龄是 36 岁，我还有得救？"

步骤一：调整危险分数。如表 9-1 所示，该男子实际年龄为 41 岁。如果该男子遵循医生的建议，改变一些危险行为，将其可以改变的一些大于 1.0 的危险因素的危险分数调整为 1.0。比如，体力活动由坐着工作调整为定期锻炼，体重由超重 30% 降至平均体重，安全带使用由 90% 调整为 100%，抑郁由经常调整为治疗抑郁，直肠镜检由无检查调整为每年检查一次。

步骤二：重新计算组合危险分数与死亡危险值。如表 9-1 所示，其死亡危险值为 3430.3510/10 万人口。

步骤三：根据死亡危险值与实际年龄查询"表 9-3　健康评价年龄表"，获得增长年龄 36 岁（查询方法与评价年龄查询方法一致）。

（五）计算危险因素降低程度

危险因素降低程度是指如果根据医生建议改变现有的危险因素，健康危险能够降低的程度，用存在死亡危险降低百分比表示。

计算公式：危险因素降低程度 ＝（某项死因存在死亡危险值 - 某项死因新的存在死亡危险值 /

总的存在死亡危险值）×100%。

表 9-3 健康评价年龄表

男性存在死亡危险（1/10万）	实际年龄最末一位数 0 / 5	1 / 6	2 / 7	3 / 8	4 / 9	女性存在死亡危险（1/10万）	男性存在死亡危险（1/10万）	实际年龄最末一位数 0 / 5	1 / 6	2 / 7	3 / 8	4 / 9	女性存在死亡危险（1/10万）
530	5	6	7	8	9	350	4510	38	39	40	41	42	2550
570	6	7	8	9	10	350	5010	39	40	41	42	43	2780
630	7	8	9	10	11	350	5560	40	41	42	43	44	3020
710	8	9	10	11	12	360	6160	41	42	43	44	45	3280
790	9	10	11	12	13	380	6830	42	43	44	45	46	3560
880	10	11	12	13	14	410	7570	43	44	45	46	47	3870
990	11	12	13	14	15	430	8380	44	45	46	47	48	4220
1110	12	13	14	15	16	460	9260	45	46	47	48	49	5600
1230	13	14	15	16	17	490	10190	46	47	48	49	50	5000
1350	14	15	16	17	18	520	11160	47	48	49	50	51	5420
1440	15	16	17	18	19	550	12170	48	49	50	51	52	5860
1500	16	17	18	19	20	570	13230	49	50	51	52	53	6330
1540	17	18	19	20	21	600	14340	50	51	52	53	54	6850
1560	18	19	20	21	22	620	15530	51	52	53	54	55	7440
1570	19	20	21	22	23	640	16830	52	53	54	55	56	8110
1580	20	21	22	23	24	660	18260	53	54	55	56	57	8870
1590	21	22	23	24	25	690	19820	54	55	56	57	58	9730
1590	22	23	24	25	26	720	21490	55	56	57	58	59	10680
1590	23	24	25	26	27	750	23260	56	57	58	59	60	11720
1600	24	25	26	27	28	790	25140	57	58	59	60	61	12860
1620	25	26	27	28	29	840	27120	58	59	60	61	62	14100
1660	26	27	28	29	30	900	29210	59	60	61	62	63	15450
1730	27	28	29	30	31	970	31420	60	61	62	63	64	16930
1830	28	29	30	31	32	1040	33760	61	62	63	64	65	18560
1960	29	30	31	32	33	1130	36220	62	63	64	65	66	20360
2120	30	31	32	33	34	1220	38810	63	64	65	66	67	22340
2310	31	32	33	34	35	1330	41540	64	65	66	67	68	24520
2520	32	33	34	35	36	1460	44410	65	66	67	68	69	26920
2760	33	34	35	36	37	1600	47440	66	67	68	69	70	29560
3030	34	35	36	37	38	1760	50650	67	68	69	70	71	32470
3330	35	36	37	38	39	1930	54070	68	69	70	71	72	35690
3670	36	37	38	39	40	2120	57720	69	70	71	72	73	39250
4060	37	38	39	40	41	2330	61640	70	71	72	73	74	43200

第三节 健康危险因素评价的应用

通过上述的系统评价过程，我们可以最终为个体、人群健康状况的改善提供个性化的健康教育与健康促进信息。按照健康危险因素应用的对象与范围的差异可以分为两大类：个体评价与群体评价。

一、个体评价

个体的健康危险因素评价主要通过实际年龄、评价年龄和增长年龄三者之间的比较，获得个体的健康评价类型，从而根据不同的健康类型，采取针对性的改善措施，延长寿命，提高健康水平。详见表 9-4。

表 9-4 个体评价类型表

健康类型	评价标准	示例	备注
健康型	评价年龄 < 实际年龄	实际年龄为 47 岁，评价年龄为 43 岁	说明被评价个体危险因素低于平均水平
一般性危险型	评价年龄接近实际年龄	实际年龄为 41 岁，评价年龄 41.5 岁	说明被评价个体的危险因素接近平均水平
自创性危险因素型	评价年龄 > 实际年龄；评价年龄与增长年龄的差值 >1 岁	实际年龄为 41 岁，评价年龄为 43.5 岁，增长年龄为 36 岁，评价年龄与增长年龄的差值 7.5 岁（>1 岁）	说明被评价个体危险因素高于平均水平。该个体危险因素多是自创性的，通过纠正行为，可以较大程度地延长预期寿命
难以改变的危险因素型	评价年龄 > 实际年龄；评价年龄与增长年龄的差值 ≤ 1 岁	实际年龄为 41 岁，评价年龄为 47 岁，增长年龄为 46 岁，评价年龄与增长年龄的差值 =1 岁	说明被评价个体危险因素高于平均水平。危险因素主要来自既往疾病或遗传因素，不易改变

二、群体评价

个体评价是群体评价实施的基础，具体实施是通过抽样调查或体检等方式，先对个体进行评价，当积累一定的样本数量后，就可以开展群体评价。关于群体评价一般开展以下几类分析。

1. 筛选高危人群 比较不同人群的危险程度，基于个体评价筛选出高危人群，将人群划分为健康型组、自创性危险因素型组、难以改变的危险因素型组和一般性危险型组。根据人群中上述几种类型人群所占比重大小，确定不同人群的危险程度，并将危险程度最高的人群作为重点干预对象。一般而言，某人群处于危险组的人越多，危险水平就越高。同时，可以根据不同性别、年龄、文化等人口学特征进行危险水平分析。

2. 重点干预不良健康行为 对危险因素属性分析，重点干预不良健康行为。健康危险因素评价可以将人群划分为自创性危险因素型组、难以改变的危险因素型组等。其中，自创性危险因素型是由于人类不良的行为生活方式而造成的健康危害。行为生活方式是一种较为持久的行为模式，是自我行为选择的结果。以往的研究显示，不健康的行为生活方式已经成为直接导致中国人群疾病负担的主要原因。但这类危险因素是可以通过健康教育和行为干预转变和消除的。有证据表明，如果消除慢性病行为危险因素，至少 80% 的心脏病、脑卒中和 40% 的癌症是可以避免的。计算重点干预人群难以改变的危险因素与自创性危险因素的比例，可以帮助我们有针对性地对不良健康行为进行干预。

3. 确定主要危险因素　分析危险因素的危险程度,确定主要危险因素。单项危险因素的危险程度 = 危险强度 × 危险频度。分析单项危险因素对健康的影响程度的计算过程:首先将某一单项危险因素去除;然后计算人群增长年龄与评价年龄之差的平均数,将其作为危险强度;再以该项危险因素在评价人群中所占比例作为危险频度,将危险强度乘以危险频度作为危险程度指标,即可计算单项危险因素对健康可能造成的影响。

三、健康危险因素评价的局限

健康危险因素评价是预测危险因素与疾病或死亡之间的量化关系的一种技术方法,但这种预测受到多方面因素的影响,在一定程度上容易导致预测结果与实际情况存在一定的差距。

对于医学、人口学资料的收集常常是通过概率抽样获得,完整的、可靠的统计资料往往难以获得。因此,有可能出现一些抽样误差,导致对疾病与死亡的主要危险因素判断不够完整与准确。

由于科学技术水平的局限,目前人类社会仍有许多疾病没有完全了解其发生机制和原因。

危险因素与疾病、死亡之间存在着复杂的直接、间接和调节效应,目前更多的是应用线性分析去建立危险因素与疾病、死亡之间的联系,无法完整、全面地阐明二者之间的关系。

本章小结

健康危险因素是可能使不良健康后果发生的概率增加的各种因素,包括环境、经济、社会、心理、行为等多方面的因素。健康危险因素的分类有多种形式,有直接健康危险因素和间接健康危险因素,有群体健康危险因素和个体健康危险因素,概括为生物遗传危险因素、自然环境危险因素、社会环境危险因素、经济危险因素、心理和行为危险因素、医疗卫生服务中的危险因素。健康危险因素的评价方法主要包括临床评价、健康过程与结果评价、生活方式和健康行为评价、人群健康评价等,其包括了 3 项核心内容:信息收集、评价和教育。

案例分析

危险因素对健康状况影响程度

表 9-5 为某社区男性健康各项危险因素对整个社区人群健康状况的危险程度,用本章的相关计算方法对其进行危险程度分析。

表 9-5　某社区男性健康危险因素对社区人群健康的危险程度

危险因素	危险强度（岁）	危险频度（%）	危险程度（岁）
吸烟	0.84	60.70	0.51
血压高	0.34	11.44	0.04
饮酒	1.73	44.78	0.77
缺乏锻炼	0.07	43.28	0.03

试回答:

1. 危险程度的计算过程分为哪些步骤?

2.结合上表内容，试回答确定某一项危险因素对健康危险程度有何意义。它对我们卫生政策的制度和健康干预措施的设计有何帮助？

思考题

1.进行健康危险因素评价时，为什么要收集当地年龄别、性别、疾病别的发病率和死亡率资料？这些资料如何获得？

2.健康危险因素评价在群体评价方面的主要应用是什么？

第十章
卫生服务研究

导引案例

第六次全国卫生服务统计调查主要结果

2018 年，国家卫生健康委开展了第六次全国卫生服务统计调查。调查结果显示：① 2018 年，87.1% 的居民在县域内医疗机构就诊，农村居民在县域内医疗机构就诊的比例超 90%。②城乡因经济困难需住院而未住院比例从 1998 年的 18.3% 和 24.5% 下降到 2018 年的 9.0% 和 10.2%。有 89.9% 的家庭 15 分钟以内能够到达最近医疗点。特别是西部农村地区，15 分钟内到达最近医疗点的家庭比例从 2013 年的 69.1% 提高到 2018 年的 82.6%。③居民住院平均等候时间约为 1.5 天，农村地区住院平均等候时间为 1.3 天。④调查地区基本医疗保险覆盖率达到 96.8%，比 2013 年提高 1.7 个百分点，城市和农村居民基本医保参保率分别为 96.1% 和 97.6%。⑤自 2003 年之后，随着医保覆盖面的逐渐扩大和社会医疗保障水平的逐步提高，住院费用报销水平逐年提升，到 2018 年已达到 55.4%。⑥ 2018 年调查居民次均住院费用为 10023 元，增长幅度远低于同期 GDP 和城乡居民收入的增幅。⑦ 5 岁以下儿童预防接种建卡率稳定在 99% 以上。⑧孕产妇健康管理与服务持续提升，产前检查率为 99.2%，住院分娩率为 98.6%，比 2013 年均有所提高。⑨ 65 岁及以上老人做过健康检查的比例达到 66.2%，60 岁及以上高血压、糖尿病患者 12 个月内接受过随访的比例分别为 76.1%、72.6%。

试回答：

1. 在第六次国家卫生服务统计调查发布的结果中，反映卫生服务需要和利用的指标数据有哪些？

2. 结合国家"健康中国"建设的社会大背景，谈谈对第六次国家卫生服务统计调查结果的理解。

第一节　卫生服务研究概述

一、卫生服务研究的含义与意义

（一）卫生服务研究的含义

卫生服务研究是从卫生服务的供方、需方和第三方及相互之间的关系出发，研究卫生系统为一定的目的合理使用卫生资源，向居民提供预防、保健、医疗、康复、健康促进等卫生服务的过程。

美国医学研究所对卫生服务研究的定义：研究各种影响服务提供的因素及与居民健康状况之间的关系，以达到改善卫生服务功能与提高卫生资源效益的目的。

（二）卫生服务研究的意义和目的

在当今卫生服务研究领域中，世界各国普遍关注三个问题："公平""效益""质量"，并以这三个维度作为研究卫生服务实现的标准。公平是指提高卫生服务的普及程度和居民接受卫生服务的能力。效益是指卫生服务机构以较少的资源投入取得较大的产出，提高卫生服务的社会效益和经济效益。质量是衡量改进卫生服务质量，提高人群接受卫生服务之后居民健康水平和生活质量的变化。

WHO 列举卫生服务研究的具体目的：①改进医疗卫生系统工作，提高卫生事业的效益及效果。②促进多学科、多部门协作，强调运用社会科学知识促进生物医学知识的应用，使生物医学知识充分发挥应有的作用。③广泛应用比较的研究方法进行调查研究。④提供制定卫生计划及决策的基本程序和方法。⑤为各级卫生机构提供制订卫生计划的基本原则和方法。⑥卫生服务研究以实现人人享有卫生保健，加强国家卫生系统的职能为目标，为制定卫生政策、策略和措施提供科学依据。

二、卫生服务研究相关概念

（一）卫生服务要求

卫生服务要求是反映居民要求预防保健、增进健康、摆脱疾病、减少致残的主观愿望，不完全是由自身的实际健康状况所决定。居民的卫生服务要求可以从以下两个方面体现。

一是公众对政府卫生健康、环保、人社、财政、发改等相关部门和机构的希望、要求和建议等。例如，在报刊、网络、广播电视节目中经常看到和听到的公众对改进社会卫生工作的呼声、反映和关注的焦点问题。

二是专项健康询问调查中收集的居民卫生服务要求。例如，在一项省级卫生服务调查所收集到的意见中，33% 的居民认为看病费用在逐年上涨，超出自己的支付能力范围；22.8% 的居民希望提高就医的方便程度；15% 的患者要求提高医务人员的医德医风素养；23.5% 的门诊患者和32.8% 的住院患者要求提高医疗机构的总体服务质量。

（二）卫生服务需要

卫生服务需要主要取决于居民的自身健康状况，是依据人的实际健康状况与"理想健康状况"之间存在的差距而提出的对医疗、预防、保健、康复等卫生服务的客观需要。其内容包括个人认识到的需要、由医疗卫生专业人员判定的需要及个人未认识到的需要。

（三）卫生服务需求

卫生服务需求是在一定时期内一定的价格水平下，人们愿意并且有能力消费的卫生服务量。卫生服务需求包括以下两个部分。

一是由需要转化而来的需求。在现实生活中，人们的卫生服务需要一般不可能全部转化为卫生需求。能否转化为需求取决于三个方面的因素：①居民本身是否察觉到异常或患病。②患者的经济水平、社会地位、交通便利程度、风俗习惯、婚姻、家庭、气候地理条件等因素。③患者享有的医疗保健制度、卫生机构提供服务的质量和态度等。居民的卫生服务需要只有转化为需求，才能谈得上医疗卫生服务的利用。

二是没有需要的需求。没有需要的需求一般是由不良的就医行为和不良的行医行为所造成的。不良的就医行为来源于患者，有时他们提出的"卫生服务需求"可能在医学专家按服务规范判定后认为是不必要的或过分的需求，即"求非所需"。不良的行医行为来源于医疗卫生服务人员，受经济利益的驱使，少数医务人员给患者做一些大检查，开一些大处方，即"供非所求"。这两种情况都会导致没有需要的需求量增加，具有这种需求的人又常常与真正有卫生服务需要的人竞争有限的卫生资源，造成卫生资源的浪费和短缺。

（四）卫生服务供给

卫生服务供给是指根据居民卫生服务需要，医疗卫生服务部门向居民提供服务的过程。它反映服务提供者的愿望和可能提供卫生服务的能力，应与居民卫生服务需要相一致，只有供需平衡才能使卫生资源得到有效利用。

（五）卫生服务利用

卫生服务利用是指需求者实际利用卫生服务的数量，是人群卫生服务需求量和卫生服务供给量相互制约的结果，直接反映了卫生系统为人群和个人提供的卫生服务的数量和工作效率，间接反映了卫生系统通过卫生服务对居民健康状况的影响。人群卫生服务利用数量的大小受卫生服务需求量和卫生服务供给量的制约，不能直接用于评价卫生服务的效果。

供给与利用之间可能出现三种情况：一是供大于求。当供给量大于需求量时，需求将会得到满足，但往往会导致卫生资源利用不足，引起资源闲置，造成利用效率低下。二是供不应求。当供给量小于需求量时，需求得不到全部满足，就会出现等待就诊、等待住院及得不到规范服务的现象。三是供求平衡。这是公众最希望看到的情况，卫生服务的供给量刚好满足卫生服务的需求量，但在现实中这种情况很难出现，往往是在前两种情况间波动。

第二节　卫生服务评价

一、卫生服务需要的测量与分析

反映人群卫生服务需要的指标有死亡指标和疾病指标。在死亡指标中，婴儿死亡率、孕产妇死亡率和预期寿命是反映一个国家或地区居民卫生服务需要量的三个常用指标。死亡指标可以通过常规登记报告或死因监测系统收集，比较稳定、可靠。但死亡指标反映居民健康状况不敏感，因为死亡是疾病或损伤对健康影响最严重的结局。疾病指标可以弥补这一不足。疾病指标包括疾病的频率（度）和疾病严重程度两类指标。

（一）疾病频率（度）指标

家庭健康询问调查所定义的"患病"是从居民的卫生服务需要角度考虑，并非严格意义上的"患病"，主要依据被调查者的自身感受和经培训的调查员的客观判断综合确定。常用的指标有以下 3 种。

1. 两周患病率 全称两周每百人患病人数。

两周患病率 = 调查前两周内患病人数 / 调查总人口数 ×100%。

"患病"的定义：①自觉身体不适，曾去医疗卫生单位就诊、治疗。②自觉身体不适，未去医疗卫生单位诊治，但采取了自服药物或一些辅助疗法，如推拿按摩、热敷等。③自觉身体不适，未去就诊治疗，也未采取任何自服药物或辅助疗法，但因身体不适休工、休学或卧床 1 天及以上者（有些老年人明显精神不振、食欲减退或婴幼儿异常哭闹、食欲减退等）。上述 3 种情况有其一者为"患病"。

2. 慢性病患病率 "慢性病"的定义：①被调查者在调查的前半年内，经医务人员明确诊断有慢性病（如冠心病、高血压等）。②半年以前经医生诊断有慢性病，在调查的前半年内时有发作，并采取了治疗措施，如服药、理疗或者一直在治疗以控制慢性病的发作等。两者有其一者为患"慢性病"。

慢性病患病率 = 调查前半年内患慢性病患者人（例）数 / 调查总人口数 ×100%。

调查对象为 15 岁及以上人口。过去曾有慢性病，目前已经痊愈，或在前半年内无发作或无症状体征者，不计为患"慢性病"。如果在前两周内有慢性病的发作或服药治疗，要同时计入两周患病和慢性病患病。由于慢性病患病结果来自被调查者自我报告，统计得到的慢性病患病率通常低于流行病学的调查结果。

3. 健康者占总人口百分比 即每百调查人口中健康者所占的百分比。

健康者是指在调查期间无急、慢性疾病，无外伤和心理障碍，无因病卧床及正常活动受限制，无眼病和牙病者等。

从第四次国家卫生服务调查开始，在居民健康自我评价中开始采用欧洲五维健康量表（EQ-5D）。该量表是国际上广泛应用的、标准化的测量健康相关生命质量的量表，适用于大规模人群调查。EQ-5D 测量了健康的五个维度：行动、自我照顾、日常活动、疼痛 / 不适、焦虑 / 抑郁。每个维度分为 3 个层次，即没有问题、中度问题和重度问题；应用直观式测量表（visual analogue scale/score，VAS）评价健康总体状况，0 代表最差、100 代表最好健康状况。

（二）疾病严重程度指标

居民的医疗服务需要不仅反映在患病频率的高低，同时还表现在所患疾病的严重程度上。通常家庭健康询问调查了解的疾病严重程度不是临床医学上的概念，而是通过询问被调查者在过去的某一个时期内病伤持续天数和因病伤卧床、休工、休学天数来间接了解疾病的严重程度、对劳动生产力的影响及推算因病伤所造成的经济损失。常用指标如下。

1. 每千人卧床日数 全称两周每千人因病伤卧床日数。每千人卧床日数是在全部调查人口中，平均每千人因两周患病而卧床的天数，这是一个患病严重程度的指标。

每千人卧床日数 = 调查前两周累计因病伤卧床日数 / 调查总人口数 ×1000

2. 每千人休工日数 全称两周每千人因病伤休工日数。每千人休工日数指在被调查的每千劳动人口（年满 15 岁至未满 65 岁人口）中，因病伤而休工的天数。这不但是患病严重程度的指标，还是患病经济损失的指标。

每千人休工日数 = 调查前两周累计因病伤休工日数 / 被调查劳动人口数 ×1000

3. 每千人休学日数 全称两周每千学生因病伤休学日数。每千人休学日数是在被调查的在校学生中，平均每千人两周因病伤休学日数，这是患病的严重程度指标，也是损失指标。

每千人休学日数 = 调查前两周内累计因病伤休学日数 / 被调查的在校学生数 × 1000

此外，还有失能率、残障率、两周卧床率、活动受限率、休工率、休学率等。

六次全国卫生服务调查分别调查统计两周患病率、慢性病患病率等反映疾病频率性指标，每千人卧床日数、每千人休工日数、每千人休学日数等反映疾病严重程度指标（表 10-1）。

表 10-1　我国城乡居民患病情况

指标	1993 年		1998 年		2003 年		2008 年		2013 年		2018 年	
	农村	城市	农村	城市	农村	城市	农村	城市	农村	城市	农村	城市
两周患病率（%）	12.8	17.5	13.7	18.7	14.0	15.3	17.7	22.2	20.2	28.2	32.2	32.2
慢性病患病率（%）	16.5	31.5	15.5	32.1	15.3	27.7	21.0	32.0	29.5	36.7	35.2	33.5
每千人卧床日数（天）	105	124	119	95	169	175	193	164	181	156	326	243
每千人休工日数（天）	196	173	347	153	218	84	97	59	177	94	260	152
每千人休学日数（天）	91	117	95	68	54	35	48	29	29	19	30	28

注：慢性病患病率以病例数计算。

城乡居民 EQ-5D 各维度有问题的比例，总体上以疼痛 / 不适维度最高，其次是行动维度，自我照顾维度有问题的比例最低。2018 年疼痛 / 不适维度有问题较 2013 年明显增高，农村居民达到 26.0%，较 2013 年增加一倍，其他维度有问题比例均较 2013 年上升。

比较 2008 ~ 2018 年城乡居民 VAS 评分发现，2013 年较 2008 年略有上升，城乡基本同步上升。但 2018 年城市和农村得分均出现不同水平下降，其中农村下降更明显。城市得分一直高于农村得分（表 10-2）。

表 10-2　我国城乡居民自我健康评价中有问题的比例及自评健康得分情况

EQ-5D 维度	2008 年		2013 年		2018 年	
	农村	城市	农村	城市	农村	城市
行动 / %	5.3	4.7	6.0	5.7	12.4	7.8
自己照顾自己 / %	3.5	2.8	3.3	2.8	5.2	3.1
日常活动 / %	5.2	3.9	5.0	4.3	8.7	5.3
疼痛 / 不适 / %	9.8	7.8	12.8	12.5	26.0	17.9
焦虑 / 抑郁 / %	7.0	5.0	5.6	5.0	10.5	7.5
VAS 评分 / 分	80.4	79.3	81.2	80.6	75.6	78.9

二、卫生服务利用的测量与分析

卫生服务利用的资料主要来源于常规的卫生工作登记及报表。这类资料通常较易收集且经长期积累、系统观察获得。但由于一个地区的居民常常在不同地点利用卫生服务，仅仅根据卫生健康部门登记报告资料不易判断人群利用卫生服务的全貌。对家庭进行抽样询问调查可以比较全面地掌握人群健康和卫生服务利用的状况。现阶段，卫生服务要取得满意的效果除了需要全社会经济大环境的改善以外，还需要依靠医疗卫生人员和群众两个方面的主动性。医疗服务的主动性主要在于群众，预防保健服务的主动性主要在于卫生人员。

卫生服务利用可分为医疗服务、预防保健服务和康复服务利用等几类。医疗服务包括门诊服务和住院服务。

（一）门诊服务利用

居民门诊服务利用的指标主要有两周就诊率、两周患者未就诊率、年人均就诊次数等，用来反映居民对门诊服务的需求水平和满足程度。

1. 两周就诊率　两周就诊率指在每百名被调查的人群中，两周内因病、伤、保健等健康方面的原因去医疗卫生机构就诊的次数。两周就诊率体现了居民对医疗卫生服务机构的门诊利用频率。以两周就诊率作为卫生服务利用指标，可以评价卫生服务社会效益及测算经济效益。一般来说，可以通过两周就诊率测算该地区总的就诊人次数。

两周就诊率＝调查前两周内居民就诊次数／调查总人口数 ×100%

2. 两周患者未就诊率　两周患者未就诊率指患病未就诊人次数与两周患病人次数之比。未就诊率在某种程度上体现了居民因某种原因应看病而未去看病的百分比。两周患者未就诊率作为反映就诊情况的负向指标，为医疗卫生服务的规划管理提供参考。

两周患者未就诊率＝调查前两周内患者未就诊人次数／两周患病人次数 ×100%

3. 年人均就诊次数　年人均就诊次数指被调查者中，平均每人一年中去医疗机构就诊的次数。这个指标可直观反映每个人在一年中的就诊频率。从计算公式可见，年人均就诊次数为两周就诊率的 26 倍，因为一年共有 52 周，所以年人均就诊次数就是两周就诊率乘以 26 得出。

年人均就诊次数＝（两周内因病伤就诊次数 ×26）／调查总人口数

（二）住院服务利用

反映住院服务利用的指标主要有住院率、人均住院天数、应住院而未住院率，可用于了解居民对住院服务的利用程度，还可以进一步分析住院原因、住院医疗机构与科别、辅助诊断利用、病房陪住率以及需住院而未住院的原因等，从而为确定医疗卫生机构布局、制订相应的病床发展和卫生人力规划提供依据。

1. 住院率　住院率＝调查前一年内住院累计次数／调查总人口数 ×100%

2. 应住院而未住院率　应住院而未住院率是反映住院服务利用的负向指标，可进一步深入探索未住院的原因，是应住院者经济方面原因、卫生管理方面原因、交通方面原因，还是应住院者认知方面原因。根据不同的原因，卫生管理部门应提出不同对策。

应住院而未住院率＝调查前一年内需住院而未住院累计次数／需住院人次数 ×100%

3. 人均住院日数　其全称为每人每年住院日数。

人均住院日数＝调查前一年内累计调查人口住院日数／调查总人口数

六次全国卫生服务调查统计两周就诊率、住院率、需住院而未住院率等反映城乡居民卫生服务利用情况指标（表 10-3）。

表 10-3　我国城乡居民卫生服务利用情况

指标	1993 年		1998 年		2003 年		2008 年		2013 年		2018 年	
	农村	城市	农村	城市	农村	城市	农村	城市	农村	城市	农村	城市
两周就诊率（%）	16.0	19.9	16.5	16.2	13.9	11.8	15.2	12.7	12.8	13.3	24.8	23.2
住院率（%）	3.1	5.0	3.1	4.8	3.4	4.2	6.8	7.1	9.0	9.1	14.7	12.9
需住院而未住院率（%）	40.6	26.2	35.5	29.5	30.3	27.8	24.7	26.0	16.7	17.6	21.3	20.4

（三）预防保健服务利用

预防保健服务包括计划免疫、健康教育、传染病控制、妇幼保健等。与医疗服务相比，测量预防保健服务利用比较复杂而困难。预防保健服务利用常常发生在现场，资料登记收集有一定困难。有些预防保健服务利用率低，且又有一定的季节性，对少数人群进行一次性横断面调查常常不易获得满意的结果。而采取卫生机构登记报告和家庭询问调查相结合的方法收集资料，可通过比较居民实际接受的服务与按计划目标应提供的服务量进行测量和评价。

六次全国卫生服务调查统计产前检查率、平均产前检查次数、住院分娩率、新生儿出生体重、低出生体重率、儿童预防接种建卡率等反映预防保健服务利用情况指标（表 10-4）。

表 10-4　我国城乡妇幼保健服务利用情况

指标	1993 年		1998 年		2003 年		2008 年		2013 年		2018 年	
	农村	城市	农村	城市	农村	城市	农村	城市	农村	城市	农村	城市
产前检查率（%）	60.3	95.6	77.6	86.8	85.6	96.4	93.7	97.7	97.3	98.4	98.9	99.3
平均产前检查次数（次）	1.6	6.3	3.2	6.4	3.8	7.8	4.5	8.1	5.4	7.4	7.7	10.1
住院分娩率（%）	21.7	87.3	41.4	92.2	62.0	92.6	87.1	95.1	96.8	95.7	98.5	98.7
新生儿出生体重（g）	3180	3214	3270	3318	3293	3345	3284	3366	3313	3322	3390	3411
低出生体重率（%）	3.3	3.8	3.7	3.4	3.8	3.1	2.9	2.1	3.3	3.4	4.1	3.6

三、卫生服务资源的测量与分析

卫生服务资源主要包括人力、经费、设施、装备、药品、信息、知识和技术等。一个国家拥有的卫生服务资源总是有限的，社会可能提供的卫生服务资源与居民的医疗卫生服务需要总是存在一定的差距，有时甚至是很大的差距。

（一）卫生人力

卫生人力是卫生资源中最重要且具有活力的一种。卫生人力是指经过专业培训、在卫生系统工作、提供卫生服务的人员，包括已在卫生健康部门工作和正在接受培训的人员。卫生人力资源研究主要研究卫生人力的数量、结构和分布。

1.数量　数量可用绝对数、相对数表示。绝对数表示卫生人力的实际拥有量；相对数表示不同时期、不同地区卫生人力的相对水平。一般卫生人力的单位采用每千人口拥有卫生人员数。

2. 结构 人力结构可反映卫生人力的质量，说明人力结构的合理性。合理结构应关注以下三个方面。

（1）年龄结构 年龄是衡量人力资源工作能力、技能和效率的最常用指标。合理的年龄结构有助于发挥不同年龄层次的长处，保持卫生人力的延续性和稳定性。

（2）专业结构 不同专业人员提供不同的服务。2020年全国各类别执业（助理）医师构成中，临床类别占73.6%，中医类别占17.0%，口腔类别占6.5%，公共卫生类别占2.9%。在卫生专门人才中，儿科、营养、检验、放射卫生、生物医学工程、卫生管理的高级人才不足，护理专业人员缺乏。OECD统计数据显示，2020年挪威每千人口注册护士的数量是18.01，瑞士是18.37，日本是12.10，韩国是8.37。2020年中国每千人口注册护士为3.34人。

（3）职称结构 职称反映一定的技术水平。在一个人才群中只有一种类型人才，即使水平很高，效率也不一定很好。不同职称人员应有合理的比例。2020年，我国高、中、初三级卫生技术人员比例为1：2.2：8，而WHO在中等发达国家制定的标准为1：3：1。

3. 分布 从卫生人员的地理分布来看，发达国家与发展中国家之间卫生人力存在严重不平衡状况。发达国家每10万人口有1000名卫生技术人员，而发展中国家只有200名。在一个国家内部，卫生技术人员的地理分布也存在不平衡状况，大多数国家集中在城市，广大农村普遍缺少卫生技术人员。2020年，我国每10万人口拥有756名卫生技术人员。城乡卫生人力分布仍有差距，城市每10万人口拥有卫生技术人员1018名，农村每10万人口拥有卫生技术人员576名。

（二）卫生费用

卫生费用是卫生服务资源的重要组成部分。卫生费用是指一定时期内为提供卫生服务直接消耗的资源，以货币来计量。卫生费用研究主要包括卫生费用的来源、分类、评价指标等。

1. 卫生费用的来源 按筹资来源法，卫生费用的来源有政府卫生支出、社会卫生支出和居民个人现金卫生支出三个渠道。

2. 卫生费用的分类 政府卫生支出是指各级政府用于医疗卫生服务、医疗保障补助、卫生和医疗保险行政管理事务、人口与计划生育事务支出等各项事业的经费。政府卫生支出反映政府各部门对卫生工作的支持程度和投入力度，体现政府在卫生领域的职能和重要作用。社会卫生支出指政府支出外的社会各界对卫生事业的资金投入，在卫生总费用中占主体地位且增长较快，包括社会医疗保障支出、商业保险费、社会办医支出、社会捐赠援助、行政事业性收费收入等。社会卫生支出是衡量社会各界对卫生服务贡献程度的重要指标，反映多渠道筹集卫生资金的作用程度。个人现金卫生支出是指城乡居民在接受各类医疗卫生服务时的现金支付，包括享受各种医疗保险制度的居民就医时自付的费用。

3. 卫生费用的评价指标 常用卫生费用的评价指标有卫生总费用占GDP比重、人均卫生费用和个人现金卫生支出占卫生总费用比重。

（1）卫生总费用占GDP比重 该指标说明一个国家或地区投入卫生费用的数量是否适应当地经济发展水平，在多大程度上提供了必要的资源来保证卫生事业与社会经济协调发展。

（2）人均卫生费用 该指标说明一个国家或地区卫生费用的人均水平，是消除人口数量影响因素、可以进行地区间比较的一个重要指标。

（3）个人现金卫生支出占卫生总费用比重 该指标说明在卫生总费用中个人负担的程度，是衡量城乡居民个人对医疗卫生费用负担程度的评价指标。各地区不同人群对医疗卫生费的自付率反映了不同地区、不同人群享受卫生服务的公平程度（表 10-5）。

表 10-5 我国卫生总费用主要评价指标

| 年份 | 卫生总费用（亿元） | 卫生总费用占GDP比重（%） | 人均卫生总费用（元） | 卫生总费用构成 | | |
				政府卫生支出（%）	社会卫生支出（%）	个人现金卫生支出（%）
2000	4586.63	4.57	361.9	15.47	25.55	58.98
2005	8659.91	4.62	662.3	17.93	29.87	52.21
2010	19980.39	4.85	1490.1	28.69	36.02	35.29
2015	40974.64	5.95	2962.2	30.45	40.29	29.27
2016	46344.88	6.21	3328.6	30.01	41.21	28.78
2017	52598.28	6.32	3756.7	28.91	42.32	28.77
2018	59121.91	6.43	4206.7	27.74	43.66	28.61
2019	65841.39	6.67	4669.3	27.36	44.27	28.36
2020	72175.00	7.10	5112.3	30.40	41.94	27.65

第三节 卫生服务研究的应用

一、卫生服务研究分类

国内外卫生服务研究按照其研究的对象不同主要分为以下四类。

（一）卫生系统研究

卫生系统研究以卫生系统本身为研究对象，是从系统论的基本观点出发，运用系统分析的基本原理和方法，探讨卫生系统中人群的卫生服务需要、卫生资源投入及卫生服务利用的水平，综合分析人群卫生服务需要量是否得到满足，卫生资源配置是否适度，卫生资源的利用是否充分、过度或不足等，从而提出卫生服务的方向与重点，提出合理分配与使用卫生资源的原则与方法等。

（二）卫生工作研究

卫生工作研究是针对卫生工作的各方面和环节所开展的研究，包括卫生工作计划、组织、指导、实施、监督、激励和评价等环节，可分为工作开发研究和目标评价研究两类。工作开发研究是指对卫生工作过程和计划的进展情况进行的评价研究。通过这种评价研究，可以了解卫生工作的成效及某些卫生工作新项目、新技术、新方法的推广应用情况。目标评价研究是指针对卫生工作的实际目标与计划预期目标之间的接近程度所进行的比较评价研究，其目的是了解预期计划目标的执行情况与完成情况。

（三）防治效果评价研究

防治效果评价研究是指对疾病防治效果所进行的评价研究。卫生服务研究可以帮助促进生物医学成就应用于卫生领域，如临床试验疗效考核，新技术、新方法推广应用对居民健康的影响，预防措施效果评价，以及居民在利用这些新技术、新方法方面存在差异的评价等，都属于防治效果评价研究。

（四）行为医学研究

行为医学研究是指行为心理因素对卫生服务的影响。其研究对象和内容包括患者的行为心理特征、患者家属及健康者的行为心理特征、医务人员的行医行为与心理、医患关系、医护关系、全科医疗与专科医疗的关系及协调发展等。

二、卫生服务研究进展

（一）国际卫生服务研究进展

1991 年 WHO 发布的《国家卫生研究纲要》（essential national health research，ENHR）是应用卫生服务研究的原理和方法科学分析卫生服务的现状、存在的卫生问题以及提出问题的策略。内容上包括 7 个组成要素：①促进与倡导。②建立机制。③确立工作重点。④能力开发。⑤建立网络。⑥财务支持。⑦评价。详见表 10-6。

表 10-6　国家卫生研究纲要主要要素和评价指标

要　素	过程指标	产出指标
促进与倡导	相关组织参与交流，确定研究项目并列为国家的重点	政策支持 ENHR，建立相应组织并开展活动
建立机制	有关组织参与，参与组织具有代表性与权威性	运行系统付诸实施，发布正式文件
确立工作重点	客观分析国内重点需要研究的主体和确定研究力量	公布研究重点，公布重点研究项目的计划，公布研究信息
能力开发	采取实际措施，加强机构建设与人员能力培养	投资建立机构，培训招募人员，发表研究成果，列举研究成果对政策的影响
建立网络	各研究组功能是否加强	研究报告、杂志、研讨会、培训与联合研究资源共享程度
财务支持	支持力度与支持项目的数量和经费来源	国家卫生经费预算中支持 ENHR 的比例，国内、国际、公立、私立机构支持 ENHR 的力度
评价	建立专家评审机制，评价研究工作对政策的影响力度	研究成果发布和研究成果采用，并取得成效

20 世纪后期以来，随着全球化在世界范围内的不断纵深发展，人员、物资的流动日益频繁，传染性疾病在全球范围扩散，卫生问题全球化已经是一个不争的事实，全球卫生越来越成为专家与学者们关注的热点。这一趋势使得原有的治理方式和体系难以应对，因此出现了对全球卫生治理的倡导。

全球卫生治理（global health governance，GHG）是指在不同层次，通过不同形式的机构和行为体的互动关系，集体解决卫生问题的机制。其核心要素归纳：①强调卫生问题的去国界化，处理跨越国界的健康决定因素。②主张用跨部门和跨领域的视角来看待和应对卫生问题，加强与贸易、经济、外交、环境、农业等部门和领域的合作。③通过正式或非正式的途径，囊括更多的行为体和参与者，尤其是活跃在卫生领域的非国家行为体这些不同于国际卫生治理的特性，使得全球卫生治理能更好地应对全球卫生行动中存在的问题。世界卫生组织政策研究与合作司司长

Tikki Pang 等在 2008 年提出了相对全面和完善的全球卫生治理框架（图 10-1）。

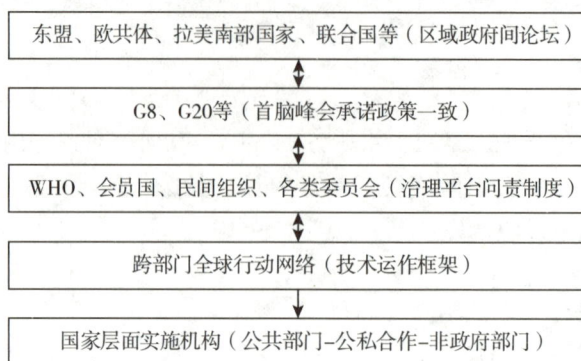

东盟、欧共体、拉美南部国家、联合国等（区域政府间论坛）

G8、G20等（首脑峰会承诺政策一致）

WHO、会员国、民间组织、各类委员会（治理平台问责制度）

跨部门全球行动网络（技术运作框架）

国家层面实施机构（公共部门–公私合作–非政府部门）

图 10-1　卫生全球治理架构图

（二）中国卫生服务研究进展

我国较系统的卫生服务研究开始于 1981 年。中美合作在上海市上海县（现闵行区）进行了卫生服务描述性研究，系统考察了医疗制度、居民健康状况和社会卫生状况等指标，并与美国华盛顿进行了比较分析。1986 年，卫生部（现国家卫健委）医政司组织了全国农村卫生服务调查。1987 年，卫生部医政司和卫生部统计信息中心联合开展了全国城市医疗服务研究，从 1993 年开始，每五年一次开展全国卫生服务调查，截至 2018 年已经开展六次（表 10-7）。

2018 年开展的第六次国家卫生服务统计调查正值《"健康中国 2030"规划纲要》启动、深化医药卫生体制改革进入第十个年头，以及从"以治病为中心"向"以人民健康为中心"发展转变的重要机遇期。调查首次使用了计算机辅助面访系统，采用统一型号的移动终端开展调查。调查内容既保持与以往调查的连续性、稳定性和可比性，又根据卫生健康事业发展、深化医药卫生体制改革及实施健康中国战略的需要增加了部分内容。其中 75% 为原有内容，25% 为新增或者调整的内容。

表 10-7　中国历次全国性卫生服务调查设计概况

名称	年份	组织单位	抽样方法	样本数	调查内容
农村卫生服务调查	1986	卫生部医政司	整群分层随机抽样	9省45县28万人口	疾病、就诊、住院、经费，县、乡、村卫生机构队伍、能力及装备
城市医疗服务研究	1987	卫生部医政司、卫生部统计信息中心	整群分层随机抽样	9省27县9.7万人口	两周患病、慢性病、休工（学）、卧床、门急诊、住院、孕产妇保健及一日门诊调查
第一次国家卫生服务调查	1993	卫生部统计信息中心	多阶段分层、整群分层随机抽样	92个市县21.6万人口	儿童、妇女、老年保健，县（市）医疗机构现状及资源利用；乡、村卫生机构资源及服务；医疗、预防、保健机构资源及服务
第二次国家卫生服务调查	1998	卫生部统计信息中心	多阶段分层、整群分层随机抽样	95个市县21万人口	儿童、妇女、老年保健，县（市）医疗机构现状及资源利用；乡、村卫生机构资源及服务；医疗、预防、保健机构资源及服务
第三次国家卫生服务调查	2003	卫生部统计信息中心	多阶段分层、整群分层随机抽样	95个市县21万人口	增加城乡卫生改革定性调查

名称	年份	组织单位	抽样方法	样本数	调查内容
第四次国家卫生服务调查	2008	卫生部统计信息中心	多阶段分层、整群分层随机抽样	94个市县18万人口	增加社会医疗保险、重大健康问题、重点人群调查
第五次国家卫生服务调查	2013	国家卫生计生委统计信息中心	多阶段分层、整群分层随机抽样	156个市县27万人口	增加与医改相关内容
第六次国家卫生服务统计调查	2018	国家卫生健康委统计信息中心	多阶段分层、整群分层随机抽样	156个市县26万人口	重点慢性病管理、分级诊疗、用药安全、老年人失能及照料

三、卫生服务综合评价

1976年，WHO对美国、加拿大、阿根廷、英国、荷兰、芬兰、南斯拉夫7国12个地区的卫生服务进行了综合评价，并提出了一个值得借鉴的综合评价模式。这种综合评价模式的基本思路是将人群健康需要、卫生服务利用和卫生资源供给三个方面有机联系起来，以人群健康需要量、卫生服务利用量和卫生资源供给量三类指标的平均数作为划分高低的标准，组成八种组合，以此对一个国家或地区的卫生服务状况进行综合评价，为制订卫生服务发展规划、合理配置卫生资源提供参考（表10-8）。

表10-8　卫生服务综合评价模式

卫生服务利用	卫生服务高需要		卫生服务低需要	
	高资源	低资源	高资源	低资源
高	A型（平衡型）：资源分配适宜	B型：资源利用率高	E型：过度利用	F型：资源利用率高
低	C型：资源利用率低	D型：资源投入低	G型：资源投入过度	H型（平衡型）：资源分配适宜

A型：人群卫生服务需要量大，卫生资源投入充足，卫生服务利用良好，三者之间保持相对平衡状态。

B型：人群卫生服务需要量大，但卫生资源投入不足，卫生服务利用率高，低资源与高需要之间不相适应。由于资源利用紧张，短期内可通过提高利用率保持平衡，但不能持久，应向A型转化。

C型：人群卫生服务需要量大，卫生资源投入充分，但卫生服务利用率低，需研究卫生及服务利用的障碍因素，提高卫生服务的效益，应向A型转化。

D型：人群卫生服务需要量大，卫生资源投入不足，卫生服务利用率低，不能充分满足人群卫生服务需要，应增加卫生资源投入，提高卫生服务利用率，以适应人群卫生服务需要，向A型转化。

E型：人群卫生服务需要量低，卫生资源投入充分，卫生服务利用也充分，很可能存在个别人群过度利用卫生服务、浪费卫生资源的情况，应避免这种浪费，向H型转化。

F型：卫生资源投入不足，卫生服务利用高，虽是服务效益良好的标志，但是低资源与人群的低卫生服务需要相适应。

G 型：人群卫生服务需要量低，卫生资源投入充分，卫生服务利用低，卫生资源投入过度，应向 H 型转化。

H 型：人群卫生服务需要量低，卫生资源投入不足，卫生服务利用率低，三者之间在低水平状态下保持平衡。

本章小结

卫生服务要求是反映居民要求预防保健、增进健康、摆脱疾病、减少致残的主观愿望。卫生服务需要是对医疗、预防、保健、康复等卫生服务的客观需要。卫生服务需求是在一定时期内一定的价格水平下，人们愿意并且有能力消费的卫生服务量。卫生服务供给是指根据居民卫生服务需要，医疗卫生服务部门向居民提供服务的过程。卫生服务研究按照其研究的对象不同主要分为四类：卫生系统研究、卫生工作研究、防治效果评价研究、行为医学研究。卫生服务综合评价模式的基本思路是将人群健康需要、卫生服务利用和卫生资源供给三个方面有机联系起来，以人群健康需要量、卫生服务利用量和卫生资源供给量三类指标的平均数作为划分高低的标准。

案例分析

中国卫生筹资

卫生费用是卫生服务资源的重要组成部分。卫生费用是指一定时期内为提供卫生服务直接消耗的资源，以货币来计量。按筹资来源法，卫生费用的来源包括政府卫生支出、社会卫生支出和居民个人现金卫生支出三个渠道。

表 10-9 列出我国 1980～2020 年政府卫生支出、社会卫生支出和个人现金卫生支出在卫生总费用所占比重的数据。

表 10-9　中国卫生总费用筹资构成（%）

年份	合计	政府卫生支出	社会卫生支出	个人现金卫生支出
1980	100.00	36.24	42.57	21.19
1985	100.00	38.58	32.96	28.46
1990	100.00	25.06	39.22	35.72
1995	100.00	17.97	35.63	46.40
2000	100.00	15.47	25.55	58.98
2005	100.00	17.93	29.86	52.21
2010	100.00	28.69	36.02	35.29
2015	100.00	30.45	40.28	29.27
2016	100.00	30.01	41.21	28.78
2017	100.00	28.91	42.32	28.77
2018	100.00	27.74	43.65	28.61
2019	100.00	27.36	44.28	28.36
2020	100.00	30.40	41.95	27.65

试回答：

1. 中国卫生总费用筹资构成三个渠道所占比例有何特点？

2. 中国卫生总费用筹资构成的发展趋势是什么？

思考题

1. 谈谈未来中国在全球卫生治理中将扮演的角色和发挥的作用。

2. 通过六次卫生服务统计调查结果，谈谈我国城乡卫生服务需要与利用存在的差异在哪里。

第十一章
卫生项目评价

导引案例

项目与项目评价

"项目"在2000多年前就已存在，古代著名的埃及金字塔、中国的万里长城都是国际上称颂的典型项目。虽然"项目"自古就有，但项目管理则是在第二次世界大战后才逐渐被人们认识与接受。这是由于第二次世界大战时需要在短时间内研制出新式武器。这些前所未有的项目不仅技术复杂，参与人员众多，而且时间也非常紧迫，因此需要通过项目管理来进行协调，合理安排时间，高效地完成项目。

项目评价起源于欧美国家，早期主要应用于教育和卫生领域，已有100多年的历史，真正大规模的社会项目评价是近几十年的事。项目由多个项目阶段组成，每个阶段又可进一步细分为若干个过程，这些过程既相互独立，又紧密联系。一个完整的项目过程通常包括项目概念、项目计划、项目实施和项目评价4个阶段。评价或项目评价在国外基本上等同于社会项目评价。项目评价研究被视为"美国社会科学界最有活力的前沿阵地"。我国开展大规模社会项目及评价始于20世纪80年代。近年来，随着我国社会经济的发展，医药卫生体制改革的深化，卫生领域的国际交流与合作的增加，以及国家对卫生与健康事业的高度重视，卫生经费投入大幅度增加，为促进卫生事业发展、增进全体居民健康的卫生项目的数量也越来越多，大量的资源投入卫生项目中。这些资源是否得到合理利用，是否发挥了维护与促进健康的作用，必须通过项目评价才能得到准确的回答。因此，项目评价工作在我国也越来越受到重视，在卫生项目和卫生政策实施中得到了广泛应用。

试回答：

1. 为何要开展项目评价？
2. 如何开展项目评价？

第一节　卫生项目评价概述

一、卫生项目评价的概念

关于项目的定义有多种。英国项目管理协会对项目进行了界定并将其确定为英国国家标准：

项目是为了在规定的时间、费用和性能参数下满足特定的目标而由一个人或组织所进行的具有规定的开始和结束日期的、相互协调的、独特的活动集合。美国项目管理协会在其项目管理知识体系中对项目所下的定义：项目是为了创造某项独特的产品或服务而进行的一项临时性努力。

本教材中的项目是指组织一定资源（人力、财力、物力）投入来解决一个或多个问题，实现一个或多个目标所确定的方案、计划、程序等的总称。

卫生项目评价（health program evaluation）是系统地收集卫生项目的目的、执行过程、结果、效益和影响等方面的有效信息，进行客观的比较分析，以全面了解项目干预措施与产出的因果关系和作用机制，对项目的价值进行科学全面的判断。

卫生项目的范围很广，可以是一项卫生政策，也可以是一种研究课题或特定的服务提供活动，或者一个具体的干预项目。为解决卫生领域存在的特定问题、开发特定的卫生产品或服务而开展的一系列活动均属于卫生项目的范畴。卫生项目评价通过及时有效的信息反馈，为未来新的卫生项目决策，改善决策质量，提高项目管理水平提供参考，同时对卫生项目实施过程中出现的问题提出解决建议，从而达到提高卫生项目投资效益的目的。从项目实施过程来看，在项目立项时、项目实施过程中和项目结束后均需要进行项目评价，以实现不同阶段的项目目标。因此，可以说项目评价贯穿于项目活动的全过程。

二、卫生项目评价指标

不同的卫生项目有不同的目的和目标，项目内容也不尽相同，因此评价指标也会有差别。但无论是哪一种项目评价模式，特定的价值取向都会贯穿始终，因此评价的每一阶段都有其评价标准及具体的评价指标。评价指标是评价标准的详细、具体的体现，包括定性指标和定量指标两类。

卫生项目属于社会公共事业的一部分，关系到社会公众的利益，但不同利益群体对项目的绩效水平可能会根据各自的利益得失或喜好的不同而做出不同的评价。因此，应构建合理的评价标准及指标，对卫生项目做出客观的评价。

（一）结构评价指标

结构评价主要是为了解项目内涵、目的、目标、资源状况、环境条件等进行的评价。

结构评价的指标主要有人口和经济、社会与自然环境、卫生服务机构的软硬件等。

1. 人口和经济　常用的人口学指标有人口数量、构成等；常用的经济指标包括国内生产总值、居民人均纯收入等。

2. 社会与自然环境　常用的指标：当地政府是否支持及力度大小，已有政策措施或其他项目对项目实施的影响大小；自然环境是否适合项目开展。

3. 卫生服务机构的软硬件　常用的指标：卫生人力资源指标如数量、构成、每千人医师数等，物力资源指标如每千人床位数、医疗设备种类与数量、卫生机构房屋面积等。

（二）过程评价指标

过程评价的最主要功能是了解项目的运行情况，判断项目实施在多大程度上完成了预定的计划，发现项目实施过程的问题和障碍，及时进行调整和改进。日常工作记录通常是开展过程评价的主要资料来源，同时开展小规模或非正式的定性调查，两者相互补充。

过程评价指标一般包括影响项目实施的背景或环境，个人水平及社区水平，参与者的招募情况，项目的干预强度，干预到达目标人群的渠道畅通程度，干预对象接受干预的强度，实际干预内容同原计划的符合程度等。

（三）结果评价指标

结果评价主要是针对项目的近期结果进行的评价，主要评价指标包括人口学指标、疾病统计指标、死亡统计指标、儿童生长发育指标、复合型健康评价指标、卫生服务利用指标等。

（四）影响评价指标

影响评价主要是针对项目的中远期效果和社会影响进行的评价。常用评价指标包括社会与心理学评价指标和经济学评价指标。

1. 社会与心理学评价指标　主要包括公平性指标和幸福相关指标。公平性评价指标有基尼系数、集中指数、健康差异指数等。测量幸福感有多种量表可供选择，如生活满意度量表、情感平衡量表、幸福感指数、总体幸福感量表和纽芬兰纪念大学幸福量表等。

2. 经济学评价指标　主要从成本和效果两个方面对不同的备选方案进行分析比较，主要包括成本效果分析、成本－效用分析和成本效益分析等。

（1）成本－效果分析（cost-effectiveness analysis，CEA）　主要评价使用一定量的卫生资源（成本）后的健康产出，产出表现为健康结果，用非货币单位表示。在卫生项目评价中，项目效果是指相关干预措施在解决项目问题方面的直接结果，通常也是评价者最为关注的项目产出。一般来说，卫生项目的效果主要表现为健康危险因素的消除、疾病流行的控制、健康的改善等。不同的项目要解决的问题不同，目标也不同，因而反映项目效果的指标也不同。项目效果指标的选取通常要求这些反映效果的指标要尽量符合有效性、数量化及特异性的需求，也就是说这些指标的变化能体现干预措施的效应，指标要尽可能地量化，且与干预措施有直接关联。卫生项目的效果指标总体上可以归为4类：①中间健康结果，通常是指干预对象所存在的影响健康的危险因素或健康问题的前期状态，如生活行为习惯、就诊等。②最终健康结果，如患病、死亡、预期寿命等。③生存率，在针对某种或某些疾病的干预时，患者的生存率。④生命质量，反映人群与健康相关的生存状态，即健康相关生命质量。中间健康结果与最终健康结果之间的关系已经确定时，最好使用最终健康结果作为效果指标。如评价健康教育项目效果时，不建议使用健康知识知晓率作为结果指标，而是采用健康行为形成率。

（2）成本－效益分析（cost-benefit analysis，CBA）　用于判断项目的经济产出和投入的经济性，用货币单位表示。在开展卫生项目成本效益分析时，需要对项目的成本进行归集，对项目的效益进行测量。项目成本一般是指为实施项目所投入的资源总量，包括人力、财力、物资等。而效益则多指项目的实施所带来的社会经济效益，包括直接效益、间接效益和无形效益。成本效益分析通过比较不同备选方案的全部预期成本和全部预期效益来评价备选方案，为决策者选择计划方案和决策提供参数和依据。常见的成本效益分析方法有净现值法、内部收益率法、效益成本比率法等。

（3）成本－效用分析（cost-utility analysis，CUA）　以效用作为评价指标，实际上是成本效果分析的特例，它反映了单位效用量所支付的项目成本代价。当不同项目方案的成本相等时，以效用量高的方案为优；当不同项目方案的效用量相等时，以成本低的方案为优。卫生项目的效用一般指干预对象对不同健康水平和生活质量的满意程度。效用值的大小一般由卫生服务需方对一定成本投入情况下所获得的健康状况改变的满意度来决定。效用指标综合了生命数量和生命质量、健康状态的主观感受和客观水平，是综合反映健康效果价值的指标。常用的效用指标有质量调整生存年、伤残调整生命年等。它们比单一的健康状态指标（如预期寿命、患病率、死亡率等）更综合地反映健康状态，近年来得到越来越广泛的应用。

三、卫生项目评价的目的和原则

（一）卫生项目评价的目的

卫生项目评价是将知识付诸实践的过程，是一种有效的管理工具。通过卫生项目评价，可以判断项目的适宜性、项目活动是否按计划实施、项目活动的效果等，从而对项目做出全面综合的判断，为项目设计提供依据，为项目的完善提供参考，从而更好地总结和推广项目经验。因此，根据项目不同阶段的特点，评价的目的主要包括以下 3 个方面。

1. 评价项目的可行性　在项目立项和计划阶段，项目评价主要围绕项目的可行性展开。通过对项目环境和项目计划的评价，了解项目实施的基础条件、项目运行所需要的环境条件、项目的资源条件、项目计划的可行性等，从而判断项目是否具有可行性。

2. 评价项目的运行情况　项目付诸实施后，项目管理者和监督方要对项目的运行情况进行监测，收集项目运行信息，包括项目活动进展、项目中间产出、项目是否出现偏离计划及原因、影响项目的各种因素等，从而对项目的运行情况做出综合判断，并为及时处理影响项目运行的不利因素提供客观依据。

3. 评价项目目标实现程度　项目的产出包括项目的结果和项目结果所产生的中长期影响。通过对卫生项目干预效果的综合判断，可为项目成果是否能够在更大的范围推广应用，是否放弃、扩大、修改项目干预措施或卫生政策等提供参考依据。此外，对项目成果的中长期影响的评价，可以进一步完善项目成果和相关政策，从而促进项目成果的应用和政策转化。

（二）卫生项目评价的原则

卫生项目评价的类型多种多样，目的和方法也各不相同，但评价过程有一些基本原则，是项目评价时必须遵守的。

1. 公正性原则　任何项目评价都需要保证其公正性。只有评价的公正性，才能保证评价结果的客观性，从而评价结论才可以作为判断项目进展和成效的客观依据。要实现评价的公正性，保证评价的独立性非常重要，尤其要避免项目决策者或项目管理者自己评价或影响评价结果的情况发生。

2. 系统性原则　无论是与卫生项目相关的各方面因素和资源，还是项目的效应，都不是孤立的，而是存在着相互作用、相互影响，甚至相互依赖的关系。同时，任何卫生项目的运行都是在特定的政治，经济、文化等社会环境中，受到环境因素的影响和制约。因此，开展卫生项目评价时必须持全面系统的观点，全方位地评价项目，才能获得客观公正的结论。

3. 可行性原则　要顺利实施评价并获得可靠的结果，评价方案、评价方法和评价程序必须可行。只有这样，评价所依赖的资料信息才可能准确可靠。

4. 结果导向原则　尽管卫生项目评价在项目不同阶段的评价内容、评价方法均不相同，但项目评价最重要的判断依据仍然是项目结果。无论在项目的哪个阶段，对项目关注的重点都是项目结果。即使是项目的过程评价，也会将项目的预期结果实现的可能性作为评价的主要依据。

5. 公平优先原则　卫生领域的特殊性决定了公平性是绝大多数卫生项目的主要目标之一。无论是大型卫生政策项目，还是具体的卫生技术项目，其最终目的都是以改善卫生服务、增进人群健康为目标。而要评价项目的健康产出，公平性是首要原则。因此，进行卫生项目评价时，不仅要评价项目的效益、效果、效率，更重要的是关注目标群体受益的公平性。

第二节　卫生项目评价的类型、内容和步骤

一、卫生项目评价的类型

项目评价的类型分类中，最经典、应用最广泛的是 Donabedian 分类法。该方法以项目进程为依据，将项目评价划分为结构评价、过程评价和结果评价三类，具有很强的操作性。从医学审查、医疗评价、医疗质量控制和管理、质量保证，到新近流行的持续性质量提高等大多应用此法。学术界在 Donabedian 分类的框架基础上，提出卫生项目成果不仅应该包括直接结果，还包括对未来发展的长期效应，两者都是项目的产出，但在性质上存在较大差别。因此，对 Donabedian 分类加以改良，将结果解释为项目的直接产出，而对未来发展的长期效应则界定为项目的影响，从而形成了"结构 – 过程 – 结果 – 影响"的评价模式。

1. 结构评价（structure evaluation） 通常是在项目立项前或项目启动时所开展的评价。其目的是了解项目的内涵、目的、目标、资源状况、环境条件等，通过结构评价来论证项目实施的可行性等。在开展结构评价时，需要对项目的背景、项目实施的环境和项目所具备的条件进行充分的调查分析和评价。若项目的实施可能影响到特定人群时，还需要对人群的经济、社会、文化背景等进行分析，了解人群对项目干预措施的接受程度，也称为项目的社会学评估。开展结构评价，通常需要回答"项目的内涵是否清楚""项目的目的和目标是否明确、可实现""项目所需资源是否具备""人群对项目干预的接受程度如何"和"顺利实施项目还需要哪些条件保障"等。

2. 过程评价（process evaluation） 也称进展评价或项目实施评价，主要目的是对项目的实施过程进行监测和监督，检查项目计划干预措施的实施与落实情况，对覆盖率及其质量进行测量。

每个项目都有一定的时间进度计划，所有项目活动都要按计划进度开展，才能保证项目在计划的时间内完成并取得成效。因此，项目过程评价就是要检查项目活动计划的完成进度、项目计划活动的完成情况、项目活动的质量、影响项目总体进展的主要因素等。通过过程评价，可以为项目管理者解决项目问题和调整项目计划提供依据。

3. 结果评价（outcome evaluation） 是在项目结束后或干预措施落实一段时间后的阶段性结果出现时进行，主要目的是判断项目成功与否，通常以效率或效果来反映项目的结果。项目的效率评价非常重要，卫生资源的稀缺性决定了效率是所有项目组织者都要关心的重要问题，尤其是从项目成果的可推广性考虑更是如此。因此，卫生项目效率评价不仅要评价项目单位的工作效率，还要关注项目所计划的活动和措施及其在资源利用方面的效率，从而通过项目实施探索更具有成本效益和（或）成本效率的项目活动与措施，以保证项目成果可以在更大范围推广应用并取得成效。

项目的效果通常是指项目具体目标的实现情况，即通过项目活动的开展取得了哪些直接成果，包括卫生问题的解决、项目经验的形成、政策开发等。项目效果是项目的直接产出，一般在项目进行到一定时间有结果产出时进行，或在项目结束时进行。通常是对照项目计划和目标，分析项目所产生的效果，测量项目效果的量，并与计划目标对比，以判断目标的实现程度。

4.影响评价（impact evaluation） 通常是在项目结束一段时间后，评价项目干预措施的可持续性或项目干预措施所产生的长期改变。这里的"影响"指间接的、长期的效果，也指对社会或区域的影响效果。项目影响评价一是针对项目实施后对项目实施地区整体社会经济发展的贡献和影响；二是针对项目实施后所产生的结果的可持续性，即干预措施是否继续存在并发挥作用，以及影响项目可持续性的因素；三是评价人群对项目的认同程度与参与程度。

二、卫生项目评价的内容

不同卫生项目的目标不同，项目活动也不尽相同，因此项目评价的具体内容也有较大差别。美国公共卫生学会认为"卫生项目评价是判定预定卫生项目目标取得的数量、进展和价值的过程"。因此，对于卫生项目的评价主要围绕 5 个方面内容展开，即测定项目目标、描述项目取得的进展、测量与判断项目所取得的效果、衡量项目所取得的社会与经济效益、对今后的工作提出建议。

1.测定项目目标 尽管在项目立项后，作为后续的项目评价者没有责任去评价项目目标的适宜性，但从项目评价本身考虑，尤其是在对项目成效及影响因素分析时，必须要衡量项目目标的适宜性，即通过项目背景和现状的分析，判断项目所确定的目标是否适宜，包括对问题的针对性、实现目标的可能性等。这一评价内容在项目早、中期时，对预防和降低项目风险、合理调整项目干预措施具有重要意义；在项目终末评估中，也有利于评价者对项目成果和成效做出正确的判断。

2.描述项目取得的进展 项目启动后的任何时间点的评价都需要关注项目的进展，包括项目计划完成进度、项目取得的中间成果或最终成果、项目实施对问题解决的促进作用等，是项目过程评价的重要内容。项目终末评估也需要描述所有计划活动的完成情况。项目进展评估不仅可以让项目的各利益相关方了解项目的实施状况，更重要的是让各利益相关方了解项目面临的各种问题和挑战，以及项目目标预期完成情况，从而为调整和完善项目计划提供依据。

3.测量与判断项目所取得的效果 项目评价者需要对项目的所有产出进行测量，对所有活动结果进行分析，尤其要分析所有的产出与干预措施的关联，据此对干预措施的作用和效果做出判断，还要判断所有结果中哪些具有成果价值，从而对项目的效果做出判断。

4.衡量项目所取得的社会与经济效益 卫生项目的产出要注重社会效益，同样也要重视经济效益，尤其是项目成本投入的经济性。因此，在卫生项目评价中需要衡量项目的实施为社会和人群带来了哪些效益，如人群健康状况的改善、健康危险因素的消除等，也需要衡量项目投入的经济产出，测量其经济效益，在保证社会效益不受影响的前提下，实现经济效益最大化。通过投入产出分析，找到最符合成本效益或成本效果的干预措施，并进行总结推广。

5.对今后的工作提出建议 这部分内容对被评价项目自身来说不是最主要的，但对于项目投资方来说却是比项目本身更加重要。因为在实际工作中多数项目都具有试点性质，即实施项目的目的是在更大的范围内实施相关干预。因此，通过项目评价，在评估总结项目成果的基础上还需要为在更大范围实施干预提供建议，如哪些因素会影响干预的成效，如何预防和清除不利因素的影响等，都是项目评价者提供的评价结论中不可缺少的内容。

三、卫生项目评价的步骤

一般来说，开展卫生项目评价需要遵循以下基本步骤，即明确评价目的、制定评价方案、实施项目评价、做出评价结论。

（一）明确评价目的

首先，需要了解项目评价的目的，即通过评价要回答什么问题。针对不同的评价对象、项目的不同阶段、出于不同的目的，确定评价内容和评价方法。

其次，需要明确评价结果的使用者。不同的使用者对项目的期望和要求不同，因而也有不同的信息需求。卫生项目评价结果的使用者主要包括卫生政策制定者、项目资助者、项目管理者、项目受益者。政策制定者更关注项目结果的政策价值，即评价发现对政策制定或完善的参考意义。项目资助者更关心项目产出，即所投入的资源是否取得预期产出。项目评价者在开展项目评价前必须知道谁会使用这些评价结果，从而在评价目标的设定、评价信息的收集和评价结论的重点方面更具有针对性，评价结果才会更有价值。

再次，需要明确项目所处阶段的特征。在项目的不同阶段，其项目评价类型不同，评价的目的也会有很大的差别。在项目立项阶段，主要开展的是结构评价，要回答的问题通常是项目是否具有可行性。在项目实施阶段，主要开展的是过程评价，要回答项目进展是否正常。而项目结束要进行结果评价和影响评价。因此，评价者在开展卫生项目评价前，必须要明确项目所处阶段，从而确定本次评价的类型和目的。

（二）制定评价方案

开展卫生项目评价必须要有一个完善的项目评价方案，或称为项目评价计划。在制订项目评价方案时，要重点关注以下 4 个方面的内容。

1. 了解项目　首先必须要了解这个项目，对项目的背景、目的、目标、内容要有一个深入了解，对项目计划的内容措施及可能产生的作用进行系统掌握，让评价者能全面了解项目。只有对项目有了全面的了解，才有可能做出有目的、有针对性的评价，评价结果才能客观、真实地反映项目。除了了解项目总体情况外，还应该了解项目的进展，从而根据项目不同阶段的进展目标确定评价的目的和方法。

2. 确定评价内容　需要确定从哪些方面实现项目评价的目的和目标。评价内容实际就是通过评价需要回答的问题，所以也有学者用评价问题代替评价内容。卫生项目评价不仅需要回答"项目是否有效果"，还要回答"哪些干预使项目有效""为什么项目成功或失败""怎么做才能使项目的效果更好"等问题。根据不同的评价目的，评价的内容也会存在一定差别。评价的不同用户对评价结果的需求不同，因而评价内容也会不同。对于拟立项或项目计划的评估，其目的主要是评估可行性，因此需要分析项目环境是否满足项目的实施，项目实施需要的相关资源条件是否具备，项目的实施计划是否可行，要实现项目目标，还有哪些问题需要解决等。对于项目实施过程评价，通常的目的是看项目的进展是否顺利，了解项目的进度和出现的问题等。因此，项目评估内容也要围绕这些目的，需要分析项目计划完成情况，对照计划进度看哪些活动存在延后及原因，项目阶段性目标是否实现，制约项目活动推进的因素有哪些等。对于项目终末评估，主要目的是看项目活动的完成情况和项目取得的成果。因此，项目评价的内容通常需要包括项目的直接产出、项目形成的相关经验的政策价值、项目预期目标的实现情况、项目成果的推广价值等。无论是何种项目评价，都需要准确识别评价结果的使用者，并根据使用的需求确定评价的重点内容，从而提高评价结果的应用价值。在确定了评价内容后，要将评价内容具体化为评价信息收集工具，如调查问卷、访谈提纲、现有资料收集清单等，从而为实施评价提供工具。

3. 确定评价指标体系　在制定项目评价方案时，就要明确用什么指标反映评价结果。在具体指标的选择时，要结合评价内容，选择适宜的指标。例如，为了反映医疗保险制度的效果，通常会看参保者的医疗服务利用量、费用负担减轻情况、医疗服务利用的公平性等。因此，具体指标也应该围绕这些目的和内容来选择，如可以用人均就诊次数、住院率来反映医疗服务利用量，用医疗费用补偿比反映负担减轻情况，用医疗费用负担占家庭收入的比例、未满足的医疗服务需要等来反映服务利用的公平性等。评价指标应该在制定评价方案时就已确定，而不能根据具体评价信息收集结果来确定，以减少人为的选择性。一般来说，项目评价指标的确定需要遵循客观性、独立性、可测量性、可比性、简易可行性、时间性等基本原则。

4. 选择评价方法 卫生项目评价的方法选择非常重要，不同的方法对信息的需求不同，所能回答的问题也不同。例如，开展横断面调查与评价，只能回答项目地区的现状如何，而不能回答这种状态与项目干预措施之间的关系。要回答干预措施与结果之间的因果关联，应该采用有对照的干预设计，进行纵向调查与评价。通常来说，卫生项目评价应该与项目方案同时设计，根据项目的性质、评价目的、项目内容和特点，以及要回答的问题，确定具体的评价方法，才能更好地保证评价的有效性。

（三）实施项目评价

卫生项目评价方案确定后即可组织实施。在实施评价时，要严格按照评价内容、评价方法，使用相关的评价工具，进行评价信息收集。在组织实施评价时，要对评价的工作进行准确的估计，并安排必需的评价调查人员，保证项目评价工作能按计划完成。

1. 数据收集 主要包括定性资料和定量资料的收集。收集定性资料的方法有多种，目前在卫生领域较为常用的方法包括深入访谈法、专题小组讨论法、选题小组讨论法、观察法等。收集定量资料则主要通过问卷调查法、观测点数据采集等。

2. 分析和解释证据 对所收集到的相关数据进行整理与分析，为项目的结论提供证据。定性资料的分析主要应用归纳法，在数据或主题间互动，构建和检验概念，往往是重复进行的。分析人员通常采用逻辑推进和演绎的方法对定性资料进行分类分析，并返回数据以检验这些分析结果的外推性。而定量资料的分析通常需要对比干预前和干预后数据，或实验组和对照组的结果数据，并利用统计学分析检验样本呈现的差异是否具有显著性，从而判断干预的效应，并计算变量间的关联强度。

（四）形成评价报告和传播评价结果

在评价资料分析基础上，评价人员根据评价要求对评价结果进行具体解释，说明每个结果的含义。评价结果的解释必须具有现实意义，并使利益相关者积极参与评价结果的转化，通过与确定的项目标准进行比较，判断项目的价值和意义，做出评价结论，撰写评价报告和传播评价结果。作为项目评价报告，既要展示、总结项目的成效、经验、价值等，更要反映在项目实施过程中出现的问题和不利因素，并提出解决问题、提高项目成果推广价值的建议。不同的读者对项目会有不同的期待，因此评价报告内容将依据读者的不同有所侧重。必要时，可形成针对不同读者的评价分析报告或摘要，如项目进展情况报告、项目结果或影响摘要、政策建议摘要、项目的公平性报告、项目经济学评价报告等。

本章小结

卫生项目评价即系统收集卫生项目的目的、执行过程、结果、效益和影响等方面的有效信息，进行客观的比较分析，以全面了解项目干预措施与产出的因果关系及作用机制，对项目的价值进行科学全面的判断。常用评价指标包括社会与心理学评价指标和经济学评价指标。卫生项目评价需坚持公正性、系统性、可行性、结果导向和公平优先的原则。卫生项目评价主要围绕测定项目目标、描述项目取得的进展、测量与判断项目所取得的效果、衡量项目所取得的社会与经济效益、对今后的工作提出建议五方面进行。目前运用较广的是"结构–过程–结果–影响"评价模式。卫生项目评价基本步骤：明确评价目的、制定评价方案、实施项目评价、做出评价结论。

案例分析

国家基本公共卫生服务项目

习近平总书记在 2016 年 8 月举行的全国卫生与健康大会上发表重要讲话，提出了新时代的卫生工作方针，"以基层为重点，以改革创新为动力，预防为主，中西医并重，将健康融入所有政策，人民共建共享"，并提出健康中国建设的五大重点任务，即普及健康生活、优化健康服务、完善健康保障、建设健康环境、发展健康产业。2016 年 10 月发布的《"健康中国 2030"规划纲要》和 2019 年 7 月发布的《国务院关于实施健康中国行动的意见》成为健康中国建设的设计图和施工图。

国家基本公共卫生服务项目是推进健康中国核心目标的一项重要的全民公共卫生干预措施，重点强调保基本、强基层、建机制，项目覆盖了全人群、全生命周期的健康教育与健康管理服务，且服务内容充分体现了预防为主、防治结合的理念，强调人群危险因素评估与管理。各类人群的健康体检服务是帮助服务对象（慢性病患者、孕产妇、老年人、儿童等）对健康问题"早发现、早诊断"。项目服务规范中反复强调了当基层医疗卫生机构通过基本公共卫生服务发现无法处理的问题时，应及时转诊到上级医院，帮助患者实现早治疗。同时，基本公共卫生服务在实施过程中促进了居民健康意识的提高，引导公民形成自主自律、健康的生活方式。项目的实施下沉至基层，服务到百姓身边，营造了热爱健康、追求健康、促进健康的社会氛围，是助力实现健康中国战略的基础性措施。

（资料来源：根据央视相关新闻报道整理而成）

试回答：运用卫生项目评价原理分析国家基本公共卫生服务项目的意义。

思考题

1. 卫生项目评价的重要意义是？
2. 开展卫生项目的影响评价，需要考虑哪些方面的问题？

策略篇

导引案例

无序就医，如何解决？

无序就医是困扰我国医疗卫生领域多年的热点话题，2009 年医改后有所缓解，但并未根除。《中国卫生健康统计年鉴（2022）》显示：2021 年，我国二级、三级医院入院人数占全部医疗卫生机构的 81.5%；医院、基层医疗卫生机构的病床使用率分别是 74.6%、47.4%。三级、二级、一级医院门诊患者次均医药费分别为 370 元、232.1 元、174.6 元，住院患者则分别为 14283.6 元、6842.4 元、5490.9 元。若这种状况得不到有效解决，势必增加患者就诊费用，妨碍"看病贵"问题的解决。同时，也会增加基层医疗卫生机构的空转，降低卫生资源的利用效率，加剧大医院"看病难"问题。

试回答：

1. "无序就医"问题为何会出现？
2. 如何应对"无序就医"？

第一节　社会卫生策略概述

一、社会卫生策略的概念

1. 策略（strategy）　策略是行为主体在一定时期为实现特定的目标所采用的一系列方针政策、条例办法、目标体系、评价指标和具体措施的总称。

2. 社会卫生策略（social health strategy）　社会卫生策略是指卫生发展的战略与策略、政策、目标与指标、对策与措施，是维护和促进人群健康的行动方针和方法。其包括卫生领域内的策略，如初级卫生保健、社区卫生服务等，也包括卫生相关领域的策略，即与保护人群健康相适应的政治、经济、法律、文化等。

二、社会卫生策略的制定程序

（一）发现健康问题

发现健康问题是制定正确的策略的前提，即保证策略具有针对性。发现健康问题的根本途径是对人群健康状况进行评价（见第七章）。具体包括以下方面。

1. 群体不健康状况评价 评价的是负向躯体健康，或是明显的躯体不健康状态，评价目标主要是患病和死亡，使用死亡率、患病率、减寿人年数等指标衡量。

2. 群体亚健康状况评价 评价目标是找出这种临床前期状态，及时进行预防，可以使用症状功能评价、日常生活活动能力评价、情绪/认知状况测量等指数衡量。

3. 群体健康状况评价 目标是测量被评者躯体、功能、心理、精神支持和社会方面的健康程度。主要评价方法有生命质量评价、健康危险因素评价、社会交往/社会支持等指数。

（二）寻找健康问题的原因

其实质是分析不同社会因素影响健康的机制（见第三、四章）。一方面，要寻找健康问题的直接原因，比如结核病的直接原因主要是传染源、传播途径、易感人群，相对比较容易找到。另一方面，要寻找问题的根源或深层次原因，比如体制、机制等问题。

（三）确定需要优先解决的问题

发现的健康问题可能很多，但是组织/社会卫生资源有限，因此必须确定某一时期优先要解决的问题。确定优先解决的卫生问题必须考虑三个原则：一是符合客观实际，通常应该优先解决专家和群众认可的热点问题；二是有解决的可能性，也就是环境允许，资源能够提供；三是符合政治规律，即卫生策略要与国家发展方向、内外环境、大政方针保持一致。

（四）制定社会卫生策略

1. 卫生目标的确定 卫生目标是政策制订者要实现的一种理想状态和衡量目标实现的一系列指标。它既是方案设计和择优的基础，也是执行的指导方针，还是评价的基本标准。目标需要具备具体性（目标应该具体明确）、针对性（针对所要解决的特定问题）、可行性（目标在政治上和社会上的可接受性及其实现可能性）、协调性（多个目标间协调一致）四个特征。

2. 卫生策略方案的拟定 包括设计、论证和合法化三个阶段。

（1）设计 包括设想、分析、初选、评定、淘汰等环节，通常会使用头脑风暴等方法。

（2）可行性论证 就是围绕目标，运用定性和定量的分析方法，对所选择的方案是否可行的问题进行深入而系统的分析研究。

（3）合法化 合法化通常采用法律化、权力机关批准、有关部门审查3种最常见的方法实现，包括内容合法化和过程合法化两方面。内容的合法化主要指最后的选择在内容上不能与既定的法律、法规相抵触；过程合法化是指方案上升为法律或获得合法地位的过程，由国家有关政权机关依据法定权限和程序所实施的一系列立法活动与审查活动所构成。

三、个体与群体干预策略

从防治疾病、保护健康的角度看，干预和促进健康的策略主要分为两类。

（一）个体干预策略

个体干预策略（高危策略）是建立在直接危险因素理论上、针对部分群体的干预策略。

1. 个体干预策略的基础

（1）理论基础 个体干预策略主要以一些行为改变与矫正的理论（见第十四章）为基础，如

知 – 信 – 行模式、健康信念模式、行为转变分阶段理论等。

（2）社会基础　一是个体具有某种健康危险因素或面临某种疾病困扰时，更容易产生转变知识、态度和行为的动机。二是个体干预策略更加形象，更能够唤起他人的兴趣或同情。三是个体干预策略更符合医生惯常的行为，容易获得医生的支持。

2. 优缺点

（1）优点　一是医患双方都有强烈的动机。二是不会对非高危人群产生太多干扰。三是具有现成的思维和组织。四是成本 – 效益比、危险 – 效益比高。

（2）缺点　一是对控制整个健康问题的贡献小。二是没有消除社会中存在的健康问题根源，只是一种暂时的成功，在控制手段消除后个体能否坚持并不确定。

（二）群体干预策略

群体干预策略（社会干预策略）是针对社区全人群的干预策略，致力于降低整个人群危险因素的负担。其主要是通过开展健康教育和健康促进，建立健康危险因素监测体系，达到建立健康生活方式、减少或避免危险因素、提高健康水平的目标。

1. 群体干预策略的基础

（1）理论基础　主要包括创新扩散理论、社区组织和建设理论等。

知识链接：

创新扩散理论

创新扩散包括形成、传播、采纳、实施、维持五个阶段，并且传播过程呈"S"形曲线。扩散早期进展速度很慢，之后进展加快，在接近饱和点时又会减慢。社区组织和建设理论包括增权（增加个人、人际或政治权力，以便个人、家庭或社区可以采取行动改善他们的处境）、社区能力（在特定社区中，是社区解决集体问题和改善/保持社区健康和幸福的人力资本、组织资本和社会资本及其相互作用）、问题选择、参与、社区联盟等要点。

（2）社会基础　群体干预的社会基础是健康的行为生活方式，仅通过个人是难以实现的。用马克斯·韦伯的生活方式理论可以解释为一个人的生活方式取决于生活行为和生活机会。生活行为是人们希望选择的生活方式，而生活机会则是获得特定生活方式的可能性，取决于社会环境。因此，要改变个人的生活方式，仅仅让个人有强烈的改变动机是不够的，还需要社会环境的支持。只有改变了社会，才能够给个人更多的选择。

（3）医学基础　群体策略致力于降低整个人群危险因素的负担，也就是使全人群的危险因素发生改变（在统计图上表现为位置发生漂移），降低发病率。

2. 优缺点

（1）优点　群体干预策略从根本上消除导致危险行为和不健康生活方式的社会环境，因而更具有根本性，其效果也更加有力，并能充分体现健康面前人人平等的原则。

（2）缺点　一是普遍可接受性低，尤其是对表面健康的一般人群，不太容易接受干预措施。二是需要多部门合作，成本较高，存在更多安全风险，因此具有一定难度。

第二节　全球卫生策略

一、全球主要卫生策略

（一）人人享有卫生保健

1. 人人享有卫生保健的含义　1977 年，第 30 届世界卫生大会提出，"到 2000 年，使世界上所有的人都达到在社会和经济生活两方面富有成效的那样一种健康水平"，即"2000 年人人享有卫生保健"（health for all by the year 2000，HFA 2000）。1998 年，第 51 届世界卫生大会发表了题为"21 世纪人人享有卫生保健"（health-for-all policy for the twenty-first century）的宣言。

知识链接：

世界卫生大会（WHO Health Assembly，WHA）

世界卫生大会是 WHO 的最高决策机构，主要职能是决定 WHO 组织的政策、任命总干事、监督财政政策及审查和批准规划预算方案。世界卫生大会一般于每年 5 月在日内瓦举行会议，WHO 所有会员国派代表团参加，并集中执行委员会准备的特定卫生议程。第一届世界卫生大会于 1948 年 6 月 24 日在日内瓦召开。

人人享有卫生保健策略以初级卫生保健策略（PHC）为基础，以提高健康水平与健康公平性、确保生活质量为基本目标，旨在让全世界人民都能获得健康和福祉。按照 WHO 前总干事马勒 1981 年的界定，人人享有卫生保健意味着任何国家的每个人都应该得到健康。2003 年，世界卫生组织前总干事李钟郁在世界卫生报告中重申了这一概念：每个人都需要，也应该获得最大可能标准的健康。

人物链接：

哈夫丹·马勒

哈夫丹·马勒（Halfdan T. Mahler，1923—2016），1951 年加入 WHO，并于 1973 年、1978 年、1983 年三次当选为 WHO 总干事。进入 WHO 后，他曾作为 WHO 的高级官员，花费近 10 年时间在印度推进国家结核病计划。1976 年，他在世界卫生大会上发表演讲，提出推动 2000 年人人享有卫生保健的目标。在马勒的带领下，《阿拉木图宣言》获得通过，2000 年人人享有卫生保健战略得以启动。

---

2. 2000 年人人享有卫生保健策略

（1）含义　2000 年人人享有卫生保健是指到 2000 年时，卫生资源在不同国家、不同地区及不同人群间均匀分配，使每家、每户、每个人能积极参与并得到初级卫生保健。这就要求从家庭、学校及工厂等基层做起，使用切实可行的卫生措施去预防疾病，减轻患者及伤残者的痛苦，能通过更好的途径使儿童、青年、成年到老年顺利地度过一生。

（2）产生背景　一是社会经济和卫生状况不令人满意；二是现代医学模式、可持续发展理论和政府对人民健康负责的理念日益被熟知、认可；三是中国卫生保健的成功经验。

3. 21 世纪人人享有卫生保健

（1）主要内容　"21 世纪人人享有卫生保健"是一个理想，即在人们的生存机会中，最大限度地实现每个人的健康。它重申健康是每个公民的基本人权，每个公民都有相同的权利、义务和责任来获得最大可能的健康。人类健康水平的提高和生活幸福是社会经济发展的终极目标。

（2）社会基础　承认享有最大可能的健康是一项基本人权；重视政策、研究和服务提供过程的伦理方面；消除个人之间和群体之间的不公平、不合理现象；消除性别歧视，强调性别平等。

（3）政策基础　以健康为中心和可持续发展是 21 世纪人人享有卫生保健的政策基础。

（4）总目标　一是在增加预期寿命的同时提高生活质量；二是在国家内部和国家之间改善健康的公平程度；三是卫生系统可持续发展，保证人民利用这一系统所提供的服务。

（5）具体行动　WHO 建议的四大行动：①与贫困做斗争，不仅仅是为贫困人口提供他们赖以生存所必需的物质，更重要的是寻找一种机制让他们能够通过自救改变生存的环境；采取卫生干预措施，打破贫困和不健康的恶性循环。②在所有的环境中促进健康，包括生活、工作、娱乐和学习的环境。通过社会行动促进健康，通过媒体形象倡导健康。③部门间的协调、协商和互利。卫生部门要敏感地意识到各个部门的动机，以便与之协调，实现在促进人类健康目标上的一致性。④将卫生列入可持续发展规划。

（二）初级卫生保健

1976 年，在第 29 届世界卫生大会上，苏联代表提议重点讨论发展中国家初级卫生保健的方法。1978 年，WHO 和联合国儿童基金会在阿拉木图召开了国际初级卫生保健大会，大会上发表了《阿拉木图宣言》，明确 PHC 是实现 HFA 的关键和基本途径。1979 年，联合国大会通过"关于卫生是社会发展的一个组成部分的决议"。1980 年，PHC 得到联合国的认可。2018 年，《阿斯塔纳初级卫生保健宣言》在政治层面对初级卫生保健做出重大承诺，强有力地阐述了实现全民健康覆盖的方法，成为系统和实践的组成部分。

1. 初级卫生保健的概念　初级卫生保健是一种基本的卫生保健，它依靠切实可行、学术上可靠、为社会所接受的方式和技术，是社区的个人与家庭通过积极参与普遍能够享受的，费用也是社区或国家在发展的各个时期本着自力更生及自觉精神能够负担得起的。它既是国家卫生系统的一个组成部分、功能中心和活动焦点，也是整个社会经济发展的一个组成部分。它是个人、家庭、群众与国家卫生系统接触的第一环，能使卫生保健尽可能接近人民居住及工作的场所，还是卫生保健持续进程的起始一级。简言之，PHC 在内容上是每个人必不可少的；在利用上是每个人都能够得到的；在费用上是居民、社区、国家都能负担得起的。

2. 初级卫生保健的基本原则

（1）社会公正　通过合理布局，使得人们接受卫生服务的机会均等，体现健康公平观。

（2）社区参与　在改善人民健康的过程中，充分发挥社区和人民群众的作用，依靠群众参与改变不良卫生习惯和生活方式，提高自我保健能力。

（3）成本效果和成本效益　必须以最低的成本产生最大的效益为原则进行资源配置，资源配置的重点应该投向社区和基础卫生工作。

（4）部门间协作行动　不能只依靠卫生部门，而是与其他部门共同行动，协调一致。

（5）预防为主　卫生保健的重点放在预防和促进健康，而不是治疗工作，以寻求和消除各种致病因素为核心，重视综合性致病因素对人民群众生命和健康的影响。

3. 初级卫生保健的基本内容

（1）四大基本任务　一是促进健康；二是预防；三是治疗；四是康复。

（2）八大基本要素　①促进食品合理营养，保障安全用水供应，并采取基本的公共卫生措施。②开展包括计划生育在内的妇幼保健工作。③主要传染病的预防接种。④地方病的预防和控制。⑤常见病和外伤的恰当处理。⑥保护精神健康。⑦保证基本药物的供应。⑧对重要的卫生保健问题及其预防控制方法进行健康教育。

（三）卫生可持续发展战略

可持续发展是于20世纪80年代提出的一个新的发展观和资源利用模式，目的在于满足当前需要的同时又不削弱子孙后代满足其需要的能力。可持续发展意味着维护、合理使用并且提高自然资源基础，意味着在发展计划和政策中纳入对环境的关注与考虑。当前，健康状况越来越受到人们的重视，成为可持续发展的重要内容，而且健康状况的改善也可以使其他方面的发展可持续。卫生可持续发展就是在不损害后代满足其健康需要能力的前提下，满足当代人的健康需要，其目的就是维护当代和后代人民的健康。其实质也是一种卫生资源计划和利用模式，即卫生资源的使用不能仅考虑当代人，还要考虑后世。而卫生资源不外乎卫生人力、卫生物资与资金、卫生信息等。

1. 卫生人力与可持续发展　在各种卫生资源中，卫生人力资源与可持续发展的关系最为密切。从现实的角度看，追求可持续发展的卫生人力资源政策需要考虑：从数量、结构、质量三个层面出发，培养和教育有利于可持续发展的卫生人力；招募和留住优秀的卫生技术人员，促进卫生服务机构的持久发展；通过恰当的激励措施，推动卫生人力创造具有远见的、出色的工作绩效；通过各种方式，使卫生工作者不断提高战略技能、合作技能、引领技能等关键技能。

2. 卫生物资、资金与可持续发展　其中最核心的是卫生服务筹资的可持续问题。对我国而言，特别需要关注三个问题：一是卫生费用的持续、快速上涨有占有未来资源的风险；二是在公益性背景下，卫生费用上涨带来政府卫生财政支出的大幅增加，是否有危及财政可持续发展的问题；三是卫生费用的上涨导致卫生服务支出高于GDP增长速度或在其中占有更高的比例，势必会影响其他支出的比例，带来失衡风险。

3. 卫生信息系统与可持续发展　卫生可持续发展和卫生服务供需的平衡，需要建立可持续发展的卫生信息系统。要求卫生信息系统具备灵敏捕捉信息的能力，具有开放兼容的特点，拥有强大的信息分析团队与能力，能够与决策系统友好结合。

4. 卫生服务供给的可持续发展　卫生可持续发展最终体现在卫生服务供给的可持续性上。这种可持续性要求从多个层面上满足当前和未来的卫生服务需求，包括健康的卫生环境、基本的卫生服务、必要的医学服务、增强的健康服务、最优的康养服务。

（四）全民健康覆盖

全民健康覆盖（universal health coverage，UHC）是"人人享有卫生保健"的进一步延伸，是"千年发展目标"实现的内在动力，是"可持续发展"对全面健康覆盖目标的纳入。

1. 具体含义　实现全民健康覆盖是世界各国在2015年通过2030年可持续发展目标时设定的具体目标之一。2005年，第58届世界卫生大会正式提出"全民健康覆盖"的概念，大会呼吁各国"以负担得起的成本为所有人提供必要的促进、预防、治疗和康复的卫生干预措施"。《2010年世界卫生报告》将全民健康覆盖描述为"确保所有人都能获得所需的健康促进、预防、治疗、康复和姑息卫生服务。这些卫生服务应质量合格且有效，同时还应确保人们不会因使用这些服务而陷入经济困境"。

2. 主要目标　主要包括四大目标：①争取到 2030 年实现全民健康覆盖。到 2030 年，健康服务覆盖所有人口，制止灾难性自费保健支出的上升并扭转这一趋势，消除因保健费用而造成的贫困。②调动卫生资源。在发展中国家扩大高质量的基本卫生服务，加强卫生系统，调动卫生资源。WHO 估计，到 2030 年再增加 3.9 万亿美元，可以在中低收入国家防止 9700 万例过早死亡，增加 3.1 到 8.4 年的预期寿命。③优化卫生方面的财政投入。在公共支出中优先考虑卫生问题，在确保财政可持续性的前提下酌情增加公共支出，根据国家国情和优先事项强化初级卫生保健。各国必须在初级卫生保健领域新增相当于国内生产总值 1% 以上的投资，以填补明显的覆盖缺口。④建设卫生队伍。解决全球 1800 万卫生工作者的短缺问题，满足卫生和社会部门日益增长的需求。到 2030 年，创造 4000 万个卫生工作者的就业机会。

3. 具体行动　主要有八大行动。

（1）实现全民健康保险的政治承诺　制定可衡量的国家目标，并加强国家监测和评估平台，以支持定期跟踪实现全民健康的进展，追踪到 2030 年实现全民医保的进展情况。①将健康纳入所有政策。②将公共卫生放在首位。③加强国家和地方政府的能力。④促进更加协调和包容的方法。

（2）争取公平地获得高质量的医疗服务，并提供资金保障　加强卫生信息系统，收集高质量、及时和可靠的数据，以监测进展情况，查明在实现普遍和包容性目标方面的差距，实现可持续发展目标。①推行有效的卫生筹资政策。②促进优质、安全、有效、可负担的基本药物的公平分配和获取。③制定、改进并提供基于证据的培训。④增强弱势群体或处于弱势地位的人的能力。⑤提升卫生系统的能力和韧性。

（3）加强立法和监管框架　包括颁布立法和实施政策，使人们更容易获得基本的医疗服务、产品和疫苗，提高人们对不合格和伪造医疗产品风险的认识，保证服务、产品的质量和卫生工作者的安全，并提供财务风险保护。①提高医疗价值链的价格透明度，改善医疗产品的可获得性、可负担性和效率。②在各级建立有效的、负责任的、透明的和具有包容性的机构。③进一步加强负责任、有道德的监管和立法体系

（4）建立让人民信任的高质量卫生系统　到 2023 年，逐步覆盖另外 10 亿的人口，提供优质基本卫生服务和优质、安全、有效、可负担的必要药品、疫苗、诊断和卫生技术。①针对质量需求的干预措施。②优先发展初级卫生保健并扩大服务供给。③建立和加强高质量、以人为本的卫生系统。④促进招聘、激励有能力的卫生工作者。⑤提升基于证据的循证决策能力。

（5）维持公共财政并协调健康投资　优化医疗预算拨款，充分拓宽财政空间，着重于基层卫生保健。①制定与国家可持续发展战略一致的公共卫生服务质量投资支出目标。②在适当情况下扩大卫生资源池集中配置。③提供足够、可预测、基于证据和可持续的资金，使用传统和创新的融资机制。④鼓励投资数字技术和创新。

（6）建立多利益相关者机制　通过建立参与式平台和网络关系，就制定、实施和评估卫生和社会相关政策提供意见。①全社会参与机制。②协调和整合全社会和多领域响应机制。③形成全球网络伙伴关系。

（7）确保妇女和女童的权利　将其作为实现全民健康覆盖的基本原则，在制定、实施和监测卫生政策时，考虑到所有妇女和女童的特殊需求。

（8）促进强大而有韧性的卫生系统　增强应急卫生准备和响应能力，确保大流行病准备和预

防、检测和应对任何疫情的能力。

二、西方国家的健康国民策略

（一）美国的健康国民策略

1. 健康国民计划　该计划是美国政府为了提高国民健康水平而实施的一项长期计划，以解决国民健康突出问题为导向，根据各时期国民主要健康问题制订相应的重点关注领域。自 1979 年起，每十年发布一次新版。以下是目前为止发布的几个版本及其主要内容。

（1）《健康国民 1990》　重点关注习惯和行为、健康服务、社会和环境、家庭和个人、疾病和致残五大领域。

（2）《健康国民 2000》　重点关注健康促进和疾病预防、医疗保健、社会和环境、健康的行为和风险因素、特殊人群、计划生育和生殖健康、医学技术和药品、政策和管理八个领域。

（3）《健康国民 2010》　重点关注健康不平等、生长和发育、生活方式和健康、环境健康、公共卫生基础设施、人口和家庭计划、临床预防服务、健康的慢性病、健康的传染病、医疗保健的质量十个领域。

（4）《健康国民 2020》　重点关注膳食和体重、身体活动、滥用药物和酒精、心血管健康、免疫接种和传染病、妇女健康、儿童健康、环境质量、健康服务、老年人健康、性健康、健康科技十二个领域。

（5）《健康国民 2030》　重点关注减少肥胖率、降低心血管疾病和糖尿病等慢性病的发病率、改善孕产妇和婴儿健康、预防和控制传染病等 42 个主题领域。

2. 主要特点　美国的健康国民策略是为了提高国民的健康水平和预防疾病而制定的一系列政策和计划。这些计划涉及健康教育、疾病预防、医疗保健、公共卫生等领域，旨在为民众提供更好的健康服务和保障。从整体来看，这些计划的变迁具备以下特点。

（1）总体目标更加充实　《健康国民 1990》的总体目标是"促进健康 / 预防疾病"，之后的目标都是在此基础上的扩展。第一，打造高质量且长寿的生命。从注重"延长寿命"到"获得高质量长寿的生命"。第二，强调公平无差异的健康权。从"缩小健康群体差异"到"实现全人群的健康"。第三，改善健康环境，影响健康行为。创造健康的社会、自然环境，提升个人生活质量、健康发展和行为。

（2）逐渐简化健康指标数量　健康国民计划每次所确定的类别、优先领域和可量化的子目标都有所不同。《健康国民 1990》和《健康国民 2000》注重量化指标的建设，从 226 个子目标扩充到 319 个子目标。《健康国民 2020》更加注重优先领域的设置，对比《健康国民 1990》的 15 个优先领域有了大幅度的增加，并且不再以子目标数量的庞大作为衡量标准，而是在总的优先领域中选择那些显著威胁健康的高优先领域，遴选出主要健康指标。

（3）更加强调相互借鉴、加强合作　从《健康国民 2000》开始，强调多方（HHS 与地方政府、社区和民间及专业组织）合作。

（二）日本的健康国民策略

1. 国民健康促进运动　目前，日本颁布四个健康国民战略计划，涵盖疾病预防、社区保健、健康教育、生活方式、食品营养等多个方面。

（1）"国民健康促进计划"（1978—1988）　强调基础卫生保健、对疾病的早期发现和早期治疗、普及健康生活方式和心理健康教育等。

（2）"国民健康促进计划"（1988—1998）　实施国民健康促进工作，继续普及健康生活方式，推广疾病筛查与预防，发展社区保健中心和推广社区护士制度，加强政策和制度的支持，包括加大预算、完善法律法规、建立健康保险制度、加强国际合作等。

（3）"健康日本 21"，即"国民健康促进计划"（2000—2010）　由营养与饮食、身体活动与运动、休养与心理健康、吸烟、饮酒、牙齿卫生、糖尿病、循环系统疾病及肿瘤 9 个方面组成，构筑起了日本控制慢性疾病的蓝图。

（4）"健康日本 2035"（2016—）　建设可持续的医疗卫生系统，确保每个社会成员都能得到公平服务和优质健康，同时通过建设健康先进国，促进日本和世界的共同繁荣。

2. 主要特点

（1）重视一级预防　以"营养、运动、休养"为基础，以"运动习惯的养成"为重点，制定具体数值目标，推进基于评价的健康促进事业。

（2）构建全社会多方参与的组织实施体系　包括政府机构、社会民间力量及个人的广泛参与。

（3）开展形式多样的宣传和健康促进活动　通过采取措施改变自己和家人的不良习惯，培养健康、科学的生活方式。

（4）根据疾病谱的变化调整预防方案　第三、四次运动开始注重对日本常见重病、慢性病、生活习惯病和重症化的预防。

（5）养成个人健康习惯　包括改善个人生活习惯和社会环境。

（6）制定标准和指南　包括健康饮食、健康睡眠、健康检查、健康运动、饮食摄取标准和平衡等。

（7）立法配合健康战略实施　如《健康增进法》。

（三）欧盟的健康国民策略

1. 健康战略规划　欧盟的健康战略规划（EU health programme）始于 2003 年。目前，欧盟已经颁布四个健康战略。

（1）欧盟健康规划（2003—2007）　主要关注疾病预防和健康促进，特别是针对吸烟、肥胖、饮食、运动不足等常见的不良健康行为，推广健康生活方式和行为，改善健康状况；建立健康指标体系，加强欧盟层面上的医疗保健基础性工作。

（2）欧盟健康规划（2008—2013）　主要关注卫生不平等问题和健康系统改革，加强预防和管理慢性病，特别是心血管疾病和癌症，促进卫生系统的现代化和效率提升；共享欧盟医疗保健资源，提高欧盟公民的整体健康水平。

（3）欧盟健康计划（2014—2020）　对"欧洲 2020 战略"的实施具有重要作用，明确提出健康是一种手段，其目的是促进经济和其他领域的增长，认为健康可以为国家经济增长和包容性社会的构建提供强大驱动力，促进健康，防止疾病，建设健康生活方式所必需的健康支持性环境；确立 23 个优先领域，包括慢性疾病防控、控烟履约、健康信息管理、欧盟传染病防控立法、欧盟医药和医疗器械生产管理立法、健康技术创新与评估、健康人力资源规划等；保护欧盟成员国公民免受严重的跨境健康威胁，为其提供更好和更安全的医疗保健设施。

（4）健康欧盟计划（2021—2027）　主要关注公共卫生应急准备、医疗数字化转型、公共卫生领域的研究和创新、健康和公正的环境、公共卫生领域的国际合作等方面，推进公共卫生体系的现代化和创新，提高欧洲公民的健康水平。

2. 主要特点

（1）制定全面的公共卫生计划　欧盟的公共卫生计划涵盖了多个领域和层面，既包括传染病和慢性病，也包括健康促进和卫生不平等等问题。这种全面性的计划有助于将卫生问题纳入政策制定的核心，并整合各方资源。

（2）强化预防和应急准备　欧盟公共卫生计划重视预防和应急准备，建立了相关机制和系统，针对传染病、抗生素耐药性等突发公共卫生事件做出快速反应。这种应对方式对于预防和控制传染病等公共卫生问题非常有效。

（3）推广健康生活方式　欧盟公共卫生计划不仅关注卫生问题的治理和应对，还强调推广健康生活方式和行为，例如戒烟、饮食健康、运动等。这种积极的健康促进方式有助于提高公民的健康水平。

（4）加强跨部门合作　欧盟公共卫生计划涉及的领域广泛，涵盖了多个部门和机构。欧盟在计划制定和实施过程中，强化跨部门合作和协作机制，通过卫生、教育、交通、环保等部门的联动，推进公共卫生体系建设和提升。

（四）英国的健康国民策略

1. 健康战略规划　英国的国家健康战略的实施贯穿于国民健康服务体系（NHS）制度的改革与发展过程中，一般 5～10 年为一个战略周期。部分健康策略如下。

（1）"健康行动计划"（2000）　为英国发布的第一份全国健康策略，旨在提高英国人民的整体健康水平，降低慢性疾病和健康不平等的风险。

（2）"更健康的生活"（2004）　为英国政府根据 2000 年发布的健康行动计划所制定的具体实施计划，包括鼓励个人改变不健康的生活方式、促进更健康的工作和生活环境、针对社会经济地位低下的群体提供更公平的健康服务等内容。

（3）"终生健康"（2008）　旨在推动英国民众的全面健康，目标是在全生命周期内改善和维护人们的身体和心理健康，提供从出生到晚年的全面健康保障和支持，包括增加心理健康服务供给、改进生育保健、提高儿童和青少年营养水平、加强体育锻炼和运动、防止肥胖和疾病等措施。

（4）"绿色健康"（2010）　旨在推动英国民众的健康与环境可持续发展之间的协同发展。该战略认为环境质量和人类健康之间存在密切关系，通过加强环境保护和改善环境质量，可以促进人们的身心健康，实现环境和健康的双赢。

（5）"全面健康促进"（2013）　是英国政府在全国范围内实施的一项新的公共卫生政策，为预防疾病和促进健康提供了更广泛、更全面的框架，包括健康宣传、信息咨询、疫苗接种、传染病监测、健康饮食指南、加强社会福利和保障措施等。

（6）"更美好的健康和福祉"（2018）　以人民为中心，重点关注疾病预防和健康促进，强调通过数字化技术和创新方式改善医疗保健服务质量和效率，包括提高医护人员的专业技能、改善服务流程和环境、提高医疗设备和技术、电子健康档案、线上咨询和远程医疗服务等具体措施。

（7）"健康的未来"（2021）　建立以人为本的医疗保健服务，提供高质量、切实和定制化的服务。该战略提出了长期目标和短期行动计划，以应对英国面临的健康挑战。

2. 主要特点

（1）强调多层次、广覆盖、公平就医的原则　在关注质量和注重效率的基础上，突出对弱势群体的关注，强调健康服务可及性的公平、个性化和有效性。

（2）增强地方政府自主性　权力下放，地方有权决定当地健康服务供给水平。

（3）用高质量服务满足患者需求　以患者为中心，实现高水平的临床诊疗标准，保证健康服务供需安全，提供高质量的、快速的、舒适的诊疗服务，满足患者和社会日益增长的健康需求。

（4）用健康战略巩固健康服务制度　在健康战略中，通过完善健康系统绩效、信息和技术资源，加强健康人力、提供优质服务等措施，改善 NHS 的效率，树立人们对 NHS 的信心，使 NHS 制度成为全民可以信赖的健康服务制度。

第三节　中国的社会卫生策略

一、中国的卫生与健康工作方针

（一）中国卫生与健康工作方针的变迁

卫生与健康工作方针是政府领导卫生与健康工作的基本指导思想。新中国成立以来，结合我国国情，在不同时期形成了具有时代特色的卫生与健康工作方针（表 12-1）。

表 12-1　我国卫生工作方针的变化简表

提出年份	主要内容
1949～1950	面向工农兵，预防为主，团结中西医
1952	面向工农兵，预防为主，团结中西医，卫生工作与群众运动相结合
1991	预防为主，依靠科技进步，动员全社会参与，中西医并重，为人民健康服务
1997	以农村为重点，预防为主，中西医并重，依靠科技和教育，动员全社会参与，为人民健康服务，为社会主义现代化建设服务
2016	以基层为重点，以改革创新为动力，预防为主，中西医并重，将健康融入所有政策，人民共建共享

（二）新时代中国的卫生与健康工作方针

2016 年 8 月，全国卫生与健康大会提出新时代我国卫生与健康工作的新方针：以基层为重点，以改革创新为动力，预防为主，中西医并重，将健康融入所有政策，人民共建共享。

"以基层为重点"既涵盖农村，又包含城镇基层社区，突破了"以农村为重点"的局限。其依据是我国农村卫生和城市社区卫生工作得到大力改善，但是仍存在许多薄弱环节。因此，卫生和健康工作还必须坚持以基层为重点，不断提升基层卫生与健康工作质量。

"以改革创新为动力"是在贯彻落实创新、协调、绿色、开放、共享五大发展理念新形势下提出的我国卫生和健康工作方针的新内容，也是新时代促进卫生与健康事业发展的必然选择。当前，医改已经进入深水区，只有不断改革、持续创新才能破解医疗卫生领域中的诸多难题，满足全国人民多样、多层、多变的医疗卫生需求。推进健康中国建设，必须以改革创新为动力，提高改革行动能力，推进政策落实。

"预防为主"不仅是我国卫生工作宝贵经验的总结和继承，也是世界卫生健康工作发展的潮流。预防为主就是要"坚持防治结合、联防联控、群防群控，努力为人民群众提供全生命周期的卫生与健康服务"。

"中西医并重"就是"要着力推动中医药振兴发展，坚持中西医并重，推动中医药和西医药相互补充、协调发展，努力实现中医药健康养生文化的创造性转化、创新性发展"。

"将健康融入所有政策"是推进健康中国建设的新举措，就是要从大健康的高度出发，进行综合管理，树立维护健康是政府各部门共同责任的观念，将健康融入经济社会发展的各项政策，推动科学决策，促进形成共同支持的大健康宏观环境，确保健康成果的可持续性。

"人民共建共享"强调卫生与健康涉及社会方方面面，关系千家万户，是一项系统工程，需要社会各部门的积极配合与人民的广泛参与，做到人人参与、人人有责、人人享有。因此，我们必须坚持"大卫生、大健康"理念，在各级党委和政府的统一领导下，充分发动社会各有关部门协作配合，各尽其责，共同做好卫生与健康工作。

二、健康中国战略

健康中国建设是一项系统工程，以"共建共享、全民健康"为核心目标与主题，以健康生活为核心，涵盖健康服务、健康保障、健康产品、健康治理、健康产业、健康环境多个方面（图12-1）。

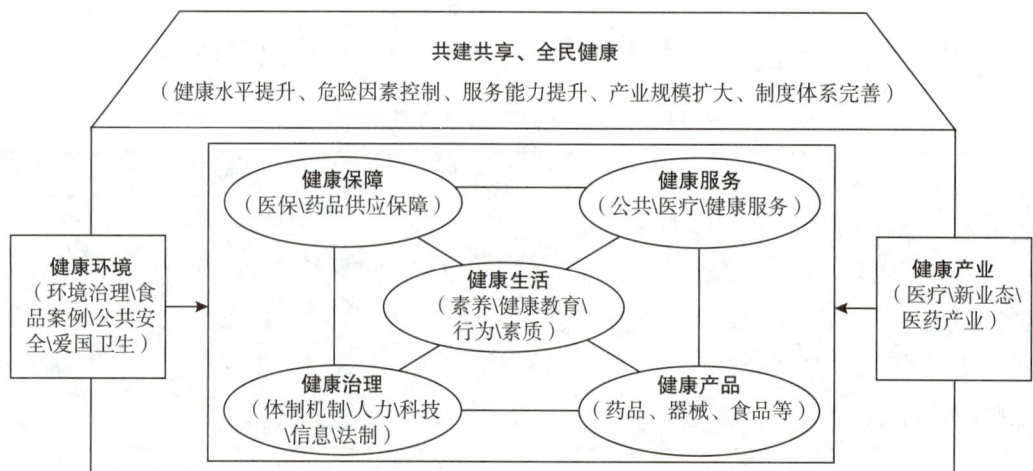

图 12-1　健康中国建设基本框架

（一）健康中国建设的主题

"共建共享、全民健康"是建设健康中国的战略主题。核心是以人民健康为中心，坚持以基层为重点，以改革创新为动力，预防为主，中西医并重，把健康融入所有政策，人民共建共享的卫生与健康工作方针，针对生活行为方式、生产生活环境及医疗卫生服务等健康影响因素，坚持政府主导与调动社会、个人的积极性相结合，推动人人参与、人人尽力、人人享有，落实预防为主，推行健康生活方式，减少疾病发生，强化早诊断、早治疗、早康复，实现全民健康。

（二）健康中国建设的原则

1. 健康优先　把健康摆在优先发展的战略地位，立足国情，将促进健康的理念融入公共政策制定实施的全过程，加快形成有利于健康的生活方式、生态环境和经济社会发展模式，实现健康与经济社会良性协调发展。

2. 改革创新　坚持政府主导，发挥市场机制作用，加快关键环节改革步伐，冲破思想观念束缚，破除利益固化藩篱，清除体制、机制障碍，发挥科技创新和信息化的引领支撑作用，形成具有中国特色、促进全民健康的制度体系。

3. 科学发展 把握健康领域发展规律，坚持预防为主、防治结合、中西医并重，转变服务模式，构建整合型医疗卫生服务体系，推动健康服务从规模扩张的粗放型发展转变到质量效益提升的绿色集约式发展，推动中医药和西医药相互补充、协调发展，提升健康服务水平。

4. 公平公正 以农村和基层为重点，推动健康领域基本公共服务均等化，维护基本医疗卫生服务的公益性，逐步缩小城乡、地区、人群间基本健康服务和健康水平的差异，实现全民健康覆盖，促进社会公平。

（三）健康中国建设的目标

到 2020 年，建立覆盖城乡居民的中国特色基本医疗卫生制度，健康素养水平持续提高，健康服务体系完善高效，人人享有基本医疗卫生服务和基本体育健身服务，基本形成内涵丰富、结构合理的健康产业体系，主要健康指标居于中高收入国家前列。到 2030 年，促进全民健康的制度体系更加完善，健康领域发展更加协调，健康生活方式得到普及，健康服务质量和健康保障水平不断提高，健康产业繁荣发展，基本实现健康公平，主要健康指标进入高收入国家行列。到 2050 年，建成与社会主义现代化国家相适应的健康国家。

（四）健康中国建设的具体措施

1. 普及健康生活。

（1）加强健康教育 ①提高全民健康素养，推进全民健康生活方式行动，强化家庭和高危个体健康生活方式指导及干预，开展健康体重、健康口腔、健康骨骼等专项行动。②加大学校健康教育力度，将健康教育纳入国民教育体系，把健康教育作为所有教育阶段素质教育的重要内容。

（2）塑造自主自律的健康行为 ①引导合理膳食，制定实施国民营养计划，开展食物（农产品、食品）营养功能评价研究，实施临床营养干预。②开展控烟限酒，全面推进控烟履约，加大控烟力度，运用价格、税收、法律等手段提高控烟成效。③促进心理健康，加强心理健康服务体系建设和规范化管理。④减少不安全性行为和毒品危害，强化社会综合治理。

（3）提高全民身体素质 ①完善全民健身公共服务体系，统筹建设全民健身公共设施，加强健身步道、骑行道、全民健身中心、体育公园、社区多功能运动场等场地设施建设。②广泛开展全民健身运动，继续制定实施全民健身计划，普及科学健身知识和健身方法，推动全民健身生活化。③加强体医融合和非医疗健康干预，发布体育健身活动指南，建立完善针对不同人群、不同环境、不同身体状况的运动处方库。④促进重点人群体育活动，制定实施青少年、妇女、老年人、职业群体及残疾人等特殊群体的体质健康干预计划。

2. 优化健康服务

（1）强化覆盖全民的公共卫生服务 ①防治重大疾病，实施慢性病综合防控战略，加强国家慢性病综合防控示范区建设，加强重大传染病防控，完善传染病监测预警机制。②完善计划生育服务管理，健全人口与发展的综合决策体制、机制，完善有利于人口均衡发展的政策体系。③推进基本公共卫生服务均等化，继续实施完善国家基本公共卫生服务项目和重大公共卫生服务项目，加强疾病经济负担研究。

（2）提供优质高效的医疗服务 ①完善医疗卫生服务体系，全面建成体系完整、分工明确、功能互补、密切协作、运行高效的整合型医疗卫生服务体系。②创新医疗卫生服务供给模式，建立专业公共卫生机构、综合和专科医院、基层医疗卫生机构"三位一体"的重大疾病防控机制，建立信息共享、互联互通机制，推进慢性病防、治、管整体融合发展，实现医防结合。③提升医疗服务水平和质量，建立与国际接轨、体现中国特色的医疗质量管理与控制体系，基本健全覆盖主要专业的国家、省、市三级医疗质量控制组织，推出一批国际化标准规范。

（3）充分发挥中医药独特优势　①提高中医药服务能力，实施中医临床优势培育工程，强化中医药防治优势病种研究，加强中西医结合，提高重大疑难病、危急重症临床疗效。②发展中医养生保健治未病服务，实施中医治未病健康工程，将中医药优势与健康管理结合，探索融健康文化、健康管理、健康保险为一体的中医健康保障模式。③推进中医药继承创新，实施中医药传承创新工程，重视中医药经典医籍研读及挖掘，全面系统继承历代各家学术理论、流派及学说，不断弘扬当代名老中医药专家学术思想和临床诊疗经验，挖掘民间诊疗技术和方药，推进中医药文化传承与发展。

（4）加强重点人群健康服务　①提高妇幼健康水平，实施母婴安全计划，倡导优生优育，继续实施住院分娩补助制度，向孕产妇免费提供生育全过程的基本医疗保健服务。②促进健康老龄化，推进老年医疗卫生服务体系建设，推动医疗卫生服务延伸至社区、家庭。③维护残疾人健康，制定实施残疾预防和残疾人康复条例，加大符合条件的低收入残疾人与残疾儿童的医疗救助力度和补贴力度。

3. 完善健康保障

（1）健全医疗保障体系　①完善全民医保体系，健全以基本医疗保障为主体、其他多种形式补充保险和商业健康保险为补充的多层次医疗保障体系。②健全医保管理服务体系，严格落实医疗保险基金预算管理，全面推进医保支付方式改革。③积极发展商业健康保险，落实税收等优惠政策，鼓励企业、个人参加商业健康保险及多种形式的补充保险。

（2）完善药品供应保障体系　①深化药品、医疗器械流通体制改革，推进药品、医疗器械流通企业向供应链上下游延伸、开展服务，形成现代流通新体系。②完善国家药物政策，巩固完善国家基本药物制度，推进特殊人群基本药物保障。

4. 建设健康环境

（1）深入开展爱国卫生运动　①加强城乡环境卫生综合整治，持续推进城乡环境卫生整洁行动，完善城乡环境卫生基础设施和长效机制，统筹治理城乡环境卫生问题。②建设健康城市和健康村镇，保障与健康相关的公共设施用地需求，完善相关公共设施体系、布局和标准，把健康融入城乡规划、建设、治理的全过程，促进城市与人民健康协调发展。

（2）加强影响健康的环境问题治理　①深入开展大气、水、土壤等污染防治，以提高环境质量为核心，推进联防联控和流域共治，实行环境质量目标考核，实施最严格的环境保护制度。②实施工业污染源全面达标排放计划。③建立健全环境与健康监测、调查和风险评估制度。

（3）保障食品药品安全　①加强食品安全监管，完善食品安全标准体系，实现食品安全标准与国际标准基本接轨。②强化药品安全监管，深化药品（医疗器械）审评审批制度改革，研究建立以临床疗效为导向的审批制度，提高药品（医疗器械）审批标准。

（4）完善公共安全体系　①强化安全生产和职业健康，构建风险等级管控、隐患排查治理两条防线。②促进道路交通安全，加强道路交通安全设施设计、规划和建设，组织实施公路安全生命防护工程，治理公路安全隐患。③预防和减少伤害，建立伤害综合监测体系，开发重点伤害干预技术指南和标准。④提高突发事件应急能力，建立健全城乡公共消防设施建设和维护管理责任机制。⑤健全口岸公共卫生体系，建立全球传染病疫情信息智能监测预警、口岸精准检疫的口岸传染病预防控制体系和种类齐全的现代口岸核生化有害因子防控体系等。

5. 发展健康产业

（1）优化多元办医格局　进一步优化政策环境，优先支持社会力量举办非营利性医疗机构，推进和实现非营利性民营医院与公立医院同等待遇。

（2）发展健康服务新业态　积极促进健康与养老、旅游、互联网、健身休闲、食品融合，催生健康新产业、新业态、新模式。

（3）积极发展健身休闲运动产业　进一步优化市场环境，培育多元主体，引导社会力量参与健身休闲设施建设运营。

（4）促进医药产业发展　①加强医药技术创新，完善政产学研用协同创新体系，推动医药创新和转型升级。加强专利药、中药新药、新型制剂、高端医疗器械等创新能力建设。②提升产业发展水平，发展专业医药园区，支持组建产业联盟或联合体，构建创新驱动、绿色低碳、智能高效的先进制造体系。

6. 健全支撑与保障

（1）深化体制机制改革　①把健康融入所有政策。②全面深化医药卫生体制改革。③完善健康筹资机制。④加快转变政府职能。

（2）加强健康人力资源建设　①加强健康人才培养培训。②创新人才使用评价激励机制。

（3）推动健康科技创新　①构建国家医学科技创新体系。②推进医学科技进步。

（4）建设健康信息化服务体系　①完善人口健康信息服务体系建设。②推进健康医疗大数据应用。③加强健康法治建设。④加强国际交流合作。

三、医药卫生体制改革

（一）我国医改的历程

从新中国成立到现在，尤其是 20 世纪 70 年代以后，我国的医药卫生体制一直处于改革过程中。纵观改革开放三十多年来的医改历程，可以大体将我国的医改分为三个阶段。

1. 市场化探索阶段（1978～1996）　在 20 世纪 70 年代末，我国在医疗卫生资源严重短缺、平均主义和"大锅饭"盛行、医疗卫生领域服务质量受到诟病和改革开放的背景下，探索放权让利，扩大医疗机构自主权，借以激发医疗卫生机构的活力，提高服务效率成为改革的新风向。

1979 年元旦，时任卫生部部长的钱信忠在接受新华社采访时提出"运用经济手段管理卫生事业"。同年 4 月，卫生部等联合发出了《关于加强医院经济管理试点工作的通知》，提出对医院可以实行"五定"，并把完成任务的好坏与职工的利益结合起来。

1985 年被称为"医改元年"，这一年提出了发展卫生事业的新思路。这一年 4 月，国务院批转卫生部《关于卫生工作改革若干政策问题的报告》。随后，我国医疗卫生机构通过"放权让利、扩大自主权和分配制度改革"，有效调动了医疗机构和医务人员的积极性，医疗卫生服务供给大幅度增加，缓解了"看病难、住院难、手术难"等突出矛盾。

随后的相关改革将公立卫生机构一步步推向市场。

2. 强调公益性阶段（1997～2005）　随着社会经济的发展和改革的不断深入，医疗卫生资源配置不合理问题越来越突出，医疗机构趋利性问题日益严重，居民医疗费用快速上升，"因病致贫、因病返贫"问题日渐显现。基于此，1996 年底，新中国第一次全国卫生工作大会强调坚持把社会效益放在首位，防止片面追求经济利益而忽视社会效益的倾向。在"两江"试点基础上，

1998 年出台了《关于建立城镇职工基本医疗保险制度的决定》，在全国推进城镇职工基本医疗保险制度。2000 年，《关于城镇医药卫生工作体制改革的指导意见》《关于城镇医疗机构分类管理的实施意见》等相继出台，提出推动医疗保障体制改革，实施抓大放小、国进民退的医疗服务体制改革，探索药品生产流通体制改革。2002 年，《关于进一步加强农村卫生工作的决定》出台，明确了建立新型农村合作医疗制度等部署。

然而在长期市场化思路下，医药卫生系统的公平性问题日益凸显。2000 年，在 WHO 对成员国卫生筹资与分配公平性的评估排序中，中国在 191 个成员国中排在倒数第 4 位。2005 年 7 月，国务院发展研究中心在媒体发布医改研究报告，称"中国医改基本上不成功"，其症结是近二十年来医疗服务逐渐市场化、商品化。

3. 强化公益性阶段（2006～） 2006 年，中央成立医改协调小组，由国家发改委、卫生部等组成。在此基础上，卫生部、劳动和社会保障（现人力资源和社会保障部）部等部门分别展开了新医改方案的探索。2009 年 3 月，《中共中央　国务院关于深化医药卫生体制改革的意见》（简称《意见》）出台，正式拉开了新一轮医改的序幕（简称"新医改"）。随后，我国出台了一系列医改相关文件，并逐步将新一轮医改推向"深水区"。

（二）新医改的基本原则与目标

1. 医改的基本原则 《意见》指出，新一轮医改必须"坚持公共医疗卫生的公益性质，坚持预防为主、以基层为重点、中西医并重的方针，实行政事分开、管办分开、医药分开、营利性和非营利性分开，强化政府责任和投入，完善国民健康政策，健全制度体系，加强监督管理，创新体制机制，鼓励社会参与，建设覆盖城乡居民的基本医疗卫生制度，不断提高全民健康水平，促进社会和谐"。同时，新一轮医改必须坚持正确的改革原则：一是坚持以人为本，把维护人民健康权益放在第一位；二是坚持立足国情，建立中国特色医药卫生体制；三是坚持公平与效率统一，政府主导与发挥市场机制作用相结合；四是坚持统筹兼顾，把解决当前突出问题与完善制度体系结合起来。

2. 医改的总体目标 新一轮医改的总体目标是建立健全覆盖城乡居民的基本医疗卫生制度，为群众提供安全、有效、方便、价廉的医疗卫生服务。到 2020 年，普遍建立比较完善的公共卫生服务体系和医疗服务体系，比较健全的医疗保障体系，比较规范的药品供应保障体系，比较科学的医疗卫生机构管理体制和运行机制，形成多元办医格局，人人享有基本医疗卫生服务，基本适应人民群众多层次的医疗卫生需求，人民群众健康水平进一步提高。

（三）新医改的主要内容

新一轮医改的基本内容可以粗略概括为"四梁八柱"（图 12-2）。所谓"四梁"，就是建立建设覆盖城乡居民的公共卫生服务体系、医疗服务体系、医疗保障体系、药品供应保障体系，形成四位一体的基本医疗卫生制度。所谓"八柱"，就是建立完善的医药卫生管理、运行、投入、价格、监管体制机制和科技与人才、信息、法制体系，保障医药卫生体系有效规范运转。

1. 四大体系建设 其中，公共卫生服务体系建设旨在建立健全专业公共卫生服务网络，完善医疗服务体系的公共卫生服务功能，促进城乡居民逐步享有均等化的基本公共卫生服务。医疗服务体系建设旨在坚持非营利性医疗机构为主体、营利性医疗机构为补充，公立医疗机构为主导、非公立医疗机构共同发展的办医原则，提升基层医疗卫生服务能力，健全完善医疗卫生服务体系，建设结构合理、覆盖城乡的医疗服务体系，建立科学合理的分级诊疗制度。医疗保障体系建

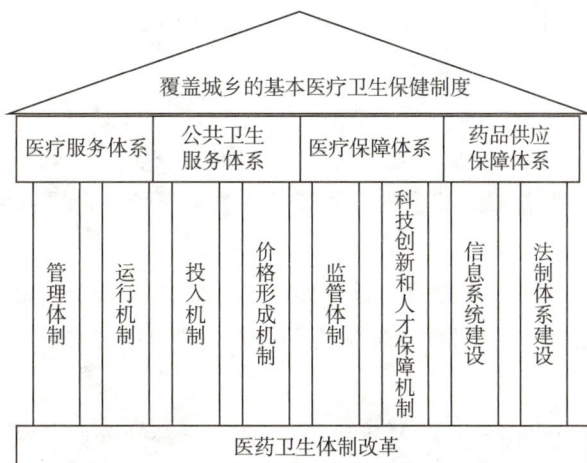

图 12-2　我国新一轮医药卫生体制改革的整体框架

设旨在建立和完善以基本医疗保障为主体，其他多种形式补充医疗保险和商业健康保险为补充，覆盖城乡居民的多层次医疗保障体系。药品供应保障体系建设旨在建立以国家基本药物制度为基础的药品供应保障体系，保障人民群众安全用药。

2. 八大体制机制改革　其中，医药卫生管理体制改革旨在建立完善、协调、统一的医药卫生管理体制；医药卫生机构运行机制改革旨在建立高效规范的医药卫生机构运行机制；投入机制改革旨在建立政府主导的多元卫生投入机制；医药价格形成机制改革旨在建立科学合理的医药价格形成机制；医药卫生监管体制改革旨在建立严格有效的医药卫生监管体制；医药卫生科技创新和人才保障机制改革旨在建立可持续发展的医药卫生科技创新机制和人才保障机制；医药卫生信息系统建设旨在建立实用共享的医药卫生信息系统；医药卫生法律制度建设旨在建立健全医药卫生法律制度。

知识链接：

"十四五"期间的医改重点工作

"十四五"时期是我国全面建成小康社会、实现第一个百年奋斗目标之后，乘势而上开启全面建设社会主义现代化国家新征程、向第二个百年奋斗目标进军的第一个五年。结合国家卫生健康领域多个"十四五"规划文件，可以梳理出"十四五"期间医改的一些重点工作，如紧密型医疗联合体等网格化布局、公立医院高质量发展、公立医院薪酬制度改革和综合改革示范、医疗服务价格改革、药品与高值医用耗材集中采购、地方医改监测评价、医疗卫生综合监管制度改革等。

试回答：这些重点任务之间有何关联？如何推进这些重点工作？

本章小结

本章在明确界定社会卫生策略基本概念的基础上，分析了制定社会卫生策略的基本流程，对个体干预、群体干预两类基本策略进行了比较。在此基础上，介绍了人人享有卫生保健、初级卫生保健、卫生可持续发展战略、全民健康覆盖等全球卫生策略及美国、日本、英国、欧盟等地区的健康国民策略；分析了我国的卫生与健康工作方针及变迁，介绍了健康中国战略的主题、内容与具体措施，介绍了新中国医药卫生体制改革的变迁及新医改的主要内容。

案例分析

医疗费用过快增长问题剖析

医疗费用过快增长是近年来我国医药卫生领域的热点话题，严重影响着人民群众的获得感、幸福感和安全感。

资料一：研究显示，中国的医疗卫生总费用增长在进入老龄社会后呈现出指数式增长的趋势。若不加控制，到 2040 年，中国医疗卫生总费用将达到 273 万亿，可能会导致基本医疗保险基金在 2024 年就出现缺口。

资料二：卫生健康统计及财政结算数据显示，"十三五"期间，中国的卫生总费用占 GDP 比重从 6.2% 增加到 7.1%。WHO 数据显示，2000～2015 年间，中国人均医疗卫生费用增长速度分别是日本、法国、德国、英国的 6.3 倍、3.61 倍、3.11 倍、2.11 倍，是新加坡、巴西、印度的 2.29 倍、2.26 倍和 1.94 倍。

资料三：2015～2020 年，中国城镇职工医保、城乡居民医保政策范围内住院费用基金支付比例分别从 81.9%、64.6% 提高到 85.2%、70.0%；个人卫生支出占卫生总费用的比例则从 29.3% 降至 27.7%。

资料四：研究显示，2012～2018 年间，我国家庭的灾难性医疗支出发生比率维持在城镇 11%～12.5%、农村 16.5%～19% 的水平，相较于之前并未见改善。

试回答：

1. 医疗费用增长过快的原因有哪些？

2. 如何解决医疗费用增长过快的问题？

思考题

1. 如何理解初级卫生保健与人人享有卫生保健策略的关系？

2. 西方国家的全民健康策略对"健康中国"战略的实施有何启示？

3. 如何理解全民健康覆盖产生的背景？

扫一扫，查阅本章数字资源，含PPT、音视频、图片等

导引案例

深圳市医疗卫生体制改革的经验和启示

深圳市作为中国改革开放的先行者之一，在卫生保健改革方面也走在了前列。2014年，深圳市启动了医疗卫生体制改革，旨在构建"公益性、基本医疗保障、可持续发展"的医疗卫生服务体系。改革重点包括推进医疗服务价格和医保支付方式的改革，优化医疗卫生资源配置，推动医疗服务质量提升，以及完善医疗卫生体系管理等方面。2018年，深圳市制定了《深圳市进一步深化基本医疗保险支付方式改革实施方案》，实行多元复合式医保支付方式，重点推行按病种付费，开展按疾病诊断相关分组（diagnosis related groups，DRG）付费试点，完善按人头付费、按床日付费等支付方式，强化医保对医疗行为的监管。截至目前，深圳市采取了以DRG和按病种分值付费（big data diagnosis-intervention packet，DIP）为主的多元复合式医保支付方式。这种方式强调了医疗服务的效益性，促进了医院内部资源的优化配置，同时也使得医疗卫生服务更加透明、公正、规范。

在医疗卫生资源配置方面，深圳市将医疗卫生资源分为三个等级，即市属医院、区属医院和社区卫生服务中心，通过逐步完善分级诊疗制度和家庭医生签约服务等措施，推动患者在医疗服务中的就近就便和分级就诊。

在医疗服务质量提升方面，深圳市实施了"医联体"建设，即通过合作、协作等方式，将各级医疗卫生机构紧密联系起来，实现资源共享和医疗服务优势互补，推动医疗服务质量的提升和效率的提高。

在医疗卫生体系管理方面，深圳市实施了医院绩效考核和医师职称评定等制度，促进医疗卫生服务机构和医务人员的竞争意识和责任意识的提升，提高医疗服务的质量和效率。

综上所述，首先医保支付方式的改革可以促进医疗服务的效益性和资源优化配置。其次，医疗卫生资源分级管理和分级诊疗制度可以实现就近就便和分级就诊，使患者能够获得更加优质的医疗卫生服务。2022年，深圳社康机构已增至882家，平均2万人拥有1家社康机构，90.3%以上的居民10分钟内能到达最近的医疗点。再次，医联体建设可以通过资源共享和优势互补的方式提高医疗服务的质量和效率。最后，医疗卫生体系管理的改革可以促进医务人员的竞争意识和责任意识的提升，进一步提高医疗服务的质量和效率。

试回答：

1. 该案例中的医保支付方式改革侧重哪些方面？

2. 深圳市的医改措施为中国卫生保健制度改革提供了哪些有益的经验和启示？

第一节　卫生保健制度概述

卫生保健制度（health care system）是政府对卫生事业实行宏观管理的重要形式和卫生政策导向的体现，是国家文化、经济和政治特征的综合反映。该制度的制定是否科学合理直接影响着卫生服务的质量、效益及国民健康水平，对国民经济和社会发展也具有基础性作用。

一、卫生保健制度的概念

卫生保健制度是指劳动者或公民因疾病或其他自然事件及突发事件受到身体与健康损害时，国家和社会团体对其提供医疗服务或对其发生的医疗费用损失给予经济补偿而实施的各种制度的总和。

卫生保健制度的实行受许多因素影响，包括社会政治制度、经济水平、文化传统、历史条件、卫生服务的组织及现状等，而且这些因素随着时间的推移在不断变化更新，不同时间、不同地点，其影响结果不同。因此，卫生保健制度是不断发展变化的，具体制度需要根据不同因素随时进行调整。

二、卫生保健制度的分类

卫生保健制度的分类方法多种多样，且每种方法依据的标准不同，导致分类的结果和形式不同。由于分类标准不一，对于各国卫生保健制度的比较应在统一分类标准的前提下进行。卫生保健制度的具体分类标准如表 13-1 所示。

表 13-1　卫生保健制度的分类标准

种类	分类标准	具体分型
第一种	国家经济发展水平	发达国家型、发展中国家型、不发达国家型
第二种	综合比较各个国家经济发展水平与其政治制度差异	自由企业型、福利国家型、不发达国家型、过渡型、社会主义国家型
第三种	卫生保健费用的支付方式	自费医疗、集资医疗、免费医疗

第一种分类法不够全面，因为其只关注经济发展方面的差异，忽视了即使是经济水平相当的国家，卫生保健制度仍然存在较大差异。第二种分类方法种类太多，过于复杂，虽然其考虑的因素较为全面，但没有考虑卫生保健制度的主要内容及特点，如卫生费用的筹集与负担等，因此不能全面体现卫生保健制度的实质。第三种分类方法不但考虑到了卫生费用的筹集与负担，且曾在卫生保健制度研究中发挥了重要的作用，但随着经济社会的发展，卫生保健制度发生了变化，该分类方法已不能适应现代卫生保健制度复杂的多重支付方式的需要。

三、卫生费用筹资与支付方式

（一）卫生费用筹资方式

卫生筹资（health financing）是指卫生领域中资金的筹集、分配和使用。WHO 在《2000 年世界卫生报告》中提出卫生筹资有三个功能，即筹集资金、共担风险和购买服务，每个功能都涉及公平和效率。卫生费用主体支配用于医疗，医疗费用和相当一部分公共卫生费均用于个人保健服务，与医疗保险有着密切的关系。广义的卫生费用筹资方式包括政府筹资、社区筹资、医疗保险筹资、自费支付等。狭义的卫生费用筹资主要是指医疗保险筹资，其方式主要有三种：现收现付制、完全积累制、部分积累制。本教材介绍的主要是狭义的卫生费用筹资方式，即医疗保险筹资方式。

1. 现收现付制

（1）概念　现收现付制是一种以近期横向收支平衡原则为依据且不考虑资金储备，以同一时期正在工作的所有人的缴费来支付现在保险受益人的开支制度。

（2）特点　以支定收、以收定支、当年提取、当年支付。

为了避免过于频繁地调整缴费水平，防止短期内因经济或其他风险的影响导致收支波动，一般都留有小额储备金。目前，世界上大多数国家都采用这种财务模式。

2. 完全积累制

（1）概念　完全积累制是以远期纵向平衡为原则的社会保障基金筹集模式。

（2）特点　透明度较高（因缴费全部进入个人账户），激励作用较强，容易为群众接受。

此种模式要求劳动者在整个就业期间采取储蓄方式筹集社会保障基金，建立个人账户，作为长期储存及保值增值积累的基金，所有权归个人，达到领取条件一次性或按月领取。完全积累模式一般适用于收入差别较大、制度水平落后的国家。

3. 部分积累制

（1）概念　结合现收现付制和完全积累制两种模式的成果。

（2）特点　一是将一个比较长的时间段分为几段，根据以支定收、略有结余的原则确定各个阶段的费率水平。这种形式实际上是在完全积累制的积累周期中对费率进行多次调整。二是将医疗保险资金一分为二，划分成为社会统筹和个人账户两个部分，能够在一定程度上缓解现收现付制和完全积累制两种财务模式的局限性。同时，部分积累制汇集了现收现付制和完全积累制两种模式的长处，弥补了一部分现收现付制和完全积累制的不足。

（二）卫生费用支付方式

广义的医疗保险费用支付方式指医疗保险机构对医疗费用进行补偿的方式，包括对需方（患者）和供方（医院）的补偿方式。这里介绍的是狭义的支付方式，即医疗保险机构对供方的支付方式。目前，国际上流行的卫生费用支付方式有按服务项目付费、总额预算付费、按人头付费、按服务单元付费和按病种付费等。

1. 按服务项目付费

（1）概念　按服务项目付费（fee for service，FFS）是指患者在接受医疗服务时，按具体服务项目的价格计算总费用，然后由医疗保险机构向患者或医疗服务提供者支付费用。支付费用的总额取决于各服务项目的价格和实际服务量。

（2）优点　可以更好地调动医疗服务提供方的积极性，方便操作，被保险方可以获得及时服务。

（3）缺点　容易产生过度服务和诱导需求现象，对总费用控制的力度较弱。

2. 总额预算付费

（1）概念　总额预算付费（global budget，GB）是指保险机构与医院协商确定的以年度预算总额为最高限度的支付方式。在总额预算付费制施行的情况下，在医院当年预算额度确定后，服务量的增长便不会带动医院总收入的增加，但若出现亏损，保险机构不会再追加支付，由医院自已承担亏损。实行这种支付方式的关键是合理制定预算。

（2）优点　对费用的控制力度非常强，促使医疗服务提供方积极参与费用控制，保险机构管理简化，成本下降。

（3）缺点　科学准确地制定预算难以做到，医疗服务提供方有可能阻碍患者住院治疗，减少一些必要的服务项目，影响供方主动发展业务的活力，可能导致供方服务质量和态度下降。

3. 按人头付费

（1）概念　按人头付费（capitation payment，CP）属于预付制，是指保险机构根据医院所服务的参保人数，在固定时间向医院支付一笔费用，医院则提供所签订合同中规定的一切医疗服务，不再另行收费。医院收入和服务的参保人数成正比，故医院服务的参保人数越多，医院收入越多，反之医院收入也就越少。

（2）优点　对医疗机构服务和费用的控制力度较大，同时能够促使医疗机构开展预防工作，以减轻门诊诊疗的工作量，同时还能达到减少不合理医疗费用的目的。

（3）缺点　按人头付费可能导致医疗机构对疑难重症患者的推诿，可能出现就医等待、服务效率低下、减少高新医疗技术的使用等，医务人员工作积极性降低，以至于医疗质量也会下降。

4. 按服务单元付费

（1）概念　按服务单元付费（per service unit，PSU）指按预先规定的次均门诊费用或住院床日费用标准进行支付。

（2）优点　由于对同一医院所有患者每日住院或每次门诊费用支付都是相同的，不关系到每次治疗的实际费用，因此可以鼓励医生降低每住院床日和每门诊人次成本，达到提高工作效率的成果。

（3）缺点　医院可能会使用诱导需求、分解服务人次及延长患者住院时间等措施来增加收入。医疗机构还可能出现拒收疑难重症患者、医疗服务水平降低等现象。

5. 按病种付费

（1）概念　按疾病诊断相关分组付费（DRG）是指按疾病诊断相关分组付费，将疾病按照严重程度、治疗方法的复杂程度及治疗成本的不同划分为不同的组，制定医保支付标准。一般来说，疾病越严重、治疗方式越复杂，医保支付标准就越高。按病种分值付费（DIP）是利用大数据优势所建立的完整管理体系，通过对病案数据进行客观分类，明确每一个疾病与治疗方式组合的标准化定位，客观反映疾病严重程度、治疗复杂状态、资源消耗水平与临床行为规范。在总额预算机制下，对医疗机构每一病例实现标准化支付，不再以医疗服务项目费用支付。按病种付费属于预付制，从严格意义上讲，DRG 和 DIP 属于按病种付费的一种实践模式，也是比较常见的模式。2019～2021 年期间，我国有 30 个 DRG 试点城市、71 个 DIP 试点城市开展实际付费。根据国际疾病分类法将住院患者的疾病按诊断分为若干组，每组又根据疾病的轻重程度及有无并发症分为若干组，分别对每一组的不同级别进行定价，按照这种价格向医院进行一次性支付。

（2）优点　能够促成医院主动寻找最优的方法诊治患者，减少患者的住院天数，提高工作效率，一定程度上能够提高科室管理水平。医院重视成本，有效避免了过度检查、过度治疗等行为，有利于提高社会对医院的认同度。对患者来讲，通过按病种付费方式可以享受"清单式"医疗服务项目管理，每个疾病都可以对应一致的诊疗结算标准，不用担心未知的诊疗费用。

（3）缺点　当诊断界限不明确时，医疗服务的提供者通常使诊断升级，以获取更多的补偿；主动诱导患者动手术和住院；诱导患者重复入院，增加住院的次数，减少住院的天数；减少使用高新技术的机会。另外，测算各类各级疾病的诊疗费用需要大量统计数据支持，因此按病种付费对医疗卫生信息系统不发达的国家来说，实行起来存在困难。

第二节　卫生保健制度的主要模式

世界各国的卫生保健制度各不相同，国家之间的经济社会发展水平不同，形成了独有的制度规律，反映出各个国家卫生保健制度的特点，同时又存在优缺点。根据世界银行等提出的新的卫生保健制度分类方法，将目前各个国家所存在的卫生保健制度进行归类、分析，比较各个模式的优缺点，探讨各个模式发展的前景，将有利于进一步改进和完善卫生保健制度。

一、国家医疗保险模式

国家医疗保险模式是指国家通过实施医疗保险制度来为参保人提供医疗保障，以缓解患者的医疗费用负担，促进全民健康。在这种模式下，医疗保险由政府直接举办，参保人员只需纳税，政府收税后拨款给有关部门或直接拨款给公立医院，由医院直接向居民提供免费或低价收费的医疗预防保健服务，覆盖面一般是本国全体公民，医疗资源实行计划配置。采用这种模式的代表国家有英国、瑞典、丹麦、芬兰、爱尔兰、西班牙等北欧国家和加拿大、澳大利亚、新西兰等英联邦国家，苏联、东欧国家及我国 20 世纪 50 ～ 90 年代末实行的公费医疗制度也属于这种模式。

（一）优点

1. 缓解患者经济压力　国家医疗保险可以为参保人提供医疗费用的补贴，缓解患者的经济压力。

2. 促进公平　此模式下的医疗保险实现全体公民覆盖，受益面较广，从而实现了医疗服务的公平分配，有利于保障全体社会公民的身体健康，让更多的人都能够享受到优质的医疗服务。

3. 保障生活　公平性和福利性医疗机构主要为国家所有，向全体国民提供免费或低收费的综合医疗服务。在意外情况下，医疗保险可以为参保人提供保障，降低家庭财务风险。

4. 促进医疗改革　医疗保险基金绝大部分来源于国家财政预算，政府需要根据资金的投入量来对医疗费用总量进行控制，这就进一步促进了医疗服务的改革和优化，提高了医疗服务的质量和效率。

（二）缺点

1. 支付方式单一　医疗保险的支付方式比较单一，很多先进的医疗技术和治疗方法无法被纳入保障范围。

2. 医疗资源不足　由于医疗资源有限，医疗保险可能导致医疗资源的浪费和不合理分配。

3. 治疗标准不统一　不同地区的医疗保险制度存在差异，可能导致不同地区的医疗治疗标准不统一。

4. 基金收支不平衡　由于人口老龄化和慢性病增多等原因，医疗保险基金的收支不平衡问题一直存在，可能导致医疗保险制度的可持续性问题。

5. 政府负担沉重等　医疗费用增长过快，政府负担沉重；医院服务效率低下，患者就医等待时间漫长。

二、社会医疗保险模式

社会医疗保险模式是指在国家医疗保险制度的基础上由社会力量提供的医疗保障模式。在这种模式下，社会力量可以包括企业、社会组织、公益机构等，其通过捐赠、赞助等方式为需要医疗保障的人提供资助。世界上建立社会医疗保险与医疗保障制度的国家或地区大多采用的是社会医疗保险模式，代表国家有德国、法国、日本、意大利、巴西、阿根廷、韩国、荷兰、西班牙、比利时等。

（一）优点

1. 拓宽保障范围　医疗保险基金来源于政府、单位和个人三方，由医疗保险机构统一筹集、管理和使用，可以拓宽医疗保障的范围，实行社会统筹，互助共济。

2. 丰富医疗保险形式　社会医疗保险可以丰富医疗保险形式，包括直接资助、以医疗项目为基础的定向资助、以公益为目的的募捐资助等。

3. 增强医疗保险可持续性　社会医疗保险基金按"以支定收、以收定付、收支平衡"的原则进行管理，力求当年的收支平衡。社会医疗保险可以为医疗保障提供额外的财力支持，增强医疗保障制度的可持续性。

4. 促进社会和谐　社会医疗保险可以促进社会和谐，增强社会凝聚力和社会责任感。同时，医疗质量监督保险机构同医疗单位建立合同关系，促进医院提供高质量的医疗服务。

（二）缺点

1. 筹资不易　社会医疗保险的筹资存在难度，需要社会各界的积极参与，缺乏强制性的政策支持。

2. 资助标准不统一　社会医疗保险资助标准可能存在不统一的问题，需要加强监管和规范。

3. 资助过程不透明　社会医疗保险资助过程可能存在不透明的问题，需要建立规范的管理机制，确保公平、公正、透明。

4. 代际转移问题　实行现收现付制，没有纵向积累，无法应对老龄化，不能解决代际间医疗负担转移问题。

三、商业医疗保险模式

商业医疗保险模式是指由保险公司向购买保险的个人或企业提供的医疗保险服务。在这种模式下，保险公司通常会根据保险费的大小提供不同级别的医疗保险服务。采用这种模式的代表国家主要是美国。

（一）优点

1. 增强个人医疗保障能力　商业医疗保险可以为购买保险的个人或企业提供额外的医疗保障，增强个人或企业的医疗保障能力。

2. 提高医疗服务质量　商业医疗保险可以促进医疗服务的竞争，提高医疗服务的质量和效率。

3. 增加医疗保障选择　商业医疗保险可以丰富医疗保障的选择，让购买保险的个人或企业更加灵活地选择适合自己的医疗保障方案。

4. 促进医疗保险市场发展　商业医疗保险可以促进医疗保险市场的发展，为保险公司和其他医疗服务提供者提供商机。

（二）缺点

1. 费用较高　商业医疗保险的费用相对较高，一些经济条件较差的个人或企业可能承受不起。

2. 疾病限制　商业医疗保险通常会对一些严重或长期的疾病进行限制，这使得购买保险的个人或企业在面对一些严重疾病时可能无法得到充分的保障。

3. 增加医疗服务成本　商业医疗保险的存在可能会增加医疗服务的成本，对医疗服务的可负担性造成一定影响。商业医疗保险以营利为目的，导致医疗费用快速增长。

4. 增加保险欺诈风险　商业医疗保险可能面临一些欺诈风险，保险公司需要采取一系列措施来防范欺诈行为。

5. 社会公平性差　不同收入群体享有的保障程度差别较大，商业医疗保险往往拒绝接收健康条件差的投保者。

四、储蓄医疗保险模式

储蓄医疗保险模式是一种以储蓄为核心的医疗保险模式。购买者需要每月或每年向保险公司缴纳保费，雇主和雇员共同缴费，这些保费被积累到个人医疗账户中。当购买者需要医疗服务时，账户中的资金可以用于支付医疗费用。此模式的代表国家是新加坡。

（一）优点

1. 增强个人医疗保障　以个人或家庭为单位进行"纵向"筹资，强调个人的积累，较好地解决了医疗费用负担的代际转移问题。

2. 灵活性高　储蓄医疗保险的账户资金可以用于支付各种医疗费用，包括常规的医疗费用、药品费用等，购买者可以根据自己的需求自由支配这些资金。

3. 保费透明　储蓄医疗保险的保费比较透明，购买者可以清楚地知道每月或每年需要缴纳多少保费，从而更好地计划自己的财务开支。

4. 累积利息　储蓄医疗保险账户中的资金会产生一定的利息，这样可以为购买者提供额外的收益。自愿性或家庭根据自身条件选择险种和保障层次，能够满足不同层次的需求。

（二）缺点

1. 互助共济性差　以强调个人责任为基础，社会公平性较差，社会互助共济、共同分担风险的实现程度较低。

2. 风险承担　储蓄医疗保险的账户资金会受到市场波动等因素的影响，可能会存在一定的风险。

3. 资金不足　当账户中的资金不足时，购买者需要自己承担医疗费用，这可能会对购买者的财务状况造成影响。

第三节　中国医疗保障制度

2016年，国务院发布《国务院关于整合城乡居民基本医疗保险制度的意见》，提出整合城镇居民基本医疗保险和新型农村合作医疗两项制度，建立统一的城乡居民基本医疗保险制度。2018年，为进一步整合和优化医疗保障机构的资源，提高工作效率和管理水平，随着国务院机构改革方案的实施成立了国家医疗保障局。该局的基本职能是负责国家医疗保险制度的管理、协调与监督，推动医疗保障制度的改革和完善，保障全民医保政策的实施和落实。目前，中国的医疗保障体系包括城镇职工基本医疗保险制度、城乡居民基本医疗保险制度，并辅以大病医疗保险制度、医疗救助制度、补充医疗保险制度及商业医疗保险制度。

一、城镇职工基本医疗保险制度

城镇职工基本医疗保险制度是国家为城镇职工提供医疗保险的一项制度，旨在保障城镇职工在医疗方面的基本权益。

（一）发展历程

城镇职工基本医疗保险制度的前身是劳保医疗制度。1951年，政务院正式颁布了《中华人民共和国劳动保险条例》，建立了劳保医疗制度。有权利享受劳保医疗制度的主要是全民所有制企业职工，城镇集体企业参照执行。职工不必缴纳任何费用，所有费用均由企业行政方面或者资方承担，企业职工直系亲属依照相关规定有享受半费医疗的权利。1994年初，国务院决定进行新型职工医疗保险制度试点，试点设在江苏镇江和江西九江。经过两年多的尝试，形成了"单位、个人共同筹资，社会统筹和个人账户相结合"的社会医疗保障模式。1996年4月，国务院颁布了《关于职工医疗保障制度改革扩大试点的意见》，阐明了建立职工基本医疗保障制度的发展目标和十项基本原则。1998年12月，国务院颁布了《关于建立城镇职工基本医疗保险制度的决定》，在全国范围内进行城镇职工医疗保险制度改革。

（二）基本框架

城镇职工基本医疗保险费用由用人单位和职工双方共同负担、共同筹资，由社保基金统一管理。具体来说，职工应缴纳医疗保险费，由职工单位和政府共同承担一定比例的保险费用，并由社保基金对医疗费用进行统一结算。城镇职工基本医疗保险制度的筹资标准为职工工资的8%左右（单位6%、个人2%），部分地区政府会为其提供一些补贴。单位缴费的60%左右将会纳入社会统筹基金，其余的部分会纳入职工个人账户。职工医疗费用的门诊费用支付分成三段，即账户段、自负段和共负段。职工就医费用首先由职工个人账户支付，职工个人账户不足以支付全部费用时由职工自负。当全年自负费用超出职工年工资总额的5%后，费用由个人与社会统筹基金共同承担。社会统筹基金支付的比例随费用额度增加而增大。截至2021年底，城镇职工基本医疗保险的参保人数达35431万人。

（三）存在的问题

一是资金不足：城镇职工基本医疗保险制度的基金缺口逐年扩大，资金紧张成为制约其发展的主要因素。

二是医疗保险支付机制不合理：医疗保险支付机制不完善，导致医疗服务价格过高，医疗保险资金浪费现象较为突出。

三是医疗资源分布不均衡：城镇职工基本医疗保险制度在医疗资源配置上存在不足，城市大医院优先发展，导致城市基层医疗服务能力不足。

四是医疗服务质量不高：医疗服务质量参差不齐，医疗纠纷频发，需要进一步提升医疗服务质量和管理水平。

综上所述，城镇职工基本医疗保险制度虽然在保障城镇职工的基本医疗需求方面取得了一定的成效，但仍需要进一步改进和完善，以提高医疗保险制度的覆盖范围和服务质量，更好地满足人民的健康需求。

二、城乡居民基本医疗保险制度

城乡居民基本医疗保险制度是国家为城乡居民提供医疗保障的一项制度，旨在保障城乡居民在医疗方面的基本权益。

（一）发展历程

城乡居民基本医疗保险制度的前身是城镇居民基本医疗保险和新型农村合作医疗制度。随着我国社会经济的发展，国务院于 2016 年 1 月 12 日发布了《国务院关于整合城乡居民基本医疗保险制度的意见》，按照筹资就低不就高、待遇就高不就低、目录就宽不就窄的原则，旨在将新型农村合作医疗制度与城镇居民基本医疗保险制度整合。党的十九大提出"完善统一的城乡居民基本医疗保险制度和大病保险制度"。截至 2019 年底，全国 32 个省、自治区、直辖市（含兵团）均已按照国家要求整合城镇居民基本医疗保险和新型农村合作医疗两项制度，建立统一的城乡居民医保制度，实现城乡居民更加公平地享有医疗保障的权益。截至 2022 年，参加城乡居民基本医疗保险的人数为 98328 万人。

（二）基本框架

城乡居民基本医疗保险的对象主要为具有本省／市户籍但未纳入职工医保的居民、不能足额享受城镇从业人员基本医疗保险待遇且确无能力补缴的退休人员、具有本省学籍的大、中、小学和幼儿园的在校学生、已经取得本省居住证且未在原籍参加基本医疗保险的外省户籍非从业人员、已经取得本省居住证未纳入城镇从业人员基本医疗保险制度覆盖范围的外籍人员及服刑人员。2022 年，城乡居民基本医疗保险人均筹资标准达到 960 元，其中财政补助每人不低于 610 元，个人缴费每人每年 350 元。居民医保基金中划出一定额度，用于城乡居民大病保险资金，个人无须另行缴费即可享受大病保险待遇。

（三）存在的问题

一是资金不足：基金缺口较大，政府补贴不足，导致医保基金紧张。

二是报销比例较低：居民在享受医保待遇方面的报销比例较低，不能完全保障居民的医疗需求。

三是基层医疗服务能力不足：基层医疗机构设备落后，医疗服务能力不足，不能满足居民的基本医疗需求。

四是医保支付机制不合理：医保支付机制不完善，医疗服务价格过高，医保资金存在浪费现象。

综上所述，城乡居民基本医疗保险制度虽然在保障城乡居民的基本医疗需求方面取得了一定的成效，但仍需要进一步改进和完善，以提高医保制度的覆盖范围和服务质量，更好地满足人民的健康需求。

三、大病医疗保险制度

大病医疗保险制度是为了解决因罕见病、高昂医疗费用等问题所带来的医疗风险而设立的一项医疗保险制度。

（一）发展历程

大病医疗保险制度是参加城镇职工基本医疗保险的职工和退休人员的补充医保形式。2012年，国家发展和改革委员会等部委发布了《关于开展城乡居民大病保险工作的指导意见》，城乡居民大病保险制度试点工作正式开展。2022年3月2日，大病保险已经覆盖12.2亿城乡居民，形成了如"太仓模式""湛江模式""襄阳模式"等地方模式，之后逐步推广至全国，目前已成为中国医疗保险制度的重要组成部分。

（二）基本框架

用人单位、职工和退休人员按规定比例按时缴纳，资金不足时，财政可以给予一定的补贴。大额医疗保险通常实行以市（地）为单位统筹、集中管理的方式，主要用于支付患者在门诊需要支付的大额医疗费用，统筹基金最高支付限额以上的部分医疗费用。制定城乡居民大病保险制度的目的是解决群众反映强烈的"因病致贫、因病返贫"问题，使绝大多数病患家庭不再因治疗疾病而导致贫困。

（三）存在的问题

一是参保率低于基本医疗保险：大病保险的覆盖范围和效果仍有待进一步提高。

二是补偿比例较低：大病保险的补偿比例较低，对于一些高昂的医疗费用难以起到有效的保障作用。

三是支付过程不畅：在实际运作中，大病保险的报销流程不够顺畅，导致报销周期较长，对于急需医疗服务的患者来说，不能得到及时的帮助。

四是医保基金承受压力大：随着罕见病和高昂医疗费用的不断增加，医保基金承受的压力也在逐年增大，需要政府和社会各方面的共同努力来解决。

四、医疗救助制度

医疗救助制度是指为贫困患者提供医疗救助的制度。其发展经历了多个阶段，从最初的慈善救助到现在的政府救助，逐渐形成了一套相对完整的框架。

（一）发展历程

医疗救助是指国家和社会针对那些因为贫困而没有经济能力进行治病的公民实施专门的帮助和支持。我国城乡医疗救助制度从2003年开始在农村试点，2005年开始在城市试点，最终在2008年全面建立起医疗救助制度。2022年，城乡居民基本医疗保险、大病保险、医疗救助三重制度共惠及农村低收入人口就医 14481.7 万人次，减轻医疗费用负担 1487 亿元。

（二）基本框架

医疗救助通常指需要政府有关部门主导，社会广泛参与，通过医疗机构针对贫困的患者实施的恢复其健康、维持其基本生存能力的救助行为。医疗救助是保障困难群众基本医疗权益的基本性制度安排，在助力脱贫攻坚、防止因病致贫、因病返贫等方面发挥了重要作用。

（三）存在的问题

一是资金不足：医疗救助的资金主要来自财政拨款和社会捐助，但资金规模有限，难以满足救助需求。

二是范围不全：医疗救助只能解决一部分特困人员的医疗问题，对于其他特殊群体如孤儿、农民工等缺乏救助措施。

三是管理体制不完善：由于医疗救助涉及多个部门，管理上存在分散、不协调等问题，导致效率低下。

四是救助标准不一：不同地区的医疗救助标准不一，存在差异，难以实现公平救助。

五、补充医疗保险制度

补充医疗保险是指在国家和社会建设起的所有社会医疗保险以外的所有医疗保险形式，包括企业职工在参加了基本医疗保险后额外交费投保的其他商业医疗保险、企业在职工参加基本医疗保险之外又额外为其投保的其他形式的医疗保险等。

（一）发展历程

我国补充医疗保险是因医疗制度改革而诞生的。1994 年，国家经济体制改革委员会、财政部、劳动部、卫生部颁发的《关于职工医疗制度改革的试点意见》规定"发展职工医疗互助基金和商业性医疗保险，作为社会医疗保险的补充，满足国家规定的基本医疗保障之外的医疗需求，但要坚持自愿参加、自由选择的原则"。2005 年，《国务院关于建立城镇职工基本医疗保险制度的决定》和《国务院关于印发完善城镇社会保障体系试点方案的通知》对企事业单位建立补充医疗保险的主办形式、资金筹集方式、保险范围、补偿办法等有关问题做出了具体规定和说明。

（二）基本框架

补充医疗保险不仅可以由社会医疗保险机构经营，商业医疗保险机构也可以参与。同时，补充医疗保险具有补充性、非福利性、自愿性和多样性等特点。目前，由于医疗费用快速上涨及大病风险的不断增加，大力发展补充医疗保险已被提上日程。补充医疗保险主要有职工大额医疗费用补助、公务员医疗补助和其他补充医疗保险 3 种形式。

（三）存在的问题

一是覆盖范围较窄：目前补充医疗保险主要针对城镇职工、企业退休人员、政府机关事业单位人员等特定群体，而农村居民、自由职业者等其他群体由于需要个人缴纳、自愿参加等原因，其保障程度相对较低。

二是保险费用较高：由于补充医疗保险的保障范围较广、水平较高，所以相应的保险费用也较高，对于一些低收入群体来说还是有一定的负担。

三是保险理赔难度较大：由于补充医疗保险需要与基本医疗保险相结合，因此在理赔时需要满足一定的条件和程序，操作相对复杂，可能会增加理赔难度和时间成本。

四是市场竞争不充分：目前补充医疗保险市场上的竞争不充分，缺乏真正的市场竞争，导致保险产品的同质化现象比较严重，消费者的选择空间相对较小。

总体来说，中国的补充医疗保险制度在发展中还存在一些问题和挑战，需要在政策制定和实施过程中不断改进和完善。

六、商业医疗保险制度

商业医疗保险制度是指由保险公司或其他商业机构提供的医疗保险服务，是中国医疗保险体系中的一种补充保险。

（一）发展历程

中国商业医疗保险制度的发展起步较晚，主要在 2000 年后逐渐兴起。截至 2021 年，商业医疗保险业务规模逐年扩大，参保人数逐年增加，行业的发展潜力也日益被挖掘。目前，商业医疗保险一般包括普通医疗保险、特种疾病保险和特定人群保险等类型。

（二）基本框架

商业医疗保险是被保险人在投保后，在保险期内，身患疾病、面临生育或者身体受到伤害时，由保险人负责给付保险金的一种保险。在商业医疗保险中，个人与保险公司关系密切，一方为被保险人，一方为保险人。保险人与被保险人的关系是根据签订的保险合同确定的，两者的关系属于一种契约。商业医疗保险是将分担疾病引起的经济风险作为商品的一种企业行为。如同任何一家企业一样，商业医疗保险的最终目标是为企业盈利，为企业盈利也是商业医疗保险发展的动力。同时，商业医疗保险的投保人是自愿参加的，这与社会医疗保险必须通过法律的手段强制社会劳动者参加形成了显著区别，并且为了获得商业利润还会对投保人进行风险选择。保险给付标准与投保人投保金额相关，两者呈正相关，投保金额越高，获得的补偿越高。

（三）存在的问题

一是覆盖范围不广：商业医疗保险的保障范围相对较窄，主要提供的是高端医疗服务，对于大多数普通人来说，医疗费用依然较为高昂。

二是保险种类较为单一：商业医疗保险主要保障门诊和住院费用，保障的范围有限，缺乏灵活多样的保险类型。

三是保费较高：商业医疗保险的保费一般较高，普通人的承受能力有限，且保费的上涨幅度较快。

四是信息不对称：在商业医疗保险中，保险公司掌握着较为充分的医疗信息，而被保险人往往对医疗信息了解不足，存在一定的信息不对称问题。

七、我国卫生保健制度的改革与发展

卫生保健制度改革是医疗卫生体制改革的重要部分。要分析卫生保健制度的改革与发展应该先从卫生费用的筹集、分配、支付方式及卫生服务提供方式和管理措施等基本要素入手。近年来，随着医药卫生体制改革的不断深入，我国卫生保健制度的改革取得了巨大成就，发展迅速，主要体现在以下方面。

（一）制度调整

医疗保健制度的调整主要包括公立医院改革、药品流通管理、医保支付方式改革、医疗价格改革等。其中，公立医院改革是最重要的一项，旨在改变公立医院过度依赖药品销售收入、医疗服务收费高等问题。2016年，国务院发布了《国务院关于整合城乡居民基本医疗保险制度的意见》，提出整合城镇居民基本医疗保险（以下简称城镇居民医保）和新型农村合作医疗（以下简称新农合）两项制度，建立统一的城乡居民基本医疗保险（以下简称城乡居民医保）制度，进而统一覆盖范围，统一筹资政策，统一保障待遇，统一医保目录，统一定点管理，统一基金管理。整合城乡居民基本医疗保险制度对推进医药卫生体制改革、实现城乡居民公平享有基本医疗保险权益、促进社会公平正义、增进人民福祉具有重要意义，是促进城乡经济社会协调发展、全面建成小康社会的重要举措。

（二）经办主体

中国医疗保健制度经办主体发生了较大的变化，主要是国家、地方政府及其机构、社会保险机构和商业保险机构等。这些经办主体通过各种方式为个人提供医疗保险和医疗服务。我国卫生保健制度的主要形式是各种形式的医疗保险，在医、患、保三方利益形成的三角体系中，经办机构的枢纽作用至关重要，积极探索"管办分开""政事分开"的医保管理新模式。

（三）筹资模式

中国医疗保健制度的筹资模式主要是由政府和个人分担，其中政府投入占较大比例，同时也鼓励社会力量参与。提高医保制度筹资水平是提高健康保障的基础，同时对于医疗卫生体制改革也是一个重要的目标。根据国家医疗保障局的统计资料，2021年，职工医保基金（含生育保险）收入19003.10亿元，比上年增长20.8%，支出14746.73亿元，比上年增长14.6%。居民医保基金收入9724.48亿元，支出9296.37亿元，分别比上年增长6.7%、13.9%。这表明我国主要卫生保健制度的人群覆盖率和保障水平都在迅速提高。

（四）资源配置

中国医疗保健制度在资源配置方面的改革主要是加强基层医疗卫生服务机构的建设和提升服务能力，同时也在加强医疗资源分布平衡、优化医疗资源配置、提高基层医疗卫生服务质量等方面开展了一系列工作。2009年，我国启动了新一轮医药卫生体制改革，基本确定了"保基本、强基层、建机制"的改革重点，确立了基层优先的医疗卫生服务体系建设策略；对于卫生经费的分配和使用进行了大量调整，增加对基层卫生机构及基本公共卫生的投入。2022年，基本公共卫生服务经费人均财政补助标准为84元，各地严格落实《补助资金管理办法》和《财政部 国家卫生健康委关于下达2022年基本公共卫生服务补助资金预算的通知》，明确年度绩效目标任务，及时分解下达任务，加快资金拨付和执行速度，加强资金监管力度，确保资金安全。

（五）服务管理

中国医疗保健制度的服务管理改革主要是以提高医疗服务质量、保障医患权益、防范医疗纠纷为目标。主要措施包括加强医院管理，推广医院管理信息化，加强医患沟通和互动，改善医疗服务环境等。通过新医改发展的趋势和取得的效果我们可以看出，"碎片化"的举措难以取得理想成效，必须将卫生保健体制改革置于卫生体制综合改革之中才能取得理想效果。例如，近些年国家大力推进的"三医联动"（医疗、医保、医药联动），典型代表是福建"三明模式"。该模式兴起是由于医保基金出现巨额赤字，其采用的改革措施是公立医院综合改革，改革的核心是规范管理医疗机构服务，包括减少药品及医疗服务利润与医务人员收入的关系，对价格虚高的药价进行整治，提高不同级别就医报销比例的差距，规范医务人员的医疗行为等。

总体来说，中国医疗保健制度的改革和发展是一个长期的过程，需要各方面共同努力。虽然取得了一定的成效，但仍然存在一些问题和挑战，需要进一步加强改革，推动医疗保健制度的进一步完善。

本章小结

医疗保障制度主要有四种模式，分别是国家医疗保险模式、社会医疗保险模式、商业医疗保险模式、储蓄医疗保险模式。中国的医疗保障体系包括城镇职工基本医疗保险制度、城乡居民基本医疗保险制度，并辅以大病医疗保险制度、医疗救助制度、补充医疗保险制度及商业医疗保险制度，多层次的医疗保障体系覆盖了中国所有的农村和城市居民。为了进一步深化新医改，实现"健康中国 2030"的规划目标，需要联合改革医疗卫生服务体系和医疗保障制度体系。

案例分析

医疗保障改革推动"三医"联动发展

全民医保是保障人民健康的一项基本制度。习近平总书记强调，要加快建立覆盖全民、城乡统筹、权责清晰、保障适度、可持续的多层次医疗保障体系。为贯彻党中央、国务院的决策部署，国家医保局和国家卫生健康委在全面总结"十三五"时期医疗保障发展经验的基础上，会同有关部门共同编制了《"十四五"全民医疗保障规划》（以下简称《规划》）。《规划》是医保领域第一次编制的专项规划，也是"十四五"时期指导我国医疗保障改革发展的行动指南。《规划》更加注重从顶层设计的层面推动"三医"联动发展，提出通过完善医保支付机制，引导合理就医，协同促进分级诊疗体系发展，建立健全以市场为主导的医药价格和采购机制，充分发挥医保基金战略购买作用，遏制药品、医用耗材价格虚高，稳妥有序推动医疗服务价格改革，推动医疗保障和医药服务高质量协同发展。

（资料来源：国家医疗保障局）

试回答：

1. 国家推动"三医"联动发展的背景及其内涵是什么？
2. 在"三医"联动中应如何发挥医保的基础性作用？

思考题

1. 卫生费用的主要筹集方式有哪些？
2. 世界范围内的卫生保健制度的主要模式有哪几种？

扫一扫，查阅本章数字资源，含PPT、音视频、图片等

导引案例

健康管理方案设计

WHO 在 1992 年的《维多利亚宣言》中提出了"合理膳食、适量运动、戒烟限酒、心理平衡"四大健康基石。生活方式管理是健康管理的基本策略和重要方法。生活方式管理策略主要通过一些干预技术来促使人们改变生活方式，朝着有利于健康的方向发展。膳食行为、体力活动、吸烟、饮酒等是目前国人生活方式管理的重点。

邓先生，69 岁，身高 163cm，体重 58.7kg，文化程度为小学，退休职工，空巢老人，为人乐观，性格开朗，家庭经济条件尚可，居住在某市某区某小区，离家 2 公里处有功能齐全、设备先进的社区卫生服务中心。其父母均有高血压史。邓先生参加了城镇职工基本医疗保险，享受养老保险待遇。邓先生有 50 年烟龄，近一年来每日抽水烟 3 次左右，有饮米酒、喜油腻和喜咸等饮食行为，晚餐多为餐馆饮食，基本不参加体育活动。近一个月，邓先生自感乏力、睡眠质量较差，收缩压在 160mmHg 左右，上下浮动 2mmHg，舒张压在 100mmHg 左右，上下浮动 2mmHg。一周前年度体检时邓先生被医生诊断为高血压，医生建议他通过口服降压药物及生活方式干预进行治疗。邓先生因此对自己的健康尤为关注，并主动寻求健康管理服务。

试回答：

1. 对邓先生的生活方式进行评估，哪些为影响健康的危险因素？
2. 结合邓先生罹患高血压的情况，应从哪些方面制定生活方式管理方案？

第一节　健康管理概述

一、健康管理的兴起与发展

（一）健康管理思想的历史溯源

中医学"上医治未病"的思想与健康管理的核心理念相一致。《素问·四气调神大论》记载："圣人不治已病，治未病，不治已乱，治未乱，此之谓也。夫病已成而后药之，乱已成而后治之，譬犹渴而穿井，斗而铸锥，不亦晚乎？"魏晋至明清时期，各代医家在"治未病"思想及相关理论的基础上不断扩充发展。如孙思邈将健康至疾病的转变分为"未病""欲病""已病"三个阶

段，认为要"消未起之患，治未病之疾，医之于无事之前"，阐明防重于治、有病早治的观点。朱丹溪在《丹溪心法》中也指出："与其救疗于有疾之后，不若摄养于无疾之先"，进一步强调了预防为先的重要意义。

西方古代医学文献中也蕴含着健康管理的思想。《罗马大百科全书》中记载了学者西尔斯（Celsius）的观点，即医学实践由生活方式治疗、药物治疗和手术治疗三部分组成。生活方式治疗主要体现在通过对营养结构、身体状态、体育锻炼、睡眠质量等方面提供科学的指导和处方来改善人们的健康，该方法与健康管理中的生活方式管理策略相一致。该时期西方医学也对健康及影响因素的可控性形成了一定的认识，即强调人的健康或疾病均源于自然，决定于人们对生活方式和行为的选择。这一思想与当今通过改善不良生活方式和摒弃有害行为来预防疾病的理念十分接近，亦是西方早期健康管理学术观念的体现。

（二）健康管理的发展历程

健康管理是时代发展的需要，与生产力和人力资源观念的演变密切相关。健康管理（health management）一词由美国密西根大学爱丁顿（Edingtond）于1978年提出，并成立健康管理研究中心，标志着现代健康管理的起步。美国最初对健康管理的界定包括医疗保险机构、医疗机构及医疗保险客户三方之间的协议关系，旨在从经济学角度降低浪费，使医疗保险公司合理减少赔付金额、医疗保险客户享受低价医疗费用，从而降低美国医疗保险体系中的支出风险，减小医疗保险对社会各界的压力。目前，美国健康管理服务队伍已形成较大规模，包括医疗集团、医疗机构、健康促进中心、大中型企业、社区服务组织等，为大众提供各种形式的健康管理项目及相关服务，主要以提高健康生活质量、延长健康寿命、消除健康差距为目标，成为美国医疗保健系统的一支重要力量。

1994年，苏太洋主编、中国科学技术出版社出版的《健康医学》首次提出了健康管理的概念，认为"健康管理是运用管理科学的理论和方法，通过有目的、有计划、有组织的管理手段，调动全社会各种组织和每个成员的积极性，对群体和个体健康进行有效的干预，达到维护、巩固、促进群体和个体健康的目的"。2003年12月25日，卫生部、劳动和社会保障部、中国保险监督管理委员会在北京召开了"健康管理与医疗保障（险）高层论坛"，使得健康管理受到广泛重视。2004年，由中华医学会发起和主办的首届"中国健康产业论坛"第一次将健康体检纳入健康管理与健康产业学术交流平台，有力推动了健康管理概念在医学界、体检行业及广大民众中的传播。2005年，原劳动和社会保障部将健康管理师列入官方发布的第四批职业，标志着健康管理专业人才被正式认可。2006年，陈君石院士与相关专家编写并出版《健康管理师》一书。同年，《健康管理师国家职业标准》颁布，中华医学会健康管理学分会的成立大会在北京召开，《中华健康管理学杂志》正式创刊。2009年5月，中华医学会健康管理学杂志编辑部在征询广大健康管理学专家意见和建议的基础上，形成了"健康管理概念与学科体系的中国专家初步共识"，对于我国健康管理的学科建设、相关产业与行业的规范发展具有里程碑式的意义。

在2014年召开的中华医学会第六次全国健康管理学学术会议上，由全国近百位专家研讨撰写的《健康体检基本项目专家共识》正式发布。同年，国内首招"治未病与健康管理"博士研究生。2016年，教育部首次批准国内五所高校设置"健康服务与管理"本科专业。2019年7月，国务院发布《关于实施健康中国行动的意见》，明确指出"人民健康是民族昌盛和国家富强的重要标志，预防是最经济最有效的健康策略"。2022年5月，国务院办公厅印发"十四五"国民健康规划，要求全面推进健康中国建设，实施积极应对人口老龄化国家战略，加快推进健康中国行动，深化医药卫生体制改革，持续推动从以治病为中心转变为以人民健康为中心，为群众提供全方位全周期健康服务，不断提高人民健康水平。国家的一系列重要政策文件精神均为健康管理在我国的发展指明了方向。

二、健康管理的定义与特点

（一）健康管理的定义

健康管理是指以人们的健康需要为导向，应用现代健康理念，即以生物、心理及社会适应能力为基础，在现代医学模式与中医思想指导下，应用现代医学和管理学知识对个体或群体的健康进行监测、分析、评估，对健康危险因素进行干预、管理，提供连续服务的行为活动及过程。

（二）健康管理的特点

1. 前瞻性　即对引起疾病的风险进行准确预测、评估及干预，从而防止或延缓疾病的发生发展，提高人群生活质量的同时有效降低社会的医疗成本。前瞻性是实现健康管理价值的前提。

2. 综合性　即综合运用已有的医学知识、管理学知识对疾病及其危险因素进行分析，并充分调动一切社会医疗资源，制定安全高效的干预措施，拟定切实可行的健康管理方案，确保资源使用的最大化，最终达到准确、有效的健康干预。综合性是落实健康管理的保证。

3. 全程性　即对个体的健康全程关注，做到未病先防，既病防变，预后防复，实现健康的全过程维护。

4. 普适性　健康是人类永恒的话题，且健康管理的服务对象涵盖所有人群。健康管理相对其他学科而言有更加广泛的群众基础，其学科具有显著的普适性。

（三）健康管理的实施步骤

1. 健康监测　健康监测是通过问卷或者体检等方式采集健康信息，找出危险因素，从而为下一步制订健康管理计划、实施有效的健康维护做准备。健康监测收集服务对象的个人健康信息，包括个人一般情况、健康状况、家族病史、职业特点、生活方式、心理情况、体格检查和实验室检查等。

2. 健康评估　健康评估是结合现代生物医学、心理学、社会学和管理学等，通过采用统计学、数学模型、现代信息技术等手段，对个体的健康信息（包括个体健康史、既往史、家族史、生活方式、心理情况及各项身体检查指标）进行综合的数据分析，根据所收集的个体健康信息对服务对象的健康状况进行评估。同时，对疾病发生或死亡的危险性用数学模型进行量化并预测，提供评估、预测和指导报告，包括个人健康体检报告、个人总体健康评估报告和精神压力评估报告等。

3. 健康干预　健康干预是在收集信息和健康评估的基础上制订出的一套完整的健康管理干预计划和实施方案，从而纠正不良的生活方式，控制健康危险因素，实现个人健康管理计划的目标，以期达到健康干预与维护的目的。

第二节　健康教育与健康促进

一、健康教育与健康促进概述

（一）健康教育

健康教育是卫生与健康服务工作的基础和先导，是普及健康生活方式、提高公民健康素养的主要工作和手段，同时也是健康管理的重要适宜技术。

1. 健康教育的概念　健康教育（health education）是以个体或群体为帮助对象，在调查研究的基础上，采用传播、教育、行为干预等措施，帮助个体和群体掌握卫生保健知识，树立健康观念，自愿采纳有利于健康的行为和生活方式的教育活动与过程。

2. 健康教育的特点

（1）以帮助人群行为改变为目标　健康教育的核心是健康行为的养成。一切健康教育活动最终都要落实到目标人群的行为改善上。但目标人群的行为改变应以知情、自愿为原则，健康教育工作者要始终保持中立，不强加于人，助人自助，实施行为干预应以遵循伦理学为准则。

（2）具有方法学与应用学的双重性　健康教育既是一门学科，也是一项工作。作为方法学，健康教育有特有的理论体系、技术和方法，所有卫生健康服务体系专业人员都应掌握。同时，健康教育本身又是一项工作，如在政府卫生健康服务体系中，健康教育是一项有组织、有标准的独立工作。

（3）具有多学科属性　健康教育在充分吸收和运用医学、传播学、教育学、心理学、行为科学等多学科理论的基础上，形成了自身独特的理论体系，具有交叉学科的特点。它不仅有自然科学的特征，还有社会科学的属性。

（4）效果评价具有不确定性和长期性　因行为改变引起健康状况的改善需要相当长的时间才能观察到，也非某项某次教育的直接作用。健康教育的近期效果通常需要 3 ～ 6 个月方能显现，远期效果则可能需要几年甚至几十年，这也使得效果评价周期长、不确定性显著。

（二）健康促进

随着对行为改变研究的深入，人们认识到个体和群体的行为不仅受个体因素的影响，还受到物质和社会环境的影响，而仅靠健康教育所能取得的效果较为有限，于是把健康教育和支持性环境结合起来的健康促进越来越受到学者、政府和社会的重视。

1. 健康促进的概念　1986 年，世界卫生组织在加拿大首都渥太华召开了第一届国际健康促进大会，发布了《渥太华宪章》（Ottawa Charter），提出了健康促进的定义、内涵、行动领域和基本策略，指出健康促进是一个综合的社会政治过程，不仅包含加强个人素质和能力的行动，还包括改变物质、社会环境及经济条件，从而削弱其对公众健康的不利影响。

2. 健康促进的任务　《渥太华宪章》列出的健康促进工作五大领域被公认为是健康促进的主要任务。

（1）建立促进健康的公共政策　健康促进强调政府决策对健康问题的影响，具体是指各相关研究者、卫生健康体系的管理者和工作者通过倡导促使政府及各级部门将健康问题提到议事日程，使其了解决策对健康的影响及需承担的健康责任，促使健康融入所有政策。

（2）创造健康支持和有利于维护健康的环境　支持性环境从宏观讲是指有利于促进人群健康的物质、社会经济和政治环境，从微观讲是为人们创造安全、满意、愉悦的环境，包括人们的家庭、工作和休闲地、社区，还包括人们获取健康资源的途径。

（3）强化社区行动　确定健康问题和需求是社区行动的出发点，开展以社区为基础的健康促进活动，社区群众自下而上的参与是社区行动的核心。这要求赋权于社区群众，使他们能够集体决策并行动起来，靠社会和群体的力量使社区人群连续、充分地获得卫生信息、学习机会及资金支持。

（4）发展个人技能　通过提供健康信息和教育来帮助人们提高做出健康选择的能力，并支持个人和社会的发展，由此可使人们更有效地维护自身健康和生存环境。学校、家庭和工作场所均有责任在发展个人技能方面提供帮助。

（5）调整卫生服务方向　卫生健康部门不应仅仅提供临床医疗服务，而应该将预防、健康促进、健康管理也作为服务的一部分，提供全生命周期的健康服务，以实现全民健康覆盖体系中的健康改善和公平性优化。卫生服务责任应由个人、卫生专业人员、社区组织、卫生机构、商业部门和政府共同承担。

3. 健康促进的基本策略

（1）倡导　是健康教育、健康管理工作者开发政策、社会资源的积极行动。为了创造有利于健康的社会、经济、文化和环境条件，要倡导政策支持，争取获得政治承诺；倡导社会对各项健康举措的认同，激发社会对健康的关注以及群众的参与意识；倡导卫生及相关部门提供全方位的支持，最大限度地满足公众对健康的愿望和需求。

（2）赋权　帮助公众具备正确的观念、科学的知识、可行的技能，激发其保健的潜力；使公众获得控制那些影响自身健康的决策和行动的能力，从而有助于保障人人享有卫生保健及资源的平等机会；赋予社区组织更多的权限，使社区行动能更大程度地影响和控制与社区健康和生活质量相关的因素；赋予专业人员更多的科普权限，调动积极性，做好医学和健康科普。

（3）协调　开展各类健康促进、健康教育活动，仅靠卫生健康部门难以全面推进。这就需要卫生健康体系工作人员积极协调，使政府、社会职责及利益的各方组成强大的联盟，各负其责，共同努力，创设健康环境，实现健康目标。社会协调是卫生健康体系工作人员的责任。

二、健康教育与健康促进的理论与方法

（一）健康教育与健康促进的相关理论

1. "知 – 信 – 行"模式　"知"是知识和学习，"信"是正确的信念和积极的态度，"行"是行动。健康教育的"知 – 信 – 行"（knowledge attitude belief and practice，KABP 或 KAP）模式实质上是认知理论在健康教育中的应用。知 – 信 – 行模式认为知识是基础，信念是动力，行为改变是目标。该模式直观地将人们行为的改变分为获取知识、产生信念及形成行为 3 个连续过程。

该理论模式认为行为的改变有两个关键步骤：确立信念和改变态度。以吸烟为例，健康教育工作者通过多种方法和途径帮助吸烟者了解吸烟对健康的危害、戒烟的益处及如何戒烟的知识。吸烟者接受了这些知识，通过思考加强了对保护自己和他人健康的责任感，具备了知识，吸烟者才会进一步形成吸烟有害健康的信念，对戒烟持积极态度，并相信自己有能力戒烟。这标志着吸烟者已有动力去采取行动，最终可能摒弃吸烟相关危险行为。

2. 健康信念模式　健康信念模式（health belief model，HBM）是指导健康教育工作的主要理

论模式之一。该模式早期用来解释人们的预防保健行为，后来逐渐被用于研究人们对症状和已诊断疾病的反应行为，尤其是对治疗方案的遵从行为。它强调感知在行为决策中的重要性，认为健康信念是人们采纳健康行为的基础和动因。人们要接受医学建议而采取某种有益健康的行为或放弃某种危害健康的行为，需要具有以下几方面的认知。

（1）感知到威胁　即对疾病威胁的感知，包括感知到易感性和严重性。

感知到易感性（perceived susceptibility）是指个体对自己身患某种疾病或陷入某种疾病状态的可能性的判断。人们越是感到自己患某疾病的可能性大，越有可能采取行动避免该疾病的发生。虽然行为者知道该疾病严重，但如果认为自己绝无患病的可能，他不会采取相应预防保护措施。

感知到严重性（perceived severity）是指行为者对身患某疾病、暴露于某种健康危险因素或对已患疾病不进行治疗的严重性的看法，包括疾病对生物学后果的判断（如死亡、伤残、疼痛等）和对社会后果的判断（如经济负担、形象、工作问题、家庭矛盾、社会关系受影响等）。

（2）感知到行为益处和障碍　是个体对采纳或放弃某种行为能带来的益处和障碍的主观判断，即对健康行动的利弊比较。

感知到益处（perceived benefits）是指行为者实施或放弃某种行为后，对健康状况的改善及由此带来的其他好处的判断。如能否有效降低患病危险性或缓解病情、减少疾病的不良社会影响，以及行为实施过程中的积极情绪体验。

感知到障碍（perceived barriers）是指采纳行为所付出的代价，包括有形的代价和无形的付出或牺牲。行为者对这些困难有足够认识，并且相信克服这些困难，采纳医生建议的行为值得时，才有可能改变行为并巩固持久。否则，行为者则可能依旧维持原有的危害健康行为。

（3）行动线索　行动线索也称为行动动因或提示因素，指的是激发或唤起行为者采取行动的"导火索"或"扳机"，是健康行为发生的决定因素。如医生建议采纳健康行为、家人或朋友患有此种疾病等都有可能作为提示因素诱发个体采纳健康行为。

（4）自我效能（self-efficacy）　指个体对自己有能力执行某一特定行为并达到预期结果的自信心，是个体对自己控制内、外因素而成功采纳健康行为的能力的评价和判断，以及取得期望结果的信念。

（5）其他相关因素　健康行为是否发生还受社会人口学因素影响，包括个体的社会、生理学特征，如年龄、性别、民族、人格特点、社会阶层、同伴影响及个体所具有的疾病与健康知识。

3. 行为分阶段改变理论　行为分阶段改变理论（transtheoretical model and stage of change, TTM）是美国心理学教授普罗察斯卡（Prochaska）在 1984 年提出的，他认为人的行为转变和行为变化是渐进、分阶段、螺旋式的复杂发展过程。这种改变可能从一个阶段发展到下一个新阶段，但也可能出现后退问题，行为依此螺旋式特点不断发展，直到所有改变过程完成。

普罗察斯卡等人提到行为分阶段改变理论的前提假设包括以下几点。

（1）没有任何一个单独的理论可以解释整个行为变化的复杂性。

（2）行为变化是一个过程，这个过程是指在一段时间内所呈现出来的不同阶段。

（3）就变化而言，每个阶段都同时具有稳定和可变两种特点，正如某些行为危险因素是相对稳定不易被改变的，而另一些危险因素则是容易被改变的。

（4）面临危险的人群大部分没有做好行为改变的准备，也将无法通过传统的行为导向的行为改变项目产生有效的行动。

（5）在特定阶段应该采用适当的改变策略，使行为改变的效能最大化。

　　处于行为转变不同阶段的个人无疑具有不同的需要，因此应根据其特点和需要采取不同的措施。这应该是行为改变阶段模式的基本原则和本质。行为分阶段改变理论将行为的改变分成五个阶段，但行为变化并不总是在这五个阶段间单向移动（图 14-1）。很多人在达到目标前，往往尝试过多次，有些会退回到无意向阶段。行为者能够从任何阶段退回到一个早前的阶段，包括从行动阶段或维持阶段复原到一个比较早期的阶段。培养一种健康的行为有时并不容易，需要一系列的尝试。

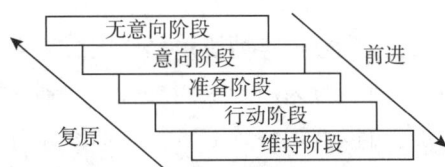

图 14-1　行为分阶段改变模型图

　　4. 社会认知理论　社会认知理论（social cognitive theory，SCT）源于社会学习理论（social learning theory，SLT）。社会认知理论将重点放在个体信念方面，主要包括行为者对自己能力的信心及在成就情景中对背景因素知觉的信心。社会认知理论认为，个体的行为既不是单由内部因素驱动，也不是单由外部刺激控制，而是由行为、个人的认知和其他内部因素、环境三者之间交互作用所决定的（图 14-2）。

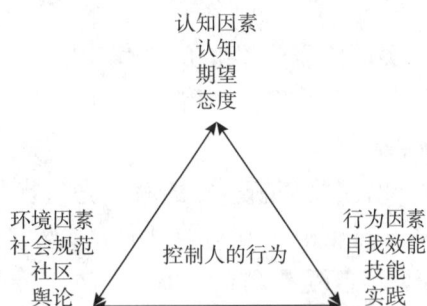

图 14-2　个人 - 行为 - 环境交互影响示意图

　　社会认知理论的主要内容包括以下方面。

　　（1）交互作用　交互作用因素包括人的思想、情绪、期望、信念、自我知觉、目标和意向、生物学特性、人的行为等。环境和个人特性的双向作用表现为人的期望、信念和认知能力的形成和改变受到环境中物质因素与社会因素的影响，同时个人特性也会对环境产生影响。环境和人的行为之间也有双向交互作用，这些社会影响通过如榜样的作用、指导和社会规劝等因素能传递信息或激发情绪反应。反过来，人对社会环境产生的影响取决于不同的个人特征，如年龄、身材、种族等。人的行为将会决定他们暴露于环境的方式，而行为又被环境改变。

　　（2）观察学习　社会认知理论对个体通过观察来学习，了解社会环境，进而形成行为做了系统说明。例如通过模仿过程可形成自己的行为。大量的心理学研究结果表明，人类的大多数行为都是通过观察学会的。模仿学习可以在既没有示范也没有奖励的情况下发生，个体仅仅通过观察其他人的行为反应，就可以达到模仿学习的目的。健康教育可以通过榜样的示范作用，引导人们建立有利于健康的行为。

　　（3）自我效能　自我效能是社会认知理论的核心内容，对行为的形成、改变至关重要。自我效能是一种信念，指个体对自己有能力执行某一特定行为并达到预期结果的自信心，是个体对自己控制内、外因素而成功采纳健康行为的能力的评价和判断，以及取得期望结果的信念，即相信自己能在特定环境中恰当而有效地实施行为。

（4）情绪 情绪的控制也是行为形成和转变的重要因素。在行为形成和改变的过程中会出现一些情感性问题，包括心理性的防御机制。如有些体重超重的人，在面对体重控制时会碰到某种困难。由于一般人对体重超重持负向态度，会使超重者产生焦虑情绪，这可能使他们以进食、喜爱食品来缓解焦虑，结果使情况更加恶化。因此，健康教育者需要考虑如何帮助这样的对象控制自己的情绪。

（5）环境 环境主要通过人的主观意识（情境）起作用。当人们意识到环境提供了采取某类行为的机会时，可能克服障碍而形成该行为。当人们没有察觉到环境提供的机会时，环境的影响力也会受到限制。人的认知活动对可以被观察到的多种外部因素有影响，并进而影响个体如何应对环境。环境也通常是个人和人际行为互动的结果，典型表现为家庭成员间相互影响形成的习惯性行为。

（6）强化 行为的强化有助于行为的巩固或中断。外部强化一般通过他人的反应或其他环境因素来实现。人们通过观察了解到周围的人对某些行为的正面或负面的反应，从而自己的行为受到强化。这些行为既可能是自己的行为，也可能是他人的行为。内部强化来自个人的经验或自身的价值观，结果预期和结果期望是其重要成分。

5. 创新扩散理论 创新扩散（diffusion of innovation，DI）是指一项创新（新观念、新事物或新实践）经由一定的传播渠道，通过一段时间，在一个社会系统中扩散，并逐渐为社会系统成员所了解和采纳的过程。该理论由美国传播学者和社会学家埃弗雷特·罗杰斯（Everett M.Rogers）首创。有效的扩散不仅涉及创新在个体水平上的播散，还涉及在不同场所中实施不同的策略，应用多种正式或非正式的媒体和扩散渠道。

罗杰斯根据人群在面对创新时接受创新事物的时间先后将其分为五种不同类型：先驱者（innovators）、早期接受者（early adopters）、相对较早的大多数接受者（early majority）、相对较晚的大多数接受者（late majority）、迟缓者（laggards）。以时间为横坐标，相应时点新加入的创新采纳者人数作为纵坐标，创新采纳的过程通常呈现出一条相对规则的钟形曲线（正态曲线）。如果在正态曲线上以垂线标出标准差，将正态曲线分成几个区域，同时在相应的区域标明其个体占总样本的比例大小，正态分布被分为 5 个区域，代表创新采纳者的 5 个种类及各自所占的比例。横坐标不变，将相应时点的总采纳人数作为纵坐标，可以看到创新的采纳过程呈 S 形曲线。同样的创新采纳过程既可以用钟形曲线（等频率曲线）表示，也可以通过 S 形曲线（累积频率曲线）表现出来（图 14-3）。

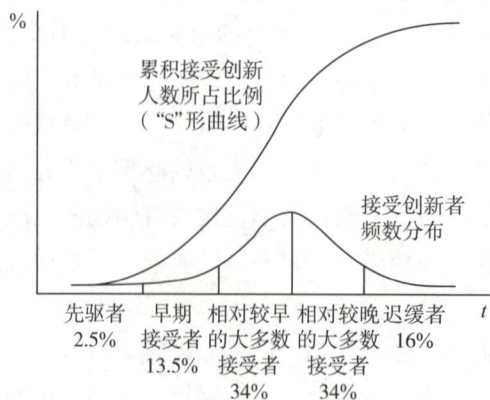

图 14-3 创新扩散理论 S 形曲线图

通常，当一种创新刚刚开始在人群中扩散时，人们对它的接受程度比较低，因此一开始的扩散过程比较缓慢。而当接受者所占比例达到某个临界数值，扩散过程就会加快，出现起飞（take off），系统内的大部分人都是在这一阶段接受该创新。然后，扩散过程再次慢下来，对创新的接受逐渐达到饱和点（saturated point）。整个扩散过程呈现为 S 形曲线。

（二）健康教育与健康促进的实施步骤

健康教育与健康促进是一项复杂的社会系统工程。任何一项健康教育与健康促进活动都必须有科学的设计、实施与评价。三者之间是相互联系、不可分割的有机整体。

1. 健康教育与健康促进计划设计 健康教育与健康促进计划设计的基本步骤包括以下方面。

（1）确定计划目标 健康教育计划中的目标可以分为教育目标、行为目标、健康目标等。教育目标是为实现行为的转变而设定的；行为目标是该计划执行一定时间后有关行为的转化率，教育目标和行为目标一般称为近中期目标；而健康目标指在执行后产生的健康效益，健康目标既可以是某些生理生化指标的改变，也可以是疾病发病率或死亡率的变化。

（2）确定目标人群 目标人群是指健康教育干预的对象或特定全体。根据卫生服务需求评估，确定优先解决的健康问题，并明确特定健康问题在社区人群中的分布及特点。那些受疾病或健康问题影响最大、问题最严重、处于最危险状态的群体确定为健康教育干预的目标人群。

（3）确定干预内容 确定 3 类行为影响因素中的重点干预指标，倾向因素、促成因素、强化因素在不同目标人群或亚组、在不同的干预阶段有不同的特点或侧重。应根据目标人群进一步明确重要的干预措施，并根据计划目标选择干预内容。

（4）确定健康教育干预场所 是指针对项目目标人群开展健康教育干预活动的主要场所，也是将健康教育干预活动付诸实践的有效途径。健康教育项目的干预活动是否能得到有效实施，一定程度上取决于场所是否适宜。可选择的场所包括社区医疗卫生机构、学校、工作场所、商业场所等。

（5）建立干预框架 在健康教育计划制订过程中一般将干预策略按社会策略、环境策略及资源策略等分类构建健康教育干预框架。

（6）确定干预活动 科学合理地安排健康教育项目的干预活动日程、准备教育材料、进行人员的组织培训是保证计划顺利实施的重要条件。计划进度制订应遵循合理原则，由"时间段"及"工作内容"构成。健康教育项目包括健康教育计划设计、准备、干预、总结评价四个阶段。

（7）干预活动组织网络与人员队伍建设 健康教育工作是一项社会性的教育活动，因其涉及面广，需要形成多层次、多部门参与的网络组织。除各级健康教育专业机构外，网络中应包括政府有关部门、宣传部门、教育部门、社区基层单位、医疗卫生部门等。各部门目标统一和行动协调配合对健康教育工作的顺利开展至关重要。

（8）确定监测与质量控制计划 为确保健康教育与健康促进的实施质量，在制订方案时应同时制订实施过程中的监测与质量控制计划，包括监测与评价的内容，如具体目标完成情况、干预内容是否符合计划安排、进度执行是否符合计划；监测方法，如现场考察、资料查阅、访谈等；监测频率，如每半年或每年测评一次，或按单项活动进行监测与评价。

（9）制订项目预算 健康教育与健康促进活动过程中必然会涉及经费使用。确定干预活动预算的原则：科学合理、细致认真、厉行节约、留有余地。根据健康教育每项活动的目标人群、计划时间、项目内容方法与规模，分别测算出每项活动的开支类别和所需经费，汇总后即可得出整个项目的开支。

2. 健康教育与健康促进项目的实施 健康教育与健康促进项目的实施过程包括制订计划进度表、建立实施领导与执行机构、培养技术骨干、干预活动、监测与质量控制等环节。

（1）制订项目的实施进度表 实施进度表是根据健康教育方案的计划进度，对各项具体工作的时间、地点、内容、负责人及其他事项做出的具体安排，是各项干预活动和措施在时间和空间上的整合。各项干预活动的实施应以进度表为指引，逐步实现阶段目标和总体目标。

（2）建立干预项目的组织管理机构 健康教育的组织管理机构应能充分发挥健康教育的组织、动员及管理作用，并能满足健康教育现场动员的组织管理工作需要。组织机构要适用于社区干预项目内容，促进项目组成员相互信任，加强工作成员的相互了解，从而保证健康教育的顺利开展。

（3）项目实施人员的培训 项目正式实施前应开展对项目实施人员的技术培训，使参与人员明确项目的目的、意义、内容、方法及要求等，统一认识，统一技术，统一步调。通过培训，建立一支能胜任本项目实施任务的专业技术队伍。

（4）实施健康教育干预活动 实施健康教育干预活动应以社区人群的卫生需求为导向，广泛动员社区人员参与，调动社区各方面的积极性。每一次健康教育与健康促进干预活动都应该有精心的策划、组织、安排和实施。干预对象应突出重点，如某类疾病患者、高危人群等。干预的形式应灵活多样，可根据目标人群的性别、年龄、职业、受教育程度和干预内容等选择适宜的形式。

（5）监测与质量控制 监测是对项目实施过程的各个环节进行的监督、测量活动，是评估项目实施质量必不可少的工作。通过监测发现项目实施中存在的问题，及时调整实施方法或方案，调整人员安排，以确保项目实施的质量。监测的内容比较广泛，主要有进度、质量、人员能力、效果、经费等。

3. 健康教育与健康促进项目评价 健康教育与健康促进项目的评价是对项目的目标、内容、方法、措施、过程和效果等进行评估的过程，可帮助确定项目的先进性与合理性，帮助督导项目的实施，确保项目质量并达到预期目标。健康教育与健康促进项目的评价包括形成评价、过程评价、效应评价、效果评价、总结评价。

（1）形成评价 形成评价（formative evaluation）是在方案执行前或执行早期对方案内容进行的评价，有助于进一步完善方案，使所选择的干预策略、方法和措施等更加科学合理。形成评价的主要内容包括目标是否合理，干预对象是否明确，干预内容与措施是否恰当。常用方法包括专家咨询、问卷调查、深入访谈、专题小组讨论、文献资料回顾等。

（2）过程评价 过程评价（process evaluation）是对项目从开始到结束的整个过程的评价，包括对项目方案、实施过程的各个环节、管理措施、工作人员情况等的评价。其主要内容包括计划方案执行情况和参与人员工作情况，常用方法是查阅资料、现场考察和调查收集资料，并对获得的数据进行定性、定量分析。

（3）效应评价 效应评价又称影响评价（impact evaluation）或近中期效果评估，是评价项目实施之后目标人群健康相关行为及其影响因素的变化。效应评价内容包括倾向因素、促成因素、强化因素和健康相关行为。评价方法是对特定人群在干预前后的评价指标变化进行比较，通过统计学检验确定干预措施的效果。

（4）效果评价 效果评价又称结局评价（outcome evaluation）或远期效果评价，是评价实施之后目标人群的健康状况乃至生活质量的变化。不同的健康促进项目导致的结局变化及所需的时间有很大不同。效果评价的方法是按照设计方案，经过全程的随访调查并获取干预后的"结局数据"，然后与干预前的数据进行比较分析，通过统计学检验确定干预的效果。

（5）总结评价　总结评价（summative evaluation）是形成评价、过程评价、效应评价和结局评价的总结，能全面反映项目活动取得的成绩和存在的不足，为今后继续深入开展健康教育与健康促进项目提供参考。

三、健康行为干预策略

（一）行为干预相关概念

1. 健康行为干预　健康行为干预（health behavioral intervention）是实现健康教育与健康促进目标的途径，是针对特定的健康问题和目标人群进行的一系列有计划、有目的、有组织、有系统、有评价的有效干预措施，使人们掌握一定知识，树立科学信念，影响和改善健康相关行为的活动和过程。

2. 健康行为干预技术　健康相关行为干预技术（health-related behavior intervention technology）是通过对健康相关行为及干预效果的研究，借鉴公共卫生学、心理学、行为学、管理学、教育学和社会学等多学科的理论与方法，发展出多个用于健康相关行为干预的方法、技能和手段。

（二）行为干预策略

行为干预是人的遗传因素、环境因素和学习因素相互作用的结果。要想改变人们的行为，必须找出行为产生、维持、消除的影响因素，针对这些因素采取有效干预。需要强调的是，行为改变必须有基于行为干预理论而精心制订的干预方案，而非简单的指导。目前，针对健康相关行为的干预策略主要包括以下几类。

1. 政策干预　政策可以支持并促使人们的健康行为得以实现，通过影响资源配置、环境改善，从而促进健康行为乃至健康；还可以通过制定政策、法律、法规或制度等限制或禁止危害人类个体或群体健康的行为。例如，2018年，生态环境部在全国首次推行环境健康风险管理试点改革，将环境监测与健康监测动态结合，有效改善了生态环境，减少了环境健康风险，促进了人群健康。

2. 环境干预　通过改变自然环境、社会环境等来影响目标人群，促使其采纳健康行为的意愿得以实现。例如，公共健身场所和设施的建设为社区居民提供了锻炼身体的条件，对于居民身体素质的提高大有益处。

3. 信息干预　信息可以促使目标人群采纳健康行为，同时也促使群体、社会关注健康问题，支持健康行为。近年来，除传统媒介外的新媒体在公众意识与行为改变方面起着重要作用。常见的传播媒介有报纸、杂志、广播、电视、网络等。

4. 人际干预　在健康教育与健康促进活动中，健康教育人员经常会针对目标人群的不健康行为和具体问题，运用行为学中人的行为具有可控性特点向其传播健康知识，传授保健技能，树立健康理念，从而改变其态度、信念、行为习惯。

5. 组织干预　是指人员所属单位或团体组织通过预防、抑制或治疗等手段对人群进行行为干预。其理论基础为社会认知理论、目标设定理论和环境行为理论等。例如，针对工作场所禁烟，管理层提出禁烟方案及奖惩措施，并在此基础上提出正式长效的禁烟制度。

6. 服务干预　即通过提供服务促成人们的行为发生改变或维持的措施，如国家基本公共卫生服务中的多项内容。例如对某社区居民进行社区健康教育，改变其饮食习惯，促使糖尿病发病率和死亡率下降的干预措施。

7. 药物干预　即通过服用药物促使人们行为发生改变的措施，一般用于心理行为治疗方面。因心理和行为问题的诊断相对复杂，经常需要全面治疗，故药物干预被视为见效快且经济实惠的干预方法。

（三）健康行为干预技术

行为改变包括通过提高认知和技能促使目标人群采纳有益于健康的行为，也包括通过行为矫正改变不利于健康的行为。以下简要介绍常用的行为干预技术，包括行为疗法、群体行为干预技术和公共健康问题的行为干预方法等。

1. 行为疗法　行为疗法（behavior therapy）又称为"行为矫正疗法"或"行为治疗"，是通过学习和训练矫正行为障碍的一种心理治疗方法。行为疗法是在遵循科学的前提下，根据社会学习理论和条件反射的原理，采用程序化的操作，对目标人群行为进行训练，以减轻或改善目标人群的症状或不良行为的一类心理治疗技术。其具有针对性强、易操作、疗程短、见效快等特点，主要包括系统脱敏疗法、厌恶疗法、行为塑造法等。

（1）系统脱敏疗法　系统脱敏疗法（systematic desensitization therapy）是"交互抑制"法与Jacobson 的肌肉松弛技术和想象暴露（imaginary exposure）相结合的一种治疗模式。依照行为学派的观点，人的一切行为、习惯都是学习的结果；不良行为、习惯是错误的学习和不良强化的结果。通过渐进性暴露于恐惧刺激，使已建立的条件反射消失，用以治疗心理或行为障碍。适应证为恐怖症、焦虑症和癔症等，脱敏过程需要 8～10 次，每日一次或隔日一次，每次约 30 分钟。

（2）厌恶疗法　厌恶疗法（aversion therapy）是一种通过轻微的惩罚来消除适应不良行为的治疗方法，是一种通过将人们不良的行为和某种令人讨厌的惩罚性刺激反复结合，建立不良的行为与惩罚性不良刺激之间的条件联系，从而减少不良行为的一种方法。厌恶疗法主要适用于恋物癖、酒精依赖或药物依赖、强迫症等。

（3）行为塑造法　行为塑造法（behavior modeling）是根据斯金纳的操作条件反射原理设计出来的，目的在于通过强化而产生某种期望出现的良好行为的一项行为疗法技术。行为塑造法采取逐步晋级的方法塑造新行为，并在当事人出现或完成期望的动作时给予奖励，以增加出现期望行为的次数。该方法适用于多动症、神经性厌食症、肥胖症、药物成瘾等。

2. 群体行为干预技术

（1）团体心理治疗　团体心理治疗（group psychotherapy）又称集体心理治疗或小组心理治疗，是指在团体情境中提供心理帮助的一种心理治疗形式。通过团体内个体间的交互作用，促使个体在交往中观察、体验，从而使其认识自我、探讨自我、接纳自我，调整和改善与他人的关系，学习以新的态度和行为方式待人接物，以发展良好的生活适应。适应证为神经症或神经症性反应，包括各种社交焦虑或社交恐惧、轻度的人格障碍、青少年心理与行为障碍等。

（2）团体健康教育　团体健康教育（group health education）是一种基于行为心理学、认知心理学、咨询心理学和社会心理学等学科原理，组织者在确定好训练目标后，通过创设情境，以群体为单位进行培训，采用僵化、惩罚、厌恶和条件反射等干预手段，改变个体或群体的健康相关行为，达到受训者增加某些适应性行为或者停止某些不良行为的目的。

（3）同伴教育　同伴教育（peer education）是指以同伴关系为基础在一起分享信息、观念和行为技能，以实现预期教育目标的一种教育形式。经过十几年的发展，同伴教育已经成为一种在社会发展领域内广泛采用的培训方法，适用于戒烟、预防和控制药物滥用、预防艾滋病或性病教育等诸多领域。

3. 公共健康问题的行为干预方法　随着经济的发展，因不良生活方式或不健康行为引发的公众健康问题的类型越来越多。行为医学研究中针对公共健康问题的干预方法较少，归纳起来较为成熟的主要有三种：叙事法、行为－意象法和目标人群中心式健康评估咨询法。

（1）叙事法　叙事法（narrative method）是指将成功的"健康故事"通过个体叙述的方式传递给社会大众的方法。在"健康故事"中，不健康行为的危害及健康行为带来的良好效益以生动形象和直观的方式呈现出来，使干预对象明确认识到不健康行为的危害和健康行为的益处，从而产生改变不健康行为的动机与行为。

（2）行为－意象法　行为－意象法（behavior-imagery method）通过与干预对象签订改变不健康行为的"契约"来敦促其树立良好的"健康意象"，从而激发干预对象改变原有不健康行为的动机，最终达到干预效果。

（3）目标人群中心式健康评估咨询法　目标人群中心式健康评估咨询法（visitor-centered health assessment counseling method）是一种专业人员利用邮件、电话或其他信息渠道对目标人群进行长时间定期咨询的行为干预方法。

第三节　主要场所的健康管理与健康促进

一、社区健康管理与健康促进

（一）基本概念

1. 社区健康管理　社区健康管理是在社区中以全科医生为中心、以社区居民为对象，对各种健康危险因素进行监测、分析、评估、预测及干预的全过程，是一个集预防性、群体性和社会性于一体的系统化工程。其目的在于调动个人、群体和社会的积极性，变被动健康为主动健康，有效利用有限的卫生资源来满足社区居民的健康需求，以达到最大的健康效果。

2. 社区健康促进　社区健康促进是指运用社区行政和组织手段促进社区内的单位、家庭和个人共同行动，创造健康环境，开发健康资源，为提高自身和社区居民的健康水平而努力，是促使社区环境向有益于健康方向改变的支持系统。

（二）社区健康管理与健康促进的意义

1. 发展社区健康管理与健康促进是社区群众的迫切需求　社区卫生服务以维护社区居民健康为中心，提供疾病预防控制等公共卫生服务、一般常见病及多发病的初级诊疗服务、慢性病管理和康复服务等。这就要求政府、社区医疗卫生机构乃至社区群众共同做好社区健康管理与健康促进工作，贯彻"预防为主"的理念，强化社区对居民的健康服务能力，使社区卫生服务机构逐步承担起居民健康"守门人"的职责。

2. 发展社区健康管理与健康促进是实现健康、环境与经济协调发展的重要路径　社区健康管理与健康促进建设着眼于建设良好的物质环境、优秀的文化环境及健康的社区人群环境，目的是发动社区群众关心自身、家庭和社区的健康问题，积极参与社区健康管理与健康促进规划的制订和实施，养成健康的生活方式。发展社区健康管理与健康促进作为一种更加细化的管理方式，使得卫生事业决策者、社区工作者、社区居民在这个新系统中产生更多的共鸣与火花，形成新的健康共识，实现健康、环境与经济社会的良性协调发展。

（三）社区健康管理与健康促进的内容

社区健康管理与健康促进的内容主要包括以下方面。

1.构建社区健康支持环境，改善社区群众健康状况　建立健全健康管理与健康促进体系，提高社区健康教育服务能力。探索购买社会化服务，为群众提供多样化的健康服务，构建社区健康物质环境。加强社区精神文明建设，发展健康文化，给个体或群体全方位、全流程、全要素的健康促进和凸显人性关怀的环境，为社区居民创造安全、满意和愉快的生活和工作环境。系统、快速地评估变化的环境对健康的影响，以保证社区自然环境有利于健康的发展。

2.提高全民健康素养，形成健康生活方式　健康素养是指个人获取和理解基本健康信息和服务，并运用这些信息和服务做出正确决策，以维护和促进自身健康的能力。我国健康素养从基本健康知识和理念、健康生活方式与行为、基本技能等方面提出居民应掌握的基本知识和技能；建立健康知识和技能核心信息发布制度，健全覆盖社区的健康素养和生活方式监测体系，促进居民健康生活方式的养成，从而提高社区群众自我保健能力和群体健康水平。

3.进行预防和控制慢性非传染性疾病的健康教育　《"健康中国2030"规划纲要》的发布为健康社区建设指明了重点，即依托社区卫生服务中心和乡镇卫生院，通过健康管理与健康促进的方式，引导合理膳食、控制行为危险因素、普及慢性非传染性疾病防治知识、增强从医行为、提高自我保健能力及提高对基本公共卫生服务的利用率等，预防和控制慢性非传染性疾病，筑牢基层健康管理与健康促进的"网底"。

4.控制传染性疾病在社区的传播　社区居民通常居住在统一范围内，如果社区内持续出现感染来源不明的病例，则容易形成明显的社区传播。因此，社区健康管理与健康促进的内容当包括对个人和家庭进行健康教育，为老人、儿童等特殊人群提供强化保护，以及构建社区应急保障物资通道等，筑起社区联防联控的防控墙。

二、医院健康管理与健康促进

（一）基本概念

1.医院健康管理　医院健康管理是指医院从医疗和保健的专业角度提供医疗保健信息给服务对象，弥补医患信息不对称，合理引导服务对象就诊，提供健康检查、评价和干预的服务内容。医院健康管理从传统的医疗服务扩展到预防保健、健康咨询等与健康相关的多个领域，多渠道改善服务对象的健康状况。

2.医院健康促进　医院健康促进是以健康为中心，以医疗保健机构为基础，为改善患者及其家属、医院职工和社区居民的健康相关行为所进行的有目的、有计划、有系统的健康教育活动。因此，医院健康促进不但包括医院健康教育，还包括能促进患者或群体行为或生活方式改变的组织、政策、法规和经济手段等社会支持各项策略的综合体。

（二）医院健康管理与健康促进的意义

1.医院健康管理与健康促进是医院工作的重要组成部分　作为医疗服务的组成部分，医院健康管理与健康促进贯穿于三级预防的全程，是提高患者和社区群众健康意识和健康管理能力的重要手段。医院进行健康管理与健康促进有着得天独厚的优势。医院是患者集中的场所，自然成为开展健康管理与健康促进的最佳场地。同时，医院聚集了大量的医学专家和医学专业人员，可依据患者疾病的发生、发展规律，开展有针对性的健康管理与健康促进活动。由此可见，健康管理与健康促进作为医院的重要职能，在医疗服务模式转变中发挥着重要的作用。

2. 医院健康管理与健康促进是一种更有效率的治疗手段　医院健康管理与健康促进由于注重"预防为主、防治结合"的策略，使得机构通过健康维护使医疗费用支出大幅降低，从而被医疗机构、患者及其家属、医务人员及社区群众所接受。此外，医院健康管理与健康促进通过降低总的医院花费、减少住院时间、减少个人健康危险因素来降低医疗机构的运行成本并提升效率，人群的健康指标与经济指标有了显著改善。因此，医院健康管理与健康促进正成为一种更有效率的治疗手段被推广开来。

3. 开展健康管理与健康促进可提高医院的品牌效应　医院开展健康管理与健康促进，强调了以人为本的服务模式，对服务对象给予了更多的人文关怀。在个性化的服务中，医院会及时发现医疗服务中的问题和群众需求的变化，同时依托医疗资源优势，以预防保健知识和技术服务于更多健康或亚健康人群，不仅有利于维护和改善人民健康，减少卫生资源耗费，体现公立医院社会公益性的职责，还有利于增加人民群众对医院的理解和满意度，提高医院的品牌和声誉，扩大其行业影响力。

（三）医院健康管理与健康促进的内容

医院健康管理与健康促进的内容应围绕世界卫生组织的健康促进工作框架和健康管理与健康促进的定义而制订，结合 WHO 在 1991 年发表的《健康促进医院布达佩斯宣言》里指出的医院建设原则，医院健康管理与健康促进工作的核心应是促使医院工作人员、患者、患者家属和社区成员提高改善自身和他人健康的能力。

知识链接：

《健康促进医院布达佩斯宣言》

"健康促进医院"倡议始于 1988 年，现已证明不仅是一种愿景，而且是各种类型和规模的医院的具体发展战略。这些医院的卫生核心系统各不相同，主要是在欧洲。

在 1991 年 WHO 的一次会议上，一个多专业的欧洲小组制定了《健康促进医院布达佩斯宣言》，为促进健康的医院提供了一个可参考的模式。从那时起，欧洲的许多医院和其他合作伙伴及澳大利亚、加拿大和其他国家都参与了进来。1993 年，该模式扩展到 11 个欧洲国家的 20 所医院，并开始了试点项目。在 20 所医院中，除一所医院外，其余医院都成功地启动了健康促进建设，并维持了 4 年。到 1997 年初，根据当地需要和现有资源规划的 150 个分项目已记录在案。大多数活动旨在改善患者的健康，但几乎一半活动旨在改善工作人员和社区居民的健康，并帮助整个医院发展成为一个"健康的组织"。这些子项目大多数是在正常的医院预算范围内进行的，在很大程度上依靠工作人员的志愿工作。其中只有 13 个不得不取消，其余大多数现在都是正常医院的常规。1997 年 4 月 16 日至 19 日在维也纳举行的第五届促进健康医院国际会议提出了关于这些活动的详细报告。会议由 WHO、欧盟和其他伙伴合作举办，来自 33 个国家的 315 名代表出席。

医院健康管理与健康促进的工作内容包括以下方面。

1. 将健康管理与健康促进融入医院相关政策　健康管理与健康促进是医疗实践活动不可或缺

的一部分，是医院实现为患者健康保驾护航、促进全民健康社会功能的重要内容。现代的医院应该从传统的生物医学模式转变为生物－心理－社会医学模式，即从以疾病治疗为中心转变为以健康管理和健康促进为中心。医院应将健康管理与健康促进融入医院的发展战略、服务理念、规章制度、工作流程、操作标准、绩效考核等内容，制定并完善有益于为患者、患者家属、社区居民及医护人员提供健康管理与健康促进服务的规章制度。

2. 建设安全、和谐、健康的医院环境　创建良好的环境是医院健康管理与健康促进工作的重要内容之一。与设备器材、诊疗水平不同的是，就诊和住院环境在无形中间接影响着患者的心理和疾病转归。良好的医院环境不但体现了医院的管理水平，也可以提高患者对医院的信任度，有利于开展医院健康管理与健康促进。医院环境主要包括物质环境与人文环境两个方面。物质环境要求建设安全、适宜的诊疗和就医环境，建筑、设备与设施、卫生、食品和饮水、垃圾分类与无害化处理等应符合国家标准。人文环境包括宣传、倡导与履行文明、礼貌、温馨、关爱的医疗行为规范，开展保健和疾病防治知识传播等。

3. 建立与完善组织管理体系　由于健康管理与健康促进涉及多个学科，医院应落实以健康管理与健康促进为导向的观念、工作目标和机制，建立贯彻全院的健康管理与健康促进管理网络，成立健康管理与健康促进领导小组，配备工作人员，明确责任部门，建立与完善院内外的组织网络，制定工作计划，落实经费与设施保障，为开展健康管理与健康促进工作打下基础。

三、学校健康管理与健康促进

（一）基本概念

1. 学校健康管理　学校健康管理是指对学生的生长发育与健康状况指标进行监测，根据结果对健康状况进行评估，在对学生进行健康教育与健康咨询的基础上，采取一系列健康干预措施和健康促进活动，最终达到提高学生健康水平的目的。

2. 学校健康促进　学校健康促进强调通过学校、家长和学校所属社区内所有成员的共同努力，给学生提供完整的、有益的经验和知识结构，创造安全健康的学习环境，提供合适的健康服务，动员家庭和更广泛的社区参与，共同促进师生健康。

学校健康促进的目标人群可分为一级目标人群和次级目标人群。前者指学生群体，后者指所有与学生生活、学习和周围环境密切相关的人群，包括学校领导、教职员工、学生家长、社区组织领导。此外，大众传播媒体对儿童和青少年行为的影响不容忽视，也是学校健康促进的一个特殊领域。

（二）学校健康管理与健康促进的意义

1. 有利于学生的全面发展　儿童和青少年是接受教育、身心全面发展的重要时期。我国的教育方针是使受教育者在德、智、体、美、劳等各方面全面发展。学校健康管理和健康促进与"五育"关系密切，互相渗透，互相促进。同时，学生健康是学校教育实施的基础与保障，所以学校健康管理与健康促进成为学生全面发展的重要条件。

2. 有利于健康行为的形成和巩固　儿童和青少年之所以成为健康管理与健康促进的重点对象，首先是因为个体的健康行为与习惯起始于生命早期。儿童和青少年的行为模式是相对容易改变的，同时健康行为的建立也需要一个巩固和发展的过程。儿童和青少年的大脑皮质功能活动的特点是可塑性大、模仿力强，容易形成良好的健康行为。因此，做好学校健康管理与健康促进是儿童和青少年健康行为形成和巩固的有效途径。

3. 有利于传染病防治和慢性病早期预防　学校是学生学习和生活的主要场所，是人群高度聚集、群体性事件和突发公共卫生事件多发的场所。做好学校健康管理与健康促进有利于传染病防治。同时，中老年人的主要死因很多是在青少年时期的行为基础上发展而来的，所以学校的健康管理和健康促进对于慢性病的早期预防具有前瞻性作用。

4. 有利于促进和提高学生与教职工的健康水平　学校健康管理与健康促进通过监测学生的生长发育和各种常见疾病的发生情况，创造一个促进健康的环境，保障学生和教师的卫生服务可及性，对学生和教职工进行个性化和综合性的干预，能够提高其健康素养，改变其不良生活习惯和方式，促进学生和教职工的身心健康。此外，参与学校健康管理与健康促进的学校、家长、社区等也能从中受益，全民健康素养亦可得以全面提升。

5. 有利于健康资源的整合　在大教育观和大健康观的指导下，学校健康管理与健康促进可以有效整合学校、家庭、社会和各部门的健康资源，实现学校社区化、社区学校化，有效减少甚至消除各种危害健康的因素，为师生营造更好的健康环境，提供更高质量的健康服务。

（三）学校健康管理与健康促进的内容

在校学生处于个体生理和心理发展的重要阶段，该时期要保证供给足够营养以满足生长发育的需要；要重视教育和疏导，安排有规律的生活、学习和锻炼活动，促进身体素质和心理素质的全面发展；要及时进行生理、心理和性知识的教育，树立正确的人生观，培养优良素质品质，建立健康的生活方式，防止发生精神、情绪和行为等方面的问题。因此，学校健康管理与健康促进内容包括以下几个方面。

1. 健康危险因素监测　定期收集学生健康信息及相关危险因素信息，只有了解在校学生的健康状况才能有效地进行健康管理。建立健康档案是最有效且持续的工具。在监测健康风险因素方面，可以整合利用健康档案系统、健康体检系统、心理咨询系统、体质测评系统、健康行为监测系统、营养调查系统等，为危险因素的动态变化提供信息。

2. 健康危险因素评估　根据监测信息，对学生的健康状况及发展趋势做出预测，以达到健康预警的作用。根据危险因素监测信息，对主要的身心问题及影响这些问题的因素进行分析，为干预措施和干预效果的评价提供依据。在此基础上，可以为群体和个体制定健康计划。以那些可以改变或可以控制的指标为重点，提出健康改善的目标，提供行动指南及相关的健康改善模块。

3. 健康行为干预　在前两个阶段的基础上，对学生的生长发育、疾病状况、健康需求、政策和环境等因素进行深入分析，实施优先管理项目。根据危害的严重程度，运动、饮食营养、视力不良、口腔卫生、心理健康、吸烟、网络成瘾等是目前学校健康管理与健康促进的重点领域。通过以行为改变为核心的干预方案，培养学生良好的自我健康管理意识与能力，改变不良行为和生活方式，为打造健康体魄打下基础。

4. 效果评估　效果评估是学校健康管理与健康促进总体规划的一个重要组成部分。它贯穿于计划的全过程，是衡量学校健康管理与健康促进的科学性、可行性的尺度，并为管理者、教师、学生及家长提供客观反馈。

四、企事业单位健康管理与健康促进

（一）基本概念

1. 企事业单位健康管理 企事业单位健康管理是指针对各种工作场所影响健康的因素所采取的行动，促使企事业单位提高对影响健康的因素的控制能力，以改善单位所有成员健康的过程。

2. 企事业单位健康促进 企事业单位健康促进是指从企事业单位管理策略、支持性环境、职工参与、健康教育、卫生服务等方面，以教育、组织、政策和经济学手段，采取综合干预措施，改变职工不健康的生活方式和行为，控制健康危险因素，预防职业病，促进和提高职工健康和生命质量的活动。

（二）企事业单位健康管理与健康促进的意义

1. 有利于提高职工的健康水平 企事业单位健康管理与健康促进可以为职工提供安全舒适的劳动环境、良好的作业条件、和谐的人际关系，使其充分发挥聪明才智，实现个人价值，有利于提高职工的健康水平，对提高国民整体健康水平也具有重要意义。

2. 有利于促进国民经济可持续发展 在宏观经济发展战略的框架下，经济的发展不能忽视国民的健康问题。通过企事业单位健康管理与健康促进可以治理职业有害因素，预防职业病的发生，减少企事业单位或者国家为职工健康付出的经费，有效提高单位的生产效率，提升单位的成本效益。

3. 有利于提升企事业单位竞争力 随着医保费支出的快速增长，企事业单位对职工健康的关注程度也越来越高。通过企事业单位健康管理与健康促进可降低医保支出，减少休工离职，提高生产效率，进而增强企事业单位的竞争力。正如 WHO 所强调的"企事业单位的财富取决于工人的健康"。

（三）企事业单位健康管理与健康促进的内容

1. 工作场所中健康危险因素监测 工作场所中健康危险因素的监测主要通过工作环境监测、生物监测、职业流行病学调查等方法进行，分析工作场所中健康危险因素的性质、强度（浓度）及其在时间、空间的分布情况，评估工作者的接触水平，确定工作环境的卫生质量，评价其劳动条件是否符合劳动卫生标准，检查预防控制措施是否到位，为进一步控制职业性健康危险因素及制订、修订卫生标准提供依据。

2. 工作场所中健康危险因素评估 工作场所中健康危险因素评估是通过收集个人危险因素信息评估个体和职业人群的健康状况及未来患病风险，有利于职业人群正确认识自身健康危险因素及其危害。通过个性化的评估结果，制订具有针对性的干预方案，有助于帮助和鼓励职业人群修正其不健康的行为，提高生活质量。

3. 工作场所中健康干预及效果评估 健康干预措施对职业人群的影响需要在一定时期后进行评估。例如，通过建设项目预评价及经常性卫生监督，控制职业有害因素暴露浓度或强度后，评估职业人群职业性病损的发病率和患病率是否有所改善，原有的职业性病损的临床表现、体征及实验室检查指标是否有所变化或改善；进行生活方式干预后，评估体重、血压等是否下降，行为是否有所改善，职业卫生相关健康知识的掌握及知信行方面的变化，职工因身体原因的病假率、缺勤率及工作效率等是否有所改善，与职业伤害相关的医疗费用是否减少等。

知识链接：

《职业健康监护技术规范》

《职业健康监护技术规范》（GBZ188-2014）于 2014 年 5 月 14 日由国家人口和计划生育委员会（现卫健委）发布，2014 年 10 月 1 日实施。其规定了职业健康监护的基本原则和有关职业病危害因素开展健康监护的目标疾病、健康检查的内容和监护周期。本规范适用于接触职业病危害因素劳动者的健康监护。

本章小结

本章主要阐述了健康管理思想的历史溯源及发展历程，在此基础上详细分析了健康管理的定义与特点、实施步骤与基本流程；介绍了健康教育和健康促进的概念、特点、相关理论和主要方法等，在此基础上介绍了行为干预的相关概念、行为干预策略与健康行为干预技术；针对社区、医院、学校、企事业单位等主要场所健康管理与健康促进的基本概念、内容和意义等进行了详细阐述。

案例分析

多维度推进健康促进医院建设

近年来，我国先后出台多项政策文件，对全国健康促进医院建设工作提出了目标和要求。这些规范和标准从组织管理、健康环境、无烟医院、健康教育和管理效果等多维度提出了健康促进医院的建设要求。

江苏省人民医院为健康促进医院建设提供了成功经验，在以下三个方面落实医院健康促进建设：首先，医院高度重视健康促进医院建设工作，将医院健康促进纳入医院发展总体规划。江苏省人民医院按照江苏省委省政府提出的"环境一流、设施一流、技术一流、服务一流"高水平现代化医院的目标，美化升级新大楼环境，就医流程智能便捷、个性人性；注重员工职业素养和人文素质的培育，鼓励医生和患者一起"讲故事"，出版《难忘的患者》《口碑医生》等 8 本医院文化系列丛书，营造了医患互信、医患和谐的良好氛围；巧妙利用医院各个类型的候诊区，开展"定制式"健康教育；利用开诊前的 30 分钟，诊间医生提前到岗，根据候诊人群的疾病特点为患者讲解疾病知识；设置健康教育咨询处和健康教育宣传栏，根据专科疾病特点发放健康教育处方；建立智能化楼宇视频播放系统，设置 400 余块电视屏幕，滚动宣传科普健康知识。其次，发挥专家学者在健康教育与健康促进方面的倡导力和影响力，从专家、院士到医务人员，每年全院 80% 以上的医护员工都参与到医院健康促进工作中；积极推进智慧医疗，医院大力推动互联网、大数据、人工智能等创新技术在健康促进领域的应用，如达·芬奇机器人、3D 打印技术、全息影像辅助的远程手术等；强调内外结合，做好人民健康的守护人。最后，创造健康工作环境，开展"足球赛""篮球赛""健步走"等健康活动；成立了朗诵、歌唱、瑜伽等多个兴趣小组；定期为职工提供健康体检、健康保健；建立心理健康站，缓解医务人员压力；开展针对职工健康的科普讲座，进行科学运动指导。

（资料来源：http://www.gov.cn/xinwen/2018-07/25/content_5309031.htm#4）

试回答：

1. 该案例主要体现了健康教育与健康促进的哪些方法？

2. 该案例中的健康促进医院建设主要体现了健康促进的哪几项任务？

思考题

1. 谈谈如何提升健康教育与健康促进的有效性。

2. 简述健康促进学校建设的意义。

3. 结合实际，谈谈"将健康融入所有政策"与"场所健康管理与健康促进"的关系是什么。

第十五章

社区卫生服务

导引案例

社区卫生服务在基本医疗服务中的作用

完善的社区卫生服务体系对促进"人人享有卫生保健"具有积极影响。《卫生健康事业发展统计公报》显示，2017～2021年，全国医疗卫生机构总诊疗人次分别为81.8亿、83.1亿、87.2亿、77.4亿、84.7亿人次，社区卫生服务中心（站）诊疗人次分别为7.7亿、8.0亿、8.6亿、7.5亿、8.4亿人次，社区卫生服务中心（站）诊疗人次在全国医疗卫生机构总诊疗人次中的占比分别为9.4%、9.6%、9.9%、9.7%、9.9%。

试回答：

1. 从案例中你获得了哪些信息？
2. 对社区卫生服务的定位你有哪些思考？

第一节　社区卫生服务概述

一、社区卫生服务的概念

社区卫生服务是城市卫生工作的重要组成部分，是实现人人享有初级卫生保健目标的基础环节。社区卫生服务是以基层医疗卫生机构为主体，以全科医生为骨干，以人的健康为中心，以家庭为单位，以社区为范围，以需求为导向，以老年人、妇女、儿童、慢性病患者、残疾人、低收入居民为重点，以解决社区卫生问题、满足基本保健为目的，融预防、医疗、保健、康复、健康教育和计划生育技术服务为一体的，有效、经济、方便、综合、连续的卫生服务。

二、社区卫生服务的对象

社区卫生服务的对象为全体社区居民。

（一）健康人群

健康人群不仅是没有疾病和虚弱，而是身体、心理和社会幸福感处于完好状态的人群。

（二）亚健康人群

亚健康是指非病非健康的一种临界状态，是介于健康与疾病之间的次等健康状态，故又有"次健康""第三状态""中间状态""游移状态""灰色状态"等称谓。世界卫生组织将机体无器质性病变，但是有一些功能改变的状态称为"第三状态"，我国称为"亚健康状态"。处于亚健康状态的人虽然没有明确的疾病，却出现精神活力和适应能力的下降，如果这种状态不能得到及时纠正，非常容易引起身心疾病。

（三）高危人群与重点保护人群

高危人群是指明显存在某些有害健康因素的人群，其疾病发生的概率明显高于其他人群。高危人群包括高危家庭的成员和存在明显危险因素的人群。重点保护人群是指由于各种原因需要得到特殊保护的人群，如妇女、儿童、老年人等。

（四）社区患者

社区患者即患有各种疾病的患者，包括常见病患者、慢性病患者、需急救的患者等。

三、社区卫生服务的特点

（一）初级卫生保健

初级卫生保健依靠切实可行、技术可靠又受社会欢迎的模式和方法，是个人和家庭通过积极参与普遍能够享受的，费用也是社区或国家依靠自力更生精神能够负担的卫生服务。社区卫生服务是初级卫生保健的具体实施。

（二）综合性服务

就社区卫生服务的对象而言，不分性别、年龄和疾病类型，既包括患者，也包括非患者；就其服务内容而言，涉及生理、心理和社会文化各个方面；就其服务范围而言，包括个人、家庭和社区；就其服务方式而言，预防、治疗和康复相结合。

（三）连续性服务

社区卫生服务人员要主动关心社区内各种健康状况的居民，对各种健康问题，无论急性或慢性，从健康危险因素的监测到机体最初出现功能失调，疾病发生、发展、演变，康复的各个阶段，包括患者住院、出院或请专科医师会诊等不同时期，提供连续性的服务。

（四）协调性服务

社区医生的职责是向患者提供广泛而综合性的初级医疗保健服务。除直接提供基本医疗卫生服务外，社区医生应当掌握各级各类医疗机构和专家及家庭和社区内外各种资源的情况，并与之建立相对稳定的联系，以便协调各专科的服务，为居民提供全面深入的医疗服务。

（五）可及性服务

可及性或方便性是社区卫生服务的一个显著特点，主要包括时间上的可及性、地域上的可及性、经济上的可及性和服务提供者与服务对象关系上的可及性。

四、社区卫生服务的属性

（一）公共产品相关概念

公共产品有两个主要特点：消费的非竞争性（non-competitive）和非排他性（non-excludability）。根据非竞争性和非排他性，我们又将物品划分为纯公共产品、准公共产品及私人产品。同时具备非竞争性和非排他性的物品称为纯公共产品，这类产品向全体社会成员提供，在消费或使用上不具有竞争性和排他性，如公共绿地、公路等。而两种特点都不具备的物品称为私人产品，其在消费上具有竞争性，如商店卖的电脑，顾客购买了，则其他人不能拥有它。在现实生活中，同时具备非竞争性和非排他性的纯公共产品并不多，而更多的是指具备其特点的准公共产品，这类产品兼有私人产品和纯公共产品的性质。

（二）社区卫生服务功能分类

社区卫生服务是基层医疗卫生机构提供的基本医疗服务和基本公共卫生服务，包括常见病治疗和防治、预防保健、慢性病管理、传染性疾病预防和疫苗接种、健康教育等。依据社区卫生服务的性质和功能是否具备非排他性和消费上的非竞争性、是否具有社会性影响和外部效应进行分类，将社区卫生服务项目划分为公共产品卫生服务项目、准公共产品卫生服务项目和私人产品卫生服务项目。

1. 纯公共产品卫生服务项目 这类项目主要有健康教育、国家基本疫苗接种、传染病防治等。这类服务的主要目的是降低社区居民的公共健康风险，保证社区居民平等享有基本的健康权利。从市场经济角度来讲，这类服务是市场完全失灵的部分，具有鲜明的社会效益，因此这类活动应该由政府承担费用，属于纯公共产品。

2. 准公共产品卫生服务项目 社区卫生服务项目中有一部分服务同样具有明显的社会效益，但是因为经济条件限制，目前政府无法承担全部费用，同时这类服务如果由全部社区居民承担，势必会影响居民对卫生的需求和利用，从而影响群众的身体健康。针对这类项目的费用，目前通常采用的形式是政府和个人共同承担，如常见病的防治、非计划内的免疫接种、部分体检项目等。随着经济的发展，政府有关部门将会逐步增加对此类卫生服务的投入，减少个人对这类服务的经济负担。

知识链接：

计划免疫

计划免疫是指有计划地进行预防接种。其措施是根据人群的免疫状况和传染病的流行情况，以及各种生物制品的性能和免疫期限，科学地安排接种对象和时间，以达到控制和消灭传染病的目的。我国规定的计划免疫主要包括基础免疫和加强免疫。

---

3. 私人产品卫生服务项目 社区卫生服务项目中有一部分内容是由机构提供但不是必需的，如部分家庭保健服务等。这些项目是依据居民自身的健康需要、经济能力而确定的。

五、社区卫生服务的内容

社区卫生服务融预防、医疗、保健、康复、健康教育、优生优育技术指导六位一体，作为新型城市卫生服务体系的基础，为居民提供安全、有效、便捷、经济的基本医疗服务和基本公共卫生服务，具体内容如下。

（一）基本医疗服务

基本医疗服务是指国家基本医疗卫生制度所规定的、与筹资水平相适应的、体现社会公平所必需的诊断和治疗服务，其资金来源以财政拨款和社会保险筹资为主。其核心内容包括基本设施、基本项目、基本药物和适宜技术。社区提供的基本医疗服务主要包括以下内容。

1. 一般常见病、多发病的诊疗、护理，以及诊断明确的慢性病的治疗。
2. 社区现场应急救护。
3. 家庭出诊、家庭护理、家庭病床等家庭医疗服务。
4. 转诊服务。
5. 康复医疗服务。
6. 政府卫生行政部门批准的其他适宜医疗服务。
7. 与基本医疗服务相关的中医药技术服务。

（二）基本公共卫生服务

基本公共卫生服务是指由疾病预防控制机构、城市社区卫生服务中心、乡镇卫生院等城乡基本医疗卫生机构向全体居民提供的服务，是公益性的公共卫生干预措施，主要起疾病预防控制作用。

国家基本公共卫生服务项目是面向老弱妇孺等重点人群、针对慢性病和传染病等重点疾病、满足预防接种和健康教育等人民基本健康需求的基础性公共卫生服务，是新中国成立以来覆盖范围最大、服务人群最广、投入经费最高的国家公共卫生项目。

实施国家基本公共卫生服务项目是促进基本公共卫生服务逐步均等化的重要内容。2009 年，国家基本公共卫生服务项目正式启动，在《关于促进基本公共卫生服务逐步均等化的意见（卫妇社发〔2009〕70 号）》的基础上，原卫生部颁布了《国家基本公共卫生服务规范（第一版）》，提出了 10 项服务类别，在基层医疗卫生机构得到了普遍开展。国家基本公共卫生服务内容随着我国社会经济的发展和卫生问题的变化不断扩充完善，人均经费补助标准从 2009 年的 15 元稳步提高至 2023 年的 84 元。随着 2017 年《国家基本公共卫生服务规范（第三版）》和 2019 年《新划入基本公共卫生服务相关工作规范（2019 年版）》《关于做好 2022 年基本公共卫生服务工作的通知（国卫基层发〔2022〕21 号）》的出台，我国现行的国家基本公共卫生服务主要包括以下内容。

1.《国家基本公共卫生服务规范（第三版）》规定的服务内容（12 项） ①居民健康档案管理；②健康教育；③预防接种；④0～6 岁儿童健康管理；⑤孕产妇健康管理；⑥老年人健康管理；⑦慢性病（高血压、2 型糖尿病）患者健康管理；⑧严重精神障碍患者管理；⑨肺结核患者健康管理；⑩中医药健康管理；⑪传染病及突发公共卫生事件报告和处理；⑫卫生计生监督协管。

2. 新划入、不限于基层医疗卫生机构实施的服务内容（16 项） ①地方病防治；②职业病防治；③人禽流感、SARS 防控；④鼠疫防治；⑤国家卫生应急队伍运维保障；⑥农村妇女"两癌"检查；⑦基本避孕服务；⑧脱贫地区儿童营养改善；⑨脱贫地区新生儿疾病筛查；⑩增补叶酸预防神经管缺陷；⑪国家免费孕前优生健康检查；⑫地中海贫血防控；⑬食品安全标准跟踪评价；⑭健康素养促进；⑮老年健康与医养结合服务；⑯卫生健康项目监督。

六、社区卫生服务的方式

社区卫生服务是有别于综合性医院、专科医院及专业预防保健机构的基层卫生服务。它的特点是贴近居民、就近就医、防治结合、综合服务，充分体现了积极主动的服务模式。其主要服务方式有以下几种。

（一）机构内服务

为社区居民就近提供一般常见病、多发病的诊治服务；向社区居民公布联系电话，提供预约和家庭出诊服务，做到方便快捷。

（二）医防结合

除了向社区居民提供计划免疫接种、妇女保健、儿童保健等专项预防服务外，全科医生和社区护士等社区卫生服务专业人员在诊治疾病中，建立居民健康档案并充分发挥其作用，向居民提供家庭保健指导；将健康教育和卫生保健知识的传播有机地融入医疗服务之中，帮助社区居民形成良好的卫生习惯和健康的生活方式。

（三）双向转诊

向社区居民提供就医指导。与综合性医院和专科医院建立合作关系，及时把重症、疑难杂症患者转到合适的医院诊治，同时接受综合性医院和专科医院转回的慢性病和康复期患者，进一步进行治疗和康复。

（四）主动上门服务

在做好健康教育宣传的基础上，与居民订立健康保健合同；在社区卫生调查和社区诊断的基础上，对重点人群开展慢性病健康管理。对合同服务对象和慢性病干预对象定期上门巡诊，及时处理发现的健康问题，为其提供保健服务。根据居民的需求，选择适宜的病种，开设家庭病床，进行规范的管理和服务。

社区卫生服务机构应根据社区居民的需求变化，不断探索新的服务方式，以满足居民的卫生保健需要。

第二节　社区卫生服务的模式

1997 年 2 月 17 日，《中共中央、国务院关于卫生改革与发展的决定》第一次明确提出要在城市开展社区卫生服务，标志着社区卫生服务正式在我国起步。卫生部等十部委（局）将社区卫生服务的定义、实施社区卫生服务的必要性等相关基本概念于 1999 年 7 月 16 日的《关于发展城市社区卫生服务的若干意见》中进行了明确指示，同时对社区卫生服务的方式和途径等内容加以界定。社区卫生服务以老百姓健康需求为导向，服务模式不断创新发展，形成了具有中国特色的社区卫生服务模式。

一、家庭医生服务

（一）家庭医生制的概念

"家庭医生制"是指通过签约方式，具备家庭医生条件的全科医生与签约居民（家庭）建立起一种长期、稳定的服务关系，以便对签约居民（家庭）的健康进行全过程维护的服务制度。

（二）家庭医生团队

1.服务主体 家庭医生团队以具有社区临床诊疗工作经历和注册全科医师（包括中医全科医师）资质的医务人员为主体，具有良好的专业素养、人际沟通能力和协调能力。家庭医生团队还包括公共卫生人员、护士及其他医技人员。

2.服务对象 通过自愿签约提供服务，签约居民及其他家庭成员均是家庭医生的服务对象。家庭医生团队负责辖区内（一般为若干居委会）人群的社区卫生服务中心门诊、住院及公共卫生服务的基本医疗保障服务。

（三）服务内容（图 15-1）

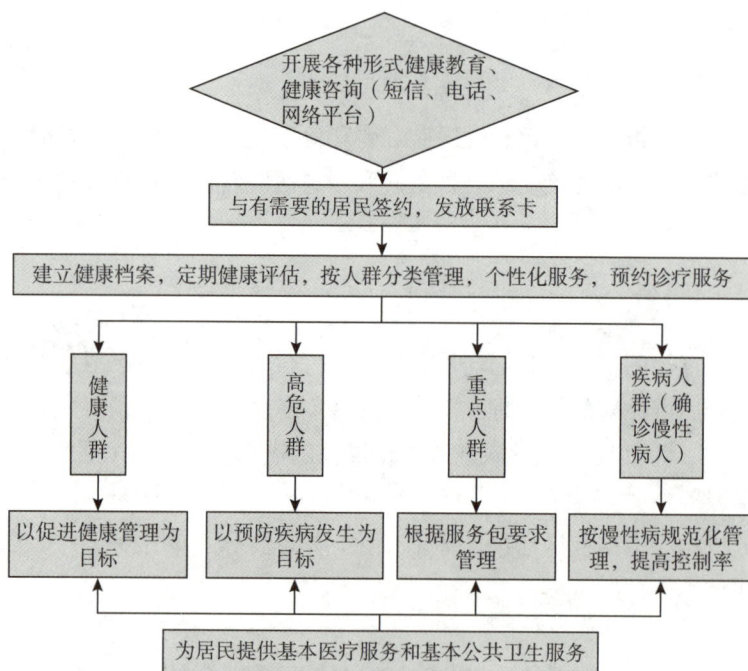

图 15-1　家庭医生服务内容

1. 动态管理居民家庭电子健康档案。

2. 健康教育和健康咨询。

3. 传染病防治。

4. 慢性病管理。

5. 精神病管理。

6. 儿童保健、计划免疫、孕产妇保健的协同管理。

7. 预约医疗门诊服务。

8. 双向转诊。

9. 家庭病床。

10. 突发公共卫生事件应急处置。

知识链接：

家庭病床

家庭病床是以家庭作为护理场所，选择适宜在家庭环境下进行医疗或康复的病种，让患者在熟悉的环境中接受医疗和护理，既有利于促进患者的康复，又可减轻家庭经济和人力负担，是顺应社会发展而出现的一种新的医疗护理形式。家庭病床的建立使医务人员走出医院大门，最大限度地满足社会医疗护理要求，服务的内容也日益增多，包括疾病普查、健康教育与咨询、预防和控制疾病发生发展；从治疗扩大到预防，从医院内扩大到医院外，形成了一个综合的医疗护理体系。

二、社区医养结合

（一）中国老龄化特点

中国老龄化具有老年人口基数大、老龄化速度快、高龄化趋势明显等特点。2000 年第五次人口普查数据显示，我国 80 岁及以上人口为 1199.2 万人，占比为 0.95%；至 2010 年第六次人口普查时，这一数据分别提高到 2098.9 万和 1.57%；至 2020 年第七次人口普查，增长到 3580 万人和 2.54%。据预测，到 2050 年，65 岁以上老年人口将增加到 33578 万，比 2000 年增加 2.81 倍，80 岁及以上高龄老人将达到 1 亿人，比 2000 年增加 7.18 倍。高龄老人增长速度远远超过老年人口增长速度。

（二）医养结合的概念

《国务院关于加快发展养老服务业的若干意见（国发〔2013〕35 号〕》明确提出"医养结合"这一概念，指出要积极主动推进区域医疗卫生与社会养老保险服务的深度结合，推动区域医养养老融合健康发展。医养结合是以医疗健康服务、养老照料服务相结合为基本性质，以各地养老卫生服务机构为主要基础，以医疗卫生养老服务资源为主要补充，将各地养老卫生服务必需的医疗卫生服务资源有效地整合，融入各地的养老服务机构、社区和老人家庭等，通过优化传统养老服务内涵，提升养老服务整体水平。

（三）社区医养结合模式

社区医养结合模式是在社区居家养老的基础上，整合区域内医疗、养老、土地、人员、资金等多种资源，建立社区内医养结合养老服务中心。其主要有以下几种类型：社会资源投资设置医养结合养老服务中心、医院承办社区医养结合服务机构、养老单位自建医疗机构、政府主导社区养老机构与社区卫生服务站相结合。社区医养结合模式不仅能延续传统社区养老的服务便捷性和多样性，而且满足了社区老年人对于专业化医疗和老年疗养的需求，针对社区内不同身体状况的老年人提供不同类型的医疗和养护服务，涵盖日间照料、日间托管、短期医疗养护、出院后的恢复照顾、定期上门复查等。

三、社区分级诊疗

（一）分级诊疗的概念

分级诊疗指按照疾病的轻重缓急及治疗的难易程度进行分级，不同级别的医疗机构承担不同疾病的治疗，逐步实现从全科到专业化的医疗过程。

分级诊疗制度的内涵为基层首诊、双向转诊、急慢分治、上下联动。总的原则是以人为本、群众自愿、统筹城乡、创新机制。

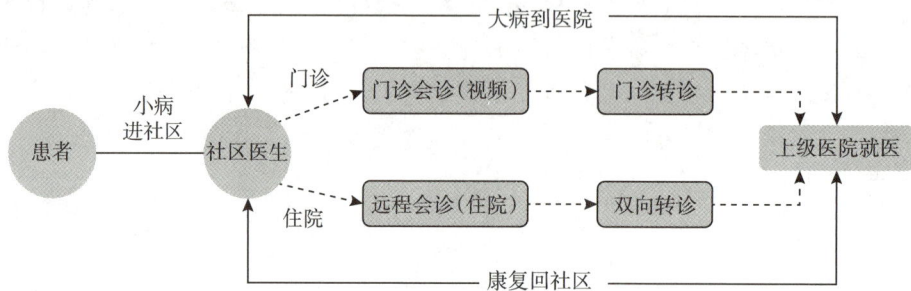

图 15-2 分级诊疗流程

（二）社区在分级诊疗中作用与工作流程（图 15-2）

1. 首诊 家庭医生可优先为社区居民提供基本诊疗、健康咨询、健康评估、社区康复等服务，制定并实施有针对性的健康管理方案，协助社区居民开展医疗费用管理。

2. 转诊 除危急重症患者及患者家属强烈要求外，对因技术、设备等能力所限需要转上级医院治疗的情况，在征得患者及家属同意后，全科医生进行登记，填写转诊病情介绍单，联系好上级医院，并做好病情交接工作，为专科医院医生提供患者的健康资料，包括病史、临床检查资料等。

患者在结束专科医院的治疗后，专科医院提供转诊期间治疗及用药情况并把患者转回社区卫生服务机构，实现双向转诊。全科医生对转诊患者进行随访，与专科医生保持联系，掌握患者在转诊治疗期间的治疗情况及病情的发展变化。对于长期在外务工或危急重症患者，接诊医疗机构和医务人员应及时告知患者或患者家属转诊规定，督促其尽快向基层医疗机构和县级相关机构报告并补办相关手续。

3. 上下联动，急慢分治 城市三级医院主要为急危重症与疑难复杂疾病的患者提供诊疗服务，指导辖区内医疗服务和医疗质量控制。城市二级医院主要提供常见病、多发病专科服务和接收三级医院转诊的急性病恢复期患者、术后恢复期患者及危重症未定期患者。县级医院主要提供县域内基本医疗服务、急危重症患者的抢救、疑难疾病转诊，承接上级医院下转危重患者稳定期康复治疗服务，负责下级医疗卫生机构的业务指导。乡镇卫生院、村卫生室、社区卫生服务机构等基层医疗卫生机构主要开展基层首诊工作，为常见病、多发病患者提供诊疗服务，承接诊断明确、病情稳定的慢性病延续服务（康复、护理服务），同时承担预防、保健、健康教育、计划生育等基本公共卫生服务。

（三）医疗保障制度与分级诊疗

1. 医疗保险在分级诊疗体系建设中的作用 分级诊疗格局形成的基础条件之一就是配有完备

的医疗保障体系。从各级医疗机构的角度，它们既是分级诊疗的载体，也是医疗保险制度管理和约束的对象。如何实现支付制度的激励作用，使基层医疗机构发挥自主性是医保制度改革的关键。当医保政策向基层医疗卫生机构倾斜时，一定程度上可以增加其吸引力，使得它们获得相对稳定的病源。同时，也能帮助它们获得一定的医疗资源，从而提升其医疗服务水平。而对大医院而言，同样可以通过实行不同类型的医保支付方式来约束其诊疗行为，激发它们将患者下转的动力。此外，就医保管理部门角度而言，医疗保险和分级诊疗的联动改革有利于控制医疗费用过快增长，缓解医保基金的支出压力，促进医保的良性发展。

2.医疗保险引导分级诊疗的路径　医保支付作为医疗保险制度的重要内容之一，对引导患者的就医行为具有较强的导向作用。为了提高患者到基层就诊的意愿，通过设定差异化的报销比例和起付线标准，通过医保向基层医疗机构倾斜，以期发挥医疗保险的经济杠杆作用。

四、区域性医疗联合体

（一）区域性医疗联合体的概念

区域性医疗联合体也被称为医联体，是医疗资源纵向整合的一种实现形式，以三级综合性医院为核心，联合区域内的三级专科医院、二级医院和社区卫生服务中心组成跨资产、跨行政隶属的医疗机构联合体，在联合体内部实行统一行政管理、统一资源配置、统一医疗保险费用预付，达到医疗信息共享、责任利益共同分担的联合体，以改善三甲医院人满为患、患者就医难、高端医疗资源浪费的现状。

如当地最有影响力的一个医院或者几个医院作为中心医院，与下级区域内所有医院进行连接。患者在医联体内可以享受基层医疗机构与大医院之间的双向转诊，检查结果互认，三甲医院的专家到基层出诊等优质诊疗服务。实现金字塔格局的分层诊疗模式，即小病、常见病、慢性病就医到塔底一、二级的基层医院；大病、重病就医到塔体的二、三级医院；疑难杂症就医到塔尖的大型三甲医院。

（二）区域性医疗联合体的几种模式

1.松散型医联体模式　松散型医联体是一种松散式或契约式的纵向医联体模式。该模式以管理和技术为连接纽带，以一家三级医院为核心，联合二级和基层医疗机构。

在资源整合方面，医务人员在联合体内柔性流动；联合体内部以信息化为基础，开展检查检验结果共享互认、预约诊疗、双向转诊等，建立区域检验检查中心和影像诊断中心等辅助诊断中心；探索组建统一的后勤服务平台和医疗设备、药品、耗材等医用物资的统一采购平台。

在促进双向转诊机制方面，首先，医联体同样以提高基层社区的服务能力为抓手，统一安排大医院的专家到社区，并安排社区的全科医师到大医院进行培训。其次，在试点阶段，医联体与居民进行签约，如果签约居民按照社区首诊、逐级转诊的就医流程就可以享受优惠，同时签约居民在上级医院治疗且病情稳定之后可以优先转至邻近社区进行康复治疗，非签约居民则不享受上述优惠，期望通过改变需方的就医习惯来促进"社区首诊、双向转诊"诊疗模式的形成。在配套政策方面，试图进行支付方式的改革，由医保对各级医疗机构的单独支付调整为对医联体统一预付，目前按项目付费的支付方式改变为"总额预算＋按服务量付费"。

2.紧密型医联体模式　紧密型医联体对所有医疗机构的人、财、物实行统筹管理，形成一个利益共同体和责任共同体，但涉及产权重组、体制机制改革等问题，操作较难，成本较大。

3. 相对紧密的医联体模式 相对紧密的医联体模式结合了紧密型医联体模式和松散型医联体模式的特点。以一家三级医院为核心，联合区域内众多社区卫生服务中心，社区在保持独立法人的前提下，将"人、财、物"交由三级医院管理，形成"1+N"的区域医疗协作体模式。

五、社区协同疫病防控

（一）协同理论

最早研究协同理论的 Hermann Haken（1969）从系统论的角度出发，指出在任何系统中，如果各个子系统之间能够彼此密切沟通、协调、协作，形成一个有效的集体效应，各子系统之间就能产生 1+1>2 的整体协同效应，各系统的作用也能得到最大强度的发挥。协同理论认为，在协同作用下，组织系统的集成是指其各个要素、各个子系统之间能够彼此配合互动，进而达到协同要素彼此耦合的状态，并最终获得跨越式的整体放大效应的过程，该过程需要人的主动集成行为的参与。

社区疫病防控体系是一个远离平衡态的系统，存在供需不平衡状态，具有多主体、开放性、跨界性等特点，致力于实现文化、人员、组织、资金、设施等要素的协同及合理配置。与外界产生互动是该体系运行的必要条件，包括多主体间的沟通协作，外界向该体系投以人力、物力、财力，以及该体系向外输出人才、防疫效果、知识成果等，即协同理论中的物质交换过程。该体系通过"未病先防""既病防变""瘥后防复"等方面实现内部协同，即通过内部协同实现自组织的过程。最后，完善的社区疫病防控体系在多次迭代后形成相对稳定的实体和有序的结构，呈现出协同效应。

（二）社区疫病防控的协同模式（图 15-3）

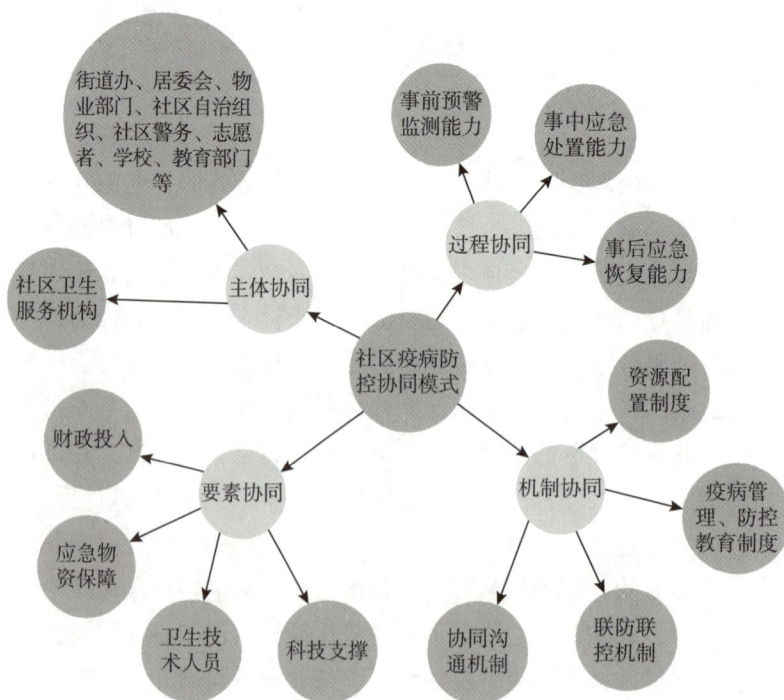

图 15-3 社区疫病防控协同模式

1. 主体协同　街道办、居委会、物业部门、社区自治组织、社区警务、志愿者、学校、教育部门等应与社区卫生服务机构充分协作，在疫病防控主体方面构成协同网络。社区卫生服务机构在疫病发生时迅速响应，对其他基层防疫组织、学校等人员密集公共场所的卫生人员积极培训。基层组织和志愿者协助做好社区管控，确保防疫物资储备供应充足，及时发布社区疫病相关信息。学校、教育部门等平时要重视疫病防护教育工作，对社区相关活动的开展给予大力支持。

2. 过程协同　未病先防，提高事前预警监测能力。社区要做好社情了解和风险排查，加强卫生技术人员培训，建立完善的疫病信息报告制度，提高居民的防范意识和知识能力。既病防变，提高事中应急处置能力。社区应积极协助卫生行政主管部门、疾控机构等相关人员的调查、采样、技术分析和检验工作，做好信息整理及报告。同时要加强人员管控，以社区为网络，跟踪排查、管控重点人员，做好社区卫生、生活服务保障，积极主动公开相关信息，有效管理舆情。瘥后防复，提高事后应急恢复能力。社区卫生服务机构要做好病例的确认、救治及转诊，根据疫病特点有针对性地开展防控知识普及，注重心理疏导和善后处置，总结防疫经验和教训。

3. 要素协同　加大社区公共卫生财政预算投入，增加社区疫病防控基本物资储备。健全社区应急物资保障体系，确保应急物资在关键时刻调得快、运得到、拿得出。完备社区人才队伍，根据社区居民数量增加社区工作人员岗位配备，广泛吸纳优质卫生技术人员，提高其专业水平。积极扩充志愿者队伍并展开培训，补充应急专业力量的不足。提高科技支撑力度，利用新兴数字技术助力疫病防控，满足居民需求。

4. 机制协同　制度方面，政府层面建立促进疫病防控资源合理配置的相关制度，为社区赋能，加强其依法防控、治理能力。社区层面，建立完善的疫病管理、防控教育制度，推进制度化建设。组织方面，建立集中统一的指挥系统和严密的工作组织体系，明确多方合作的联防联控及协同沟通机制，借助各主体优势，将各种资源串联起来，发挥疫病协同防控最大效应。

第三节　社区中医药服务

一、社区中医药服务的概念

社区中医药服务是以社区卫生服务为基础，充分利用现有中医药资源，发挥中医药的优势和特色，满足社区群众对中医药的需求，将中医药知识、理论与技术充分运用到社区卫生服务的各个环节中，为社区群众提供方便、优质、价廉、可及的社区卫生基本服务。

二、社区中医药服务的重要性

（一）有利于对老年病、慢性病的诊治和对常见病的防治

中医养生无疑具备特有的优势和明显的作用。中医养生方法有很多，如调适四时、起居有常、慎七情、节欲、动功、静功、药物养生、食品养生、玩物养生等，属于生活方式范畴，恰好针对由不良生活方式引起的现代疾病。在社区卫生服务"六位一体"功能中充分发挥中医药的作用，这是社区卫生服务机构顺应社会发展的必然趋势。

（二）有利于控制医疗费用的过快增长

医疗费用的增长已经成为大众关注的焦点。在社区卫生服务机构开展中医药服务，把那些针对常见病与多发病而采取的经过长期临床实践被证明确有疗效、操作方法简便易行、费用低廉而又能普及推广的各种中医疗法进行推广，这样不仅能够让社区居民享受到"简、便、验、廉"的医疗服务，提高居民的健康水平，还可以减轻大医院的就诊压力，更重要的是能为国家、社会和个人节省医疗开支，在一定程度上缓解"看病贵、看病难"的问题。

（三）有利于传承创新中医药文化

中医学是几千年来中华民族与疾病作斗争的伟大成就。它不仅是中华民族的宝贵文化，也是世界人民的文化精华。在社区卫生服务中应用中医药，发挥其特色优势，对中医药适宜技术进行推广，不仅丰富了社区卫生服务的内涵建设，而且可以继承和发扬中医药文化，振兴中医药。

三、社区中医药服务的基本内容

（一）预防保健服务

1. 根据社区居民的主要健康问题和疾病的流行趋势，制定社区中医干预方案和突发公共卫生事件应急预案。

2. 开展中医体质辨识，针对不同体质类型的人提出个性化调护方案。

3. 指导居民的起居调养、药膳食疗、情志调摄、动静养生和经络腧穴按摩保健等。

4. 开展高血压、冠心病、糖尿病、脑卒中、慢性支气管炎等慢性病的预防指导；制定有中医药内容的适合社区老年人、妇女、儿童等重点人群及亚健康人群的保健方案。

5. 制定个性化的中医防治菜单式服务，即病因病机、诊断要点、预防和行为干预、中医辨证治疗、中医药适宜技术应用、中医药养生保健、家庭护理等。

6. 运用中医理论开展流行病学调查，建立有中医内容的居民健康档案。

（二）医疗服务

1. 提供基本的中医医疗服务。

2. 对慢性病、需连续治疗的卧床患者或高龄老人及有特殊需求的患者，可上门提供家庭中医药治疗服务。

（三）康复服务

1. 运用中医药方法，结合现代理疗手段，开展中医康复医疗服务。

2. 社区成立以针灸、推拿、按摩、肢体训练为主的康复之家，开展中医康复知识健康教育，组织专家义诊和宣讲中医康复知识，加大中医康复工作在社区的普及度。

（四）健康教育

开展有组织、有计划、多种形式的中医药预防、养生保健和心理咨询等活动，普及中医药基本知识和养生保健技术。

四、社区卫生服务中医适宜技术

（一）中医适宜技术的概念

中医适宜技术指安全有效、成本低廉、简便易学的中医药技术。作为中医学的重要组成部分，其内容丰富，具备科学性、安全性、有效性、成熟性、经济性、针对性和动态发展性等特点。

（二）部分中医适宜技术

1. 推拿　指用手或肢体的其他部分，按照各种特定的技巧和规范的动作，以力的形式作用于体表的特定部位或穴位，以达到防病治病、强身健体和延年益寿作用的一种治疗方法，属于中医外治法的范畴。

2. 针灸　指用针刺和艾灸的方法刺激人体特定的穴位，通过经络激发人体抗病的潜能，提高人体的免疫力，促进人体的自我修复，从而达到治疗疾病和保健的目的。

3. 穴位敷贴　指在穴位上敷贴药物，通过药物和腧穴的共同作用以防治疾病的方法。此法对于衰老、稚弱、药入即吐的患者尤为适宜，主要用于慢性病的治疗，也可治疗某些急性病，如哮喘、咳嗽、便秘等，也常用于治未病。

4. 拔罐　也叫吸筒疗法，古称角法，是一种以罐为工具，利用加热、抽吸等方法，造成罐内负压，使罐吸附于腧穴或体表一定部位，使局部皮肤充血甚至瘀血，以调整机体功能，达到防治疾病目的的方法。

5. 刮痧　即用刮痧板蘸刮痧油反复刮动、摩擦患者某处皮肤，从而治疗疾病的一种方法，主要具有活血化瘀、清热解毒、补中益气的作用。刮痧还具有调节阴阳、强化脏腑功能等作用。通过不同经脉、不同穴位的刮痧治疗，可以进一步促进感冒、咳嗽、哮喘、痛经、失眠、痤疮、肥胖、慢性疲劳综合征等各种疾病的治疗和保健作用。

6. 灸法　指借助灸火的热力和药物的作用，对腧穴或病变部位进行烧灼、温熨，以达到防病治病的一种方法。灸法通过温经散寒、扶阳固脱、消瘀散结、引热外行达到防病保健的作用。

7. 穴位注射　选用某些中西药物注射液注入人体有关穴位以防治疾病的一种方法。它在针刺腧穴的基础上结合了药物的药理作用，所以既有针灸的舒筋通络、活血化瘀、扶正祛邪的作用，又有不同药物的各种药理作用，综合发挥效能，提高治疗效果。

8. 药浴疗法　指中药煮沸之后产生的蒸汽熏蒸或中药煎汤洗浴患者的全身或局部，利用药物、水和蒸汽等刺激作用达到防病治病目的的一种方法。常见的有全身浴、局部浴、淋浴、气雾浴、熏洗浴等。

本章小结

本章介绍了社区卫生服务的概念、对象、特点、属性和主要内容，以及家庭医生服务、社区医养结合、分级诊疗、区域性医疗联合体等具有我国特点的社区卫生服务模式和发展。在此基础上，本章还介绍了社区疫病协同防控的理论依据和模式，以及社区中医药服务的内容，并列举了几种常见中医适宜技术的应用。

案例分析

上海家庭医生"1+1+1"签约服务制度

家庭医生最早起源于英国，早在19世纪初，英国就有了全科医生的概念。1945年，英国议会正式批准了"国家卫生服务法"，此后，家庭医生制度及服务在欧美国家迅速发展。20世纪80年代末期，中国实行改革开放，当时已被广泛使用的"家庭医生"的概念和模式也开始被国人关注和研究。上海市作为全国率先启动家庭医生签约服务探索的城市，于2011年4月召开试点方案汇报专题会议。至此，中国开启了家庭医生服务的试点实践工作。

由于在家庭医生制度1.0版实施期间发现签约居民对家庭医生接受度低、签约履行率低、居民无序诊疗和医疗费用逐年上升等问题，2015年11月，上海市实施社区卫生服务综合改革，在家庭医生签约基础上，启动了"1+1+1"医疗机构组合签约试点，即在签约家庭医生的基础上，居民可根据自身疾病情况、就诊习惯或区域位置选择1家二级医疗机构、1家三级医疗机构，3家单位一起签约，即家庭医生"2.0版"，从而引导居民在签约的3家医疗机构内就诊，提升签约服务关系，提高家庭医生初级诊疗能力与健康管理能力，逐步建立起分级诊疗制度，全面实现家庭医生守门人的职能。2018～2020年，上海市整体签约人数稳步增加，签约率逐年上升，全辖区签约率从2018年的30.21%提升至2020年的35.89%，重点人群签约率也从2018年的54.63%提升至2020年的76.53%。截至2019年底，共有755.8万人签约。2020年，上海市签约居民社区年就诊率和组合内年就诊率分别为46.00%、70.10%。据测算，签约居民在社区配药均次费用比在上级医院配同样药品节省7.03元，家庭医生对签约居民中糖尿病、高血压患者的血糖、血压干预与随访的主动性也得到进一步加强。在对受访居民对家庭医生制度知晓程度的调查中发现，受访居民对家庭医生制度的知晓率为88%，92.1%的居民表示找家庭医生就诊方便，对家庭医生服务态度与服务效果的满意度分别达到95.5%和89.1%。越来越多的居民通过口碑相传主动前去要求签约。

试回答：

1. 上海的家庭医生"1+1+1"签约服务制度有什么特点？

2. 结合我国实际情况，你对家庭医生服务的发展有哪些建议？

思考题

1. 如何理解我国现行的分级诊疗制度？

2. 推广社区医养结合模式有何意义？

3. 中医药服务在社区卫生服务中重要吗？为什么？

扫一扫，查阅本章数字资源，含PPT、音视频、图片等

导引案例

孩子为什么会频繁头痛？

李某，男，14 岁，某镇初三学生，平日身体健康，性格偏内向，学习成绩中上等。李某的父母在其 4 岁时离异，父亲常年在外打工，李某一直跟爷爷、奶奶同住。家里经济依靠父亲每月寄来的生活费维持。同县的叔叔和婶婶偶尔过来看望一下，对李某的关心也不多。半年前，李某突然诉头痛，家人带去医院详细检查后未发现器质性病变。近 1 个月来，李某诉头痛频繁，脾气也变得暴躁，学习成绩直线下降，家人十分担心。

试回答：

1. 本案例中孩子头痛的主要原因是什么？

2. 其出现的健康问题受到家庭中哪些因素的影响？

3. 帮助这个孩子及其家庭的措施和方法有哪些？

第一节　家庭概述

家庭是人们生活的重要场所，家庭成员的心理、行为和生活方式在很大程度上受到家庭环境的影响。因此，个人健康与家庭密切相关，良好的家庭结构、功能和关系有利于增进家庭成员的健康。同时，家庭又是一种重要的社会组织形式，是构成社区和社会的基本单位。因此，家庭健康也是社区及社会健康的基础。

一、家庭概念

传统的家庭概念为"在同一处居住的，依靠血缘、婚姻或收养关系联系在一起的，两个或更多的人所组成的单位"。1980 年，Smilkstein 将家庭概念进行了延伸："家庭是能提供社会支持的，其成员在遭遇躯体或情感危机时能向其寻求帮助的，一些亲密者所组成的团体。"这个概念更加强调了家庭的功能，几乎覆盖了近些年社会上出现的各种形式的家庭，但忽略了家庭的法律特征。因此，有学者提出："家庭是通过生物学关系、情感关系或法律关系连接在一起的一个群体。"这一概念突出了法律婚姻、血缘和情感三大要素。从家庭发展的历史来看，关系健全的家庭应包含以下八种家庭关系，即婚姻、血缘、亲缘、感情、伙伴、人口生产与再生产、经济和社会化关系。在我国，多数家庭是以婚姻为基础、以法律为保障、传统观念较强的家庭，家庭关系

比较完整而稳定。

知识链接：

家庭是一个特殊社会团体

家庭与其他社会团体不同，具有非常独特的终身性、相似性和情感性，是一个特殊的社会团体。比如，家庭血缘关系是一种终身关系，这种关系不会因为家庭某成员的功能低下或家庭功能的改变而终止该成员在家庭中的角色；家庭成员在遗传、行为特点和价值观方面具有一定的相似性，这是家庭有别于其他社会团体的最突出的特点之一；家庭成员之间的关系主要受感情的控制，在感情上相互依赖和影响，家庭成员一般会更多地从感情方面来考虑家庭问题，重视对其家庭成员给予无私的关心和爱护。

（资料来源：于晓松，季国忠. 全科医学. 北京：人民卫生出版社，2016.）

二、家庭结构

家庭结构（family structure）是指家庭组成的类型和家庭各成员之间的相互关系，包括外部结构和内部结构两部分。家庭外部结构主要指家庭人口结构，即家庭的类型。家庭内部结构指家庭成员间的互动行为，其表现是家庭关系。

（一）家庭外部结构

家庭外部结构即家庭的类型，可分为核心家庭、主干家庭、联合家庭等。

1. 核心家庭 指由父母和未婚子女组成的家庭，包括父母及其未婚子女组成的家庭；父母及未婚养子女组成的家庭；仅由一对夫妇组成的家庭（丁克家庭、空巢家庭、未育夫妻家庭）。核心家庭的特点是人口少、家庭关系简单、容易相处；家庭内只有一个权力和活动中心，便于作出决定。

2. 主干家庭 又称直系家庭，指由父母与一对已婚子女组成的家庭，包括父母和一对已婚子女组成的家庭；父母和一对已婚子女及若干未婚子女组成的家庭；已婚子女与其鳏父或寡母组成的家庭；已婚的兄弟姐妹与未婚的兄弟姐妹组成的家庭。主干家庭的特点是家庭内不仅有一个主要的权力和活动中心，还有一个权利和活动的次中心。

3. 联合家庭 又称复式家庭，指由两对或两对以上同代夫妇及其未婚或已婚子女组成的家庭，包括父母和几对已婚子女及孙子、孙女组成的家庭；两对以上已婚兄弟姐妹组成的家庭。联合家庭的特点是人口多、结构复杂，家庭内同时存在着一个或几个权力和活动中心及几个次中心。

4. 其他家庭类型 包括一个核心家庭加入非直系未婚亲属的扩大家庭、由（外）祖父母与孙代组成的隔代家庭、父母双亡的未婚子女组成的家庭、重组家庭、单亲家庭、同居家庭、群居体等家庭形式。

随着人们生活水平的不断提高，我国家庭发展趋向于小规模和多样化，核心家庭是主要家庭类型，但近些年出现的这些非传统家庭类型（单亲家庭、同居家庭、隔代家庭、群居体等）呈增多趋势。此类家庭由于家庭关系不完整、不稳定等带来的与此相关的心理社会问题比较多，也成为影响家庭健康的因素之一。

（二）家庭内部结构

家庭内部结构包括四个方面，即家庭权力结构、家庭角色、沟通形式和家庭价值观。

1. 家庭权力结构　家庭权力结构是进行家庭评估进而采取家庭干预措施的重要参考资料，它反映了权利在家庭内部的分布情况，即谁是家庭的决策者，以及做出决定时家庭成员间相互作用的方式。家庭的权力结构可分为四种类型。①传统权威型：由社会文化传统"规定"而形成的权威。如在我国封建社会时期，父亲通常是一家之主，家庭成员都认可他的权威，而不考虑他的社会地位、收入、职业和健康状况等。②工具权威型：负责供养家庭、掌握经济大权的人被认为是家庭的权威人物。如在家庭生活中长子供养家庭，则长子就会成为家庭的决策者。③分享权威型：家庭成员均可分享权利，协商做出决策，根据个人的能力和兴趣来决定所承担的责任。这是一种比较理想的家庭权利结构，民主平等的氛围有利于个人的健康成长和家庭的发展，现代社会比较推崇这种类型。④感情权威型：由家庭感情生活中起决定作用的人担当决策者，其他的家庭成员因对他（她）的感情而承认其权威。家庭权力结构并非一成不变，它有时会随家庭发展的阶段变化、家庭变故、社会价值观的变迁而变化。

2. 家庭角色　家庭角色（family role）是家庭成员在家庭中的特定身份，代表着成员在家庭中所应执行的职能，反映其在家庭中的相对位置和与其他成员间的相互关系。家庭角色同其他社会角色一样，要按照社会或家庭为其规定的特定模式规范其角色行为，这些特定模式的行为称为角色期待。家庭成员要实现角色期待，需要通过不断学习来完成相应的角色行为，这个学习的过程称为角色学习，包括学习角色的情感、态度、权利和责任。角色学习是一种综合性、持续性的学习，家庭成员需要不断适应角色的发展与转变。当一个家庭成员适应不了角色转变或实现不了家庭对其角色期待时，便会在内心产生矛盾、冲突的心理，我们称之为角色冲突。它可由自身、别人或环境对角色期待的差异而引起。角色冲突常常会导致个人心理功能的紊乱，严重时会出现躯体功能障碍，甚至影响家庭正常的功能。

家庭角色功能的优劣是影响家庭功能的重要因素之一。在进行家庭保健时应考虑到家庭角色的问题，在做家庭评估时可依据以下五个指标来判断家庭角色的功能：①家庭对某一角色的期待是否一致。②各个家庭成员是否都能适应自己的角色模式。③家庭成员的角色模式是否符合社会规范，能否被社会所接受。④家庭成员的角色能否满足成员的心理需要。⑤家庭角色是否具有一定的弹性，能否适应角色转换并承担各种不同的角色。如果对以上各指标做出了肯定的回答，则可认为该家庭成员的家庭角色功能是充分的。

3. 家庭沟通　家庭沟通（family communication）是成员间相互交换信息、沟通情感、调控行为和维持家庭稳定的有效手段，也是用来评价家庭功能状态的重要指标。家庭成员间的沟通一般通过信息的发送者、信息和接受者三个元素来实现。在信息传递过程中，任何一个环节出现差错都会出现相应的问题，影响沟通效果。Epstein 根据家庭沟通内容和方式的不同，将沟通分成三个方面：描述沟通的内容、描述沟通时表达信息的清晰程度和描述沟通时信息是否直接指向接收者。内容与情感有关时称为情感性沟通，如"我很喜欢你"；内容仅为传递普通信息或与居家生活动作有关时称为机械性沟通，如"把毛巾递给我"。表达信息是清晰而直接的称为清晰性沟通，如"吸烟有害，我希望你把烟戒了"；表达信息是经过掩饰或含糊其词的称为模糊性沟通，如"去不去都行"，是模棱两可的信息，无法认定去还是不去。若是直接的称为直接沟通，如"请你说话小点儿声"；若是影射或间接的称为间接沟通，如"人家男人都有办法"，影射自己丈夫无能。

观察家庭沟通的意义在于通过它了解家庭功能的状态。一般来讲，情感性沟通障碍通常发生在家庭功能不良的早期；而当机械性沟通也中断时，说明家庭功能障碍已相当严重；间接沟通和模糊性沟通大多出现在功能不良的家庭。家庭沟通不良是众多婚姻家庭问题的"祸根"，它常引发各种婚姻家庭的矛盾冲突，甚至导致婚姻解体。因此，幸福美满的家庭必须从良好的家庭沟通开始。

4. 家庭价值观　家庭价值观是家庭判断是非的标准，是对事物价值所持有的态度或信念。其形成深受传统观念、社会文化背景、法律规范及教育水平、社会地位、经济状况等因素的影响且不易改变。家庭是社会的基本单位，父母是孩子的第一任老师，人生早期在与父母的人际互动中承受了来自父母的教导，价值观也在潜移默化地传递着，这些来自家庭的价值观将会影响个体日后的观念、态度和行为。因此，必须了解家庭的价值观，特别是家庭的疾病观、健康观，才能确认健康问题在家庭中受重视的程度，才能同其成员一起以科学的态度制定切实可行的干预计划，有效地解决健康问题。

三、家庭功能

家庭功能（family function）指家庭作为社会的一个基本单元本身具有的或应该发挥的效能。总体来说，家庭功能可归纳为以下六个方面。

1. 满足情感需要功能　家庭成员以情感和血缘为纽带生活在一起，通过彼此间相互关爱和支持来满足爱与被爱的需要。情感功能是形成和维持家庭的重要基础，它可以使家庭成员获得安全感和归属感。

2. 生殖和性需要功能　生儿育女、延续种族是家庭最基本也是最原始的功能。同时，它还可以满足夫妻性的需要，又借助法律、道德和习俗的力量限制了家庭之外的各种性行为。

3. 抚养和赡养功能　抚养指夫妻间或家庭同代人之间及对下一代人的供养和照顾。赡养指下一代对上一代的供养和帮助。抚养子女、赡养老人是家庭责无旁贷的责任和义务。满足家庭成员的衣、食、住、行等基本生理需要是家庭的第一重任。这种功能是实现社会交替必不可少的保障。

4. 社会化功能　家庭是最基本的社会单元，具备社会功能。家庭有教育孩子学习社会规范，确立生活目标，树立正确人生观、价值观和信念，传授其基本社会知识和生活技能的功能，使其实现由生物人向社会人的转变。

5. 经济支持功能　家庭是社会经济分配和消费的最基本单元。其经济支持功能体现在家庭必须为其成员提供充足的经济资源，包括金钱、生活用品、居住空间等，以满足家庭成员在生活、医疗保健、健康促进等方面的需要。

6. 赋予成员地位功能　父母的合法婚姻本身便给予子女一个合法的社会地位。

四、健康家庭

健康家庭（health family）指家庭中每一个成员都能感受到家庭的凝聚力，能够提供足够的内部和外部资源维持家庭的动态平衡，且能够满足和承担个体的成长，维系个体面对生活中各种挑战的需要。若要成为健康家庭，需具有以下六方面特征：①家庭角色关系的规律性及弹性。②个体在家庭中的自主性。③个体参与家庭内外活动的能动性。④家庭成员间开放及坦诚地沟通。⑤支持和关心的氛围。⑥促进成长的环境。

（一）健康家庭的模式

健康家庭的模式主要有四种：①医学模式，认为健康家庭是指家庭成员没有生理、心理、社会疾病，家庭没有功能失调或衰竭的表现。②角色执行模式，认为健康家庭是指家庭有效地执行家庭功能和完成家庭发展任务。③适应模式，认为健康家庭是指家庭有效地、灵活地与环境相互作用，完成家庭的发展，适应家庭的变化。④幸福论模式，认为健康家庭是指家庭能持续地为家庭成员保持最佳的健康状况和发挥最大的健康潜能提供资源、指导和支持。这四种模式没有相互重叠，而是反映了不同层次的健康家庭。

（二）健康家庭应具备的条件

1. 良好的交流氛围 家庭成员能彼此分享感觉、理想，相互关心与支持，相互了解，并能化解冲突。

2. 增进家庭成员的发展 家庭给予各家庭成员足够的自由空间和情感支持，使成员有成长机会，能够随着家庭生活周期阶段的改变而调整角色和职务分配。

3. 能积极面对矛盾及解决问题 家庭成员对家庭负有责任，并积极解决问题，如遇到解决不了的问题，不回避矛盾并主动寻求帮助。

4. 有健康的居住环境及生活方式 家庭成员能认识到家庭内的安全、膳食营养、运动、闲暇等对每位成员健康的重要性。

5. 与社区保持密切联系 家庭不脱离社区和社会，能充分运用社会网络，能利用社区资源满足家庭成员的需要。

总之，健康家庭反映的是家庭单位的特点，而不是家庭成员的特点。健康家庭受到家庭成员的知识、态度、价值、行为、任务、角色，以及家庭结构、沟通、权力等因素的综合影响。研究表明，家庭成员的保健知识、健康行为等与其健康状况呈正相关，而家庭的婚姻、沟通、权力结构与经济状况等也与健康家庭密切相关。因此，理想的健康家庭并不等于每个家庭成员健康的总和。在评估健康家庭时，不能仅通过对家庭成员健康的评估来评定健康家庭，而是要扩展到整个家庭系统。

第二节 家庭保健

一、家庭保健概述

1. 家庭保健的概念 家庭保健（family care）是以家庭为单位开展的健康服务，是指全科医生或社区保健人员为帮助家庭成员预防、应对、解决各发展阶段的健康问题，适应家庭发展任务，获得健康的生活周期而提供的服务。

2. 家庭保健的目的 主要是维持和提高家庭健康水平及家庭自我保健功能，具体包括提高家庭发展任务的能力、帮助问题家庭获得健康发展的能力，以及培养家庭解决和应对健康问题的能力。

3. 家庭保健的意义 包括三个方面：一是提高家庭成员健康水平的重要手段。开展家庭保健有利于促进家庭成员养成健康的生活方式、良好的卫生习惯、合理的饮食营养和健全的人格心理。二是促进家庭功能完善的有效途径。家庭保健能发挥家庭在卫生保健方面的功能，包括生活方式、疾病预防、医疗行为、疾病照顾等，保护和增进家庭及其成员的健康。三是落实卫生保健的基本措施。家庭保健在实现"人人健康"这一目标中，无论是初级卫生保健，还是开展社区卫生服务，均占有重要地位，必须把卫生保健落实到家庭。

家庭保健是全科医生签约制度的主要内容之一。当家庭出现健康问题时，全科医生或社区保健人员可通过家庭健康评估发现存在的问题，提出家庭健康诊断和需要援助的项目，并根据诊断制定相应的家庭健康援助计划实施和评价，通过评价判断家庭健康问题是否得到解决，由此决定是修改还是终止计划。

二、家庭保健理论

家庭保健理论对家庭健康具有重要指导意义。通过对家庭保健理论的了解，可以为不同时期家庭提供针对性的保健服务。

（一）家庭系统理论

家庭系统理论出现于20世纪70年代初，是构筑在生物学家路德维希（Ludwig）在1945年提出的"一般系统理论"的基础之上。家庭系统理论认为家庭是一个受社会文化、历史和环境相互作用的"开放系统"，家庭成员是系统的组成部分，每个家庭成员都是交互作用的。该理论主要用于指导人们在家庭关系出现问题时，判断问题出现的环节、问题的类型，寻找解决方案。家庭系统具有以下特点。

1. 整体性　家庭成员的变化一定会影响家庭整体的变化。例如，妻子突然生病住院，丈夫在医院护理，打破了以往的家庭生活状况。哥哥接送妹妹上学并帮助父母料理家务，家庭成员自行调整了家庭生活，由于家庭角色和职务分配发生变化，导致家庭整体发生相应的变化。

2. 积累性　家庭整体的功能大于家庭成员功能之总和。例如，年迈的爷爷由于生活不能自理需要人照顾，此时家庭的全体成员聚在一起共同商量如何分工照顾老人。家庭成员汇聚一起整体协调安排的效果好于家庭成员各自安排的效果。

3. 稳定性　家庭系统能够应对家庭内外的变化，维持家庭的安定。例如，新婚夫妇因各自带有婚前家庭的生活习惯，两人组建新家后难免会出现一些难以适应的地方，但他们会彼此做出一些让步，以适应新的家庭生活，维持家庭稳定。

4. 周期性因果关系　家庭成员的行为促使家庭内部发生各种变化，产生周期性因果关系。例如，父亲染上了赌博，经常挥霍家里的钱财；母亲说服不了父亲戒赌，经常苦闷而出现身心症状，导致不能料理家务；子女看到父母的状态，由于担心和害怕，经常迟到和旷课，学习成绩下降；以上情况使父亲的心理压力增大，想通过赌博把失去的都找回来，导致恶性循环状态。由此可见，家庭成员间的关系不仅仅停留在单一因果关系上，它会连续地影响家庭各成员，不断出现新的原因和结果，这样周而复始地循环而呈现周期性。

5. 组织性　家庭成员是有层次和有预期角色的。例如，家庭成员是由不同时代和年龄的父母、子女、兄弟姐妹组成，他们既是独立的个人，同时也是相互有联系的子系统。父母有抚养教育子女长大成人的义务，父母期待子女通过学习而使之社会化，而子女遵照父母的教诲去做。

知识链接：

家庭系统理论的应用

美国健康管理专家Anderson把家庭系统理论应用于家庭护理。他主张应用家庭系统的各程序进行家庭健康护理，将家庭系统论中提出的家庭特点和家庭健康相关理论进行综合，提出了家庭健康系统的五个程序，各程序包括的概念如下。①发展程序：家庭发展阶段的转变、家庭发展动力。②健康程序：健康信念、健康状态、健康习惯、生命周期、保健服务的提供。③应对程序：资源的活用，问题的解决，压力、危机的应对。④相互作用程序：家庭成员关系、沟通与交流、养育、抚爱、外来支援。⑤综合程序：共同体验、同一性、责任、历史、价值观、境界、仪式。

（资料来源：李鲁. 社会医学. 5版. 北京：人民卫生出版社，2017.）

（二）家庭生活周期理论

家庭生活周期（family life cycle）是指家庭经历从结婚、生产、养育儿女到老年的各个阶段连续的过程。杜瓦尔（Duvall，1997）根据家庭在各个发展时期的结构和功能特征将家庭生活周期分为8个阶段：新婚期、第一个孩子出生期、有学龄前儿童期、有学龄儿童期、有青少年期、子女离家期、空巢期、退休期。每个家庭在不同的生活阶段都会面临一些特定的问题，所需保健服务的重点也有所不同。这就需要全科医生了解家庭各阶段发展特点，提供及时的预防性指导、健康教育和咨询等，如此可有效缓解家庭内的压力和冲突，促进家庭功能的健康发展，进而增进健康和预防疾病。家庭生活周期的划分、各阶段主要面临的问题及保健服务的重点见表16-1。

表 16-1　家庭生活周期的划分、各阶段主要面临的问题及保健服务的重点

阶段	定义	主要面临的问题	保健服务的重点
新婚期	男女结合	适应人际关系 预备做父母 性生活协调和计划生育	沟通与咨询 性生活与生育指导
第一个孩子出生期	最大孩子为 0～30 个月	受孕与围生期 父母角色适应 婴幼儿哺乳与母亲产后恢复 婴幼儿异常 母亲孕期及哺乳期心理健康	孕期检查与健康指导 哺乳、喂养指导及妇科处置 预防接种
有学龄前儿童期	最大孩子为 30 个月～6 岁	儿童心身发展问题 安全保护问题 传染病及呼吸道疾病	合理营养 监测和促进生长发育 安全健康教育 预防、及时治疗
有学龄儿童期	最大孩子为 6～13 岁	儿童的身心发展 上学与学业问题 视力障碍与感染 营养与运动	心理辅导与家庭宣教 引导正确应对学习压力 健康宣教
有青少年期	最大孩子为 13 岁至离家	青少年心理问题 社会化与性问题 父母沟通问题	心理咨询与家庭辅导 青春期教育 性教育 合理"社会化"
子女离家期	最大孩子离家至最小孩子离家	父母与子女关系转变及适应问题 父母与子女分离的适应问题 慢性病发生 围绝经期	代沟弥合与精神支持 心理健康咨询 培养多种兴趣 健康宣教及体检 围绝经期保健

续表

阶段	定义	主要面临的问题	保健服务的重点
空巢期	父母独处至退休	心理问题 慢性病多发	家庭关系调整与适应 空巢期父母社交转变 退休后生活规划 健康教育、体检与治疗
退休期	退休至死亡	与子女关系及赡养问题 老化与失能 疾病与伤残 安全与治疗问题 丧偶、临终及死亡	家庭关系再调整与适应 健康老龄化 孤独心理照顾 家庭病床与慢性病管理 家庭随访 团队合作与临终照顾

（三）家庭压力应对理论

家庭压力应对理论主要阐述当家庭第一次出现或反复出现危机时，判断此危机所处阶段，援助该阶段的家庭成员，促进他们提高应对危机的能力，增强其生活能力。此外，还强调要选择适当的援助方法，挖掘成员中能促进健康家庭的各种潜力，充分发挥其作用。家庭压力干预策略包括消除压力源、增强对压力的适应性、增强个体或家庭的应对能力。

知识链接：

《压力下的家庭》

1947年，希尔（Hill）出版了《压力下的家庭》。这是对第二次世界大战中出征的135个家庭进行的跟踪调查研究。该研究结果提出了"ABC-X"模式。A表示压力源事件；B表示家庭应对危机所具有的资源；C表示家庭对事件的认识；X表示家庭危机。该模式主要强调家庭是否产生压力或发生危机，并不是由某些事件直接导致的，而是取决于两个变量，即家庭资源和家庭成员对事件的认识。

（资料来源：李鲁.社会医学.5版.北京：人民卫生出版社，2017.）

三、家庭保健方法

（一）建立家庭健康档案

家庭健康档案的建立对家庭保健具有重要意义，它不仅是社区卫生服务和全科医生制度服务的依据，也是对社区居民进行动态管理的最好工具。家庭健康档案的主要内容包括以下方面。

1.家庭基本资料　包括家庭住址、人数及每个成员的基本资料，以及建档医生和护士的姓名及建档日期等。

2.家系图　以绘图的方式描述家庭结构及各成员的健康和社会资料，是简明的家庭综合资料。

3.家庭卫生保健记录　记录家庭环境的卫生状况、居住条件、生活起居方式等，是评价家庭功能、确定健康状况的基础资料。

4.家庭评估资料　包括家庭结构、家庭成员的资料、家庭生活周期及家庭功能资料。

5.家庭主要问题目录及其描述　记载家庭生活压力事件及危机的发生日期、问题描述及结果等。家庭主要问题可按以问题为导向的医疗记录中的主观资料、客观资料、对健康问题的评估、对健康问题的处理计划等方式描述。

6.家庭成员的健康资料　包括生理、心理、社会方面测量的指标或描述。

（二）开展家庭健康教育

1.家庭环境卫生教育　家庭环境的好坏对家庭成员的健康有重要的影响。如何创造一个美好的家庭环境是家庭健康教育的重要内容。家庭环境健康教育的主要内容包括以下方面。

（1）住宅建设方面　居民的选址，住宅周围的环境布局，给水与排水设置，住宅的通风、采暖及室内采光与照明，卫生要求，绿化美化要求，农村的厕所与畜禽圈所位置，庭院的布置等。

（2）住宅装修方面　室内装饰材料的选择，厨房、老年居室、儿童居室的布置，居室色调和灯具的选择，床位和家具的合理摆放等。

（3）家庭室内外卫生方面　居室空气消毒的物理、化学、生物等方法，测试和调整居室微小气候的方法，注意开窗通风，防止空调病，保持厨房、卫生间和庭院卫生的方法；警惕厨房污染、卧室污染、噪声污染、化妆品污染、吸烟污染等。

2.生活方式教育

（1）饮食行为教育　平衡膳食是健康的重要环节，食物的种类、数量、质量、卫生状况及不同膳食方式都与健康密切相关。而饮食行为教育是生活方式教育的重要内容，主要包括营养知识、食品卫生，酒、茶及其他饮料知识教育等。

（2）生活起居教育　合理地安排起居作息，妥善处理生活细节，保持良好习惯，形成符合自身生物节律的起居习惯，对睡眠、学习、健康都有重要影响。起居教育包括布置符合卫生要求的居室，合理安排起居时间，冷暖调节适度的床品，有利于健康的睡姿，不同年龄人群起居注意事项及洗漱要求等。

（3）休闲娱乐方式教育　适当的娱乐活动能减轻压力、放松心情，有利于身心健康。反之，一些不良的娱乐方式或娱乐时间不当则会损害身心健康，甚至危及生命安全。因此，在家庭教育中不能忽视休闲、娱乐方式教育。各种健身操、爬山、游泳及各种球类等休闲娱乐活动都有着良好的保健作用。

3.心理健康教育　家庭的主要功能之一就是满足家人的心理需要。父母保持健康的心理状态，并且对孩子进行心理健康教育是促进孩子健康发展的重要环节，也是社会发展的必然要求。家庭心理健康教育对孩子的成长具有无可替代的作用，重点是培养孩子更好地认识世界、珍爱生命、关爱社会、感恩人生、创造生活的心理素养。教育内容包括心理健康标准、心理咨询方法；婴幼儿心理卫生、独生子女和中小学生心理教育、良好心理素质的培养方法、逆反心理问题的处理方法、青春期心理教育；溺爱造成的心理危害、夫妻心理相容的条件、父母与子女心理相容的条件；女性月经期心理表现、妇女孕育期的心理状况；中年人、老年人的心理特点及心理变化等。

4.疾病防治知识教育　其目的是提高家庭成员自我保健的能力，如预防疾病、急救处理及家庭护理能力。具体内容：①家庭护理常识。掌握一些基本家庭护理方法，如慢性病和外伤等家庭护理方法，压疮防护、冷热敷、体温测量、脉搏计数、血压计使用，玩具、奶瓶、被褥消毒等相关知识。②用药常识。了解药品批准文号及有效期、药物和各种剂型、药物不良反应，正确掌握用药剂量、失效药物的特征、常备药的收藏保管、旅游用药须知、服用营养药的注意事项、中西药的服用方法、煎制中药的方法，忌乱用未经验证的秘方、偏方，注意药物搭配的禁忌、滥用药物的危害及酒、茶对药物的影响等。

5. 生殖与性教育　应当本着科学精神，采用恰当的形式，传播正确的生殖与性知识。在家庭中开展生殖与性教育，要把握好传播的内容和传播方法，如在夫妻间的教育和在父母与子女间的教育就有较大的区别。

6. 意外伤害教育　应选择人们日常生活中容易遇到的问题作为教育内容。例如：煤气、沼气或农药中毒的急救措施；防止雷、电击及拯救的方法；烫伤、烧伤后的医疗处理；溺水的急救处理；火灾、水灾等自然灾害的逃生急救技能；脑外伤及骨折等外伤处理措施等。同时，还要学一些如手指切伤、气管异物、鱼刺卡喉、噎食等情况下急救方面的知识及相关处理方法。

第三节　家庭健康评估

一、家庭健康评估概述

1. 家庭健康评估的概念　是指在家庭内部实施的综合性健康评估，即健康评估者通过合理有效的手段收集家庭及其成员的详细健康资料后，运用人工或计算机软件等多种方式对健康资料进行整理和分析，了解家庭结构和功能、发展阶段、家庭资源、家庭健康需求、家庭健康问题及现存或潜在的家庭压力危机等，最终形成一个对家庭当前的健康状况、影响健康的因素、健康发展趋势及未来可能出现的结果等诸多方面的判断。

2. 家庭健康评估的条件　①由家庭成员参与完成。②调查工具简单明了，受教育程度不高的家庭成员也能理解和提供资料。③评估时间不宜太长，短时间内即可完成调查。④能适用于具有不同社会经济或文化背景的评估对象。⑤能提供完整的家庭功能资料。

二、家庭健康评估指征

一般来说，当生活中出现危机事件时（如家庭成员分离或丧失、失业、意外、死亡、战争等）就需要进行健康评估。除此以外，出现以下状况时也需要进行家庭健康评估。

1. 经常主诉身体不适　家庭成员频繁地因非特异性症状来求诊，如头痛、背痛、腹痛、疲劳、失眠等，特别是没有器质性病变的证据。

2. 过度使用医疗服务　过度使用医疗保健机构或每个家庭成员都经常来就诊。

3. 无法控制的慢性病　处理慢性病时遭遇难题，如高血压维持药物的依从性不佳，糖尿病及严重气喘发作频繁等。

4. "涟漪" 效应　家庭成员出现同样严重疾病的症状或家庭中接连出现严重疾病。

5. 情绪及行为方面的问题　尤其是儿童行为问题和中年妇女围绝经期综合征问题。

6. 配偶间的问题　婚姻和性问题、妊娠。

7. "代罪羔羊" 或 "三角关系"　即将家中未解决的压力以情绪转移至家庭中的成员，如将某些负面情绪转移给小孩。

8. 与生活方式及环境因素有因果关系的疾病或问题　如酒精性肝病、情绪性消化道溃疡、肥胖症、滥用药物及酗酒等。

9. 促进健康与预防疾病的活动　包括预防接种、遗传病咨询及营养指导等。

10. 家庭发展阶段因预期问题而产生的焦虑　如婴儿的诞生及照顾、青春期叛逆、中年危机、空巢综合征等。

三、家庭健康评估内容

家庭健康评估一般包括以下几方面内容。

1. 家庭生活周期 通过询问或访谈等方式了解以下内容：家庭类型及家庭成员居住环境；目前所处的家庭生活周期阶段及在这个阶段发生的问题；家庭过去遭遇过的重大问题及家庭对这些问题处理的满意度。

2. 家庭资源 家庭为维持基本功能、应对紧张事件或危机状态所需要的物质和精神方面的支持称为家庭资源（family resource）。家庭资源充足与否将直接关系到家庭及其成员对压力和危机的适应能力。家庭资源分为家庭内、外资源两种（表16-2）。全科医生或社区保健人员可通过家庭访谈，绘制家系图、家庭圈及生态图等方式，了解患者家庭资源状况，并帮助患者寻找可利用的资源应对家庭压力事件或度过危机。

3. 家庭功能 一般通过评估工具（如 APGAR、FACES、家庭圈、家庭功能评定量表、家庭环境量表等）来测量家庭功能状态。

4. 家庭内部结构 通过收集家庭基本资料，绘制家系图、家庭圈等方法来了解家庭结构情况，包括权利结构、角色结构、沟通类型、价值观等。

5. 家庭动力学 通过询问或访谈、家庭成员活动观察、特定的评估工具等方式来了解家庭的内部运作机制。

表 16-2 家庭内、外资源及类型

家庭内资源 –FAMLIS	1. 经济支持（financial support）：指家庭对成员提供的各种金钱和财物的支持
	2. 维护支持（advocacy）：指家庭对其成员名誉、地位、权利和健康的维护和支持
	3. 医疗支持（medical management）：指为家人提供及安排医疗照顾
	4. 情感支持（love support）：指家人对成员的关怀及精神支持，满足家人的情感需要
	5. 信息和教育（information and education）：指为家人提供医疗咨询、建议及家庭内部的健康教育
	6. 结构支持（structural support）：指家庭住所或设施的改变，以适应患病成员的需求
家庭外资源 –SCREEEM	1. 社会资源（social resources）：指亲朋好友及社会团体的关怀与支持
	2. 文化资源（cultural resources）：指文化、传统、习俗教育等方面的支持
	3. 宗教资源（religious resources）：指来自宗教信仰、宗教团体的支持
	4. 经济资源（economic resources）：指来自家庭之外的收入、赞助、保险、福利等
	5. 教育资源（educational resources）：指教育制度、方式、水平等
	6. 环境资源（environmental resources）：指居所的环境、社区设施、公共环境等
	7. 医疗资源（medical resources）：指医疗保健机构、卫生保健制度及卫生服务的可及性、可用性

四、家庭健康评估工具

（一）家系图

家系图（genogram，family tree）是反映家庭结构、家庭健康史、家庭成员的疾病间有无遗传联系及社会资料的家族树状图谱。通过家系图，可以清晰地显示一个家庭的概貌，快速掌握大量的家庭基本资料，是非常实用且简明的家庭评估综合资料。家系图由于变化较小，又是了解家庭客观资料的最佳工具，所以可作为家庭健康档案的基本资料存于病历中。家系图一般可在5～15分钟完成，内容可不断积累、修改和完善，有较高的实用价值。家系图的绘制应遵循以下原则。

1. 一般包含至少三代人。

2. 可从最年轻的一代开始向上追溯，也可从患者这一代开始分别向上下展开。

3. 不同性别、角色和关系用不同的结构符号来表示。

4. 长辈在上，晚辈在下；夫妻中，男在左，女在右；同辈中，长者在左，幼者在右；在每个人的符号旁边注上年龄、出生或死亡日期、慢性病或遗传病等资料；也可根据需要，标明家庭成员基本情况和家庭重要生活事件。

5. 用虚线圈出在同一处居住的家庭成员。

6. 家系图中的符号要简明扼要。

家系图常用符号见图 16-1，家系图范例见图 16-2。

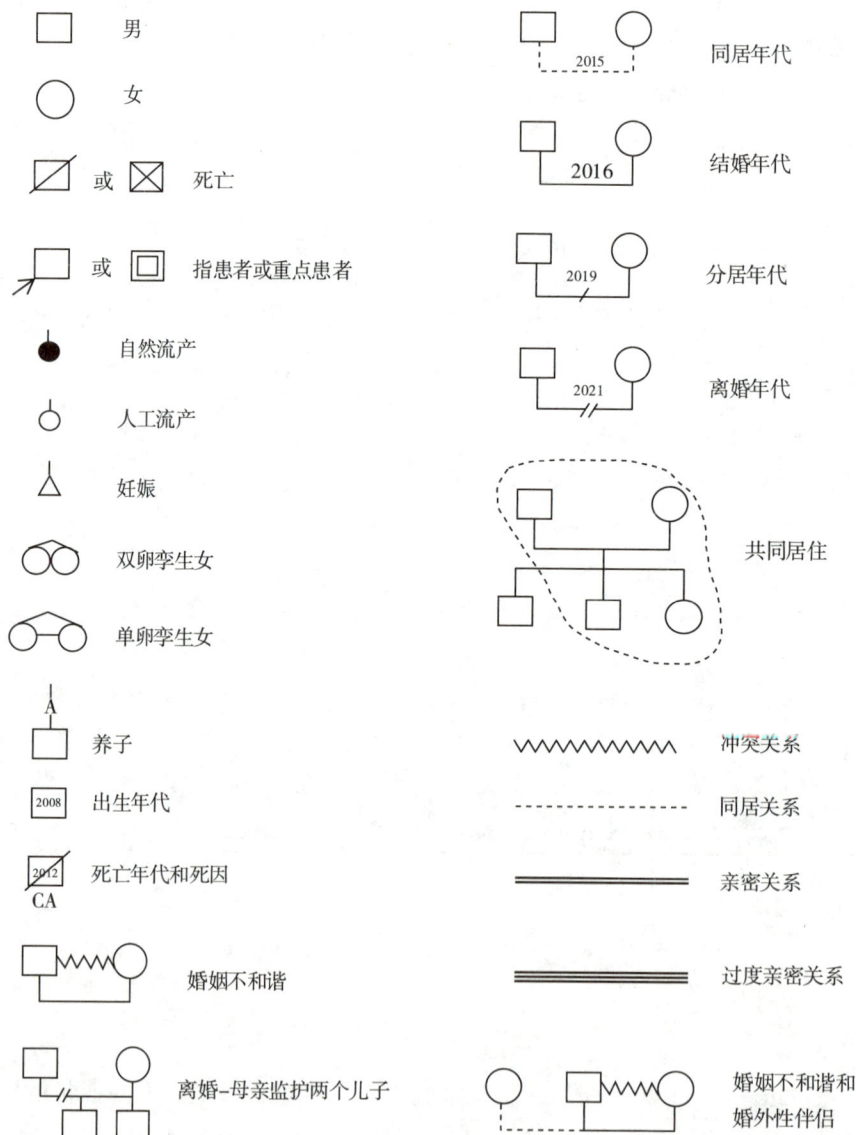

图 16-1　家系图常用符号

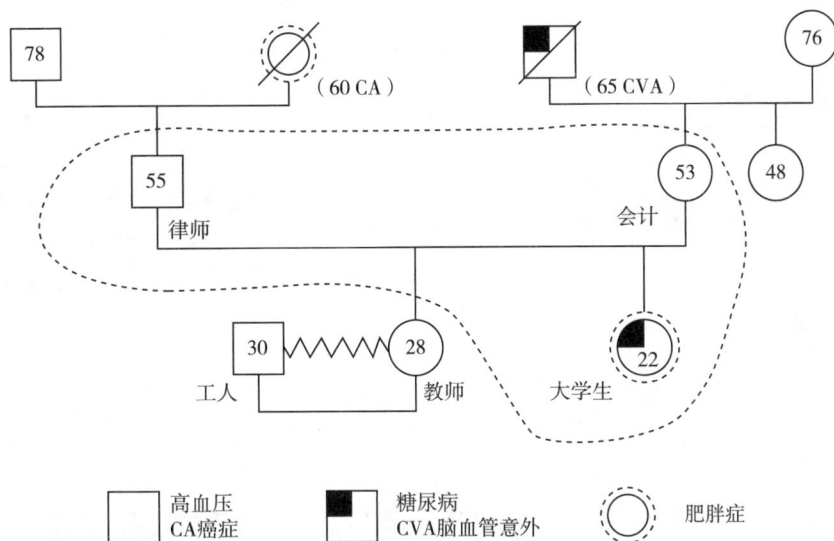

图 16-2 家系图范例

（二）家庭圈

家庭圈（family circle）是由某一家庭成员以主观认知分析方法自绘的关于家庭结构与家庭关系的圈形图，是一种家庭功能评估方法，主要反映一个家庭成员对家庭关系的感性认识、情感倾向、家庭成员间关系的亲密程度及与重要社会网络的联系。

绘制家庭圈时，先让患者画一个代表家庭的大圈，再在大圈内画上若干代表家庭成员的小圈，并在圈内标注相应的身份。小圈本身的位置和大小代表该成员重要性或权威性的大小，圆圈之间的距离代表家庭成员间的亲疏度。家庭圈范例见图 16-3。

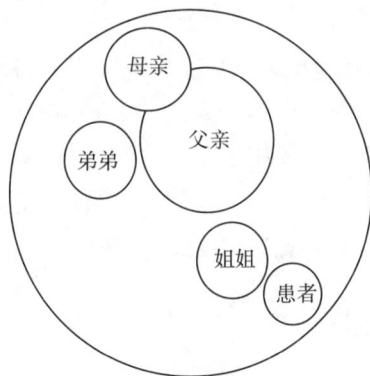

图 16-3 家庭圈范例

（三）家庭关怀度指数量表（APGAR 家庭功能问卷）

家庭功能是否良好是家庭评估中的一项重要内容。家庭关怀度指数量表是一种检测家庭功能的问卷，由美国 Smilkstein 医师（1978）研究设计，是一种以主观的方式来测量家庭成员对家庭功能满意度的工具。该量表评价家庭功能的五个方面，分别为适应度（adaptation）、合作度（partnership）、成熟度（growth）、情感度（affection）、亲密度（resolve），因此，该量表又简称 APGAR 问卷。该问卷因问题较少，回答和评分容易，所以比较适宜全科医生在基层工作中使用。APGAR 问卷的名称和含义见表 16-3，APGAR 问卷的具体内容见表 16-4。

表 16-3 APGAR 问卷的名称和含义

名　称	含　义
1. 适应度（adaptation）	家庭遭遇危机时，利用家庭内、外资源解决问题的能力
2. 合作度（partnership）	家庭成员分担责任和共同作出决定的程度
3. 成熟度（growth）	家庭成员通过互相支持所达到的身心成熟程度和自我实现的程度
4. 情感度（affection）	家庭成员间相爱的程度
5. 亲密度（resolve）	家庭成员间共享相聚时光、金钱和空间的程度

表 16-4 APGAR 家庭功能问卷

家庭档案编号：　　　　　病历号：　　　　　填表人：　　　　　填表时间：

内容	经常（2分）	有时（1分）	很少（0分）
1. 当我遇到问题时，可以从我的家人处得到满意的帮助	□	□	□
2. 我很满意家人与我讨论各种事情及分担问题的方式	□	□	□
3. 当我希望从事新的活动或发展时，家人都能接受且给予支持	□	□	□
4. 我很满意家人对我表达感情的方式及对我的情绪的反应	□	□	□
5. 我很满意家人与我共度时光的方式	□	□	□
以下由医务人员填写 问卷评分：　　　　　家庭功能评分：　　　　　签字：			

　　APGAR 问卷包括两部分：第一部分是测量个体对家庭功能的整体满意度，共 5 个题目，每个题目代表一项家庭功能。这 5 个问题都有 3 个选项可供选择，回答"经常"得 2 分，"有时"得 1 分，"很少"得 0 分。将 5 个问题的得分相加，总分为 7 ~ 10 分表示家庭功能良好，4 ~ 6分表示家庭功能中度障碍，0 ~ 3 分表示家庭功能严重障碍。另外，通过分析每个问题得分情况，可粗略了解家庭功能障碍的基本原因，即哪一方面的家庭功能出了问题。第二部分较复杂，采用开放式的问答，能获得更多的资料，主要用于了解测试者与其他家庭成员之间的个别关系，分为良好、较差、恶劣三种程度，在此不再赘述。该问卷已被广泛应用并反复验证，其信度和效度良好，不足是特异性较差，且只能测定主观满意度。

（四）家庭适应度及凝聚度评估量表

　　家庭适应度及凝聚度评估量表（family adaptability and cohesion evaluation scale，FACES 量表）也是一种主观评估的方法，由 Olson 等人于 1979 年提出，随后分别于 1982 年、1985 年和2005 年修订为 FACES Ⅱ、FACES Ⅲ 和 FACES Ⅳ。我国应用 FACES 量表是从 1991 年费立鹏等引进 FACES Ⅱ 进行翻译和回译开始的，并结合我国家庭环境进行了多次修订。目前，修订后的FACES Ⅱ 中文版已经被广泛应用于家庭方面的研究。该量表可用来测定家庭功能的两个方面，即适应度和凝聚度。前者表示家庭受内外因素影响时结构重组、适应变化的能力，反映了家庭对压力事件的调适能力，分为混乱型、灵活型、结构型和僵硬型。后者反映家庭成员之间感情的联系和家庭成员的自主性，分为缠结型、联结型、分离型和破碎型。家庭凝聚度是家庭的推动力，凝聚度异常往往是家庭功能不良的原因。当适应度与凝聚度达到平衡时，家庭功能处于最佳状态。

知识链接：

以问题为中心的家庭评估工具——PRACTICE 评估模型

PRACTICE 评估模型常被用于评估医疗、行为和人际关系等相关问题，为全科医生进行家庭评估时组织和记录家庭资料提供了一个基本的结构性框架。PRACTICE 每个字母代表评估中一项独立的内容，其具体含义和内容如下。

P（presenting problem，展现问题）：描述家庭中存在的问题，如家庭成员所患健康问题或疾病，以及其管理中的相关问题。

R（role and structure，家庭结构和家庭角色）：家庭成员各自在家庭中扮演的角色及其在成员健康问题／疾病控制中的角色。

A（affect，影响）：家庭成员所患健康问题／疾病对家庭的影响，家庭成员对患病成员的健康问题／疾病的影响与感受。

C（communication，交流）：家庭成员间的语言表达和相互交流状况。

T（time in life cycle，家庭生活周期）：家庭所处家庭生活周期中的阶段。

I（illness in family，past and present，家庭的疾病史，包括既往史和现病史）：家庭疾病史、家庭成员患病状况、家庭成员对患病成员健康状况的理解和担心情况。

C（coping with stress，应对压力）：家庭成员适应婚姻、家庭及所患健康问题／疾病等带来的压力情况。

E（ecology，生态学）：家庭生态学情况，如家庭内、外资源情况和家庭支持度等。

（资料来源：于晓松，季国忠.全科医学.北京：人民卫生出版社，2016.）

（五）生态图

生态图（ecological map，ECO-MAP）也是一种评估家庭的图形工具，主要用于评估家庭外资源。生态图把家庭作为一个个体，在图中以核心圆表示，探讨和分析与家庭外资源（如机构、单位、团体、医疗设施等）的相互关系，见图 16-4。图中圈的大小表示资源的多少，不同的连线表示资源与家庭之间的联系程度。生态图从社会的观点出发进行家庭评估，有助于指出家庭所处社会环境的基本性质，也可用于家庭成员心理问题的治疗，即让家庭成员认识与自身有关的家庭外部环境，引导思考如何挖掘和利用相关资源来解决健康问题。

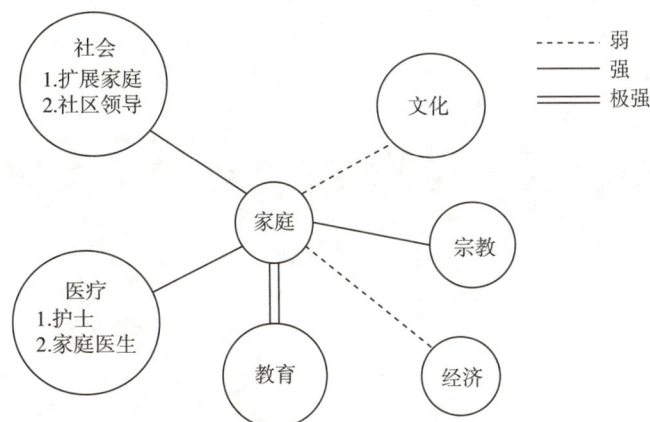

图 16-4　ECO-MAP

本章小结

本章首先介绍了家庭的概念、结构和功能，以及健康家庭概念和应具备的条件；在此基础上介绍了家庭保健的理论及方法，其中家庭保健方法主要包括建立家庭健康档案和开展家庭健康教育，并详细讲解了家庭健康教育的方法；最后介绍了家庭健康评估的概念、条件、指征及内容，详细介绍了家庭健康评估的常用工具，包括家系图、家庭圈、家庭关怀度指数量表（APGAR 家庭功能问卷）、家庭适应度及凝聚度评估量表、生态图。

案例分析

周某血压难控的真正原因？

周某，男，61 岁，退休干部，患高血压病 10 余年，服用"硝苯地平缓释片"，血压控制在 130/85mmHg。周某平日个性刚强、好面子，退休前在单位很受同事拥戴，退休后与儿子、儿媳同住，主要负责带孙子，兴趣爱好较少。近日其血压突然升高至 155 ~ 175/105 ~ 120mmHg，专科医生调节用药半月余难以控制，周某遂前往全科诊室进行详细咨询和治疗。

试回答：

1. 如果你是全科医生，你对周某的病情变化应重点关注哪些方面？
2. 你对周某有怎样的处理计划？

思考题

1. 谈谈建立家庭健康档案对家庭保健的意义。
2. 如何理解家庭健康评估与社区慢性病干预的关系？

应用篇

第十七章
慢性病管理

扫一扫，查阅本章数字资源，含PPT、音视频、图片等

导引案例

慢性病

随着城镇化加快、生活方式变化及全球人口老龄化，慢性病带来的危害日益严重，慢性病的服务提供已成为卫生服务系统的难题之一。世界卫生组织发布的《2021世界卫生统计报告》显示，全球前十大死因中慢性非传染性疾病占据7个，因慢性病死亡人数占比为73.6%。2019年，我国居民因慢性病导致的疾病负担占总疾病负担的近70%，导致的死亡人数占比为88.5%，其中心脑血管病、癌症、慢性呼吸系统疾病死亡人数所占比例为80.7%。对此，我国建立了"慢性病自我管理模式""社区全科慢性病健康管理模式"和"三师共管"慢性病服务模式等，旨在打破医疗机构间协同合作的"壁垒"，引导优质医疗资源下沉，为慢性病患者提供全生命周期的治疗和康复服务。

试回答：

1. 结合目前慢性病的流行情况，谈谈对我国慢性病服务模式的理解。

2. 根据我国慢性病服务模式，谈谈慢性病的三级预防。

第一节　慢性病概述

一、慢性病的含义及常见慢性病

（一）慢性病的含义

慢性非传染性疾病（non-infectious chronic disease，NCD），简称慢性病。慢性病是指起病隐匿、病程长且病情迁延不愈，非传染性指缺乏明确的传染性生物病因证据，其病因常复杂且不明，不是特指某种疾病，而是一组疾病的概括性总称。

（二）常见慢性病

常见的慢性病主要指以心脑血管疾病（高血压、冠心病、脑卒中等）、糖尿病、恶性肿瘤、慢性阻塞性肺疾病（慢性气管炎、肺气肿等）、精神异常和精神病等为代表的一组疾病。

二、慢性病的分类及特点

（一）慢性病的分类

1. 按国际疾病系统分类法（ICD-10）标准分类

（1）精神和行为障碍　阿尔茨海默病、抑郁障碍等。

（2）呼吸系统疾病　慢性阻塞性肺疾病（COPD）等。

（3）循环系统疾病　高血压、冠心病、脑血管病等。

（4）消化系统疾病　脂肪肝等。

（5）内分泌、营养代谢疾病　血脂异常、糖尿病等。

（6）肌肉骨骼系统和结缔组织疾病　骨关节病、骨质疏松症。

（7）恶性肿瘤　肺癌等。

2. 按影响程度分类　根据慢性病对患者影响程度的不同，可将慢性病分为以下3类。

（1）致命性慢性病　①急发性致命性慢性病：包括急性血癌、胰腺癌、乳腺癌转移、恶性黑色素瘤、肺癌、肝癌等。②渐发性致命性慢性病：包括肺癌转移中枢神经系统、后天免疫不全综合征、骨髓衰竭、肌萎缩侧索硬化等。

（2）可能威胁生命的慢性病　①急发性可能威胁生命的慢性病：包括血友病、镰状细胞贫血、脑卒中、心肌梗死等。②渐发性可能威胁生命的慢性病：包括肺气肿、慢性乙醇中毒、阿尔茨海默病、胰岛素依赖型成人糖尿病、硬皮病等。

（3）非致命性慢性病　①急发性非致命性慢性病：包括痛风、支气管哮喘、偏头痛、胆结石、季节性过敏等。②渐发性非致命性慢性病：包括帕金森病、风湿性关节炎、慢性支气管炎、骨关节炎、胃溃疡、高血压、青光眼等。

（二）慢性病的特点

1. 多因多果，一体多病　多因多果指多种病因（如吸烟、饮酒、静坐生活方式、不合理膳食、肥胖等）可导致多种疾病，如心脑血管疾病、恶性肿瘤、糖尿病和慢性呼吸道疾病等。一体多病指一个患者常患多种慢性病，因慢性病具有共同的危险因素，而且一种疾病往往会导致另一种疾病的发生，二者相互联系。

2. 发病隐匿，潜伏期长　慢性病的早期症状往往比较轻而易被忽视。慢性病在病因的长期作用下，器官损伤逐步积累，直至急性发作或者症状较为严重时才被发现。

3. 病程长　大多数慢性病的病程长，甚至是终生患病。

4. 可预防　通过对环境、生活方式等可改变因素的干预能预防或减缓其发病。

5. 不可治愈　大多数慢性病的病因复杂或不明，故无法进行病因治疗，主要是对症治疗，以减轻症状、预防伤残和并发症。

6. 对生活质量影响大　因病程长，不可治愈，而且同时患多种慢性病，对患者的生活质量影响较大。

三、慢性病的流行病学特征

（一）慢性病的流行现状

根据《中国居民营养与慢性病状况报告 2020》显示，我国慢性病患者基数仍在不断扩大，疾病负担沉重。2019 年我国因慢性病导致的死亡人数占总死亡人数的 88.5%，导致的疾病负担占总疾病负担的 70% 以上。根据 WHO 发布的《全球非传染性疾病现状报告》显示，到 2025 年时，慢性病会给低等国家和中等收入国家带来接近 7 万亿美元的疾病负担；到 2030 年时，全世界死因为慢性病的人数将会达到 5300 万左右，约占总死亡人数的四分之三。随着人口的老龄化、疾病谱的转变及预期寿命的增加，老年人慢性病问题将会越来越严重，对于全世界的公共卫生体系或初级卫生保健体系是一个巨大的挑战，对于人口基数巨大的我国来说，慢性病防治工作更是实现健康中国的关键。

（二）慢性病的危险因素日益流行

从全球角度来看，慢性病的主要危险因素的暴露水平有新变化：①吸烟率下降。②经常饮酒率下降。③主动参加体育锻炼的人数增加。④超重和肥胖者增加。⑤血脂异常患病率上升。⑥城市居民膳食结构不合理。⑦其他变化（城市化趋向明显、人口老龄化突出等）。

（三）慢性病相关的医疗费用上升

慢性病通常是终身性疾患，病痛和伤残不仅严重影响患者的健康和生活质量，而且极大地加重了家庭和社会的经济负担。慢性病的卫生服务需求与利用的增加直接导致我国医疗费用的迅速上升，其上升速度已经超过国民经济和居民收入的增长，带来沉重的社会和经济负担。

四、慢性病的危险因素

慢性病的种类很多，发生的原因也相当复杂。常见的慢性病危险因素有以下几个方面。

（一）不良的生活方式

1. 不合理的膳食　饮食均衡是机体健康的基石，而不合理的膳食是慢性病的主要原因之一。不合理的膳食具体表现为饮食结构不合理、烹饪方法不当、不良饮食习惯等。膳食结构不合理包括高盐、高胆固醇、高热量、低纤维素饮食；不当烹饪方法如腌制和烟熏等；不良饮食习惯可表现为进食时间无规律、暴饮暴食等。

（1）高胆固醇饮食　机体血液中的胆固醇与动脉硬化的发生有密切的关系。喜食动物内脏、肉类、甜食及饮酒过量的人，其体内的胆固醇和脂肪含量会较高。当体内胆固醇的含量超过机体需要时，过量的胆固醇和中性脂肪在血管管壁中存积，使血管内膜增厚变窄，造成血液流动受阻。当组织的血液无法流通时，可引起局部细胞死亡。

（2）高盐饮食　摄入过多食盐可引起高血压。食盐中的钠离子在体内贮积时能聚集水分，造成水钠潴留，还能促进血管收缩，使血压升高。两者相互影响，血管不断呈现紧张状态，末梢动脉管壁的阻力增大，水钠潴留增加了全身的循环血量，结果进一步促使血压升高。

（3）刺激性饮食　咖啡及茶叶中含有咖啡因，能刺激交感神经引起动脉硬化，还会直接作用于心脏，使血压上升、心率加快。

（4）不良饮食习惯　烟熏和腌制的食物中含有较高的亚硝胺类致癌物质，长期食用烟熏和腌制的鱼肉、咸菜易导致癌症的发生，尤其与胃癌的发病密切相关。每日进食时间无规律、暴饮暴食等可破坏胃黏膜的保护屏障，导致胃炎、胃溃疡、胃癌的发生。蔬菜、粗粮摄入过少，食物过于精细，易引起肠道疾病如痔疮、肠癌等。

2. 缺乏运动　运动可以加快血液循环，增加肺活量，促进机体新陈代谢，增加心肌收缩力，维持各器官的健康。由于现代生活节奏快和交通工具便利，人们常常以车代步，活动范围小，运动量不足。缺乏运动是造成超重和肥胖的重要原因，也是许多慢性病的危险因素。

3. 使用烟草　吸烟是恶性肿瘤、慢性阻塞性肺疾病、冠心病、脑卒中等慢性病的重要危险因素。吸烟者心脑血管疾病的发病率要比不吸烟者高 2 ～ 3 倍。吸烟量越大，吸烟起始年龄越小，吸烟史越长，对身体的损害越大。WHO 将烟草流行作为全球最严重的公共卫生问题，列入重点控制领域。

4. 酗酒　长期过度饮酒易引起维生素缺乏和营养不良，加速动脉硬化与高血压的形成，诱发心肌梗死与脑出血。同时，酒能促使中性脂肪合成旺盛，除引起动脉硬化外，还会大量沉积于肝脏中，降低肝脏的解毒功能，甚至造成肝硬化。另外，酗酒还有可能增加咽喉、口腔、食管等癌症的发生率。

（二）自然环境与社会环境

自然环境中的空气污染、噪声污染、水源土壤污染等都与恶性肿瘤或肺部疾病等慢性病的发生密切相关。社会环境中社会组织是否健全、教育是否普及、医疗保健服务体系是否完备等都会影响人群的健康水平。

（三）个体遗传、生物及家庭因素

慢性病可以发生于任何年龄，但发生的比例与年龄成正比。年龄越大，机体器官功能老化越明显，发生慢性病的概率也越大。家庭对个体健康行为和生活方式的影响较大，许多慢性病如高血压、糖尿病、乳腺癌、消化性溃疡、精神分裂症、动脉粥样硬化性心脏病等有家族倾向，这可能与遗传因素或家庭共同的生活习惯有关。

（四）精神心理因素

生活及工作压力会引起紧张、焦虑、恐惧、失眠甚至精神失常。长期处于精神压力下，可使血压升高、血中胆固醇增加，还会降低机体的免疫功能，增加慢性病发病的可能。

慢性病的发生与不良的生活方式及环境污染等密切相关。危险因素与慢性病之间的内在关系：①遗传易感性和环境因素，如年龄、性别、种族和遗传等不可改变的因素。②中间危险因素，如血糖升高、血压升高、血脂异常、超重或肥胖、肺功能异常等。常见的危险因素可以表现或发展为慢性病更直接的危险因素或中间危险因素，如高血压、高血糖、血脂异常、肥胖和肺功能障碍；而中间危险因素又使个体易患四种致命疾病，即心血管疾病、恶性肿瘤、慢性呼吸道疾病和糖尿病。

第二节 慢性病的预防与管理

一、慢性病的三级预防

慢性病的预防不仅是指阻止疾病的发生，还包括疾病发生后阻止或延缓其发展，最大限度地减少疾病造成的伤害。三级预防原则是预防医学的核心理念，可体现在慢性病发生前后的各个阶段。三级预防（three levels of prevention）是指根据疾病发生发展过程及健康决定因素的特点，把疾病的预防策略分为三个等级。三级预防的特点是将预防的概念融入疾病发生发展的全过程，扩大到人生的全过程，把临床医疗工作与预防工作紧密结合，并且导向以"预防为主"的方向。

（一）一级预防

一级预防（primary prevention）又称病因预防，是指针对健康人群或处于生物学改变期的患者采取控制和消除健康危险因素、减少接触有害因素的预防措施。慢性病一级预防的目的在于消除疾病的危险因素，预防疾病的发生和促进健康。

慢性病一级预防常采取全人群策略和高危人群策略。全人群策略针对整个人群进行干预，旨在降低整个人群危险因素的平均暴露水平，预防和减少慢性病的发生和流行。高危人群策略针对危险因素暴露较高的群体进行干预，旨在降低或消除高危群体的危险因素水平，提升慢性病的预防效率。主要做法是健康促进和健康保护。健康促进的具体措施有健康教育、自我保健、环境保护、优生优育、卫生监督等。健康保护的具体措施有劳动保护、戒烟戒酒、健康饮食等。

（二）二级预防

二级预防（secondary prevention）又称临床前期预防或"三早"预防，是针对临床症状或体征不明显的患者采取早期发现、早期诊断、早期治疗的预防措施。目前，很多慢性病的病因不明，难以开展有效的一级预防，积极开展慢性病的二级预防具有重要意义。

二级预防的关键是早发现、早诊断。早发现的措施有疾病筛查、定期健康体检、设立专科门诊等，还可以通过居民的自我检查早期发现疾病，如乳房自我检查可早期发现乳腺癌。

（三）三级预防

三级预防（tertiary prevention）又称临床预防，是对已患某些疾病的人采取及时、有效的治疗措施，防止病情恶化，预防并发症和伤残；对已丧失劳动力或残疾者，主要促使功能恢复、心理康复，进行家庭护理指导，使患者尽量恢复生活和劳动能力，能参加社会活动并延长寿命。慢性病的三级预防一般包括临床治疗和康复治疗两个阶段。

二、慢性病管理的概念

慢性病管理（chronic disease management，CDM）是指组织与慢性病相关的各类人员向慢性病管理对象提供全面、主动、连续的管理，以达到促进健康、延缓慢性病病程、预防慢性病并发症、降低病残率和病死率、提高生活质量并降低医疗费用的科学管理模式。慢性病管理的概念和内涵是动态变化的，如慢性病管理的主体已从医护人员逐步发展到包含非医护人员的共同参与，管理的对象已从患者、高危人群拓展到全人群及其社会环境。

三、慢性病管理的理论模型

国际学者对如何提高慢性病防治和管理开展了大量研究，开发出若干针对慢性病管理防治的相关理论和模型。其中，慢性病管理模型（chronic care model，CCM）和创新型慢性病管理框架（innovative care for chronic conditions framework，ICCC）得到了较为广泛的认可和应用。

（一）慢性病管理模型

1.CCM 的正式版　CCM 模型的第一个正式版本是由美国学者瓦格纳（Edward H Wagner）等于 1998 年提出的。在慢性病管理过程中，CCM 模型总结提出在积极的社区资源和政策环境中，在完善的卫生医疗服务体系的支持下，慢性病管理需要关注四个要素：患者自我管理支持、医疗服务提供系统支持、决策系统支持与临床信息系统支持，通过患者与医疗服务团队之间的有效互动协作，促进完善前期的慢性病筛选、中期的疾病发展及后期的并发症管理，从而改善患者健康（图 17–1）。

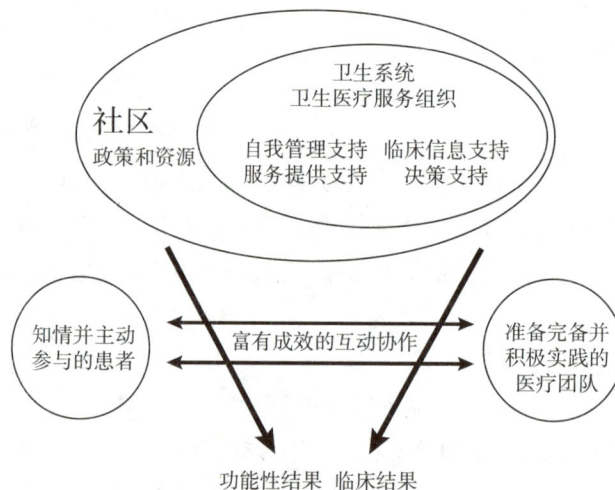

图 17–1　瓦格纳提出的慢性病管理模型

（1）自我管理支持　自 20 世纪 50 年代开始，慢性病逐步成为发达国家主要的健康问题。人们发现以急性病或急症处理为目的传统的医疗保健系统和医疗保健服务在治疗慢性病时作用有限且费用昂贵。人们意识到需要提升现有卫生保健服务提供的效率，从根本上改变卫生保健服务提供的方式，即强调把患者看作是卫生保健服务的主要提供者而不是卫生保健服务的消费者，将一些卫生保健活动转交给患者，并不断增强患者积极参与自身保健活动的能力。

慢性病管理中，应转变患者被动的角色，指导患者积极主动地参与自身慢性病的管理。专业人员可为患者提供系统性的教育，包括日常健康的生活方式教育、并发症的预防指导、治疗计划和用药的遵照安排、在家的症状检测和客观的疾病指标管理等，以提高患者疾病管理的技能和信心。

在具体实践上，20 世纪 90 年代由美国斯坦福大学学者 Kate Lorig 首创的慢性病自我管理项目（chronic disease self-management program，CDSMP）得到了广泛应用。该模式的理论基础是自我效能理论。自我效能理论认为个体的自我效能受 4 个方面的影响，即个体的直接经验、他人的间接经验、他人的劝说及自身的生理状态。通过影响这 4 个方面即可提高患者的自我效能，最终促进行为改变和提高健康状况（图 17–2）。

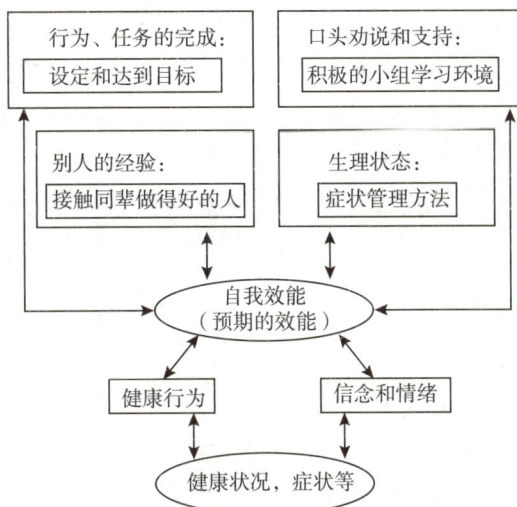

图 17-2　慢性病自我管理项目的理论框架

（2）卫生服务提供系统支持　在现有的慢性病形势下，需要卫生服务提供系统从以前被动应对前来就诊患者的被动型，转变为积极注重对患者、高危险人群乃至健康人群的早期筛查、危险因素控制、提前健康管理的主动型。为做好慢性病管理服务，卫生服务提供系统还需要协调系统内不同层次、类型的卫生服务机构间的转诊与合作。卫生服务提供系统的设计有多种形式，如美国凯撒医疗集团基于疾病风险分层管理的疾病管理金字塔模型（risk pyramid model）就颇受推崇（图 17-3）。

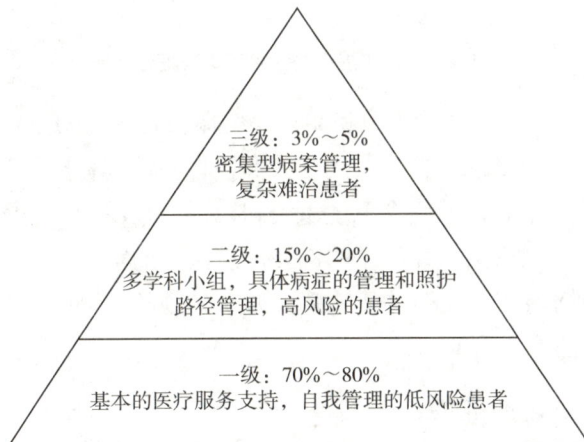

图 17-3　疾病管理金字塔

疾病管理金字塔模型根据疾病风险将患者分为三层：低风险患者、高风险患者和复杂难治患者。按照疾病管理金字塔等模型设计的服务提供系统，通过多学科小组、病案管理等具体管理方法，来合理分配并有效发挥医师、护士、社区工作者、健康行业服务人员、非专业人士等的整合式作用，开展定期随访、诊疗管理、病情追踪、健康照护等一系列适应慢性病需求的服务。

（3）决策系统支持　模型强调慢性病管理方案制定等管理上的决策必须基于最优证据，因而参与整个慢性病管理活动的患者和医疗团队决策需要管理指导、操作指南、临床路径等支持。决策支持主要包括循证决策理念的宣传，基于最新证据的循证指南的实际运用，以及注重从疾病治疗延伸到注重预防、维持健康的整个链条的决策支持。

（4）临床信息系统支持　模型注重对个人和患者群医疗信息的整合处理，以帮助管理服务提供者及时识别患者的真实健康状况，切实考虑患者的诊疗需求，并按需来计划管理路径，最后通过评估健康产出结果做出反思设计等。临床信息系统支持对信息系统的硬件、软件及各系统间的协同合作的积极意愿都有较高的要求。目前，可穿戴设备的广泛应用为健康信息的收集与反馈提供了便利。

2.CCM 拓展版 针对瓦格纳等提出的 CCM 模型，一些学者认为社区资源和政策这一重要支持并没有被充分定义，主要表现在整个模型的设计未全面考虑到人群健康和健康促进的理念，因而健康促进和疾病预防策略并没有得以清晰地囊括和描述。于是，巴尔（Victoria Barr）等于 2002 年在原有 CCM 的基础上加入了人群健康和健康促进，形成了 CCM 拓展版（图 17-4）。

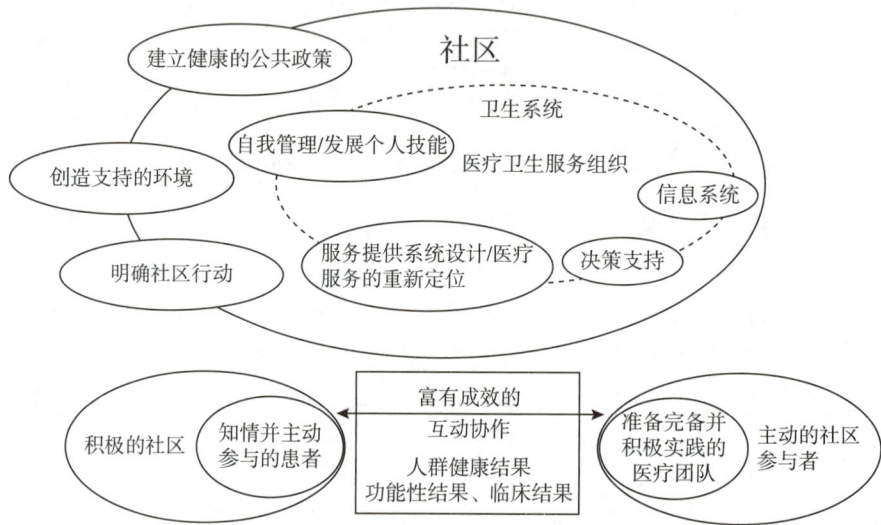

图 17-4 巴尔等提出的慢性病管理框架拓展版

CCM 拓展版强调在认识到社会、经济和文化等健康决定因素对个人、社区和人群健康的重要作用的基础上，将关注人群从患者群扩展到全人群，将慢性病管理上升到公共卫生层面。模型倡导建立政策性、支持性环境，动员整个卫生系统和社区，利用全面的资源整合和有效的多方合作来发挥它们在健康促进中的合力作用，并明确社区所起到的重要枢纽角色——从基于医院的专注于疾病和残疾的治疗到基于社区的致力于疾病和残疾的预防，以此更好地实现除了临床健康产出结果以外的人群健康结果。

（二）创新型慢性病管理框架

CCM 为分析慢性病防治提供了很好的参考依据，也获得了较多的认可与应用，但该模型的构建主要基于高收入国家，在发展中国家推广时存在一定困难。结合发展中国家及地区的卫生体系发展和人群健康状况，WHO 于 2002 年发布报告提出 ICCC。ICCC 强调循证决策、系统整合、灵活适用、预防为主、质量为重、以人群而非个体为关注重点的指导原则，是一个宏观、中观、微观三个层面的交互模型，提出慢性病管理需要在一个积极的宏观政策环境下，致力于通过相应的立法、领导、合作、政策整合、财务支持、人力分配等手段，促进中观维度上医疗服务组织和社区机构来帮助和服务微观层面的患者及其家人进行慢性病的有效管理（图 17-5）。

1.微观层面——多元主体的互动参与是慢性病管理的基石 在传统的医疗系统中，患者及其家属的作用往往被忽视；而在慢性病管理中，患者和家属扮演着越来越重要的角色。在 ICCC 的核心构件中，由有准备的、知情的、受激励的患者和家庭、社区合作伙伴、医疗服务团队构成的

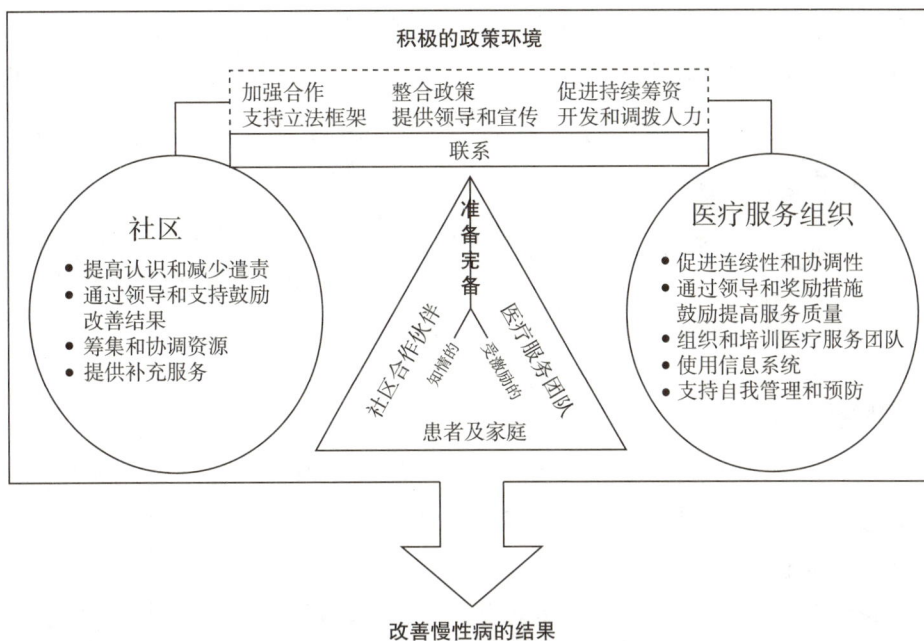

图 17-5　创新型慢性病管理框架

"三端互动"关系对慢性病管理起着独特的积极作用,构成了慢性病管理系统的基石和砥柱。在我国,社区合作伙伴包括街道办事处、企业、学校、健康志愿者和慢性病患者的自我管理小组等,医疗服务团队的组成可有多种形式。其中,福建省厦门市创设的由大医院的专科医生与基层的全科医生、健康管理师组成的"三师共管"服务团队受到群众欢迎。

2. 中观层面——不同组织机构间的协调互补是慢性病管理的支撑　慢性病的防控工作覆盖面非常广,需要多机构、多部门协同合作以发挥最大效能。中观层面主要指社区资源和医疗服务组织。其中,社区突出非专业的社区群体力量,如充分发挥非营利性组织、社区支持小组、志愿者组织等的积极作用,强调筹集和协调资源,提高公众对慢性病的认识,通过领导和支持鼓励改善结果,提供补充性服务等。医疗服务组织突出各医学专业的合力作用,强调促进慢性病患者管理的协调性和持续性,通过领导和激励措施来鼓励高质量的管理服务,组织和培训高合作性的服务团队,支持患者富有成本效果的自我管理和预防,使用高效率的信息系统进行及时的病情追踪和规划等。两者的协作形成整个管理过程中的预防与治疗并重,非专业与专业互补效力。我国目前正在推进的医联体、医共体建设增强了慢性病管理服务的协调性和连续性。医保部门向慢性病预防、监测和规范管理延伸的支付配套改革可促进卫生服务提供者转变慢性病防治观念和行为,从而积极影响社区人群,进而促使患者主动参与慢性病防治。应用 5G 技术和医疗健康可穿戴设备等人工智能物联网技术的发展成果的健康信息云平台,有助于打破"信息孤岛"和"数据壁垒",形成居民健康管理多主体的连续性、系统性和联动性。

3. 宏观层面——积极的政策环境是慢性病管理的保障　宏观层面主要指积极的政策环境,包括 6 个要素,即加强合作、整合政策、促进持续筹资、支持立法框架、提供领导和宣传、发展和分配人力资源。目前,我国慢性病管理筹资以国家基本公共卫生经费为主,其他筹资来源有待进一步拓展。人力资源方面,国家正在加强全科医生的培养和配置。立法方面,我国已于 2019 年通过《中华人民共和国基本医疗卫生与健康促进法》。当前,我国正在推进"慢性病综合防治示范区"建设,落实"健康中国"行动计划。分级诊疗制度、医保支付政策、家庭医生签约制度等政策与慢性病管理的落地实施密切相关,应进一步加强协调整合。

相比 CCM 模型对卫生资源、服务水平、配套条件的高标准要求，ICCC 强调宏观、中观、微观三个层面的交互作用和配合更加全面、灵活，更加适合卫生资源相对匮乏的地区和国家的慢性病管理体系设计。不过，ICCC 也是基于 CCM 模型改进的。

四、慢性病管理的内容

慢性病是一类可以有效预防和控制的疾病，其干预与管理需要多部门的密切协作及全社会的积极参与，三级预防策略是慢性病管理的基础。目前，慢性病管理服务的主要内容包括慢性病的筛查、监测、危险因素干预、高风险人群和患者管理。

（一）慢性病筛查

疾病筛查指通过快速的检验、检查或其他措施，将表面上健康但可能患病者与那些可能无病者区分开来的过程。慢性病的发生、发展和致残是危险因素长期作用于机体的结果，因此开展慢性病筛查是一项积极有效的措施。

1. 慢性病筛查的原则　对于本地区危害较大的慢性病，如高血压、糖尿病等，应在社区层面优先开展筛查，并重点关注高危人群。在纳入筛查的疾病类别时，应考虑目标筛查的疾病在无症状期时进行诊治是否可以有效降低发病率和死亡率（如通过子宫颈刮片检查出早期宫颈癌可显著降低宫颈癌的发病率和死亡率），以及目标筛查的疾病在无症状期进行治疗是否可以带来更好的效果（如早期确诊乳腺癌有助于提高治疗效果）。同时，应尽可能采用安全价廉的无创伤检查技术方法，如在结直肠癌的筛查中采用大便隐血试验技术。此外，需确保筛查试验安全、快速、简便、准确、可靠、可行、经济，社区居民有较好的接受度。

2. 慢性病筛查异常结果的处理　通过社区慢性病筛检可发现一定数量的异常结果，如疾病家族史、体征或实验室检查结果的异常，可表现为不良行为和生活方式、心理和社会适应、生物医学方面等。针对筛查发现的异常结果，通过健康教育、健康咨询和进一步诊断、治疗等手段，可以实现有效的疾病预防。对于这类人群，应确保为其提供包括生物、心理和社会适应能力等方面的全面咨询与支持服务，同时纳入随访管理，给予相关的慢性病健康教育，使服务对象充分认识到疾病筛查的意义及早期处理的重要性与必要性，并根据随访过程中的健康状况变化考虑下一步的治疗方案。

（二）慢性病监测

监测是指通过系统地收集有关资料，有序地汇总和管理资料，分析解释和评价资料，并快速地将资料分发给应该知道这些情况的人（尤其是决策者）的过程。慢性病监测是公共卫生的一项重要内容，也是慢性病规范化管理的重要前提。疾病监测包括死因监测、慢性病危险因素监测、发病或患病监测、死因监测等。居民营养监测、国民体质监测、特定人群（孕产妇、儿童、青少年）营养或行为监测及人口和出生信息等资料也是慢性病监测的重要信息来源。

1. 慢性病危险因素监测　监测的主要内容：①人口统计学信息、社会、经济、文化等社会决定因素。②慢性病主要行为危险因素状况（吸烟、不合理膳食、活动不足和有害性饮酒等）。③主要慢性病如高血压、糖尿病、心脑血管病、慢性阻塞性肺疾病等的自报患病状况、知晓、治疗和控制状况等。④身体测量与生化指标，如身高、体重、腰围、血压、血糖、血脂等。

2. 慢性病发病和患病监测　主要内容：①发病监测，如肿瘤登记报告、脑卒中和心肌梗死病例报告等。②患病监测，如高血压、糖尿病等。

3. 死因监测　目的在于掌握居民死亡情况，确定主要死因分布及其变化趋势。各级各类医院和基层医疗卫生机构均为死因监测工作的责任报告单位。对于院内死亡，由临床医生填写死亡医学证明书，并由专人通过网络直报系统填报死亡个案信息。对于院外死亡，应当建立村（居）委会、乡镇（街道）、县（区）逐级死因数据报告网络，由乡村医生或社区卫生服务站医生向乡镇卫生院或社区卫生服务中心防保人员报告死亡数，防保人员和临床医生负责开展死因流行病学调查，填写死亡医学证明书，并通过网络直报系统填报死亡个案信息。

（三）慢性病危险因素干预

慢性病的主要共同危险因素有烟草使用、不合理膳食、身体活动不足、有害性饮酒等，通过政策倡导、环境建设、技术支持、健康教育和健康促进活动等各种干预措施，营造健康生活方式支持环境，可降低人群慢性病危险因素的水平，有效控制慢性病的发生发展。慢性病危险因素干预的对象涵盖健康人群、高危人群和患者群。

1. 培养健康生活方式　倡导和促进政府制定有利于全民健康生活方式行动的政策、策略和措施，深入开展全民健康生活方式行动，营造全社会支持、参与健康生活方式的环境和氛围。结合各地实际情况，根据不同人群特点，采取群众易于接受的方式，普及健康生活方式的知识，开发和推广适宜技术，促进全民健康生活方式的培养。

2. 烟草控制　加强政策倡导，促进出台公共场所、工作场所禁止吸烟的法律、法规和制度，禁止烟草广告、促销和赞助制度等。开展系统的烟草危害宣传与健康教育，提高人群烟草危害知识水平。开展吸烟人群戒烟指导和干预，重点开展医生培训，加强医生对患者的戒烟教育。指导医院、学校、政府机关、公共场所、社区、家庭创建无烟环境。加强对青少年、妇女、公务员、医生等重点人群的健康教育和管理，重点预防青少年吸第一支烟、医生吸烟和妇女吸烟。

3. 合理膳食　制定和落实合理膳食的支持性政策。促进学生营养午餐、餐饮业健康膳食宣传等相关制度的制定和实施。营造合理膳食支持环境。引导食品生产企业开发和生产低盐、低脂食品；引导餐饮行业研制健康食谱；引导专业技术部门开发合理膳食的支持工具和技术，并进行推广。开展合理膳食有关的健康教育和健康促进活动。通过各种途径或方式宣传合理膳食的知识和技能，宣传和发放合理膳食支持工具，帮助居民掌握食物中油盐含量识别、烹饪中油盐用量控制方法等技能。针对不同人群，如慢性病高风险人群和患者开展合理膳食指导。

4. 体育锻炼　建设居民方便、可及和安全的健身设施环境；出台鼓励步行或骑车出行的交通政策、单位职工参加身体活动和锻炼的政策。开展身体活动的健康教育和促进，编制并多途径宣传和普及身体活动关键信息，并在单位、学校、社区等不同场所开展形式多样、参与性强的大众健身活动。

5. 控制有害性饮酒　倡导和出台限酒或禁酒的支持性政策。加强市场的监管，开展饮酒危害的宣传，从而提高人们对酒精危害的认识，倡导健康饮酒的新风尚，改变喝酒的不良习俗。开展减少有害性饮酒的社区行动，为因饮酒而患病的人群提供方便的、可负担的干预服务，缓解和减轻酒精的有关损害。

（四）慢性病高风险人群管理

积极发现慢性病高风险人群，通过健康管理和强化生活方式干预可降低个体慢性病危险水平，防止和延缓慢性病的发生。

1. 高风险个体的发现　可通过健康档案建立、日常诊疗、单位职工和社区居民的定期体检、从业人员体检、大型人群研究项目等途径发现慢性病高风险人群。这类人群通常具有以下特征之一：①血压水平为 130 ～ 139/85 ～ 89mmHg。②仍在吸烟者。③空腹血糖水平为 6.1 ～ 7.0mmol/L。④血清总胆固醇水平为 5.2 ～ 6.2mmol/L。⑤腰围 ≥ 90cm（男性）或 ≥ 85cm（女性）。

2. 高风险人群的健康管理　为防止或延缓高风险人群发展为慢性病患者，高风险人群需要加强健康管理，定期监测危险因素水平，不断调整生活方式干预强度，必要时进行药物预防。针对具有任何 1 项高风险人群特征者，可以通过开展健康教育等方式，促进其对自身进行动态监测和生活方式的自我调整；针对具有 3 项及以上高风险人群特征者，应当纳入个体健康管理范围，定期随访其指标变化情况。在生活方式自我调整和强化干预方面，主要内容包括合理膳食、减少钠盐摄入、适当活动、缓解心理压力、避免过量饮酒等。对伴有多种危险因素和同时伴有其他慢性病的患者，在监测危险因素、生活方式自我调整和强化干预（包括控烟）的同时，应注重控制其他并存的疾病或危险，并加强对体重、血糖和血脂等指标的控制，必要时加强监测频率。

（五）慢性病患者管理

疾病管理是目前广泛使用的控制慢性病的手段之一。通过个性化、规范化的疾病管理服务可有效控制疾病进程，减缓慢性病并发症的发生，降低致残率、死亡率，提高慢性病患者的生命质量，延长寿命。

1. 早期发现　通过充分利用大众媒体、网络平台、社区宣传栏、健康教育课堂等多种形式，宣传慢性病及其危险因素的相关知识，提高居民慢性病的早发现意识，是疾病健康管理的重要前提。通过各种筛查和早期诊断途径发现的高血压、糖尿病、冠心病、脑卒中、慢性阻塞性肺疾病等患者，应及时纳入疾病的规范化管理，以预防和减少并发症的发生。

2. 定期随访　随访是对慢性病患者进行动态健康管理的重要方式，其形式可分为门诊随访、家庭随访和集体随访等。门诊随访指门诊医务人员在患者就诊时开展的随访。家庭随访指在有条件的社区，对确有上门服务需求且符合条件的患者，由医务人员通过上门服务开展随访。集体随访指借助在社区设点定期开展的讲座等慢性病健康教育活动开展随访。随访管理的主要内容：①了解患者病情及疾病危险因素信息、健康指标及治疗随访情况。②评价治疗情况。③开展非药物治疗，包括饮食治疗、运动治疗和心理治疗等。④指导合理用药，定期复查。⑤健康教育和患者自我管理。

3. 自我管理支持　慢性病自我管理项目是自我管理支持常见的实施形式，其本质为患者健康教育项目。慢性病自我管理按健康教育课程的指导者不同可分为卫生专业人员教授的自我管理项目和非卫生专业人员指导的自我管理项目。按照涉及病种的多少，可分为单一疾病的慢性病自我管理项目和覆盖多个疾病的普适性慢性病自我管理项目。自我管理支持包括以下方面：①为患者提供信息。②传授患者保健康复的技能。③鼓励患者选择健康生活方式。④训练患者解决问题的技能。⑤帮助因慢性病而受情感影响的患者。⑥提供规律而持续的跟踪随访。⑦鼓励患者积极参与疾病的控制。

4. 双向转诊　即根据慢性病患者的病情与治疗需要，由基层医疗卫生机构与综合医院或专科医院之间进行的相互转诊。由基层医疗卫生机构或下级医院上转的慢性病患者主要为无法确诊及危重的患者、疑难重症患者或因基层医疗卫生机构受设备和技术条件等限制无法进行有效诊治的患者等。由上级医院下转的慢性病患者主要为经专科医疗卫生服务已诊断明确、经过治疗病情稳定转入恢复期的患者，重新返回社区在全科医疗卫生服务下继续治疗和康复。

第三节　治未病与慢性病健康管理

一、治未病概述

WHO 在《迎接 21 世纪的挑战》报告中提道："21 世纪的医学，不应继续以疾病为主要研究对象，而应以人类健康作为医学研究的主要方向。"即将医学的重心从"治已病"向"治未病"转移。"治未病"的思想最早来源于《黄帝内经》"不治已病治未病"，核心要点包括未病先防、欲病救萌、既病防变、瘥后防复四个层次，对应"未病"状态的未生、未发、未盛、未传过程，特点是早预测、早发现、早预警和早干预。"治未病"涵盖了健康、亚健康、疾病三种不同生命状态下的全过程，包含着"天人相应""形神统一""藏象合一""七情制胜""药食同功""体质分型"等学术特色，且干预手段十分丰富，如个性化的方药调治、针灸、按摩、传统功法、运动保健、食疗药膳、起居、情志等，开创了具有原创优势的中医预防学理论与方法。

近年来，党和政府高度重视中医"治未病"工作。2007 年 1 月 11 日，在全国中医药卫生工作会议上，吴仪副总理指出：要思考和研究中医学的"治未病"的理念。2013 年 9 月 28 日，国务院发布了《国务院关于促进健康服务业的若干意见》，指出"充分发挥中医医疗预防保健特色优势，提升基层中医药服务能力"。2016 年 2 月 22 日，《中医药发展战略规划纲要（2016—2030 年）》发布，指出中医药的定位：作为卫生资源、经济资源、科技资源、文化资源和生态资源，在治未病、重大疾病治疗及疾病康复中发挥着重要作用。2016 年 8 月 19 日，全国卫生与健康大会在北京召开，会上习近平总书记指出："坚持中西医并重。"2016 年 10 月 25 日，《"健康中国 2030"规划纲要》正式颁布，指出：到 2030 年，中医药在治未病中的主导作用得到充分发挥。实施中医治未病健康工程，将中医药优势与健康管理结合，探索融健康文化、健康管理、健康保险于一体的中医健康保障模式。2016 年 12 月 6 日，国务院新闻办公室发布了《中国的中医药》白皮书，专门指出："突出治未病"为中医药特点之一。2016 年 12 月 25 日，第十二届全国人大常务委员会第二十五次会议通过了《中华人民共和国中医药法》，并于 2017 年 7 月 1 日起施行，为中医治未病服务的开展提供了法律保障。

在国家和社会的大力支持下，治未病健康工程建设已初具规模。如在治未病科室建设上，治未病中心已全部覆盖全国三级中医医院；在标准和规范的制定上，2010 年中华中医药学会发布了《中医养生保健技术操作规范》，2016 年发布了《中医健康管理服务规范》，2018 年发布了《中医治未病服务规范》，2022 年公布了 14 项治未病干预方案团体标准，涉及血管性痴呆、老年人中医体质、女性生理周期调养、产褥期、儿童青少年近视、易感冒人群（成人）、预防肥胖、腰椎间盘突出症高危人群、骨质疏松高危人群、无症状胆囊结石、非酒精性单纯性脂肪肝、食管癌前病变、鼻鼽、推拿预防颈椎病等方面；在教材规划上，已出版《中医未病学》《中医治未病学概论》《中医饮食营养学》《中医养生学》《中医康复学》《中医老年病学》《中医养生康复学概论》《中医健康管理学》等，亚健康作为中医治未病的主要落脚点，以《亚健康学基础》《亚健康临床指南》为代表的亚健康专业系列教材已出版 24 本；治未病相关学术著作及科普著作相继出版，如《中医治未病丛书》《中医"上工治未病"丛书》《中医治未病适宜技术手册》《中医治未病养生有道全图解丛书》《漫画中医治未病》等科普读物，为中医治未病文化传播与推广起到了重要的推动作用。

二、治未病在慢性病健康管理中的应用

健康管理概念自 20 世纪 50 年代美国保险行业提出以来，在当代西方发达国家已发展成为医疗卫生服务体系的重要组成部分之一，通过监测、评估、控制生活方式中的健康危险因素和行为，在降低疾病发生率、维护健康水平及减少医疗费用等方面取得了显著成效。治未病以中医基础理论为指导，主张未病先防、欲病救萌、既病防变、瘥后防复，采用方药、针刺、艾灸、推拿、情志调摄、药膳食疗、运动功法等方法与技术，在延年益寿、维护健康、增强体质、防止疾病发生发展方面作出了重要贡献。健康管理与治未病的核心理念不谋而合。

治未病思想是中医预防保健的重要理论基础，建立在治未病理念基础上的慢性病健康管理与防控模式是提高全民健康素质的重要途径。慢性病的特点为起病隐匿，病情迁延不愈，缺乏确切的生物病因证据。而治未病思想主张从整体角度认识人体健康状况和疾病的发生与发展，这种整体调节的干预方式在现代医学缺乏有效诊治模式的慢性病危险状态的干预中具有明显优势。在治未病思想下开展慢性病健康管理需要做早期介入和全程干预，以便阻断病程发展，具体包括四个阶段：在未病阶段要重视养生之道，增强体质，降低慢性病发病率；在欲病阶段做到早发现、早诊断、早治疗，防微杜渐，将疾病扼制在萌芽状态；在已病阶段要掌握其传变规律，及时阻止病程进展，防止其肆意蔓延及向危重阶段转变，提高慢性病患者的生存质量；在疾病康复后注意防止疾病复发。在基于治未病思想的慢性病健康管理的具体实践中，首先要辨别人群体质，根据体质辨识结果确定管理方案；同时要因人制宜，根据人体先天禀赋和后天获得的不同采用相应的干预方法；此外要注重顾护脾胃，脾胃为后天之本，气血生化之源，在制定管理方案时要遵循顾护脾胃这一重要原则。

治未病思想指导下的健康管理突出解决重大慢性病防控中的瓶颈问题，对控制医疗费用增长，遏制重大慢性病发病率、死亡率居高不下的局面提供了积极有效的支撑。通过健康管理与公共卫生相结合、慢性病治疗与康复相结合、中西医相结合，实现预防为主，关口前移，对于普及健康生活方式、提升居民健康素养、有效控制健康危险因素具有重要意义。

2009 年 7 月，《关于促进基本公共卫生服务逐步均等化的意见（卫妇社发〔2009〕70 号）》文件指出，要充分发挥中医药在推进公共卫生服务均等化方面的作用。国家中医药管理局也要求"将中医预防保健服务和公共卫生服务相结合"，努力探索出有效途径及服务模式。2009 年 10 月，以体质辨识为主的治未病体检被纳入《国家基本公共卫生服务规范（2009 年版）》。之后出台的相关政策文件也明确要求将治未病纳入基本公共卫生服务，从公共卫生的角度认识治未病并推行实践。治未病理论与方法纳入公共卫生体系，具体是要将其纳入国家基本公共卫生服务项目，如在健康档案中加入中医体质辨识内容；在传染病及突发公共卫生服务事件、健康教育中融入治未病的内容；探索治未病融入特定人群（0～6 岁儿童、孕产妇、老年人等）的健康管理、融入慢性病患者（高血压、2 型糖尿病等）的健康管理中，并在基本医疗服务中充分使用中医治未病适宜技术。

总之，治未病在慢性病健康管理中应用前景广阔，但目前的发展过程中还面临着一些挑战。其一，运行管理机制尚不成熟，治未病与健康管理融合不够深入，尚未形成一套完整有效的运行方案。其二，社会的认知度和接受度不够。其三，科研与创新技术研究不够。其四，理论技术真正实践并广泛应用还不多。

针对以上情况，一要完善运行管理机制和标准制定，要重点推动综合医院、妇幼保健机构提供治未病慢性病健康管理服务；提倡多方参与协作，积极鼓励医疗卫生机构、科研院所、行业学

会协会、社会团体和相关企业参与运行管理工作和健康大数据的标准制定工作。二要扩展治未病慢性病健康管理教育传播网络和信息化平台，构建政府、医院、高等院校、社区和媒体协作互动的教育传播网络；创新宣传普及的内容与方式。构建治未病慢性病健康管理信息化平台，借助现有信息管理系统建立个人健康信息数据库，并进行管理、维护和完善。三要加快治未病慢性病健康管理科研与创新技术研究，构建科研方法学体系；以健康辨识、干预和效果评价为核心，研究相关理论、方法、技术和产品，形成标准和规范；结合现代科技手段，改进、完善和创新各种药物和非药物产品，研发便携式、易操作、精准度高、安全可靠的养生保健仪器和用品。四要积极推动技术落地，通过多方协作，让理论技术应用于健康服务机构，使其更好地发挥作用并不断完善。

本章小结

本章介绍了慢性病的概念、分类、特点、流行病学特征、危险因素、三级预防，梳理了慢性病管理的理论模型，重点是 CCM 和 ICCC，介绍了当前慢性病管理的主要内容，包括慢性病筛查、慢性病监测、慢性病危险因素干预、高风险人群管理和患者管理。此外，也介绍了中医治未病及其在慢性病健康管理中的应用。

案例分析

厦门：三师共管 多快好省管慢性病

2016 年 8 月，福建省厦门市六部门联合印发《厦门市家庭医生基层签约服务实施方案（试行）》，构建"1+1+N"三师共管家庭医生签约服务厦门模式，为居民提供"多快好省"签约品牌服务，形成了居民主动踊跃签约、基层乐意服务的双赢局面。该模式创新设立"健康管理师"专岗，对基层医疗卫生机构的护士、公共卫生医师及中医药、药剂等卫生技术人员进行专业知识与实践技能培训，提高其健康管理水平，能够有效教育患者开展自我管理工作。"三师共管"中的"三师"指由基层的全科医师、健康管理师和上级医院专科医师构成的医疗服务团队。全科医师负责落实、执行治疗方案、病情日常监测和协调双向转诊，健康管理师侧重于居民健康教育和患者的行为干预，医院专科医师负责明确诊断与治疗方案、指导基层的全科医师。在签约服务的过程中，努力做实做细"多快好省"品牌服务。"多"指高血压、糖尿病等慢性病签约对象可酌情开具 4～8 周的用药；"快"指快捷的绿色通道转诊，可优先预约大医院专家门诊，比没有签约对象可提前 3 天预约；"好"指签约居民有专门的签约服务区和独立的诊疗服务区及专属的收费结算处，专科医师个性化技术指导，家庭医生团队个性化健康管理，慢性病患者精细化管理，还可优先有偿享受康复训练建档等服务；"省"指取消了签约人员部分门诊及住院的起付标准。

厦门市对慢性病患者进行分标管理，制定了不同级别的管理强度，把重点人群分出来，进行健康评估、个体化健康教育，对不良生活习惯和行为进行干预和健康教育。对签约居民开展高危人群慢性阻塞性肺疾病筛查、大肠癌筛查、冠心病筛查等，提高呼吸疾病、胃肠道疾病、心脑血管疾病等早诊覆盖率，可疑病例及时通过绿色通道转诊到三级医院，后续健康及随访管理优先纳入家庭医生签约服务，有效促进慢性病早诊早治，构筑社区疾病筛查＋医院诊疗＋社区康复的闭环健康管理平台。目前，厦门市的家庭医生签约服务手机 App"厦门 i 健康"已与基层云平台签约系统无缝对接，搭建医生与居民互动交流管理平台，通过信息化手段助力全流程签约服务，实现了社区卫生服务电子签约与管理。

厦门市开展"1+1+N"三师共管以来，逐步形成了合理的就医秩序。2020 年，厦门市公立基层医疗卫生机构普通门诊量占全市公立医疗机构的 56.3%，基层慢性病门诊占全市公立医疗机构的 77.2%。大医院慢性病为主的普通门诊量有较大幅度下降，基层医疗卫生机构门诊量大幅上升。百姓就医习惯趋于理性。居民签约基层医疗卫生机构的首诊意愿达到 86.89%。患者在基层就诊体验进一步改善，满意度大幅提升，签约居民对签约机构的综合满意度达 95.08%。

[资料来源：姚冠华. 福建厦门：三师共管"多快好省". 中国卫生，2021（06）：22-23.]

试回答：

1. 厦门市"三师共管"的含义是什么？

2. 厦门市在慢性病管理方面分别对供方和需方采取了哪些激励措施？

3. 慢性病的"三师共管"涉及哪些宏观政策？慢性病管理与家庭医生签约制度、分级诊疗制度间的关系如何？

思考题

1. 结合 CCM 模型，分析我国这些要素条件的发展现状。

2. 结合 ICCC 模型，描述我国慢性病防控的宏观政策环境，并提出针对性建议。

导引案例

中国留守儿童

2018年，优酷网拍客拍摄了《留守儿童辛酸心声》，真实反映了贵州省纳雍县一户人家3名留守儿童的现状。

"留守儿童"问题是我国一个突出的社会问题。2020年度《留守儿童蓝皮书》暨中国留守儿童心理发展报告显示，有超过40%的"缺少双亲留守"的学生每年见父亲或母亲的次数超过9次，还有12%～13%的留守儿童一年都没有见过父亲或母亲，不见面且一年没能和母亲联系的留守学生比例为5.5%。这些留守儿童正处于成长发育的关键时期，由于亲情缺失，心理健康方面存在阴影，很大一部分表现出内心封闭、情感冷漠、自卑懦弱、行为孤僻、缺乏爱心和交流的主动性。由于他们无法享受到父母在思想认识及价值观念上的引导和帮助，极易产生认识、价值上的偏离和个性、心理发展的异常，一些人甚至会因此而走上犯罪道路。

试回答：

1. 留守儿童面临的主要问题有哪些？
2. 如何应对留守儿童问题？

第一节　弱势群体概述

一、弱势群体的定义及特征

（一）定义

弱势群体也叫社会弱者群体，英文为 social vulnerable groups，指在社会经济利益和社会权力分配体系当中处于边缘化地位的底层群体的总称。它是一个相对的概念，主要用来分析现代社会经济利益和社会权利分配不公平、社会结构不协调、不合理。在不同的时代和不同的社会，其内涵和外延有所不同。

弱势群体的"弱"体现在：一是弱势的经济基础；二是弱势的社会政治地位及各种公民权利；三是弱势的竞争力。可见，弱势群体就是社会各个群体中处于劣势的脆弱的人群。

弱势群体分为两类：生理性弱势群体和社会性弱势群体。生理性弱势群体是指因年龄、性别、生理缺陷而在生活的某些方面有所依赖、在社会竞争中处于弱势和容易被伤害的人群，主要包括妇女、儿童、老年人、残疾人和长期患病者等相对弱小的人群。社会性弱势群体是指因阶层、职业、收入、地域社会原因造成的竞争能力弱、生活困难、容易受到伤害的人群，多为处于社会底层、非主流的人群，包括下岗职工、生活贫困者、农民工。

（二）特征

弱势群体在名义上是一个虚拟群体，是社会中一些生活困难、能力不足或被边缘化、受到社会排斥的散落的人的概称。弱势群体的特征如下。

1. 物质生活的贫困状态　贫困是弱势群体的首要特征。虽然"弱势群体"不能与"贫困人口"完全等同，但至少是高度重叠的。弱势群体通常是经济上的无收入或低收入者，经济收入低于社会人均收入水平，甚至徘徊于贫困线边缘。经济上的低收入也造成了弱势群体生活的脆弱性，一旦遭遇疾病或其他灾害，他们很难有足够的承受能力。

2. 政治上的低影响力　弱势群体处于社会分层体系的底层，地位低，远离社会权力中心，较少参与社会政治活动，对于政治生活的影响力低，难以影响公共政策的制定。这意味着弱势群体仅仅依靠自身的力量很难摆脱自身的困境、解决自己的问题。

3. 心理上的敏感性强　受自身职业技能所限或者失去年龄优势而缺乏市场竞争力，弱势群体缺乏职业安全感；收入低且不稳定，生活贫困，使得弱势群体对自身处境的满意度低，社会心理压力高于一般社会群体，对生活前途悲观。同时，政治上的低影响力也造成了弱势群体在心理上的高度敏感性和脆弱性，不能很好地融入社会，或者感到被社会所抛弃，具有比较严重的相对剥夺感和较为强烈的受挫情绪，心理上容易产生不满、苦闷、焦虑、急躁情绪，难以自我调适，进而对生活失去信心。

4. 医疗服务需求大　与普通人群相比，弱势群体对医疗卫生服务的需求大。虽然现行的医疗救助方案一定程度上缓解了部分弱势群体的就医问题，但弱势群体的医疗保障体系尚不完善。弱势群体没钱看病、看不起病仍然是国家需要解决的重点和难点。

随着社会经济的发展和社会不公平的凸显，弱势群体的总体人口特征日益呈现出扩大化、积弱化和复杂化的趋势，如与农民工弱势群体相关的就有留守儿童、留守农村妇女、留守老人和流动儿童等弱势群体。

二、弱势群体的基本情况

现代社会中，虽然各国的情况有所不同，但所有国家都存在着一个由孤、老、病、残、幼、贫、困等组成的弱势群体。2002 年 3 月，朱镕基总理在第九届全国人大第五次会议上所作的《政府工作报告》中使用了"弱势群体"，使得"弱势群体"成为一个流行概念，引起了国内外的广泛关注。

为保障社会弱势群体的基本生活，党和政府做出了不懈的努力。1992 年，中国在改革开放后稳步推进社会保障体系建设，目前已基本建成世界上规模最大的社会保障体系。该体系以社会保险为主体，包括社会救助、社会福利、社会优抚制度等内容。社会救助是兜底性民生保障的重要内容，重点关注弱势群体的"生老病死""衣食住行"等基本生存需求。2014 年 2 月，国务院颁布《社会救助暂行办法》，基本覆盖各类困难群众。中央财政建立困难群众救助专项补助资金，统筹用于最低生活保障、特困人员救助供养、临时救助、孤儿基本生活保障、生活无着流浪乞讨人员救助等工作。2020 年 8 月 25 日，中共中央办公厅 国务院办公厅印发了《关于改革完善社会救助制度的意见》，提出用 2 年左右时间，健全分层分类、城乡统筹的中国特色社会救助体系，在制度更加成熟、更加定型上取得明显成效。

在医疗保障方面，据国家医保局公布的《2021 年全国医疗保障事业发展统计公报》显示，截至 2021 年底，全国基本医疗保险参保人数为 13.63 亿，参保率稳定在 95% 以上。医疗保障制度的日益健全使群众就医负担持续大幅度减轻，全民健康水平显著提升。但基本医疗保障在近 5 亿的农村人口的保障水平偏低，因病返贫的风险还比较大。

在教育保障方面，九年义务制教育的实施从根本上巩固了小学与初中阶段儿童的入学率。"两不愁三保障"制度的全面贯彻为那些年均收入处于贫困线以下的农村家庭和为处于最低生活保障线以下的城市家庭提供了有力支持，保障了其子女的受教育权利。大学的连年扩招扩充了整个青年人口的受教育机会，各年龄段学龄青年的受教育年数普遍延长，男性与女性受教育年数差距不断缩小，这是改革开放以来中国社会发生的最显著变化。

国家卫生健康委员会 2019 年发布的《中国妇幼健康事业发展报告》全面体现了新中国成立后中国妇幼健康事业的发展：女性预期寿命逐渐延长，孕产妇死亡率稳步下降，2018 年下降至 18.3/10 万，较 1990 年下降了 79.4%，且城乡差距、地区差距逐渐缩小；儿童死亡率明显下降，2018 年新生儿死亡率、5 岁以下儿童死亡率为 3.9‰、8.4‰，较 1990 年分别下降了 88.2% 和 86.2%，且城乡差距、地区差距持续缩小，出生缺陷导致的儿童死亡明显减少，提前 8 年实现了联合国千年发展目标。

第七次全国人口普查的数据显示，我国 65 岁以上老龄人口占总人口比例为 13.5%，老年抚养比 19.7%。预计 2033 年中国将进入老龄人口占比超过 20% 的超级老龄化社会。人口老龄化大背景下，对老年弱势群体的关注将是社会保障体系建设中的一个重要问题。

由于我国经济社会发展总体水平还比较低，地区发展不够平衡，城乡二元结构特征仍比较明显，所以保障和提高弱势群体生活水平的任务还很艰巨。尤其是随着工业化和城市化进程的不断推进，每年新增不少失地农民，如果不妥善解决他们的就业和生活出路问题，势必会增加社会性弱势群体的数量。弱势群体已成为影响我国社会稳定和经济持续发展的重要因素之一，成为建设和谐社会的不和谐音。保障弱势群体是政府的一项基本责任。

三、弱势群体产生的原因

弱势群体是社会特殊群体，其成因有先天的自然因素和后天的社会因素。

（一）不同人群的自然属性

不同人群的自然属性是弱势群体形成的自然原因。自然原因产生的弱势群体主要包括由生理因素导致的如年幼、性别、年老、残疾的生理性弱势群体。妇女、儿童、老人、残疾人是社会中的弱者，虽然其中也不乏佼佼者，但整体而言，他们在体力、智力、机会方面均处于不利地位。例如，老年人群体突出表现在生理功能有很大的下降，退休后经济收入减少，抵御市场风险的能力弱，生活质量不高，失落感、孤独感、寂寞感影响着老年人的身心健康。

妇女的社会地位不如男性，一些工作岗位对女性有歧视性，被淘汰的下岗职工以女工居多。在传统思想影响下，不少女性缺乏信心，在社会工作和家庭生活中处于弱势地位。

（二）社会阶层分化

社会阶层分化是弱势群体形成的社会原因。一般而言，社会分层与社会不平等联系密切，社会不平等引起社会分层，社会分层又带来新的不平等。社会分层意味着社会中存在着拥有不平等财富和权力的群体，弱势群体是社会分层的重要表现和必然结果。弱势群体是社会转型期间的社会结构发生迅速分化的结果。每一个阶层对财富、权力、知识、技能、荣誉等稀缺要素的占有具有很大的差异性，其中占有社会资源最少的阶层就是弱势群体。

人物档案：

马克斯·韦伯

马克斯·韦伯（Max Weber，1864—1920），德国著名社会学家、政治学家、经济学家、哲学家，被视为现代社会学最重要的奠基者，有资产阶级的卡尔·马克思的称号。韦伯以财富（经济）、权利（政治）、声誉（社会）三个维度作为社会阶层分化的标准，构建起"三位一体"的社会分层理论。

（三）社会关系与生产水平

1. 经济转型和经济全球化所致　20世纪末开始，产业经济结构开始调整，经济增长方式渐渐地由粗放型增长向集约型增长转变，产业结构由劳动密集型向资本密集型、技术密集型产业转变，传统产业开始萎缩。市场经济的基本规则是优胜劣汰，以效率为准则选择市场的竞争主体，那些缺乏竞争力的行业和企业最后被淘汰而成为社会弱势群体，这就是"马太效应"。同时，经济全球化更是加重了这些行业人群的弱化程度。

2. 经济体制转变及其引发社会结构调整带来的冲击　计划经济体制下实行充分就业制度，人人都有工作，人人都有收入来源，失业处于隐性状态，使得众多"弱势群体"隐形化。今天，"充分就业制度"被"有限的就业制度"和"必要的失业制度"所替代。企业为了适应激烈的市场竞争，削减了大量知识水平较低、生存技能差的冗余人员，使得原本隐形化的弱势群体特征显性化。

3. 二元经济结构是农村弱势群体自力更生、自我发展的障碍　二元经济结构是指以社会化生产为主要特点的城市经济和以小农生产为主要特点的农村经济并存的经济结构，主要表现：城市经济以现代化的大工业生产为主，而农村经济以典型的小农经济为主；城市的道路、通信、卫生和教育等基础设施发达，农村的基础设施落后；城市的人均消费水平远远高于农村；相对于城市，农村人口众多等。在城乡分割的二元经济结构条件下，农村弱势群体普遍以传统农业为主要收入来源，增加收入难度大。同时，农民的资金短缺、劳动工具简陋、生产技术落后、产品质量低劣、经营管理水平不善等，难以适应激烈的市场竞争。

农民工进城打工增加了农民的收入，开阔了眼界，提高了农村劳动力的素质。然而，农民工从一开始就是以一种不平等的社会身份进入城市。农民工虽然居住在城市、工作在城市，但在制度上他们不是城市社会的一员，成为一个社会地位低下的底层弱势群体。

（四）教育不公平

教育不公平是弱势群体形成的一个深层次原因。农村弱势群体的一个显著特征是文化素质不高，思想观念陈腐，少有积极进取和勤奋工作的精神，缺乏市场经济意识和经营头脑。教育的不公平性是导致农村弱势群体知识贫困的一个重要因素。较长时间以来，我国的教育资源分配重点向城市倾斜，农村的办学条件差，教育质量低，加上弱势群体家庭经济的限制，使得农村因贫困辍学、休学现象长期存在。知识贫困对农村弱势群体的经济利益上的影响至深，也是弱势群体形成的深层次原因之一。

四、弱势群体问题的应对策略

（一）加强弱势群体保护的法治建设

法治国家的法律具有公平、正义的特征。保护弱势群体正是体现法律的公平、正义和平等原则，是对法律的正义本质的具体实行。当前，我国弱势群体的社会问题日益突出，仅仅用人道主义的感化、政府的引导是不能从根本上解决问题的。作为法治国家，我们完全可以也必须将弱势群体的权利保护纳入法律保护的轨道，通过国家立法、司法的强制手段对国民收入进行再分配，以保证社会保障制度的贯彻落实。

切实保障弱势群体的权利，法律应该与政府的综合调控职责相结合。政府及其职能部门通过运用公共权力创造条件，排除妨碍，重新分配社会资源，给予弱势群体以特别的物质保障和精神、道义保障。尤其是解决好教育、就业、收入分配、社会保障、医疗卫生和社会管理等直接关系人民群众根本利益和现实利益的问题，努力使人民学有所教、劳有所得、病有所医、老有所养、住有所居。

（二）建立健全多层次的社会保障体系

1. 扩大城镇最低社会保障的范围 最低生活保障是城市贫困人口主要的社会救助制度，是根据当地消费水平确定的最低营养需求标准。切实解决多类型弱势群体的问题，需要构建一个以政府财政为后盾，以现行城市居民最低生活保障制度为基础，包括最低生活保障、公共房屋、疾病医疗救助、贫困家庭的子女免费接受义务教育等内容的综合性社会救助体系。

2. 发挥国家政策导向的作用 加强宏观调控，积极扶持、兴办、扩办各类民营经济实体，重点扶持能容纳较多弱势人员就业的劳动密集型、工艺传统型、技能简单型、社会长期需求型的企业，努力使弱势群体实现最大程度的就业。同时，积极拓宽救助渠道，大力开展社区就业。

3. 加快农村经济结构调整，改善农民生产经营环境 一是要逐步打破城乡分割的二元经济结构，促进资源要素在城乡之间合理流动，实现城乡联动和协调发展，使农村劳动力享有均等的就业机会。二是大力推进农村小城镇建设，减少农业人口数量。三是大力发展农村中的二、三产业，加快农业劳动力向非农产业转移。四是增加农业投入，大力推进农业产业化，加快对传统农业的改造及向现代农业的转变。

加大对农村弱势群体的扶持力度，改进扶持方法。改农村扶贫为农村扶弱，改生活救助为生产援助，扶贫方式由现金和实物援助为主转变为培育自我发展能力的援助为主，扩大在技术、项目、培训、生产和销售等方面的有效援助。

（三）通过加大教育投入促进弱势群体综合素质的提高

国家要加大对教育的投入，特别是对农村地区教育的投入，促进农村地区教育基础设施的完善和师资力量的壮大，切实保障农村弱势群体的教育权利，努力提高农民的文化水平，从根本上提高弱势群体的应变能力和综合竞争力。

第二节　妇幼社会医学

一、妇幼人群的定义及特征

（一）定义

妇幼是妇女和儿童的统称。妇女是成年女子的通称，在司法解释中 14 岁以上的女性称为妇女，未满 14 岁的男女称为儿童。在现实生活中，妇女常指有孩子的女性。

（二）特征

1. 妇女的基本特征

（1）生理特征　女性一生生理上比男性多了三期：经期、孕期、围绝经期。女性的生理健康与这三期具有密切关系（表 18-1），从生理来说，女性应更注重保健。

表 18-1　妇女"三期"的生理特征

生理期	生理特征
月经期	月经是女性性发育成熟后的生理现象之一。一般 14 岁左右开始来潮，除妊娠、哺乳期外，大多在 50 岁左右闭止。月经与神经－内分泌系统的功能直接相关，也受心理因素影响，是分析妇女身心健康状况的依据之一
孕期、哺乳期	女性月经按期来潮，有了孕育的能力。妊娠期一般为 280 天左右，孕妇会出现停经、腹部隆起等形态和功能变化。婴儿诞生后，产妇开始哺乳，母乳分泌受到营养物质、盐类等直接影响，也与产妇的精神情志密切相关
围绝经期	女性在绝经前后的一段时期是女性卵巢功能逐渐衰退至完全消失的过渡时期，一般确定为 40～60 岁。此时女性的生理和心理方面出现一系列症状，如烘热汗出、烦躁易怒、心悸失眠或忧郁健忘等，也叫女性围绝经期综合征

（2）心理特征　女性的弱点是脆弱、胆小，做事不敢冒险。同时，女性因其母性本能，多心地善良，富于同情心、怜悯心和爱心。女性自尊心较强，不愿意别人说她的短处，对伤害过自己的人往往耿耿于怀；做错了事情，心生后悔，却不愿意公开道歉。

（3）社会特征　现代女性在政治、经济、文化和家庭生活等各方面享有同男子平等的权利。然而，某些方面相对于男性而言，女性往往处于弱势。当前社会中仍存在男女同工不同酬，女性就业难，失业问题严重，形形色色的"潜规则"充斥社会的方方面面；"男尊女卑"思想回潮、女性过分依赖男性、文化素质偏低导致的家庭暴力时有发生。

2. 儿童的基本特征

（1）生理特征　儿童时期是机体处于不断生长发育的阶段，生理特征表现为个体差异、性别差异和年龄差异大，无论是对健康状况的评价，还是对疾病的临床诊断不宜用单一标准衡量。对疾病造成损伤的恢复能力较强，常常实现自然改善或修复。自身防护能力较弱，易受各种不良因素影响而导致疾病发生和性格行为的偏离，而且一旦造成损伤，往往影响一生，所以应该特别注意预防保健工作。

（2）心理特征　儿童期是智力发展最快的时期。求知欲旺盛，感知觉的敏锐性有提高，逐渐具有感知目的性和有意性。注意力稳定性在增长，整体不够稳定。儿童的性格可塑性大，在家庭、学校、社会的熏陶下，儿童的自我意识、个性品质及道德观念逐渐形成。儿童的好奇心强，辨别力差，对新鲜事物感兴趣，喜欢模仿，容易沾上不良习气。儿童时期是培养健康心理的黄金时期。

二、妇幼卫生状况及面临的挑战

（一）需求状况

妇女、儿童的解剖、生理和心理特点决定了他们属于"高危人群"，在生理、生殖、生长、发育等过程中必须加以特殊保护，他们的卫生服务需求较高。据《全国第六次卫生服务统计调查报告》显示，女性两周患病率和慢性病患病率（按患病例数算，以下同）均高于同时期的男性，女性按标准年龄构成计算的两周患病率和慢性病患病率的标化率也高于同时期的男性（表18-2）。因此，妇女对卫生服务的需求与利用也高于男性（表18-3）。同样，儿童的卫生服务需要、需求与利用也比较高（表18-4）。

表 18-2　我国居民两周患病率和慢性病患病率（标化率）（‰）

性别	两周患病率（标化率）					慢性病患病率（标化率）				
	1998	2003	2008	2013	2018	1998	2003	2008	2013	2018
男	136.2	130.4	170.4	224.0	308	141.6	133.5	177.3	310.0	336.0
	133.2	118.3	–	–	–	141.6	133.5	–	–	–
女	164.1	155.8	206.8	259.0	336	173.9	169.0	222.5	350.0	349.0
	159.5	137.9	–	–	–	173.9	169.0	–	–	–
合计	149.8	143.0	188.6	241.0	322	157.5	151.1	199.9	331.0	343.0
	146.4	128.2	–	–	–	136.1	124.5	–	–	–

注：每个群体的数字中上行为两周患病率，下行为标化率。

表 18-3　我国居民就诊率（‰）

性别	1993 年	1998 年	2003 年	2008 年	2013 年	2018 年
男	154.4	149.5	121.5	131.0	119.0	219.0
女	184.9	179.1	146.2	160.0	141.0	260.0
合计	169.5	163.9	133.8	145.0	130.0	241.0

注：数据引自《2019 年中国卫生健康统计提要》。

表 18-4　0～4 岁儿童两周患病率和两周就诊率（‰）

指标	1993 年	1998 年	2003 年	2008 年	2013 年	2018 年
两周患病率	200.3	201.8	133.0	174.0	106.0	220.0
两周就诊率	309.6	307.4	202.4	248.0	146.0	248.5

注：数据引自《全国第六次卫生服务统计调查报告》。

（二）供给状况

我国党和政府历来重视妇幼卫生工作，确立了"预防为主"的工作方针，突出以"保健为中心"的工作特点，根据不同时期的经济发展水平制定相应的工作重点。随着信息化时代的到来，我国建立了妇幼卫生监测系统和妇幼保健网络，投入资金增加儿童医院、妇产医院和妇幼保健院的基础设施和人员配置，从而保证了妇女、儿童健康水平的提高（表18-5）。

表 18-5 妇幼保健机构、床位及人员数的变化

	2000 年	2005 年	2010 年	2012 年	2019 年	2021 年
儿童医院数	36	58	72	89	141	151
床位（张）	9835	14353	24582	28273	–	–
人员（人）	18219	25109	37412	45329	73533	79390
其中：卫生技术人员	13642	19507	30757	37786	62519	67678
医生	4812	6719	10037	11525	19715	21844
护师（士）	6193	8752	15095	19059	31490	33463
妇产（科）医院数	44	127	398	495	809	793
床位（张）	7532	11961	26453	32902	–	–
人员（人）	12455	18789	46045	54989	110966	114735
其中：卫生技术人员	9570	14590	34728	41522	83049	86463
医生	3379	5378	11704	13810	24974	26457
护师（士）	4270	6268	15800	19722	44332	45636
妇幼保健院	3163	3021	3025	3044	3071	3032
床位（张）	71153	94105	134364	161560	243232	260132
人员（人）	168302	187633	245102	285180	486856	542332
其中：卫生技术人员	136843	153153	202365	235741	405060	454195
医生	70176	73288	85932	91335	128114	144428
护师（士）	37753	44949	73195	94065	184710	210259

注：引自 2022 年《中国卫生和计划生育年鉴》。

（三）面临的挑战

婴儿死亡率、5 岁以下儿童死亡率和孕产妇死亡率（以下简称"三率"）是衡量一个国家或地区的妇幼状况常用指标。随着我国经济社会和医疗卫生事业的快速发展，特别是新农合等医疗保障制度的建立，以及推进基本公共卫生服务均等化、实施农村妇女住院分娩补助等妇幼重大专项，我国妇女儿童健康指标显著改善。2011 年 7 月，国务院《中国妇女发展纲要 2011—2020》和《中国儿童发展纲要 2011—2020》（简称"两纲"）提出：到 2020 年，全国孕产妇死亡率下降到 20/10 万，婴儿和 5 岁以下儿童死亡率分别下降到 10‰和 13‰。全国妇幼卫生监测显示，2020 年全国孕产妇死亡率为 16.9 ／ 10 万，与 2015 年相比降幅为 15.9%；婴儿死亡率为 5.4‰，与 2015 年相比降幅为 33.3%；5 岁以下儿童死亡率为 7.5‰，与 2015 年相比降幅为 30%，妇幼健康核心指标持续改善。中国为促进全球实现千年发展目标做出了重要贡献，履行了对国际社会的庄严承诺，被 WHO 评为妇幼健康高绩效国家。（表 18-6）

表 18-6 我国妇幼卫生"三率"变化情况

年份	孕产妇死亡率（1/10万）	5岁以下儿童死亡率（‰）	婴儿死亡率（‰）
1996	93.9	45.0	36.0
2000	53.0	25.0	32.2
2005	47.7	22.5	19.0
2008	34.2	18.5	14.9
2014	21.7	11.7	8.9
2020	16.9	7.5	5.4

注：引自《2021年我国卫生健康事业发展统计公报》。

尽管我国妇女儿童健康水平得到较大改善，但与发达国家相比仍有较大差距（表18-7）。目前面临的主要问题和挑战：一是东西部地区发展不平衡。西部地区孕产妇死亡率是东部的2.6倍，5岁以下儿童死亡率是东部的3.1倍；二是二、三胎生育需求增加，高龄产妇比例提高，优质医疗保健服务供需矛盾凸显；三是孕产妇和儿童死亡率已进入下降相对缓慢的平台期，由于人口基数大，孕产妇、儿童死亡绝对数大，保持平稳下降态势的难度较大。改善西部地区、农村地区及流动人口中的妇女儿童健康仍是目前妇幼工作的重点和难点。

表 18-7 我国与发达国家的婴儿死亡率和5岁以下儿童死亡率比较

年份	婴儿死亡率（‰）				5岁以下儿童死亡率（‰）			
	中国	日本	英国	美国	中国	日本	英国	美国
1998	38	4	6	7	47	4	6	8
2002	31	3	5	7	39	5	7	8
2006	20	3	5	6	24	4	6	8
2008	18	3	5	7	21	4	6	8
2010	16	2	5	7	18	3	5	8
2014	9	2	5	7	12	3	5	7
2019	7	2	4	6	8	2	4	6

注：引自《2021年世界儿童状况报告》。

三、妇幼健康的影响因素

（一）影响妇女健康的社会因素

1. 社会地位 受到性别差异、历史原因和某些传统文化的陋习影响，妇女的社会地位较低，处于被歧视的状态。妇女在社会和家庭参与决策方面受到很多限制，在获取信息、保健及基本卫生服务等方面的不平等现象比比皆是，在医疗保健服务方面处于不利境况，性别歧视加剧了女性的健康风险，导致了诸多健康危害。

2. 经济因素 研究表明，提高女性经济收入对健康状况具有显著的促进作用。经济独立的女性在家庭和社会的地位较高，对其健康具有保护作用，孕产妇的死亡率较低。不同经济发展水平的国家和地区，妇女的健康状况存在明显差别。

3. 教育和健康观念　女性受教育程度大都低于男性，受教育水平低者在防病治病方面的意识和能力较差，接受保健知识的能力较弱，身体健康状况容易出现问题。受教育水平高的女性更乐意接受健康的观念而放弃传统观念，对于健康的重视程度高于受教育水平低者。

4. 风俗习惯　良好的风俗习惯有益于健康，不良的风俗习惯危害健康，"重男轻女"是影响妇女健康的重要因素。当今世界，尤其在发展中国家，这一现象仍然普遍存在。女性一出生就受到了各方面的歧视，这对她们的身心健康产生了巨大影响。

5. 暴力　1993 年，联合国《消除针对妇女的暴力宣言》定义暴力：对妇女的暴力是指任何性别基础上的导致或可能导致身体、性、心理上的损害或者使妇女遭受痛苦的行为，包括恐吓行为、强迫行为或是任意剥夺自由等，不论是在公众场合还是私人生活中。暴力侵害了妇女的人格尊严和身心健康，甚至威胁生命，尤其是家庭暴力，伴随着对妇女的精神摧残。

6. 地域　我国基层妇幼卫生服务能力不足，农村及偏远地区妇女健康状况较差。2018 年，第六次国家卫生服务调查发现：20 ～ 64 岁城市妇女妇科健康检查率为 40.7%，农村妇女为 36.2%；城市妇女宫颈涂片检查率为 27.9%，农村妇女为 25.6%；城市妇女乳腺检查率为 31.8%，农村妇女为 24.2%；农村妇女检查率均低于城市妇女。其他与妊娠有关的疾病如贫血、产后出血、产褥感染及产伤等，农村偏远地区发病率均较高。

（二）影响儿童健康的社会因素

1. 社会经济状况　儿童的健康状况与国家的社会经济发展、社会治安稳定发展相关。流行病学研究发现，社会经济地位较低的家庭的儿童健康状况比社会经济地位较高的家庭的个体差。在童年期，社会经济地位低与许多疾病联系在一起，如缺铁、铅中毒、蛀牙、发育缓慢等。与非贫困儿童相比，贫困儿童在出生时体重不足的可能性是前者的 1.7 倍，铅中毒的可能性是前者的 3.5 倍，儿童死亡率是前者的 1.7 倍。

2. 家庭因素　家庭是社会的重要组成部分。经济、文化、生活环境等因素通过家庭间接或者直接影响儿童身心健康。父母受教育程度、职业、性格、育儿方式、家庭经济状况、生活方式及饮食习惯等都会潜移默化地影响儿童的身心健康。

随着我国经济的不断发展，农村人口大规模地流动，农村留守儿童越来越多。研究显示，留守儿童的心理健康状况与非留守儿童相比差异明显。其在学习焦虑、对人焦虑、冲动倾向、过敏倾向及恐怖倾向等各方面均容易出现问题。

知识链接：

留守儿童

留守儿童（the "left behind" children）是指父母双方或一方外出到城市打工，而自己留在农村生活的不满 16 岁农村户籍未成年人。他们一般与自己的父亲或母亲中的一人，或者与上辈亲人，甚至父母亲的其他亲戚、朋友一起生活。留守儿童问题是伴随工业化、城镇化进程和劳动力转移产生，并将长期存在的社会问题。解决好这个问题关系到未来人口素质和劳动力的培育，关系到农村经济和社会的协调发展，也关系到社会稳定和可持续发展。

---

3. 营养　营养是儿童生长发育必不可少的物质基础。进食过少、偏食、挑食造成营养缺乏或者营养素的摄入不均衡会造成儿童免疫力低下，影响儿童的骨骼发育和智力发育。饮食过剩会造成儿童肥胖而引发各种疾病。儿童的饮食营养不均衡、膳食结构不合理是引发疾病、影响儿童健

康的重要因素。

4. 环境因素　根据 WHO 估计，每年有超过 300 万的 5 岁以下儿童死于与环境污染相关的疾病。环境因素是导致儿童死亡的最重要的影响因素。空气污染、不安全饮水、紫外线辐射及退化的生态系统严重影响着儿童的健康成长，这种影响在发展中国家尤为明显。

四、妇幼健康的卫生策略

妇女和儿童是两个不同的特殊弱势人群，他们的健康和卫生状况是不可分割的。20 世纪 90 年代以来，妇女儿童问题已成为国际社会特别关注的重要议题和优先领域，"母亲安全""儿童优先"正在成为全球性的道德观念和维护人类健康与发展的行动准则。妇幼健康及其卫生工作是关系到促进民族健康、增强民族素质的基础工作。

知识链接：

妇幼卫生是通过社会、家庭和个人的共同努力来保障和促进妇女和儿童健康的科学与艺术。它以妇女儿童这一特殊群体为对象，以儿童各年龄阶段生长发育特点和女性生命全程生殖生理特征为理论基础，针对影响妇女儿童健康的生理、心理、社会和环境因素，综合运用预防医学、临床医学、行为科学、心理学、社会学、管理学等多学科的知识和方法，通过卫生系统和全社会的协调参与，落实保健策略和干预措施，实现妇女儿童的生存和健康权利。

（一）妇女健康的卫生策略

《中国妇女发展纲要（2021—2030 年）》提出：到 2030 年，妇女全生命周期享有良好的卫生健康服务，孕产妇死亡率大幅下降，宫颈癌和乳腺癌综合防治能力不断增强，心理健康素养水平不断提升，营养状况不断改善，妇幼健康服务能力不断增强。为达到预期目标，保护和增进妇女的健康，可以采取如下社会卫生保健措施。

1. 完善保障妇女健康的制度机制　健全政府主导、部门协同、社会参与、行业监管、科技支撑的妇女健康保障工作机制，多渠道支持妇女健康事业发展，完善公共卫生应急管理体系，关注妇女的特殊需求。

2. 建立完善妇女全生命周期的健康管理模式　针对不同时期妇女的健康需求，提供宣传教育、咨询指导、筛查评估、综合干预和应急救治等全方位的健康管理服务。切实保障孕产妇安全分娩，加强艾滋病、梅毒、乙肝垂直传播防治，提高妇女生殖健康水平。完善宫颈癌和乳腺癌综合防治体系和救助政策。2023 年 1 月，国家卫生健康委等十部委联合发布《加速消除宫颈癌行动计划（2022—2030 年）》，通过健全政府主导、部门协作、社会参与的宫颈癌综合防治机制，达到 2030 年宫颈癌及癌前病变患者治疗率 90% 的目标。

3. 提高妇女健康素养　实施健康知识普及行动，持续深入开展健康科普宣传教育，引导妇女树立科学的健康理念，均衡膳食，培养运动习惯，养成文明健康的生活方式。

4. 强化妇女健康服务科技支撑　促进信息技术在妇女健康领域的创新应用，实施妇女人群健康管理和健康风险预警，促进妇女身心健康领域的科学研究和成果转化。

（二）儿童健康的卫生策略

加强儿童医疗卫生服务改革与发展是健康中国建设和卫生事业发展的重要内容，对于保障和改善民生、提高全民健康素质具有重要意义。为推动儿童医疗卫生改革与发展，保障儿童健康发展，"十三五"期间，国家相继出台了《关于加强农村留守儿童关爱保护工作的意见》《关于加强困境儿童保障工作的意见》《关于加强儿童医疗卫生服务改革与发展的意见》，修订了《未成年人保护法》《药品管理法》，在《民法典》《传染病防治法》《疫苗管理法》《食品安全法》《家庭教育促进法》《学前教育法》《反家庭暴力法》等法律法规修订中均强化儿童健康促进有关规定，促进儿童医疗卫生事业持续健康发展。根据《中国儿童发展纲要（2021—2030年）》，为达到预期目标，保护和增进儿童健康，可以采取如下社会卫生保健措施。

1. 健全儿童医疗卫生服务体系，推进儿童医疗卫生服务高质量发展，推动儿科优质医疗资源扩容和均衡布局，推进优质资源下沉。

2. 加强儿童健康人才队伍建设，重点培养儿童保健、营养、心理、康复等紧缺专业人才，补齐人才短板；同时，切实保障儿科和儿童保健科医务人员薪酬待遇的倾斜，吸引更多优秀人才从事儿童健康事业。

3. 逐步提高儿童基本医疗保障水平，统筹发挥基本医保、大病保险、医疗救助三重制度综合保障梯次减负作用，共同减轻患儿医疗费用负担。

4. 强化儿童用药供应保障，进一步加大儿童药品研发，动态调整国家医保药品目录，支持将符合条件的儿童药品纳入国家医保药品目录。

5. 加强儿童健康全程服务，把好生育关、养育关、发育关、教育关、疾病防治关，切实做到预防为主、防治结合。

第三节 老年人口社会医学

人类社会进入21世纪，社会经济和医疗卫生事业加速发展，人口的预期寿命有了大幅度提高，世界各国的老年人口数量都在不断增加，人口的老龄化及相关问题愈加受到各国的重视。人口的老龄化指一个地区或国家老年人口增长的趋势。联合国规定，60岁及以上人口超过10%或65岁及以上人口超过7%为老年型社会。2000年，我国60岁及以上人口占总人口的10.5%，表明已进入老年型社会。2010年我国60岁及以上人口占总人口的13.26%，2015年为15.55%，2020年为18.7%。据联合国预测，到2049年，我国60岁及以上人口将占总人口的31%。人口老龄化持续加快，造成与之相关的慢性病及负担增重，保健、护理、临终关怀等一系列社会问题凸显。

一、老年人口及其特点

（一）老年人的定义

《中华人民共和国老年人权益保障法》第二条规定"老年人是指60周岁以上的公民"，即我国界定老年人的年龄为60岁及以上。老年人是国家和社会的宝贵财富。《中华人民共和国老年人权益保障法》第四十九条明确指出："各级人民政府和有关部门应当将老年医疗卫生服务纳入城乡医疗卫生服务规划，将老年人健康管理和常见病预防等纳入国家基本公共卫生服务项目，鼓励为老年人提供保健、护理、临终关怀等服务。"尊重、关爱老人是中华民族的光荣传统和美德，关注老年人群体的身心健康、提供完善和高质量的卫生服务是全社会义不容辞的责任和义务。

（二）老年人的生理特点

衰老是生物学的一种普遍规律。人体衰老是一个随年龄增长而逐渐演变的过程。研究表明，从40岁开始，人体的机体、形态和功能逐渐出现衰老的改变。通常认为，45～65岁为初老期，65岁以上为老年期。老年人的生理变化主要有以下表现：①机体组成代谢降低，细胞数量和细胞内液减少，脏器萎缩。②器官功能减退，尤其是消化、吸收、代谢及循环功能。

（三）老年人的心理特点

人一旦进入老年期，除了生理上发生变化以外，其社会角色也跟着发生变化，容易产生一些不良的心理变化，主要有以下特点。

1. 智力和记忆力衰退，注意力不集中　缺乏创造性思维等。

2. 情绪不稳定，自控能力差，易激怒　经常出现消极言行、抑郁、焦虑等。

3. 趋向保守，固执己见　不愿意接受新事物、新思想。

4. 既爱安静，又惧孤独　既愿意在安静、清闲的环境中生活，又喜欢享受儿孙绕膝之乐。

5. 希望健康长寿　都希望自己有一个健康的身体，一旦生了病则希望尽快痊愈，不留后遗症，不给后辈增加负担，尽可能达到延年益寿。

因此，老年人容易出现失落心理、怀旧心理、淡泊心理、自卑心理和童稚心理等。

二、老年人口健康状况及其特征

根据2018年第六次国家卫生服务调查分析报告显示，老年人口在卫生服务需要、需求及利用方面与其他群体存在着明显的差异，其健康状况表现为以下特征。

（一）卫生服务需要增加

1. 失能情况　老年人能够完全自理占93.3%，有不同程度的失能占6.7%，其中轻度失能占3.8%，中度失能占1.1%，重度失能占1.8%。各程度的失能比例随着个体年龄增加明显上升，城市低于农村。贫困老年人口失能的比例为12.8%，各种程度失能的比例均远高于非贫困老年人口（表18-8）。

表18-8　老年人日常生活能力情况（%）

分类	合计	地区		年龄分组			是否贫困	
		城市	农村	60～69岁	70～79岁	80岁及以上	贫困	非贫困
完全自理	93.3	94.0	92.4	96.2	92.3	79.9	87.8	94.1
轻度失能	3.8	3.3	4.3	2.2	4.5	10.3	6.7	3.3
中度失能	1.1	1.0	1.3	0.6	1.2	3.6	2.1	1.0
重度失能	1.8	1.7	2.0	1.0	2.0	6.2	3.4	1.6

注：引自《全国第六次卫生服务统计调查报告》。

老年人在行动、自我照顾、日常活动、疼痛不适、焦虑沮丧各个方面有问题的比例分别是20.3%、8.4%、13.9%、35.1%、12.6%，疼痛不适所占比例最高；近6个月内，老年人听力方面有一些问题占32.5%，视力方面有一些问题占31.4%；老年人被确诊为失智占2.9%，80岁及以上老年人有7.8%被确诊为失智。农村情况更严重，随着年龄增长，各方面有问题的老年人比例均逐渐升高，确诊失智的比例增加。贫困老年人口各方面有问题的比例均高于非贫困老年人口，失智比例高于非贫困老年人口（表 18-9）。研究数据显示，随着老年人口规模的持续扩大，失能老年人总量持续增长，将从 2020 年的 2485.2 万人增长到 2050 年的 5472.3 万人，平均每年增长约 100 万人。

表 18-9　老年人口各方面有问题的比例（%）

	自己回答的人数（人）	调查当天各方面有问题					近6个月听力	近6个月视力	失智比例
		行动	自我照顾	日常活动	疼痛或不适	焦虑沮丧			
城乡合计	60090	20.3	8.4	13.9	35.1	12.6	32.5	31.4	2.9
城市	32613	16.5	6.6	11.1	10.3	10.3	28.6	26.9	2.4
农村	27477	24.8	10.6	17.2	41.1	15.3	37.0	36.7	3.6
年龄分组									
60～69 岁	36846	15.3	5.7	9.9	32.2	11.8	25.3	25.9	2.0
70～79 岁	17952	25.0	10.4	16.8	28.7	13.6	38.1	36.2	3.1
80 岁及以上	5292	39.2	20.7	31.6	42.5	14.8	57.1	48.7	7.8
贫困	7111	35.3	16.7	25.8	51.7	23.8	44.8	45.3	5.1
非贫困	52979	18.3	7.3	12.3	32.8	11.1	30.7	29.4	2.6

注：引自《全国第六次卫生服务统计调查报告》。

2. 两周患病率和慢性病患病率　身体生理状况的衰退、一些不良心理的产生及社会角色的变化直接影响着老年人的身心健康，导致老年人对卫生服务的需要增加。据第六次全国卫生服务调查资料显示，老年人两周患病率和慢性病患病率在各年龄组人群中是最高的（表 18-10），说明老年人有较高的卫生服务需要。

表 18-10　中国居民年龄别两周患病率和慢性病患病率（%）

年龄组（岁）	2008 年		2013 年		2018 年	
	两周患病率（%）	慢性病患病率（%）	两周患病率（%）	慢性病患病率（%）	两周患病率（%）	慢性病患病率（%）
0～4	17.4	–	10.6	–	22.0	–
5～14	7.7	–	5.3	–	13.1	–
15～24	5.0	2.0	3.7	1.6	10.6	3.7
25～34	7.0	5.1	5.7	4.2	13.8	7.1
35～44	13.6	12.2	12.4	13.5	19.9	15.1
45～54	22.7	26.0	24.3	29.5	33.1	31.3
55～64	32.3	42.0	42.0	52.6	46.7	48.4
65≥	46.6	64.5	62.2	78.4	58.4	62.3

注：引自《中国卫生健康统计年鉴（2020）》。

老年人口慢性病患病率为 59.1%，其中城市高于农村，女性高于男性。60～69 岁年龄组慢性病患病率相对最低，70～79 岁年龄组最高，80 岁及以上年龄组略有降低。老年人口多病共患的情况较多，有 23.8% 的老年人患有 2 种及以上慢性病，其中患有 2 种慢性病占 16.3%，患有 3

种及以上慢性病占 7.5%。多病共患的情况在 60 ～ 69 岁年龄段最低，70 ～ 79 岁年龄段最高，80 岁及以上年龄段相对略有降低。贫困老年人口慢性病患病率高于非贫困老年人，患多种慢性病的比例也高于非贫困老年人（表 18-11）。

表 18-11　老年人口慢性病患病率及患慢性病种数构成（%）

分类	合计	性别		年龄分组			是否贫困	
		男	女	60 ～ 69 岁	70 ～ 79 岁	80 岁及以上	贫困	非贫困
合计	59.1	56.7	61.5	55.4	65.1	63.6	61.9	58.8
城市	60.6	58.6	62.4	55.8	67.3	67.4	63.4	60.4
农村	57.5	54.6	60.4	55.0	62.5	58.2	61.4	56.5
患慢性病种数构成								
无	40.8	43.2	38.5	44.6	34.8	36.3	38.0	41.2
1 种	35.4	35.0	35.9	34.5	36.9	36.8	35.8	35.4
2 种	16.3	17.3	17.3	14.6	19.0	18.1	17.1	16.2
3 种及以上	7.5	8.3	8.3	8.3	9.3	8.8	9.1	7.2

注：引自《全国第六次卫生服务统计调查报告》。

（二）卫生服务利用相对不足

由于老年人口社会经济能力较弱、活动受限及心理问题等多方面的原因，造成老年人口卫生服务利用相对不足（表 18-12）。

表 18-12　老年人口性别、年龄别两周就诊率（%）

分类	合计	地区		年龄分组			是否贫困	
		城市	农村	60 ～ 69 岁	70 ～ 79 岁	80 岁及以上	贫困	非贫困
合计	40.1	40.5	39.6	37.0	45.3	42.9	43.6	39.6
男性	36.7	37.4	36.0	33.3	41.4	43.2	41.2	36.1
女性	43.3	43.4	43.2	40.6	49.2	42.6	46.1	43.0

注：引自《全国第六次卫生服务统计调查报告》。

不同年龄段老年人群患病后就诊比例变化不大，但未治疗的比例随群体年龄增高有升高趋势。与非贫困老年人口相比，贫困老年人口纯自我医疗的比例和未治疗的比例均较高（表 18-13）。

表 18-13　老年人口患病后的处理方式构成（%）

分类	合计	地区		年龄分组			是否贫困	
		城市	农村	60 ～ 69 岁	70 ～ 79 岁	80 岁及以上	贫困	非贫困
两周内就诊	37.7	36.5	39.3	37.6	37.7	38.0	37.5	37.7
两周前就诊	54.0	55.5	52.2	53.6	54.5	54.6	52.6	54.3
纯自我医疗	6.7	6.6	6.7	7.3	6.2	5.5	7.2	6.6
未治疗	1.6	1.4	1.8	1.5	1.6	1.9	2.7	1.4

注：引自《全国第六次卫生服务统计调查报告》。

（三）患病模式发生改变

慢性病成为影响老年人口健康的主要原因。老年人口前五位的慢性病依次为高血压、糖尿病、脑血管病、缺血性心脏病和椎间盘疾病，占所有慢性病的66.3%。老年人慢性病患病种类以高血压和糖尿病为主，占所有慢性病患病的51.2%。在城市，两种疾病占54.7%；在农村，两种疾病占46.8%。城乡前10位的慢性病患病种类相同，顺位略有差异（表18-14）。

表18-14　中国老年人口慢性病患病率及构成

顺位	城乡合计			城市合计			农村合计		
	疾病名称	患病率（‰）	构成（%）	疾病名称	患病率（‰）	构成（%）	疾病名称	患病率（‰）	构成（%）
1	高血压	368.5	39.8	高血压	391.5	40.7	高血压	341.4	38.7
2	糖尿病	105.8	11.4	糖尿病	134.9	14.0	糖尿病	71.5	8.1
3	脑血管病	53.6	5.8	缺血性心脏病	50.4	5.2	脑血管病	61.9	7.0
4	缺血性心脏病	44.6	4.8	脑血管病	46.6	4.8	椎间盘疾病	49.9	5.7
5	椎间盘疾病	41.9	4.5	椎间盘疾病	35.2	3.7	缺血性心脏病	37.9	4.3
6	慢性阻塞性肺疾病	29.4	3.2	慢性阻塞性肺疾病	25.2	2.6	慢性阻塞性肺疾病	34.3	3.9
7	胃肠炎	26.7	2.9	胃肠炎	23.8	2.5	胃肠炎	30.2	3.4
8	类风湿关节炎	20.9	2.3	类风湿关节炎	15.6	1.6	类风湿关节炎	27.3	3.1
9	胆结石症和胆囊炎	12.0	1.3	胆结石症和胆囊炎	11.6	1.2	胆结石症和胆囊炎	13.4	1.5
10	前列腺增生或炎症	11.7	1.3	前列腺增生或炎症	10.8	1.1	前列腺增生或炎症	11.7	1.3

注：引自《全国第六次卫生服务统计调查报告》。

知识链接：

阿尔茨海默病

阿尔茨海默病（Alzheimer's disease，AD）是一种起病隐匿的进行性发展的神经系统退行性疾病，也是慢性病的一种。临床上以记忆障碍、失语、失用、失认、视空间技能损害、执行功能障碍及人格和行为改变等全面性痴呆表现为特征，病因迄今未明。

2018年第六次全国卫生服务调查结果显示：与2013年比较，65岁及以上年龄组的慢性病患病率由539.9‰上升到623.3‰；前10种疾病依次为高血压、胃肠炎、糖尿病、类风湿关节炎、脑血管病、椎间盘疾病、慢性阻塞性肺疾病、缺血性心脏病、胆结石及胆囊炎、消化性溃疡。老年人口的死因由原来以呼吸系统疾病和传染病为主转变为以心脏病、脑血管病、恶性肿瘤和呼吸系统疾病为主。与此同时，老年人在疾病的表现、诊断、治疗及预后方面均有与一般人不同的特点：多病共存，发病缓慢，临床表现不典型，发病诱因不典型，易发生并发症或脏器功能衰竭，药物治疗易导致不良反应等。

三、老年人口健康的影响因素

老年人口由于生理、心理和社会角色的变化，影响其健康的主要因素有以下方面。

（一）生物因素

年龄、性别和遗传等生物因素对老年人口健康状况具有重要影响。随着年龄的增长，各种生理功能减退，机体代谢降低，器官老化，如反应迟钝、活动减少，高血压、心脏病等各种慢性病、老年病随之而来。

（二）环境因素

环境因素包括自然环境和社会环境，是影响老年人口健康状况的又一因素。由于退休、社会地位的变化、随子女生活等原因改变了原来的生活环境，可能会造成机体、心理的不适应，常常会出现失落、孤独、烦躁等消极心理而对健康产生负面影响。

（三）行为生活方式因素

行为生活方式对人群健康的影响具有关键性的作用，对老年人口而言更是如此。良好的行为如合理的膳食、适量的运动、充足的睡眠等对老年人的健康是有益的；而吸烟、酗酒、高盐高脂饮食、长时静坐等对他们的健康是有害的。

（四）卫生服务因素

卫生服务范围、内容与质量及医疗卫生条件直接关系到人群的一系列健康问题。这里面包括医疗资源总量和分布状况、医疗保障覆盖面大小、医疗费用支付能力等根本性原因。例如，农村老年人很少有或没有养老保险，可利用的医疗条件有限，所以其健康状况普遍比城市老年人差。

四、老年人口健康的社会卫生策略

老年人卫生服务与社会福利、服务事业有着广泛的联系，是一种综合性的社会与卫生服务。我国政府高度重视老年人口健康问题，积极发展老龄事业，制定和颁布了《中华人民共和国老年人权益保障法》《中国老龄事业发展"十五"计划纲要（2001—2005年）》等政策法规；2016年印发的《"健康中国2030"规划纲要》中提出了"促进健康老龄化"。《"十四五"国家老龄事业发展和养老服务体系规划》提出完善老年健康支撑体系，加强老年健康教育和预防保健，实施老年健康促进工程；发展老年医疗、康复护理和安宁疗护服务；深入推进医养结合，强化老年人疫情防控；践行积极老龄观，促进健康老龄化。这一系列的方针、政策和策略的制定为老龄健康事业的可持续发展提供了制度和政策保障。

知识链接：

健康老龄化

WHO在2015年的《关于老龄化与健康的全球报告》中将健康老龄化定义为"发展和维持使老年人保持健康的身体功能"。身体功能取决于一个人的内在能力（即人的所有身体和心理能力的组合）、他或她所生活的环境（基于最广泛意义上的理解，包括实体、社会和政策环境）及其相互之间的互动。也就是要在社会老龄化的情况下，通过全社会的共同努力，改善老龄群体的生命质量，实现健康老龄化社会，使老年人健康幸福地度过晚年生活。

（一）加强社会养老服务体系建设

"十四五"时期，我国开启全面建设社会主义现代化国家新征程。党中央把积极应对人口老龄化上升为国家战略。《"十四五"国家老龄事业发展和养老服务体系规划》明确指出：基本建立积极应对人口老龄化国家战略的制度框架，老龄事业和产业有效协同、高质量发展，加快健全居家社区机构相协调、医养康养相结合的养老服务体系和健康支撑体系，全社会积极应对人口老龄化格局初步形成，老年人获得感、幸福感、安全感显著提升。

（二）创新制度建设

1. 健全和完善社会保险制度　完善基本养老保险和基本医疗保险体系，不断扩大基本养老保险覆盖面，尽快实现企业职工基本养老保险全国统筹。实施渐进式延迟法定退休年龄，落实基本养老金合理调整机制，适时适度调整城乡居民基础养老金标准。大力发展企业年金、职业年金，提高企业年金覆盖率，促进和规范发展第三支柱养老保险，推动个人养老金发展。完善基本医保政策，逐步实现门诊费用跨省直接结算，扩大老年人慢性病用药报销范围，将更多慢性病用药纳入集中带量采购，降低老年人用药负担。

稳步建立长期护理保险制度。适应我国经济社会发展水平和老龄化发展趋势，构建长期护理保险制度政策框架，协同促进长期照护服务体系建设。从职工基本医疗保险参保人群起步，重点解决重度失能人员基本护理保障需求。探索建立互助共济、责任共担的多渠道筹资机制，参加长期护理保险的职工筹资以单位和个人缴费为主，形成与经济社会发展和保障水平相适应的筹资动态调整机制。建立公平适度的待遇保障机制，合理确定待遇保障范围和基金支付水平。制定全国统一的长期护理保险失能等级评估标准，建立并完善长期护理保险需求认定、等级评定等标准体系和管理办法，明确长期护理保险基本保障项目。做好与经济困难的高龄、失能老年人补贴及重度残疾人护理补贴等政策的衔接。健全长期护理保险经办服务体系。

2. 强化社会福利制度　着力保障特殊困难老年人的养老服务需求，确保人人能够享有基本养老服务。在全国范围内基本建成针对经济困难的高龄、失能老年人的养老服务补贴制度；对经济困难的老年人，地方各级人民政府逐步给予养老服务补贴；推动地方探索通过政府购买服务等方式为经济困难的失能老年人等提供必要的访视、照料服务。

3. 完善社会救助制度　健全分层分类的社会救助体系，确保所有符合条件的老年人按规定纳入最低生活保障、特困人员救助供养等社会救助制度保障范围；完善医疗救助制度、临时救助制度，对流浪乞讨、遭受遗弃等生活无着老年人给予救助。

4. 大力发展公益慈善事业　鼓励面向老年人开展募捐捐赠、志愿服务、慈善信托、安全知识教育、急救技能培训、突发事故防范等形式多样的公益慈善活动，实现政府救助与社会帮扶有机结合。

（三）健全健康支持体系

1. 深入推进医养结合　丰富医养结合服务模式。鼓励大型或主要接收失能老年人的养老机构内部设置医疗卫生机构，将养老机构内设医疗卫生机构纳入医联体管理。推动养老机构与周边医疗卫生机构开展签约合作，为老年人提供治疗期住院、康复期护理、稳定期生活照料及临终关怀一体化服务。到2025年，养老机构普遍具备医养结合能力（能够提供医疗卫生服务或与医疗卫生机构开展签约合作）。

知识链接：

临终关怀

临终关怀是指由社会各层次（护士、医生、社会工作者、志愿者及政府和慈善团体人士等）组成的团队向临终患者及其家属提供的包括生理、心理和社会等方面的一种全面的支持和照料。

---

2. 加强老年人健康促进和预防保健 开展老年人健康教育，促进健康老龄化理念和医疗保健知识宣传普及进社区、进家庭，提高老年人健康素养；增强老年人的自我保健意识和能力；加强对老年人健康生活方式和健身活动指导；指导老年人合理用药，减少不合理用药危害；开展面向老年人的健康管理服务项目；发挥中医药在老年病、慢性病防治等方面的优势和作用。

3. 强化老年人疫情防控 制定老年人突发公共卫生事件应急处置预案和指南，分类完善居家、社区和入住养老机构的老年人疫情防控措施。在疫情应急处置中，做好特殊困难老年人的就医帮助、生活照顾、心理慰藉等服务，加强养老机构疫情防控制度和能力建设。

4. 支持老年人参与体育健身 在体育公园、全民健身中心等公共体育设施布局中充分考虑老年人的健身需求，加强配套运动场所和设施的规划建设。鼓励开发适合老年人的体育健身项目，搭建平台组织相关赛事和锻炼展示活动。发布老年人科学健身活动指南，根据差异化的身体素质推荐适合的运动项目和锻炼强度，推广中国传统保健体育运动。鼓励建立老年人全民健身志愿服务队伍，指导和帮助老年人科学开展各类体育健身项目。营造良性的体育健身消费环境，鼓励推出适合老年人的体育服装、锻炼器材等产品，以及健身指导、竞赛参与等服务。

（四）推进老年宜居环境建设

1. 推进公共环境无障碍和适老化改造 严格执行无障碍环境建设相关法律法规，完善涉老工程建设标准规范体系，加强老年人自主安全地通行道路、出入相关建筑物、搭乘公共交通工具等密切相关的公共设施的无障碍设计与改造，为方便老年人出行创造良好的基础条件。

2. 建设兼顾老年人需求的智慧社会 完善传统服务保障措施，对医疗、社保、民政、金融、电信、生活缴费等高频服务事项设置必要的线下办事渠道并向基层延伸。公共服务场所应保留人工窗口和电话专线。加强身份证信息归集和数据互联互通，在更多领域推广"一证通行"。推进智能化服务适应老年人需求，优化线上线下政务服务，让老年人办事少跑腿。

3. 弘扬敬老养老助老的社会风尚 把敬老养老助老纳入社会公德、职业道德、家庭美德、个人品德建设，纳入文明城市、文明村镇、文明单位、文明校园、文明家庭考评。利用春节、清明节、中秋节、重阳节等传统节日开展创意新、影响大、形式多的宣传教育活动，推动敬老养老助老教育进学校、进家庭、进机关、进社区。营造尊老、敬老、爱老、助老的良好社会风尚，让老年人在和谐的社会环境中安度晚年。

（五）大力推进中医养生保健

中医药是中华民族的瑰宝，为炎黄子孙的生息繁衍做出了巨大贡献。其"天人合一"的整体观、"辨证论治"的哲学观、"阴阳五行"学说、"治未病"的预防医学思想等理论体系对现代人类疾病的防治仍具有重大的指导作用。其简、便、廉、验的特点与养生保健理论和方法在颐养生命、增强体质、预防疾病、延年益寿等方面对保障和维护老年群体的身心健康能够发挥独特而积极的作用。

第四节 残疾人社会医学

课中案例：

截瘫者文军之死——一个推广无障碍出行者，死于无障碍通道被阻

文军，北京的一位截瘫者，25 岁因车祸截瘫，34 岁创立"截瘫者之家"，连续 13 年策划截瘫者集体旅游，帮助并鼓励了许多截瘫者走出家门、融入社会。他致力于无障碍出行，在大理考察无障碍路线时不幸殒命。那是 2019 年 7 月 7 日 21：30，因为回酒店的无障碍路口被一辆私家车占用，独自乘坐轮椅的文军决定换条路。他绕行路线的中间一段有一个大坑，即使在白天也没那么容易发现，并且无任何提示。文军连人带轮椅坠入两米多深的大坑……最终因伤重抢救无效死亡，他的生命定格在 47 岁。

（资料来源：《南方周末》）

试回答：

1. 残疾人健康的影响因素有哪些？

2. 如何全面提升残疾人的健康状况？

一、残疾人及其特点

（一）残疾人的概念

残疾（disability）是指因为各种原因造成的身心功能障碍，导致不同程度地丧失正常生活、工作和学习能力的一种状态。世界卫生组织根据残疾程度由轻到重将残疾分为缺损、残疾和残障。

2018 年 10 月 26 日，第十三届全国人民代表大会常务委员会第六次会议审议通过了修订后的《中华人民共和国残疾人保障法》。其第二条规定：残疾人是指在心理、生理、人体结构上，某种组织、功能丧失或者不正常，全部或者部分丧失以正常方式从事某种活动能力的人。残疾人包括视力残疾、听力残疾、言语残疾、肢体残疾、智力残疾、精神残疾、多重残疾和其他残疾的人。

残疾人问题是一个广泛的全球性问题，也是一个国家的社会性问题。残疾人相对于正常人，由于生理、心理等的不完善，更需要给予特殊的照顾和卫生服务。

（二）残疾人群特点

1. 生理特点 残疾人与正常人的最大区别就在于机体存在着某种缺陷，而这种缺陷使得残疾人丧失了正常人应该具有的生理特征。例如，智障残疾人存在着智力低下，聋哑人因听力障碍而导致继发性语言障碍，各种原因造成的失明使盲人残疾人丧失了观赏美好景色的权利等。由于生理缺陷而导致机体相关功能的缺失是残疾人最突出的生理特点。

2.心理特点　残疾人不仅具有上述生理缺陷的突出特点，同时也伴有以下一系列的心理特征：①自卑和孤独心理。由于学习、生活、就业等方面的困难而遭到厌弃、歧视，以及活动受限、交流障碍、缺乏朋友等而普遍存在自卑和孤独心理。②敏感多疑，自尊心强。残疾人的注意力特别集中，非常在意自身的缺陷和别人的评价，当有人在某些场合有意无意出现一些不恰当的言行时，就会引起残疾人的反感和排斥心理。他们的自尊心一旦遭到伤害就会心生怒气，甚至产生偏激行为。③深刻的抱怨心理和挫败感。残疾人遇到不顺心时就抱怨父母、领导、命运，自认为多余、社会难容自己；经常出现抑郁和焦虑情绪，很多人不能正视现实，有强烈的挫败感。④对同类的同情心和渴望被关注。残疾人对自己的同类有特别深厚的同情心，但与不是同类的人却很少交流；在身残自卑中产生自怜，希望获得别人的关注、同情和帮助。⑤不同残疾人具有不同的性格特征。盲人性格内向，内心世界丰富，情感体验深沉而含蓄；聋哑人性格外向，情感反应热烈，性格豪爽耿直；肢体残疾者往往表现为倔强和自我克制，"忍让"当头。

二、残疾人健康状况

新中国成立以来，我国曾于1987年和2006年先后进行了两次全国残疾人抽样调查，两次调查的结果比较见表18-15所示。从表中可以看出，残疾人占总人口的比重从1987年的4.90%提高到2006年的6.34%，上升了1.44个百分点，残疾人总数增加了3132万；以肢体残疾、多重残疾增加最为明显，精神残疾、视力残疾次之；而智力残疾大幅度降低，下降了0.52个百分点，下降幅度高达55.32%。与国际社会特别是发达国家相比，我国的残疾标准仍较严格，残疾人比例也较低。目前，国际社会公认的全球残疾人比例约为全球总人口的10%。

表 18-15　1987年、2006年残疾人调查结果对比（%）

残疾类别	1987年		2006年	
	残疾人数（万）	占总人口比重（%）	残疾人数（万）	占总人口比重（%）
视力残疾	754	0.71	1233	0.94
听力、语言残疾	1771	1.68	2131	1.63
肢体残疾	755	0.72	2412	1.84
智力残疾	1017	0.97	554	0.42
精神残疾	194	0.18	614	0.47
多重残疾	673	0.64	1352	1.04
总计	5164	4.90	8296	6.34

注：引自《第二次全国残疾人抽样调查数据分析报告》。

残疾严重影响了患者的身心健康，不仅给本人带来了较大的痛苦，而且也增加了家庭和社会的各种负担。《残疾人卫生公平全球报告》显示，很多残疾人面临比非残疾人更早死亡的风险，甚至早死20年。他们患慢性病的风险增加，哮喘病、抑郁症、糖尿病、肥胖症、口腔疾病和卒中的风险是非残疾人的两倍。首先，在医学高度发展的今天，医疗技术水平的提高使得众多的残疾人存活时间延长，因此老年残疾人所占比例显著增加。其次，营养不良、胃肠感染、呼吸系统感染是失明儿童、智力发育迟缓儿童及行动不便儿童死亡的主要原因，残疾儿童发病率、死亡率也普遍偏高。可见，残疾人的卫生服务需要明显高于普通人。此外，残疾人作为一个特殊的群体有着独特的心理表现，如孤独、自卑、敏感、自尊心强、情绪反应强且不稳定等。调查表明，有1/3左右的残疾人对自身的心理健康状况认识不够乐观。这种心理和认知特点往往影响残疾人对卫生服务的需求和利用。

三、残疾人口健康的影响因素

无论在发达国家还是发展中国家，残疾的发生都要受到社会发展水平、自然环境条件、人口遗传素质等多种因素的影响，主要有以下方面。

（一）人口学因素

残疾人的性别、年龄、婚姻状况、受教育程度等都影响着他们的健康状况。与男性相比，女性残疾人因其生理、体力等更处于劣势；随着年龄的增大，残疾人的健康状况更差；未婚者健康差于已婚者；教育程度越高，其健康水平也越高。

（二）社会经济因素

个人收入对残疾人口的健康具有正向影响。收入越高，人们的生活、居住条件越好，越注重自己的健康，饮食营养可以得到更充分的保障，就可以在保健方面有更多的投入。

（三）社会保障因素

《中华人民共和国残疾人保障法》明确指出："维护残疾人的合法权益，发展残疾人事业，保障残疾人平等地充分参与社会生活，共享社会物质文化成果。残疾人在政治、经济、文化、社会和家庭生活等方面享有同其他公民平等的权利。国家采取辅助方法和扶持措施对残疾人给予特别扶助，减轻或者消除残疾影响和外界障碍，保障残疾人权利的实现。"《"十四五"残疾人保障和发展规划》也明确了完善残疾人社会保障制度，为残疾人提供更加稳定、更高水平的民生保障的重点任务，从而为残疾人享有的合法权利、扶助，减轻或者消除残疾影响和外界障碍提供了法律和制度保障。

（四）环境因素

环境因素包括自然环境和社会环境，是影响残疾人口健康的又一因素。不同的生活环境、所处的不同社会地位等可能会对残疾人的健康产生影响。良好的自然环境、居住及道路交通条件可以减少残疾的发生，提高残疾人的生活质量；众多的朋友、健全的家庭、和睦的邻居、和谐的社区都可以提供良好的社会支持，提高残疾人口的健康水平；国家和社会应当采取措施，逐步完善无障碍设施，推进信息交流无障碍，为残疾人平等参与社会生活创造无障碍环境。

（五）心理行为因素

残疾人群体在身躯残疾的同时伴有很多的心理特征，作为残疾人要有健康的心理状态，树立与残疾作斗争的思想，勇敢地面对现实生活，身残志不残。同时，要形成良好的行为生活方式，如合理的膳食、适量的运动、充足的睡眠等对健康都是有益的，而吸烟、酗酒、高盐高脂饮食、长时静坐等对他们的健康是有害的。

知识链接：

《残疾人权利公约》

《残疾人权利公约》于 2006 年 12 月 13 日在第 61 届联合国大会正式获得通过。2007 年 3 月

30 日在纽约联合国总部举行了《残疾人权利公约》开放签署仪式，包括中国在内的 81 个国家及区域一体化组织的代表当天出席了仪式并签署了该公约。该公约是联合国历史上通过的第一个内容全面的保护残疾人权利的公约，具有重要的历史意义。

《残疾人权利公约》重申一切人权和基本自由都是普遍、不可分割、相互依存和相互关联的，必须保障残疾人不受歧视地充分享有这些权利和自由，并强调必须使残疾问题成为相关可持续发展战略的重要组成部分。公约要求各国在与其他人平等的基础上，向残疾人提供与其他人相同范围、质量和标准的负担得起的卫生保健服务。

中国在促进和保护残疾人人权方面取得了长足进步。2022 年 8 月 19 日，联合国残疾人权利委员会对中国、中国香港特别行政区和中国澳门特别行政区执行《残疾人权利公约》的第二次和第三次合并定期报告进行了审议。

四、残疾人口健康的社会卫生策略

《中华人民共和国残疾人保障法》和《残疾预防和残疾人康复条例》明确要求，国家及相关部门应采取预防、保健、康复等措施，减轻或者消除残疾影响和外界障碍，促进残疾人群健康，保障残疾人权利的实现。

（一）残疾问题的主要政策方针

WHO 提出要在卫生部门内外，通过采取减少缺损发生的各种措施来预防残疾。如果出现缺损，采取措施减轻缺损的严重程度，或推迟伤残和残障的发生。根据初级卫生保健原则，提供以基层医疗卫生机构为基础的康复服务，为残疾人提供最基本的医疗保健。

我国政府十分重视残疾人的康复保健事业，自 2001 年第十个五年计划纲要提出"发展康复医疗"之后，2002 年 8 月，国务院在《关于进一步加强残疾人康复工作的意见》中提出实现残疾人"人人享有康复服务"的目标；《"健康中国 2030"规划纲要》又强调指出："制定实施国家残疾预防行动计划，增强全社会残疾预防意识，开展全人群、全生命周期残疾预防，有效控制残疾的发生和发展。"以上政策方针均阐明了预防和康复是解决残疾问题的关键所在。

（二）残疾的预防和康复服务

残疾的预防和康复涉及面广、专业性强，既要动员社会各个方面积极参与，又要充分发挥医疗卫生机构、残联系统部门的主体作用，才能使残疾的预防和康复服务落到实处。

1. 社区预防与康复 相关研究表明，70% 左右的残疾人可以在具备基本康复服务条件的基层医疗卫生机构得到满意的预防与治疗，20% 左右可以在市、县级医院获得治疗，只有 10% 左右的残疾患者需要到省级康复中心救治。经过多年的发展，我国已经建立比较完善的基层卫生保健网络，在对残疾人的预防和康复活动中，应充分利用遍布城乡的基层社区卫生服务机构的医疗设施和专业技术人员，为残疾人提供优质、高效、适宜、可及和方便的预防和康复服务。

2. 家庭保健 家庭在预防疾病、增进健康方面起着重要作用，对残疾人来说尤其如此。家庭保健也是基层预防和康复服务的重要组成部分。残疾人的家庭保健主要从以下几个方面开展：首先，应根据残疾人自身残疾情况及其家属特点有针对性地进行健康教育和相关技能的培训；其次，根据训练内容，在家属的监护和帮助下，残疾人进行以自我保健为主的功能锻炼；最后，根据需要安排专业人员到残疾人家里进行检查与治疗，帮助其进行各种锻炼与功能训练，提高其生活自理能力。

3. 中医预防与康复 中医药是中华民族的瑰宝，具有数千年的历史，为中华民族的繁衍生息、防病治病发挥了巨大作用。在长期发展过程中，中医积累了丰富的预防、保健、康复的方法和经验，对残疾的预防和康复发挥了积极的作用。中医的"治未病"理论帮助人们牢固树立预防保健的思想；中药、针灸、推拿、按摩、拔罐、气功、食疗等多种治疗手段和适宜技术使人体阴阳调和、气血通畅而达到康复的目的；中医药简、便、廉、验的独特优势便于推广和应用，更容易被广大残疾人所接受。因此，应大力提倡和推广中医预防与康复的理论与技术。

通过采取以上措施，在大力促进残疾人躯体、器官功能恢复的同时，也应该积极进行心理疏导和康复，强调恢复残疾人的社会功能。残疾人的问题不仅是卫生保健问题，必须将其放在社会环境中，促进其与环境的互动和联系，促使残疾人更好地康复，参与社会生活，增进其社会功能，提高其生命质量。

第五节　流动人口社会医学

一、流动人口及其主要特征

（一）流动人口的概念

"流动人口"是在中国户籍制度条件下的一个概念，指离开了户籍所在地到其他地方居住的人口。国际上类似的群体称为"国内移民"（internal migration）。从流动目的和原因来看，可以分为公务型、文化型、社会型、经济型、盲流型和中转型等类型。不同类型的流动人口有其自身特点，对推进城市化、实现工业化和发展市场经济影响最大的是长期性的经济型流动人口。这类流动人口的主体是农村剩余劳动力，其流动的显著特点是以谋生和就业为目的，是流动人口的主体人群，需要社会予以特别的关注。

改革开放 40 多年以来，经济型流动人口为我国持续高速发展的经济社会做出了重大贡献。近年来，国家对流动人口也给予了高度关注，先后制定出台了《全民健康素养促进行动规划（2014—2020 年）》《流动人口健康教育和促进行动计划（2016—2020 年）》《"健康中国 2030"规划纲要》等，以上文件特别强调指出："保障流动人口公平享有国家基本公共卫生和计划生育服务。""精准、有效开展流动人口健康教育服务，促进流动人口健康素养和健康水平提升。""紧密结合深化医药卫生体制改革，以在流动人口中广泛开展健康教育与促进活动为抓手，以协调制定维护和促进流动人口健康的配套政策为支撑，不断完善基层健康教育服务模式，提高流动人口基本公共卫生计生服务利用水平，重点保障农民工和流动妇女儿童的健康权益，提升流动人口健康素养和健康水平，促进流动人口及其家庭全面发展。"

（二）流动人口的主要特征

我国的人口流动虽然有很长的历史，但大规模的人口流动是随着改革开放后出现的。20 世纪 80 年代以来，随着社会主义市场经济的发展，人口流动日益频繁。根据全国人口普查结果和国家卫生健康委全国流动人口动态监测数据分析，我国流动人口主要有以下特征。

1. 流动人口规模大 根据历次全国人口普查结果和国家统计局流动人口抽样调查数据显示，我国流动人口总的发展趋势如图 18-1、图 18-2 所示。

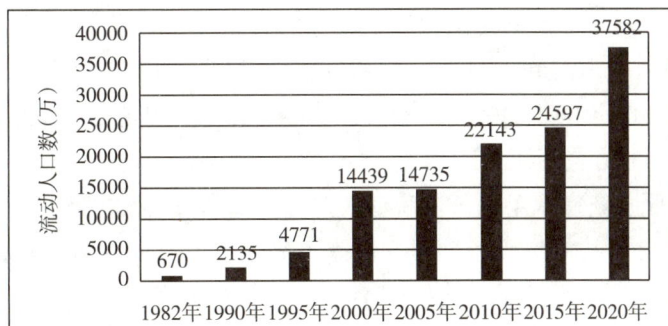

图 18-1　1982—2020 年我国流动人口规模变化

其中，1982 年、1990 年、2000 年、2010 年、2020 年数据来自国家统计局公布的全国第三次至第七次人口普查；1995 年、2005 年、2015 年数据来自国家统计局公布的全国 1% 人口抽样调查。

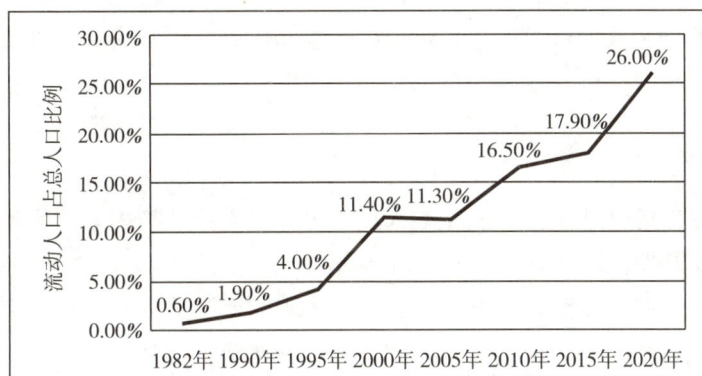

图 18-2　不同年份流动人口占总人口的比例

根据国家统计局 2021 年 5 月 11 日发布的第七次全国人口普查主要数据，我国流动人口总量大幅扩增，从 2010 年的 22143 万人增加至 2020 年的 37582 万人，年均增长率高达 6.97%。我国经济社会持续发展，为人口的流动创造了条件，人口流动趋势更加明显，流动人口规模进一步扩大。

2. 流动人口平均年龄持续上升　流动老人规模逐步扩大，新生代流动人口成为人口流动的主力军。全国流动人口动态监测数据显示，近些年来我国流动人口平均年龄呈持续上升趋势，从 2009 年的 27.3 岁增加到 2017 年的 30.7 岁。在人口老龄化的社会背景下，60 岁以上的老年流动人口数量增速明显，由 2013 年的占比 0.5% 迅速增至 2017 年的 3.8%。1980 年以后出生的新生代流动人口规模持续扩大，从 2009 年的占比 51.0% 增至 2017 年的 68.1%，已经成为流动人口的主要力量。流动人口中男性约占 52.5%，女性约占 47.5%，男性多于女性。

3. 受教育水平稳步提升　全国流动人口动态监测数据显示，流动人口受教育水平由初期主要是初中教育程度（2010 年占比在 40% 以上）逐渐转变为高中及以上教育程度（2015 年占比为45.3%），大专及以上文化水平的人口所占比重也上升较快。

4. 省内流动持续增高　除了流动人口在长三角地区和珠三角地区高度集聚化之外，近年来，我国人口和劳动力流动的范围和半径正从"跨省流动为主"转向"省内流动为主"。自 2015 年开始，我国农民工跨省流动的数量开始持续降低，省内流动的数量却依然在增长，整体来看，农民工跨省流动的比例不断降低，2020 年降为 41.5%。

5. 举家流动趋势　第七次全国人口普查数据显示，全国家庭户平均规模从 2010 年的 3.10 人下降到 2020 年的 2.62 人，反映出我国家庭规模小型化的发展趋势。在此背景下，流动人口家庭化的趋势日益显著。全国流动人口动态监测数据显示，流动人口单人流动比例逐年下降，从 2012 年的 26% 降至 2017 年的 18.4%，流动人口家庭规模人口数在 3 人及以上的比例从 2013 年起就超过了 50%，至 2017 年达到 53.5%。

6. 基本公共卫生服务获得水平偏低　流动人口接受基本公共服务连续性较差，知晓率低。研究显示，中国流动人口公共卫生服务项目知晓率不高，仅占六成左右，建档率尚不足三成，仅 1/3 左右的流动人口接受过职业病、结核病防治教育，接受突发公共卫生事件自救教育的流动人口仅略高于四成。农村户籍、老一代、跨省流动、租住私房的流动人口获得公共服务水平明显偏低。

二、流动人口健康问题

研究显示，流动人口两周患病率排前五位的是普通感冒、急慢性胃肠炎、上呼吸道感染、其他运动系统疾病、牙病及其他口腔疾患，仍以感染性和传染性疾病为主，这与流动人口的流动性差、生活条件差、卫生服务可及性差等有关。

（一）妇幼健康问题

根据国家统计局的统计数据显示，流动人口卫生保健服务的利用率低于常住人口，孕产妇死亡率和围产儿死亡率均明显高于常住人口；儿童计划免疫率低，麻疹、新生儿破伤风等的患者群主要是流动人口。据《中国流动人口发展报告》近年来的统计数据和北京、上海、广州等地区调查结果显示，流动人口中儿童看护人的保健知识匮乏，在免费接种比例、产前检查、妇女定期体检、妇女和儿童的两周就诊率等健康指标上普遍低于全国平均水平。

（二）传染性疾病

新中国成立以来，很多急慢性传染病和寄生虫病都已被消灭或得到有效控制。但近年来，随着对外开放程度的加大、国际交流的日益频繁、城市化的不断加快，在城乡地区，诸如性病、结核、疟疾等死灰复燃。流动人口是传染病暴发流行的高危群体，其自身所具有的流动性特征使其既是传染病的主要传播者，也是传染病的主要受害者。流动人口的疾病谱仍以传染性和感染性疾病为主，集中表现为急性呼吸道疾病、肠道传染病、性病、结核病和寄生虫病。

1. 性传播疾病和艾滋病　据一项对厦门、东莞和番禺等城市的调查数据显示，艾滋病新发感染者中外来流动人口占 75% 以上，其他性病的感染者中，流动人口也普遍多于普通人群。其主要原因：①流动人口正值青壮年性活跃期，大部分人处于独身或夫妻两地分居，陌生的环境及来自精神、物质、生理上的需求，再加上婚恋观念、性观念变化，容易造成高危性行为。②流动人口的整体文化素质偏低，得到防治性病、艾滋病的信息较少，使其向妇女群体蔓延的概率增大。此外，娱乐服务行业的青年女性流动人口也是感染性传播疾病和艾滋病的高危人群。

2. 结核病　流动人口结核病患病率较高，卡介苗接种率较低，机体对结核病缺乏特异性免疫力。外来人口一般经济状况低下，居住条件简陋，预防保健条件较差。一旦感染，发病的机会增加，特别是有传染源后容易引发流行。流动人口结核病患者治疗不规则，导致耐药结核病疫情较为严重。《遏制结核病行动计划（2019—2022 年）》指出，加强部门合作，改善厂矿、工地等流动人口密集场所的工作和居住条件，加强环境卫生整治，开展症状筛查。各地要切实落实流动人口跨区域管理机制，对跨区域转出和转入的患者做好治疗管理工作有效衔接；要落实基本医保异地就医结算，确保流动人口患者符合规定的治疗应保尽保。

3. 疟疾　近年来，伴随着流动人口的大量涌入，许多疟疾流行程度较低或已基本消灭疟疾的地区，如福建、山东、广西和浙江等省（自治区）因流动人口大幅度增加而导致疟疾流行程度回升，局部地区出现暴发流行。同时，随着对外开放的不断深入，国际交流日益频繁，疟疾流行的国际化特点日益突出。据对广西疟疾流行状况的一项研究显示，最近几年疟疾患者多数从非洲、东南亚等境外疟疾流行地区感染后带回国内。因此，在当前国际化的大背景下，对疟疾的防治策略中，流动人口由于其自身特点无疑是需要特别关注的重点人群。与此同时，在地域分布上，既要考虑传统疟疾流行地区，又要重视对越南、泰国、马来西亚等东南亚和非洲等境外疟疾流行地区流动人口的监测，以控制其对我国可能造成的危害。

（三）心理健康

大量的调查表明，流动人口中存在焦虑、抑郁、人际关系敏感、躯体化和恐惧等不良精神和心理状态的比例远远高于普通人群。流动人口面临着环境变化、工作压力大、精神生活匮乏，同时面临着失业、歧视、社会隔离等多种风险。这些风险可能会给他们带来心理健康的损害，如果得不到及时有效的疏导，极易产生焦虑、抑郁等心理问题，甚至导致犯罪等过激行为。目前，流动人口常见的精神疾病包括精神分裂、精神障碍、失眠、抑郁等，还有一些不良心理行为问题，主要有自杀、酗酒等。调查发现，流动人口抑郁症状检出率为16.5%，未婚者的抑郁发生率（20.7%）高于已婚者（9%）。流动人口中自卑、心理失衡、挫折感、孤独感、压抑、精神紧张等负向心理普遍存在。

（四）职业危害

流动人口职业危害是指在生产劳动过程及其环境中产生或存在的，对流动人口职业人群的健康、安全和作业能力造成或可能造成不良影响的一切要素或条件的总称。由于流动人口的社会学特征、职业特点及用人单位管理不规范、预警保护措施不完善等原因，往往对职业健康防护的认识不足，不重视或得不到必要而有效的职业防护，导致急慢性职业危害疾病及突发生产事故时有发生，使得流动人口的健康遭受较大威胁，农民工已成为职业病高危人群。由此可见，职业危害是影响流动人口健康的重要因素之一，应引起全社会的高度重视。

三、流动人口健康的影响因素

流动人口的健康影响因素主要集中在以下几个方面。

（一）人口学因素

人口学因素包括年龄、性别、婚姻状况、受教育程度等方面。流动人口中有相当多的妇女和儿童，由于其生理、心理特点，他们的健康状况相对更差一些。未婚者健康状况差于已婚者。教育水平显著影响个人健康，人们受教育程度越高，越能认识到健康的重要性，其健康水平越高。

（二）社会经济因素

流动人口的收入对其健康具有正向影响。收入越高，其生活条件越好，越注重自己的健康，饮食营养可以得到充分保障，就可以在保健方面有更多的投入。

（三）社会保障因素

在参保地点上，城镇职工医疗保险主要是在流入地参保，城乡居民医疗合作保险主要是在户籍地参保。根据目前我国医疗保险覆盖的状况和保障水平看，流动人口这个群体的部分人并没有真正享受到医疗保障。

（四）行为因素

长期大量吸烟、饮酒对健康的损害是显而易见的。熬夜、暴饮暴食、劳累、缺乏体育锻炼、不洁性行为等都会对健康产生负面影响。

（五）心理因素

流动人口因远离家乡、环境陌生、生活条件差、经济压力大等，往往会产生抑郁、焦虑、沮丧等不良心理，长期处于心理不佳的状态，也容易引发心身疾病，影响健康和生活。

四、流动人口健康的社会卫生策略

（一）均等享有基本公共卫生服务

各级卫生健康行政部门要推动有利于流动人口均等享有基本公共卫生服务的政策出台，在制订、修订疾病预防控制、健康教育、医疗、药品、基层卫生、妇幼卫生、计划生育等相关政策时，要将流动人口考虑在内，并提高服务可及性和有效性，使流动人口能够方便获得公平、便利的卫生服务。

（二）努力提高流动人口的健康素养

要利用多种途径向流动人口宣传普及《中国公民健康素养——基本知识与技能（2015年版）》和《流动人口健康教育核心信息》等，大力普及基本健康知识和理念，倡导健康生活方式和行为，传播基本健康技能，从基本医疗、传染病防治、妇幼健康、慢性病防治、心理健康等方面提高流动人口的健康素养。

课中案例：

《让儿童和父母在一起！——中国流动人口子女发展报告 2023》

儿童是一个独立的人，也是一个国家的未来和希望。儿童的健康成长离不开父母的养育和陪伴；儿童和父母在一起居住和生活是父母能够亲自养育和陪伴的基础。

2020年，中国流动人口子女规模约1.3亿，其中流动儿童规模7109万人，比2010年流动儿童规模3581万人增长了近一倍。促进流动人口子女的发展，核心是通过国家政策的改善和社会环境的支持，让更多的流动人口子女能够与父母"在一起"居住和生活，在居住地城市享有公平、优质、适宜的教育，安全、健康地成长，成为更好的自己。

（资料来源：https://www.163.com/dy/article/HSSL5R1905560ZWH.html）

试回答：流动儿童在成长过程中面临着哪些问题？

（三）大力开展健康教育

要积极开展针对不同年龄、性别、职业的健康教育活动。

1. 新生代流动人口健康教育 以新生代流动人口集中的工地、企业、市场为重点场所，通过多种方式及新媒体手段开展职业安全、职业伤害预防、传染病防治、心理健康、健康生活方式、控烟、安全性行为等内容的健康教育活动。

2. 流动妇女健康教育 在女性流动人口集中的企业、市场等场所，通过专题讲座、发放健康传播材料、同伴教育等形式，以预防非意愿妊娠、计划生育、优生优育（孕前服用叶酸、孕前优生健康检查）、建立母子健康手册、定期产前检查、新生儿疾病筛查、产后访视、儿童保健和预防接种等为主题，开展健康教育，宣传服务政策，做好跨地区服务的衔接和协调，提高流动人口妇幼保健和儿童预防接种服务的利用水平。向流动妇女发放健康支持工具，指导流动妇女向家庭成员传播健康知识和技能，提升流动人口家庭整体健康素养水平。

3. 流动学龄儿童健康教育 与当地教育部门和学校配合，在流动人口子女集中的学校开展健康教育课、个人卫生技能评比、健康知识竞赛等活动，传播预防常见病和意外伤害、讲究个人卫生、口腔保健、坚持运动等健康知识，培养流动学龄儿童的个人卫生习惯，提高流动学龄儿童健康意识和自我保健能力，提高他们的健康水平。

（四）建设健康促进场所和健康家庭

在以流动人口（农民工）为主体的工矿企业、流动儿童占一定比例的学校及流动人口家庭中，开展流动人口健康促进示范企业、示范学校和健康家庭建设活动，调动全社会的积极性，营造关爱流动人口健康的社会氛围。

本章小结

本章介绍了弱势群体的定义及特征、基本情况、产生的原因和应对策略。针对妇幼人群，分别从其特征、妇幼卫生状况及面临的挑战、妇幼健康的影响因素进行分析，并提出妇幼健康的卫生策略。针对老年人口，分别从老年人口及其特点、老年人口健康状况及其特征、老年人口健康的影响因素进行分析，并提出老年人口健康的社会卫生策略。针对残疾人，分别从残疾人及其特点、残疾人健康状况、残疾人口健康的影响因素进行分析，并提出残疾人口健康的社会卫生策略。针对流动人口，分别从流动人口及其主要特征、流动人口健康问题、流动人口健康的影响因素进行分析，并提出流动人口健康的社会卫生策略。

案例分析

儿童性侵害

儿童遭受性侵害是一个沉重又不能回避的话题。"女童保护"公益组织发布的《2020年性侵儿童案件统计及儿童防性侵教育调查报告》显示，2020年全年媒体公开报道的性侵儿童（18岁以下）案例332起，受害人数845人，年龄最小的受害人为1岁，遭遇性侵人数中女童占九成，小学和初中学龄段儿童受侵害比例高，城市儿童被性侵案例曝光占比较高，熟人作案超七成，家庭成员性侵案曝光量大幅上升，我国儿童防性侵教育形势依旧严峻。

试回答：

1. 儿童性侵事件告诉了我们什么？
2. 如何防范这类事件的发生？

思考题

1. 弱势群体产生的原因是什么？
2. 如何实现老年人口健康？

第十九章
社会病防控

扫一扫，查阅本章数字资源，含PPT、音视频、图片等

导引案例

青少年网络成瘾

李明是某校高三的学生。父母对他期望很高，希望他考上一所好的大学，平时几乎不给他娱乐的时间。面对父母的期望与要求，李明深感压力。

李明读小学时品学兼优，不仅学习成绩名列前茅，还是班干部。进入初中后，他开始对网络游戏着迷，学习成绩开始下降。进入高中后，李明的学习成绩一直不好，同学和老师不看好他。李明深感自卑，常无以名状地感到恼怒。李明曾试图改变学习状况，但很快就放弃了。临近高考，李明感觉自己前途渺茫，经常吃不好饭、睡不着觉，近期体检发现血压异常。由于烦恼，李明就用更多的时间玩网络游戏，由于长时间玩游戏，李明视力下降，总是感觉乏力。父母知道李明沉迷于游戏不能自拔，不仅影响身体，还影响学业，非常着急，母亲近期没有原因地失明，父亲也没有心思好好工作。

试回答：

1. 李明为什么会沉溺于网络游戏？
2. 网瘾对他自己和家庭造成了怎样的影响？
3. 李明沉溺于网络游戏的社会原因有哪些？

第一节　社会病

一、社会病概述

（一）社会病的概念

社会病（sociopath）是指由社会原因造成的、与社会发展和进步方向相违背的、危害人类健康的疾病或社会病理现象，这些与人群健康有着密切的关系。"社会病"这个词最初于20世纪30年代被提出和开始使用，很多研究者将它与心理病态（psychopath）混用，直到1980年出版的《精神障碍诊断与统计手册（第3版）》（DSM-3）增加了反社会人格障碍（antisocial personality disorder，ASPD），它逐渐被诊断更为明确的ASPD所替代，并在后来的临床和病因研究中被进一步与心理病态进行区分。

社会病在书刊上还曾出现诸如社会相关病、公害病、现代文明病、富裕病、现代生活方式病、发达国家病、西方社会病等不同名称。常见的社会病包括青少年妊娠、性传播疾病、自杀、性犯罪、交通事故、酗酒、吸毒、精神异常、遵医行为不良等。社会病与个人生活方式、行为习惯密切相关，在社会因素的作用下，影响范围扩展到整个社会的公共卫生问题。

与一般疾病不同，社会病往往影响人们的社会功能，包括家庭、社会关系，造成不良的社会影响。例如吸毒，吸毒者为了满足个人的毒瘾，会倾其家庭所有去买毒品甚至负债累累。有不少瘾君子甚至用欺诈或贩卖毒品的手段得来的钱购买毒品，构成犯罪，危害社会。社会病患者不仅具有危害社会的行为，还直接影响人类健康。例如吸毒者共用注射器会增加艾滋病传播的风险，对人类健康造成重大伤害，甚至导致死亡。

（二）社会病与社会问题

社会问题（social problem）是指由于某种失调引起的，给人类精神生活或物质生活带来不良影响的社会生活事件。社会问题分为三类：①由社会基本要素间关系失调引起的社会问题，如人口问题、生态问题、环境污染问题、贫穷问题、民族和种族问题、社会文化冲突问题等。②由社会关系失调导致的社会问题，如婚姻家庭问题、老年人问题、独生子女问题、残疾人问题、青少年犯罪问题等。③由制度和体制失调带来的社会问题，如物价问题、教育问题、劳动就业问题、社会保障问题等。

社会病往往由社会问题引起，但社会问题不等于社会病，只有那些影响人类健康的社会问题才是社会病。例如，人口剧增、物价上涨等都属于社会问题，但不影响人类的健康，因此不是导致社会病的原因。吸毒、雾霾等社会问题会影响人类健康，因此是引起社会病的直接原因。

（三）社会病与越轨行为

越轨行为（deviant behavior）是指违背群体行为规范的行为，如违反公序良俗的行为、违法违纪行为、犯罪行为等。越轨行为如果影响了社会的稳定和发展就可能成为社会问题，而多数社会问题都可能与越轨行为有关。例如，婚外情是一个社会问题，由已婚男女的越轨行为引起。越轨行为对社会具有明显的消极作用，表现为：导致遵从者与越轨者之间的紧张和冲突，从而扰乱社会秩序；弱化人们遵从社会规范的动机；破坏人们之间的信任；浪费了大量的社会资源。

社会病主要是社会现象，不是个人的行为问题。然而，从社会角度看，如果越轨行为产生的根源在于社会，其影响又扩展到整个社会，而且与人的躯体和心理健康相关，就可能变成社会病。但不是所有的社会问题都可以称作社会病，也不是所有的社会问题都与越轨行为有关，如人口老龄化或人口流动所带来的社会问题就不能称作社会病。

二、社会病的特点

根据社会病的定义，可以推断出社会病具有以下特点。

1. 公共性　社会病是群体现象，是一些人共同具有相同的健康状况、情绪状态与行为，且在一定范围内造成较为严重的影响。这一特点将社会病与个人烦恼区别开来。例如，在一个社区中，个别人酗酒且没有严重影响其他社会成员的生活时，可以将其归为个人的问题。但如果这个社区中相当比例的成年人经常酗酒，引起家庭暴力、邻里冲突或斗殴，或由于醉驾造成交通事故，就属于社会病的范围了。

2. 危害性　社会病对社会具有严重的危害性，可以表现为破坏社会稳定、阻碍社会经济发展，也可表现为对社会生活质量的直接影响。例如，自杀作为一种社会病，个体不仅可能结束自己的生命，还会使家人感到焦虑、内疚和痛苦，对社会产生不良影响。

3. 原因的社会性　社会病产生的原因非常复杂，但主要在于社会。无论是健康问题、情绪问题还是行为问题，由个人原因引起的属于个人问题，由社会原因引起的才可以称为社会病。例如，由于一般性感冒引起的咳嗽属于一般的呼吸系统疾病，而由于粉尘污染或雾霾引起的咳嗽就属于社会病范围。一个学生由于找工作引起的焦虑属于个人的情绪问题，而由于某种自然灾害造成的恐慌就是社会病。

4. 防控的综合性　社会病需要社会共同努力、综合治理，包括改变不合适的社会公共政策、确立健康的社会文化等。例如，新中国成立初期，我国采取了一系列有力的社会措施，较好地解决了卖淫、吸毒等问题。

5. 干预的公共卫生属性　社会病涉及社会与健康，直接或间接地影响人类健康，也会导致其他健康问题，需要从医学特别是公共卫生的角度进行干预。社会医学研究社会病的主要目的在于揭示社会病产生的根源，为减少社会病的产生和发展提供依据和政策建议。

三、社会病的防控

（一）社会诊断

社会诊断是对个人、家庭或群体的社会情况（因素）进行调查研究，找出问题进行分析的过程，即通过了解目标人群的生活质量、健康问题、卫生服务问题、社会政策、经济环境、文化环境和资源情况，评估他们的健康问题和需求。具体地，通过社会医学调查研究方法开展社会诊断时，章扬熙提出可以从当地的一般情况、人口情况、社会经济状况、卫生情况、卫生资源情况、传播资源和渠道情况、健康情况、卫生服务情况等方面对人群健康状况进行诊断和评估。

（二）社会处方

在对社会"个体病""困难问题"进行社会诊断时，只有对个案及其所处的社会环境深入调查，了解其在社会关系中的种种行为表现，才能做出正确的社会性诊断，从而提出有效的社会治疗方案（社会处方）。社会处方与临床处方不同，它是从增进健康的高度制定的群体的社会性防控措施。临床工作是为了保护生命，减少伤残，恢复健康；预防工作是为了消除危害健康因素，使人们免于患病；增进健康的社会处方是为了探索采取社会性与自我保健的措施，帮助人们养成良好的生活方式和行为，以保持和促进人们身心健康与精神幸福。常见的社会处方可以从提倡健康的生活方式、合理膳食和营养、加强自然和社会环境保护、适当运动和保持情绪健康等方面进行干预，从而增进健康。

第二节　伤害

一、伤害概述

（一）伤害的定义

伤害（injury）是指由于物理、化学、社会原因对个体造成的身体或精神的损害。例如，由于运动、热量、化学、电或放射线的能量交换，在机体组织无法耐受的水平上所造成的组织损伤或由于窒息而引起的缺氧。又如，由于精神攻击或暴力造成的精神失常等都属于伤害的范畴。

伤害是威胁人类健康的重大公共卫生问题之一。随着我国经济的持续快速发展，伤害在20世纪后期就已成为威胁居民健康的重要疾病之一，其在死因排名中一直靠前，因此重视伤害防控工作十分重要。

（二）伤害的分类

伤害包括故意伤害和意外伤害。故意伤害（intentional injury）是指有意识地加害于自己或他人，并常伴有暴力行为、他杀、自杀等。意外伤害（unintentional injury）是指无意识的、意料之外的突发事件造成的人体损伤，意外伤害除了造成人体损伤，也可以造成精神创伤。

1. 故意伤害　故意伤害可以分为故意自我伤害和故意伤害他人。例如，割腕、自杀属于故意自我伤害；虐待俘虏属于故意伤害他人。

2. 意外伤害　意外伤害有两种常用的分类方法。

（1）根据伤害发生的地点　分为机动车伤害、工作场所的伤害、家庭的伤害及公共场所的伤害。

（2）根据伤害来源和原因　主要有两种分类方法。①国际疾病分类系统（ICD-10）中的损伤与中毒外部原因分类，常见的具有公共卫生意义的分类有运输事故、意外淹溺和沉没、故意自害、加害等。②中国疾病分类法（CCD）中的损害与中毒外部原因分类，具有公共卫生意义的分类有机动车交通事故、意外中毒、意外跌落、火灾、溺水等。

二、暴力行为与他杀

（一）暴力行为与他杀的定义与分类

1. 暴力行为的定义　暴力（violence）是攻击的一种极端形式，所有的暴力行为都是攻击行为，但不是所有的攻击行为都是暴力行为。WHO对暴力的定义：蓄意使用躯体力量，威胁或事实性地攻击一个人或一个团体社区，有高度可能性导致其受伤、死亡、遭受心理伤害、影响其发展或剥夺其资源和机会。

2. 暴力行为的分类　根据暴力行为的性质通常将其分为躯体暴力、精神暴力和性暴力，根据暴力行为的指向性也可分为人际暴力、自我指向暴力和群体性暴力。人际暴力即日常社会生活中发生的暴力行为，其施害者和受害者是家庭成员、亲密伴侣、同学、陌生人，特别是老人、儿童、妇女等弱势人群。自我指向暴力即自伤、自杀行为。群体性暴力指的是国家、军队、恐怖组织为实现政治、经济和社会目标而实施的暴力行为。

3. 他杀的定义　他杀是他人伤害人命的通称，在我国刑法中属于故意杀人的范畴，属于一种严重危害社会治安、严重侵害他人生命权的行为，是一种严重的社会问题，也是伤害研究与干预中不容忽视的严重公共卫生问题。

4. 他杀的分类　根据杀害手段或工具分类：用暴力加害、用化学制品加害、用钝器加害、用锐器加害、用窒息被害人加害、用火器加害、用高空推下加害、用其他手段加害等。根据是否有杀人动机可以分为故意杀人和过失杀人。

（二）暴力行为与他杀的流行特征

暴力行为是一个极为重要的公共卫生问题，严重危害个人和人群的健康和社会稳定。据《2022 世界卫生统计报告》统计，2019 年，全球有近 47.5 万人被他人杀害，80% 的受害者是男性，20 ～ 29 岁的年轻人的年龄别他杀死亡率最高，为 10/10 万人。2019 年，WHO 估计美洲地区男性杀人死亡率最高，为 34/10 万人，几乎是全球男性杀人死亡率的 3.5 倍。

1. 人群分布　在全球范围内，15 ～ 49 岁有过伴侣关系的女性中约有 27% 一生中至少经历过一次来自亲密伴侣的身体暴力、性暴力或两者皆有。这种暴力很早就开始了，在最年轻的群体中已经非常普遍。影响范围从青春期女孩到年轻妇女，24% 的 15 ～ 19 岁妇女和 26% 的 19 ～ 24 岁妇女自 15 岁以来至少经历过一次这种暴力。

除女性外，大学生群体也是暴力行为的高发群体。国内有研究发现，我国大学生遭受暴力行为的发生率约为 21.44%，且精神暴力已成为我国当代大学生遭受暴力行为的主要类型。男性遭受暴力行为的发生率为 29.54%，高于女性的 21.09%，可能与男女的客观生理状况和心理状态相关。

2. 地区分布　据 WHO《2014 年全球预防暴力状况报告》估算，最高凶杀率出现在美洲区域（28.5/10 万），之后为非洲区域（10.7/10 万）。据估计，15 ～ 49 岁女性的亲密伴侣暴力的终生发生率在大洋洲最高（49%），终身亲密伴侣暴力发生率最低的三个地区是中欧（16%）、中亚（18%）和西欧（20%）。与高收入国家相比，低收入国家报告的暴力行为发生率更高。

（三）暴力行为与他杀的社会决定因素

暴力行为的发生是个体、人际、社会、文化和环境因素交互作用的结果。理解这些因素之间的相互作用是应用公共卫生方法预防暴力行为的重要步骤。心理学家 Urie Bronfenbrenner 于 20 世纪 70 年代末最早提出社会生态学模式，并于 20 世纪 80 年代运用于暴力问题研究领域。他认为个体的发展与其所处的社会生态环境密切相关，包括 4 个相互嵌套的、从微观到宏观的社会系统。后来有学者对该理论模型进行调整和补充，提出影响健康行为的因素可分为个体、人际、组织、社区及社会 5 个水平，各因素相互作用，共同影响人的行为（图 19-1）。

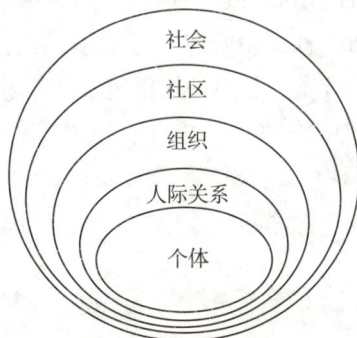

图 19-1　暴力产生的社会生态学模式

1. 个体　对于施暴者来说，导致暴力行为的因素主要包括人格与行为因素、认知因素和生物因素等。大量的研究表明，某些重要的人格与行为因素，如冲动、易怒、控制行为能力差和注意力障碍等可以预测暴力行为的发生。

2. 人际关系　除施暴者本身的特点外，他们的人际关系如与家人、朋友之间的关系也会强烈地影响暴力行为。一般来说，在儿童时期，家庭的影响更为重要，而在青春期，朋友和同龄人的影响逐渐增多。

3. 组织　影响暴力形成的组织层面中，媒体的传播对暴力的形成和发生有很大影响。现有的大量研究都已明确地发现，媒体暴力明显影响着青少年的暴力行为、暴力思想和情感，且接触越多影响越大。

4. 社区　社区是生态模式的第四个层面，个体的大多数社会关系都发生在社区，如学校、工作场所等，其特征可能与个体成为施暴者或受害者有关。社区的人口流动性大、居住者特征不同、社区居民联系度很低、存在某些社会问题（如贩毒、高失业率等）、贫穷、对暴力行为缺乏约束和管治等因素都与暴力事件的发生有一定的关系。

5. 社会　社会是生态学模式的社会层面。探索影响暴力行为的更为广泛的社会因素包括对暴力行为的接受性氛围、缺乏对暴力行为的有力控制、制造和维持不同群体间距离。例如，支持通过暴力手段解决问题，强调父权、男权的文化，支持执法人员过度使用暴力，以及教育、经济、健康和社会政策等。

（四）暴力行为与他杀的防控策略

1. 针对个体层面　预防暴力的个人方案多重在增强个人技能，鼓励各种积极、友爱和合作的行为。一般来说，可从以下方面着手：培养道德感，增强个体控制愤怒、改善行为、掌握社会交往技巧的能力，学会处理冲突和生活问题等。明显有效的个人方案还包括加强学前和学校教育。

2. 针对人际关系层面　由于青少年人际关系的复杂多样性，针对这一层面的预防方案也多种多样。其中，基于家庭的预防方案尤为重要。通过加强父母与子女的情感沟通与联系，鼓励父母使用一致的教育方法，并帮助他们加强自我控制的能力，从而更理智地采用科学的方法教育孩子。

有效的人际方案还包括良师指导和家校合作。前者主要是通过年长的同学、教师、亲人等的工作或辅导帮助青少年培养各种解决问题的技能，从正面去影响青少年形成正确的道德观和人生观，并在遇到问题时能得到帮助。后者则强调学校与家庭加强合作与沟通，及时了解青少年学生的思想变化和行动方向，及时制止与预防暴力。

3. 针对社区层面　如加强社区的治安管理，这是预防和遏制暴力极为重要的一环，包括建立社区治安中心或委员会、警民联防、社区治安巡逻等措施，也包括一些改善学校、社区环境（如改善街道的照明，因为照明差的地方发生暴力的可能性大）的措施。

4. 针对社会层面　这一层面的措施和方案必须依赖政府的努力。针对我国当前的实际情况，政府需要在关注贫穷现象，加强对媒体的监管和分级制度，进一步严格控制酒类、毒品与枪支，加强并改善司法、警察制度改革、教育体制与管理等方面及时发现和解决问题，扼暴力于摇篮之中、萌芽之际。

三、自伤行为与自杀

（一）自伤行为与自杀的定义和分类

1. 自伤行为的定义和分类　目前对自我伤害行为的界定尚未统一，常见的用来指代自我伤害的术语有 self-harm（SH）、self-injury（SI）和 self-mutilation（SM）等。

随着近年来研究的进一步深入，在定义上，研究者基本在 5 个方面达成了共识：①行为不被社会认可，如刮痧、宗教性自残等在位列之外。②直接伤害身体，排除间接的自我伤害行为，如进食障碍。③故意性，强调个体实施行为时有清晰的意识。④在个体意识层面没有明确的自杀意图，该标准强调行为动机，而非行为结果。⑤对身体的损害程度应为轻度或中度，重度甚至致命性的伤害（如挖眼）予以排除。满足以上所有条件的行为都属于自伤。业界基本将自伤默认为在没有明确自杀意图的情况下，个体故意、重复地改变或伤害自己的身体组织，这种行为不为社会所认可，且不具致死性或致死性较低。

2. 自杀的定义和分类　个人在意识清醒的情况下自愿地（而不是被别人所逼迫）、有意地采取结束自己生命的行为称为自杀（suicide）。

从自杀预防的角度考虑，肖水源等学者根据其阶段性将自杀行为分为以下 5 类。

（1）自杀意念（suicidal ideation）　基本特征是有了明确的伤害自己的意愿，但没有形成自杀的计划，没有行动准备，更没有实际的伤害自己的行动。

（2）自杀计划（suicidal plan）　基本特征是有了明确的伤害自己的计划，但没有进行任何实际的准备，更没有采取任何实际的行动。比如，一个人考虑用安眠药自杀，但还没有购买或积存安眠药。

（3）自杀准备（suicidal preparation）　基本特征是做了自杀行动的准备，但没有采取伤害生命的行动。这一类包括实际准备了用于自我伤害的物质、工具、方法，比如购买了用于自杀的毒物、药物或枪支弹药，或者到自杀现场做实际的考察。

（4）自杀未遂（attempted suicide）　基本特征是采取了伤害自己生命的行动，但该行动没有直接导致死亡的结局。自杀未遂者通常存在躯体损伤，但躯体损伤不是自杀未遂的必备条件。必须将自杀未遂与蓄意自伤、类自杀、自杀姿势之类的术语区别开来，蓄意自伤、类自杀、自杀姿势的含义基本上是一致的，指的是明确地没有死亡愿望情况下出现的故意自伤行为。

（5）自杀死亡（completed suicide）　基本特征是采取了伤害自己生命的行动，该行动直接导致了死亡的结局。死者在采取行动时必须有明确的死亡愿望，才能认为是自杀死亡。但死亡愿望的强烈程度不作为判断是否自杀的主要依据。

（二）自伤行为与自杀的流行特征

从全球来看，与 1990 年相比，在影响伤残调整寿命年（disability-adjusted life years, DALYs）的所有疾病及伤害类型排名中，自伤由第 14 位下降到第 22 位。对我国而言，自伤所造成的 DALYs 减少的疾病和伤害顺位由 1990 年的第 9 位下降到 2019 年的第 30 位，总体而言，自伤的顺位呈下降趋势。

青少年是自伤的高发人群。在 10～24 岁的青少年中，自伤是影响该年龄段 DALYs 的主要三种伤害之一，在所有疾病和伤害顺位中排名第 3。有研究显示，青少年自伤行为的发生率为 17.2%；中国青少年自伤行为的发生率为 27.4%，且 2012 年以后呈现明显的增长态势。

据《2022 世界卫生统计报告》统计，自 2000 年以来，全球自杀死亡总人数有所下降，与 2000 年相比，2019 年全球自杀的粗死亡率下降了 29%。2019 年，男性自杀率是女性的两倍多。高收入国家的男性自杀率普遍较高（16.5/10 万），而女性的自杀率最高的是中低收入国家（7.1/10 万）。老年男性尤其有风险——四分之一的男性自杀死亡发生在 60 岁及以上的年龄组。尽管在过去 20 年里自杀率急剧下降，但欧洲地区在 2019 年的自杀死亡率仍然最高，为 12.8/10 万。自杀率最低的是东地中海地区（5.9/10 万）。

（三）自伤行为与自杀的社会决定因素

1. 个体因素　个体因素包括个体生物学特征及个体的生活方式、行为方式等。有研究发现，女生、年龄较大、吸烟、网络成瘾、被忽视、抑郁是中国青少年自伤行为的危险因素。女生是自伤行为的高发群体，可能与不同性别青少年采取的情绪调节策略不同有关。

2. 社会因素　社会因素包括社会、社区的影响，如社会经历等。有研究发现，遭受校园欺凌的青少年自伤行为的发生率是没有遭受欺凌的青少年的 2.25 倍。遭受校园欺凌是一种重要的应激源，遭受校园欺凌的青少年容易出现适应困难和生活质量下降，引起负面情绪堆积，引发自伤行为。

较好的社会支持及亲子依恋质量可以负向预测自伤行为。好的社会支持系统及亲子依恋关系对个体心理社会发展极其重要，这种氛围下的个体适应能力更强，可以更多地感受到来自他人的情感支持或行为帮助，同时在面临问题时能够相信自己的解决能力并积极面对，因此减少了自伤行为发生的可能性。

3. 社会结构性因素　社会结构性因素包括生活、工作环境等。有研究发现，农村户籍的青少年自伤行为发生率更低。这可能是由于农村父母文化程度较低，忙于务工或生产而忽视子女学习，农村青少年学习压力较小。另外，城市发展速度更快，城市青少年需要不断调整自身来适应城市发展，许多青少年无法适应城市的快速发展也是造成自伤行为发生率高的一个原因。

（四）自伤行为与自杀的防控策略

研究自杀的目的在于预防自杀。尽管危机干预没有统一固定的程序，但一些基本的步骤是共同的。预防自伤和自杀可以借鉴 Gilliland 和 James 提出的危机干预六步法。

1. 确定问题　从求助者角度确定和理解求助者本人所认识的问题。通过各种专门的预防自杀机构，利用便利的电话、互联网络进行危机干预和自杀预防，了解具有自杀或自伤意图者所面临的问题和需求，有针对性地采取预防措施。

2. 保证求助者安全　在危机干预过程中，危机干预者要将保证求助者安全作为首要目标，把求助者对自我和他人的生理、心理危险性降到最低。通过加强对管制器具、有毒物质和危险场所的防护和管理等，指导媒体正确报道有关自杀的事件，减少自杀或自伤的机会和渠道。

3. 给予支持　强调与求助者的沟通和交流，使求助者了解危机干预者是完全可以信任、能够给予其关心和帮助的人。可以通过对医务工作者和心理咨询工作者进行培训，提供完善的精神卫生服务等给予自杀者或自伤者全方位的心理和生理支持。

4. 提出并验证变通的应对方式　危机干预者要让求助者认识到有许多变通的应对方式可供选择。通过提高人群的心理健康素质，在学校开设针对性较强的心理卫生课和技能训练，建立社区心理咨询和心理保健系统等，让自杀者或自伤者认识到自杀或自伤并非唯一解决问题的渠道。

5. 制定计划　危机干预者要与求助者共同制订行动步骤来矫正求助者情绪的失衡状态。计划的制订应该与求助者合作，让其感到这是他自己的计划，这一点很重要。制订计划的关键在于让求助者感到没有剥夺他们的权利、独立性和自尊。

6. 得到承诺　让求助者复述所制定的计划，并从求助者那里得到会明确按照计划行事的保证。通过一系列的开导、帮助，与有自杀意念的人群达成一致协议，从而放弃自杀或自伤。

四、意外伤害

（一）意外伤害的定义和分类

意外伤害（unintentional injury）是指无意识的、意料之外的突发事件（accident）造成的人体损伤。意外伤害除了可以造成人体损伤，也可以造成精神创伤。

意外伤害的分类参考本章第二节中伤害的分类，大致有以下两种分类方法：①根据伤害发生的地点分为机动车伤害、工作场所的伤害、家庭的伤害及公共场所的伤害。②根据伤害的性质，采用国际疾病分类系统（ICD-10）和中国疾病分类法分类。

（二）意外伤害的流行特征

据 2019 年全球疾病负担统计，2019 年交通伤害造成 1.28 亿人死亡，跌倒导致 75.3 万人死亡，比 2010 年的 60.5 万人死亡有所增加，溺水导致 23.7 万人死亡。8.81 万例死亡发生在 20 岁以下的人群，人际暴力导致 41.5 万人死亡。

从全球层面来看，对于所有年龄段人群来说，影响 DALYs 排名的前五位的伤害类型为道路伤害、跌倒、自残、人际暴力、溺水。在 0～9 岁儿童中，影响 DALYs 的主要原因包括四种伤害：道路伤害、溺水、异物、跌倒。在影响 10～24 岁的青少年 DALYs 的主要伤害类型中，道路伤害排在第 1 位，其次分别为自残和人际暴力；且在该年龄段中，除与火灾、热和热物质有关的伤害外，所有伤害类型的男性意外伤害负担均高于女性。在 25～49 岁年龄段中，主要的伤害类型是道路伤害、自残、人际暴力和跌倒；在 50～70 岁患者中，伤害类型主要是道路伤害和跌倒；在 75 岁及以上人群的伤害类型中，跌倒造成的 DALYs 损失最多，其次是道路伤害。道路伤害、自我伤害和人际暴力在男性中排名突出，而在女性中排名不高。

（三）意外伤害的社会决定因素

伤害产生的根源非常复杂，是个体与环境交互作用的结果。

1. 个体因素

（1）人口学特征 个体的人口学特征在伤害中扮演着重要角色。伤害与个体年龄和性别相关，如儿童更容易跌落与溺水，青壮年更容易发生交通事故，老人更容易跌落，女性有机磷中毒的人数多于男性。

（2）社会经济特征 职业因素是伤害的一个十分重要的影响因素。有研究发现，职业伤害以采油集输系统最高，达 41.84%，不同部门间伤害发生率的差异有统计学意义；工种分布则以采油工最多（21.8%），其次是修理安装工（15.5%）。

收入水平也是意外伤害发生的影响因素之一。2013 年，WHO 报告低收入和中等收入国家的道路交通死亡率为高收入国家的 2 倍以上。

（3）个性的影响 无论是故意伤害，还是意外伤害，都与个体的个性有关。抑郁症患者多伴有抑郁人格倾向，与自残、自杀等行为密切相关。意外伤害与个性也有一定的关联，心智不健全、粗心、鲁莽等个性或具有冲动型人格特征的人更容易有冒险的倾向，因此更容易受到伤害。

2. 环境因素

（1）自然环境 自然环境对伤害具有一定的影响。在自然环境中，气象条件是伤害发生的重要影响因素。生态环境的变化如全球气候变暖、空气污染（如雾霾）等可以对视觉与情绪造成影响，更容易引发情绪问题和交通事故。此外，雨雪天是交通事故的多发时间，浓雾或雨雾天极易造成撞车事故，天气干燥时易发生火灾。

（2）生产、生活环境　建成环境（built environment）会通过干扰个体身体活动来影响意外伤害的风险。例如，在路况较差的环境下，老人与儿童更容易跌倒或遭遇交通事故。在生产环境中，安全防护设施、生产管理水平、操作规范都是影响伤害发生的因素。生活环境最容易被忽视，但对伤害的发生却有重要影响。如居室装修时未采用防滑地面易导致跌倒。

（3）社会环境　这里主要强调的是社会支持环境，即一个国家和地区是否有相应的伤害预防的法律、法规及其执行的程度。如驾驶员开车时必须系安全带，建筑工人进入工地必须戴安全帽，儿童进入游泳场所必须有成人陪伴等。

（四）意外伤害的防控策略

根据健康社会决定因素的行动框架，可以从以下几方面开展防控。

1. 政府监管

（1）行政管理部门各司其职　负责设施完善的部门应该积极完善设施、提升能力，对可能发生伤害的场所与设施进行监督、检查、检修与管理；在山林等容易发生伤害的地方设立警示牌，安装摄像头，派专人巡视、提醒与监管。

（2）建立应急预案　在伤害事件发生后能够迅速调派救援车辆，有专门人员救援，迅速将受害者送往附近医院救治，减少伤害程度或避免死亡事件的发生。

2. 社会措施

（1）社会舆论监督整治　要充分利用电视、报纸、网站等媒体，对区域性、严重影响公共安全的隐患进行曝光，并组织媒体跟踪报道，形成强大的舆论监督压力。充分发挥举报投诉热线的作用，鼓励群众举报火灾、溺水、交通隐患，充分调动群众的积极性。

（2）进行急救培训　通过各种途径、多种方法加强对乡村医生、游泳救生员，甚至是儿童家长的急救技术培训，同时应加快建立农村急救体系，使儿童能获得有效、及时的急救帮助。

（3）开展安全教育　对于容易受到火灾、落水、交通伤害的人员进行消防教育，特别是对少年儿童、儿童家长与老年人的教育。对于儿童，要通过家庭、幼儿园或学校进行教育；对于老年人，社区要定时、反复地教育和提醒。

（4）安全社区建设　安全社区是 WHO 提出的一种伤害预防模式，通过建立多部门、多主体协作的合作伙伴关系来鼓励相关利益方参与地方社区的伤害防治工作中。WHO 安全社区的标准：有多部门参与的、合作的负责本社区安全促进工作的组织机构；有长期、持续、能覆盖不同性别、年龄的人员和环境的伤害预防计划；有针对高危人群、高危环境和弱势群体的伤害预防项目；有记录伤害发生频率和发生原因的监测分析系统；有对伤害预防项目的实施及其效果进行测量和评价的方法；积极参与国家、国际安全社区工作网络的相关工作与交流活动。

3. 社会医学措施　加强从社会医学视角的研究，注重伤害相关的数据收集、评价与测量，从社会医学角度开展理论与实证研究，基于高质量社区诊断开展有效的社区干预。

第三节 成瘾

一、成瘾概述

（一）成瘾的概念

成瘾是指个体对某种物质或者行为的长期使用，产生生理或心理上的依赖，停止后出现戒断症状的现象。成瘾可以是对物质的依赖，指精神活性物质（如酒精、药物或毒品），并非出于医疗需要而成瘾于摄入某种合法的或非法的化学物质，也可以是对行为的依赖（如上网、购物或赌博）。常见的成瘾包括酒精成瘾、药物成瘾与网络成瘾。

成瘾问题的主要特点在于成瘾性或依赖性。李鲁等学者总结了 4 个依赖性。①心理依赖：表现为对完成成瘾行为的强烈欲望和渴求，完成后获得暂时的满足，焦虑和紧张的情绪暂时缓解，但停止该行为一段时间后，焦虑和紧张情绪又增加，重复这一行为的欲望又逐渐增强。②躯体依赖：在成瘾行为重复一段时间后，中枢神经系统对这一行为产生一种适应状态，导致必须重复该行为才能维持内部神经电化学活动的平衡和稳定。③耐受性：表现为成瘾行为的频率和强度必须逐渐增加才能达到所追求的效果。④戒断症状：停止成瘾行为一段时间后出现特殊的心理、生理症状。

（二）成瘾的病理特点

1. 症状显著 成瘾者较一般人更多地使用同一种物质或者从事同一种活动，体现在使用的数量、频率和时间上。

2. 耐受性增强 成瘾者使用物质或者从事某种活动的时间越来越长，使用的频率和剂量越来越高。

3. 情绪改变 成瘾者对物质的使用或者从事的活动具有更多期待，物质使用时产生欣快、舒服、解除疲倦的感觉。戒断以后产生胸闷、心悸、焦虑、易激惹、抑郁及震颤等戒断症状。

4. 退缩症状 成瘾者往往会有较多的退缩行为，如社会交往减少、学习成绩或工作绩效下降等。

5. 激烈的心理冲突 成瘾的核心特征是患者明确知道自己的行为有害却无法自控。

6. 反复发作 由于成瘾者知道自己的行为有害，试图摆脱，但在短时间摆脱后又会重新回到原来的物质依赖或从事以前的活动。

二、物质依赖

（一）物质依赖的概念与分类

在医学上，能够影响人类心理过程（如心境、情绪、行为，或者改变意识状态），并具有致依赖作用的物质被称为精神活性物质（psychoactive substances），也称为成瘾物质或药物（drugs）。使用这些物质的目的在于获得或保持某种特殊的心理、生理状态。《精神障碍诊断与统计手册（第 5 版）》（DSM-5）将前一版中的物质滥用（substance abuse）和物质依赖（substance dependence）都合并为单种物质使用障碍（substance use disorder），根据症状严重程度对各类物质相关障碍（substance-related disorders）进行从轻症到重症的诊断，从而避免意思混淆。针对每一种特定物质相关障碍分为 10 大类不同的物质使用障碍。这 10 大类主要精神活性物质是酒精类（alcohol）、咖啡因类（caffeine）、大麻（cannabis）、致幻剂（hallucinogens）、吸入剂（inhalants）、阿片类（opioids）、镇静剂、催眠药或抗焦虑药（sedatives、hypnotics or anxiolytics）、兴奋剂（stimulants，包括苯丙胺/安非他命类物质、可卡因等）、烟草（tobacco）及其他（或未知）物质。

各国大量研究结果表明，对人体健康影响较大的物质依赖问题有吸毒、吸烟、酗酒等。

1. 毒品成瘾（addiction）　吸毒是社会学概念，通常指的是药物滥用（drug abuse）或药物依赖（drug dependence），是与医疗目的无关，反复使用大量具有很强成瘾性的物质，导致用药者对该物质产生依赖状态，由此带来健康损害并造成社会问题。在中国，毒品是指法律所禁止拥有和使用的精神活性物质，主要是指阿片类、大麻、苯丙胺、可卡因等，又称为非法药物（illicit drugs）。

2. 烟草依赖（tobacco dependence）　有学者将其定义为在反复使用烟草的过程中，机体与烟草中的烟碱相互作用所形成的一种精神和躯体病态状况。导致吸烟成瘾的主要物质是尼古丁（nicotine）。尼古丁可随血液进入大脑，引起大脑额叶皮质的先兴奋后抑制，使吸烟者开始感到很舒适、愉快。但是尼古丁在人体内代谢很快，一旦血中尼古丁含量下降，吸烟者就会感觉心烦、疲乏、注意力不能集中等，产生再次吸烟的欲望，终致成瘾。

烟草依赖表现在躯体依赖和心理依赖两方面。根据《中国临床戒烟指南（2015 年版）》，在过去 1 年内体验过或表现出下列 6 项中的至少 3 项，可以被诊断为烟草依赖：强烈渴求吸烟；难以控制吸烟行为；停止或减少吸烟量后出现戒断症状；出现烟草耐受表现；为吸烟放弃或减少其他活动及喜好；不顾吸烟危害而坚持吸烟。此外，可以采用法氏烟草依赖评估量表（Fagerström test for nicotine dependence，FTND）和吸烟严重度指数（heaviness of smoking index，HSI）来评估烟草依赖严重程度。

3. 酒精使用障碍（alcohol use disorders）　酒精使用障碍是指对酒精摄入失去控制，强迫性饮酒，以及不饮酒时会产生消极情绪状态，可能会伴随慢性复发过程。酒精的有害使用是导致死亡、疾病和残疾的最大风险因素之一。DSM-5 将酒精使用障碍依据其符合的诊断标准数目分为轻、中、重三个严重性等级，在 11 项诊断标准中存在 2～3 种症状的为轻度，4～5 种症状的为中度，6 种及以上症状的为重度，如长时间饮酒、喝酒愿望强烈、无法停止、饮酒后产生不适和干扰正常生活等

（二）物质依赖的流行特征

中国的物质依赖问题以烟草依赖和酒精使用障碍为主，毒品成瘾得到了较为有效的控制。据 2019 年发表在《柳叶刀：精神病学》的中国精神卫生调查（China mental health survey）从 2013 年 7 月到 2015 年 3 月收集的数据，我国物质使用障碍人群的 12 个月患病率为 1.9%，终生患病率为 4.7%，其中酒精使用障碍的患病率分别为 1.8% 和 4.4%，药物使用障碍（包括毒品依赖和毒品滥用）的患病率分别为 0.1% 和 0.4%。

1. 毒品成瘾的流行特征　新中国成立以来，我国采取了严格的禁毒措施。据国家禁毒委员会办公室《2019 年中国毒品形势报告》显示，中国现有吸毒人员 214.8 万名，占全国人口总数的 0.16%，其中 35 岁以上 109.5 万名，约占 51%；18～35 岁 104.5 万名，约占 48.7%；18 岁以下 7151 名，约占 0.3%。

从全球范围来看，据《2022 世界毒品报告》显示，2020 年全球 15 ～ 64 岁人口中每 18 人就有 1 人在过去 12 个月内使用过一种毒品，估计共有 2.84 亿人（约占人口的 5.6%）。绝大多数吸毒人员仍然是男性，在使用苯丙胺类兴奋剂和出于非医疗目的使用药用兴奋剂、药用类阿片、镇静剂和安定剂的人群中，女性占 40% 以上。大麻是全世界使用最多的毒品，约 40% 的国家报告涉及吸毒病症最多的毒品是大麻。男性使用大麻的情况也多于女性，但性别差距在缩小，尤其是在使用量特别高的北美。全球 15 ～ 16 岁年轻人的大麻使用年流行率为 5.8%，而 15 ～ 64 岁人口的这一数据为 4.1%。注射吸毒（injecting drug use，IUD）这种高危行为所涉及的人群仍然庞大，估计 2020 年全球有 1120 万人注射吸毒。

2. 烟草依赖的流行特征 中国是烟草生产和使用的大国，虽然已于 2005 年开始履行《世界卫生组织烟草控制框架公约》，采用多种措施进行控烟，但是烟民数量依然庞大。据国家卫生健康委发布的《中国吸烟危害健康报告 2020》显示，中国吸烟人数超过 3 亿，有 7.4 亿二手烟受害者。2018 年，中国 15 岁以上人群吸烟率为 26.6%，高于全球平均水平（19.2%），其中男性吸烟率（50.5%）远高于女性（2.1%），农村地区（28.9%）高于城市（25.1%）。WHO 统计显示，全世界每年因吸烟死亡的人数高达 700 万，仅我国每年就有 100 多万人因烟草失去生命，如果不采取有效行动，预计到 2030 年将增至每年 200 万人，到 2050 年增至每年 300 万人。中国非吸烟者的二手烟（secondhand smoke）暴露率为 68.1%，暴露最严重的室内公共场所为网吧、酒吧、夜总会和餐馆。15 岁及以上人群戒烟率为 20.1%，每日吸烟者戒烟率为 15.6%。

3. 酒精使用障碍的流行特征 不良饮酒问题在世界范围内普遍存在。WHO 于 2018 年发布的《全球酒精使用与健康报告》指出，2016 年全球 15 岁以上人群酒精使用障碍的患病率达 5.1%，同年酒精有害使用造成全球约 300 万人死亡，占所有死亡原因的 5.6%。男性比女性更普遍，发展中国家的发病率较低，但水平仍然很高。

我国不同地区关于成年人饮酒行为的调查显示，男性、婚姻状况差、受教育程度低、中青年人饮酒较多。此外，农村地区居民饮酒较城市多，西部高海拔地区居民饮酒较中东部平原地区多。我国青少年饮酒行为出现普遍化、低龄化、女生饮酒比例上升和饮酒地点日常化等特点。

（三）物质依赖的社会决定因素

物质依赖的原因不能用单一的模式来解释，与生物学因素、心理特点和社会环境有较为密切的关系。成瘾的社会根源可以从个人、家庭、社会几方面进行分析。

1. 个体因素 成瘾个体往往受到基因遗传和心理因素的影响。例如懦弱、恐惧、抑郁、强烈的感官需求、逆反心理和性欲望，朋友较少，缺少责任心和糟糕的生活经历。成瘾者往往过早出现并且持续存在越轨行为，学业失败，对毒品消费的认可和过早介入毒品等。

2. 家庭因素 家庭环境是否良好是影响青少年是否走上成瘾道路的又一重要社会因素。研究表明，吸毒者大多出身于社会底层，其家庭成员之间缺乏交流，家庭经济条件差，父母文化程度低等。酒精依赖患者中儿童期创伤的发生率很高，创伤不仅包括性虐待和身体虐待，还包括情绪虐待、身体忽视和情绪忽视，如家庭破裂、父母离异。成年后失业、离异、破产、丧亲等也可能增加吸烟、酗酒的发生。

3. 社会和社区网络因素 学校是家庭外另一重要的社会场所。研究证明，学习成绩、择业失败与吸毒之间存在联系，过早地结束学业与过早地介入酒精、大麻和其他非法毒品相关；学习能力下降、对学习失去信心也导致过早地接触酒精和毒品。

同伴影响和团伙压力。青少年阶段是不良健康行为形成的重要时期，出于猎奇、模仿、从众、社会认同、同辈压力等原因，青少年可能开始第一次吸毒、吸烟或饮酒。有学者提到，在一些青少年团伙中，吸毒行为是成为团伙成员的一个标志，出于团体压力，其成员维持吸毒行为。一个人戒毒后如果仍然回到以前的环境，没有戒毒的同伴会继续给他形成压力，使他在短时间内重新吸毒，这是目前脱毒治疗后复发率居高不下（90%以上）的重要原因。

4. 文化与法律因素　文化、价值观与社会规范是指一个社会及其成员所持有的物质文明和精神文明的总和。有学者提到，在西方国家有不少人认为吸毒行为是一种生活方式，对吸毒行为的严厉惩罚被认为是对个人自由的干涉。在这种思想的影响下，普通民众更能包容吸毒行为。酗酒也与社会文化环境有关。东方人将酒作为吃饭的佐餐，而西方人则在社交场合、回家后、工作之余都有空腹饮酒的习惯。

法律所规定的成瘾物质的可获得性。新中国成立初期，我国政府对种毒、吸毒、贩毒采取了一系列打击措施，使吸毒现象在 20 世纪 50～70 年代几近绝迹。许多国家禁止向未成年人销售烟草及其制品以保护未成年人。《中华人民共和国预防未成年人犯罪法》规定：未成年人的父母或者其他监护人和学校应当教育未成年人不得吸烟、酗酒。任何经营场所不得向未成年人出售烟酒。

（四）物质依赖的防控策略

根据健康社会决定因素的行动框架，建议从以下几方面开展防控。

1. 政府相关部门

（1）加强管理　行政管理部门严格执行政府出台的相关法律法规，根据相关规定对成瘾者进行教育、疏导与管理。如禁止酒后驾车、禁止公共场所吸烟、打击贩毒和吸毒等。

（2）销售渠道管理　加强对相关销售部门的把控，严格控制酒精、药物的流通渠道，以减少大众，特别是青少年获得烟、酒、成瘾性药物的可能性。对于市场流通的成瘾性物质，如烟和酒，可以适当提高酒的税收和酒的价格，控制或废除推销烟或酒精饮品的广告，对包装上健康风险警示性标语和图片做出严格要求。

（3）场所管理　加强对使用成瘾性物质的场所的管理，包括酒吧、迪厅、网吧，禁止将烟或酒精推销给青少年，控制网吧的营业时间。

2. 社会

（1）加强对成瘾者相关知识的教育　由于青少年是成瘾的易感人群，因此教育应该从青少年开始。

（2）普及适当的饮酒常识　提倡饮酒要适量，大力宣传"吸烟有害""不劝酒"，宣传酒精对儿童、孕妇、患有疾病者的危害。

（3）加强宣传　学校、商店、医院、餐厅、酒吧等公共场所应该张贴关于烟、酒精、药物、网络依赖危害的相关宣传语。媒体在青少年节目也要做相应的宣传。

（4）心理干预　以个体或家庭为单位进行心理干预，从认知、态度与行为三个方面进行矫治和心理支持。

（5）社区干预　在社区开展预防、控制和康复活动，利用嗜酒者互诫协会、"无烟先进单位"等社群组织丰富的防控活动提供广泛的信息和人际支持。

3. 社会医学层面

（1）流行特征监控　加强从社会医学视角的研究，注重成瘾相关的数据收集、评价与测量，从社会医学角度开展理论与实证研究。

（2）公共卫生的作用　在医疗卫生部门（如精神病医院、综合医院相关科室及自愿戒毒机构等）开设"药物使用障碍治疗"门诊和病房，以满足这类暴露前使用和滥用各类精神活性物质病患者的需求。

三、行为依赖

（一）行为依赖的概念与分类

行为依赖或称非精神活性物质成瘾，DSM-5 称其为非物质相关障碍（non-substance related disorders），其中仅有赌博障碍一个亚类。其他行为依赖还包括网络、购物和性行为成瘾等，如 DSM-5 就将网络游戏障碍纳入需要更多研究关注的领域。本节主要介绍网络成瘾问题。

近年来沉溺于计算机和网络使用的行为引起了社会的广泛关注。网络成瘾（internet addiction disorder，IAD）这个词最初来自美国的精神科医生 Ivan Goldberg，临床上也称"病理性网络使用"（pathological internet use，PIU）。

网络成瘾是指个体反复过度使用网络导致的一种精神行为障碍，表现为对网络的再度使用产生强烈的欲望，停止或减少网络使用时出现戒断反应，同时可伴有精神及躯体症状，有以下 4 个组成部分：①过度使用，通常与时间感的丧失或忽视基本的驱动力有关。②退缩，当计算机无法访问时的愤怒、紧张和 / 或抑郁情绪。③容忍度，需要更好的计算机设备、更多的软件或更长的使用时间。④不良后果，如争吵、撒谎、成绩差、社会孤立和疲劳。

根据成瘾的网络内容和功能将网络成瘾分为 6 种。①网络色情成瘾：指上网者迷恋网上的色情音乐、图片、影视、笑话及色情文字作品、虚拟性爱等。成瘾者沉迷于观看、下载和交换色情作品。②网络交际成瘾：指上网者利用各种聊天软件、交友网站和游戏等进行虚拟人际交流。具体表现为使用者深陷在网络交往基础上形成的网络群体而不能自拔。③网络信息成瘾：由于网上信息的海量性，一些网民不停地浏览网页，观看并收集无用的或者不是迫切需要的信息，导致信息崇拜和信息焦虑或者超载，对海量信息形成难以摆脱的依赖。④计算机成瘾：指沉迷于电脑程序性游戏而影响了正常的学习和工作。⑤网络强迫行为：强制性参加网上赌博、网上拍卖或网上交易。

（二）行为依赖的流行特征

随着互联网技术和产业的发展，网络已渗入人们生活的各个领域和层面，衍生出网络成瘾问题。中国互联网络信息中心发布的第 45 次《中国互联网络发展状况统计报告》显示，2020 年中国网民规模达 9.40 亿，互联网普及率达 67.0%，其中农村和城市网民分别占网民整体的 30.4% 和 69.6%。有研究显示，网民个人自评沉迷于互联网的比例高达 18.3%。我国各地对大学生和中学生的调查显示，网络成瘾的检出率在 6.36% ～ 12.1%。有调查发现，网瘾高发人群多处于 20 ～ 30 岁，受到良好教育的年轻人，尤其是大学生群体是互联网成瘾症的易感群体，大学生人群中网瘾发生率为 9.8% ～ 13%，网民中网瘾发生率为 6% ～ 10%，成瘾者中男性居多，大学生男生网络成瘾的发生率高于女生。

（三）行为依赖的社会决定因素

行为依赖的社会决定因素可以从生理、心理、社会及网络本身的特性几个方面考虑。

1. 生理因素　生理和基因会影响行为依赖。研究发现，长时间上网会使大脑中的多巴胺浓度升高，使个体短时间产生高度兴奋。这种刺激经常出现，大脑则强化这种化学反应，从而产生成瘾行为。

2. 心理因素 对网络成瘾者人格和心理特点的研究发现，网络成瘾者具有共同的一些人格特点：社会退缩与孤独、人际敏感与焦虑、不良自我概念与自卑、责任回避与冷漠。神经质、寻求刺激和攻击性也被发现与网络成瘾有关。

3. 社会因素 网络成瘾与各种社会因素有关，包括家庭因素、社会支持、人际关系等。研究结果显示，网络成瘾与抑郁症状、高冲动、学业满意度较低和不安全的依恋类型相关。家庭教养方式、家庭功能低下、家庭沟通、家庭暴力、父母文化程度等可能与网络成瘾有关，单亲、重组和隔代家庭的青少年网络成瘾发生率较高。

4. 网络本身的致瘾特征 网络本身具有致瘾特征，相对于现实空间，虚拟网络空间具有以下特点：有限的感知体验、灵活而匿名的个人身份、平等的地位、超越空间的界限、时间的延伸和浓缩、永久的记录、易于建立大量的人际关系、多变的梦幻般体验、黑洞体验等。这些特点能满足人类心理上的一些需求，使人获得很大的精神满足感或愉悦感。

（四）行为依赖的防控策略

网络成瘾成因的复杂性决定了防控措施的综合性。李宁秀认为网络成瘾的防控必须依靠全社会各方面力量进行综合治理，要加强家庭、学校、政府和社会各方面的配合。

1. 政府层面 对网络使用进行管制是政府管理的重要职责。应建立健全网络管理的相关法律法规，立法限制网络内容，加强政府相关部门对网络成瘾问题的重视程度和网络监督管理力度，实行娱乐软件分级制，禁止向未成年人出售不健康的游戏，对不健康的网络文化采取防范措施。

2. 社会层面 采取社会学方法积极应对。充分运用各种社会媒体，大力宣传网络成瘾的危害和健康上网的理念，使青少年形成对网络成瘾的正确认知。此外，互联网行业要倡导行业自律。

3. 学校及家庭 学校和家庭应正面引导，教育青少年管理时间，对青少年使用电脑和手机实行严格监管。丰富青少年的文化娱乐活动，分散其对网络的注意力和依赖性。家长应规范自己的网络使用行为，引导青少年上网时选择健康有益的内容。

4. 医学层面 目前，国内外网络成瘾的干预主要是心理治疗、药物干预和综合干预。心理和药物干预对于减少网瘾者的上网时间非常有效。药物治疗主要采用抗抑郁药和心境稳定剂。综合干预主要是共同使用心理治疗和药物干预。心理社会方法是目前治疗研究的主流，主要采用认知行为治疗和家庭综合干预。

第四节 与性行为相关的社会病

一、与性行为相关的社会病概述

与性行为相关的社会病是指不符合社会道德和法律规范的性行为导致的健康和社会问题。

与性行为相关的社会病主要可以分为以下 3 类：①各类与性行为相关的违法犯罪行为，如强奸、卖淫嫖娼、制造和传播色情物品等。②不安全性行为导致的各类问题，如性传播疾病、艾滋病、意外妊娠，特别是青少年妊娠等。③与性禁锢相关的各类问题，如对人性的摧残、性无知导致的问题等。本节主要介绍性传播疾病、艾滋病和青少年妊娠。

性传播疾病（sexually transmitted disease，STD）是主要以性接触或类似性行为接触为主要传播途径的一组疾病。曾被称为性病（venereal disease，VD），是通过性交传染、具有明显生殖器损害症状的全身性疾病，包括梅毒、淋病、软下疳、性病性淋巴肉芽肿、腹股沟肉芽肿，亦称经典性病。1975 年，WHO 改称其为"性传播疾病"，把性病的范围扩展到各种通过性接触、类似性行为及间接接触传播的疾病。我国目前重点防治的性传播疾病是梅毒、淋病、软下疳、性病性淋巴肉芽肿、生殖道沙眼衣原体感染、尖锐湿疣、生殖器疱疹、艾滋病。

艾滋病又称为获得性免疫缺陷综合征（acquired immune deficiency syndrome，AIDS），是由于感染人类免疫缺陷病毒（human immunodeficiency virus，HIV）引起的病死率很高的恶性传染病。感染免疫缺陷病毒后会引发一种综合征，从而导致人体免疫系统遭到损害，进而引发一系列并发症，临床上以淋巴结肿大、慢性腹泻、体重减轻、发热、乏力等全身症状起病，逐渐发展至各种机会性感染、继发性肿瘤、精神障碍而死亡。艾滋病具有传播迅速、传播形式特殊且死亡率极高的特点。

青少年妊娠（adolescent pregnancy）也称青春期妊娠，一般指法定结婚年龄以前发生的所有妊娠现象，包括有意受孕和意外受孕。近几十年来，青少年妊娠在发达国家或发展中国家都相当普遍，发生率呈不断上升的趋势，已成为世界范围内重要的公共卫生问题和社会问题，愈来愈引起各国政府及教育、卫生等部门的普遍关注。1994 年，开罗国际人口与发展大会强调关注青少年妊娠问题，并将为青少年提供必要的性与生殖健康信息和服务，保障他们获得生殖健康教育和保健权利，帮助他们确立规避风险的行为模式和健康生活方式列为大会《行动纲领》优先考虑的目标之一，指出要"大幅度降低青少年妊娠"。

二、流行特征

性传播疾病对性健康和生殖健康造成了深远影响，在全世界很多国家已构成严重的公共卫生问题。每天有 100 多万人受到性传播感染。2020 年，WHO 估计有 3.74 亿人新感染以下 4 种性传播感染中的一种：衣原体（1.29 亿人）、淋病（8200 万人）、梅毒（710 万人）和滴虫病（1.56 亿人）。

自发现首例艾滋病病例至今，全球约有 8420 万人感染艾滋病病毒，4010 万人死于艾滋病相关疾病。截至 2021 年，共有 3840 万人携带艾滋病病毒，其中 54% 的艾滋病病毒感染者是妇女和女童。在中国，艾滋病流行仍在不断变化。截至 2022 年底，全国（不含港、澳、台地区）报告现存活 HIV/AIDS 患者 122.3 万例，其中 HIV 感染者 68.9 万例，AIDS 患者 53.4 万例。2022年新增报告 HIV/AIDS 患者达 10.78 万例，较 2021 年下降了 16.7%，传播途径以性传播为主，占比为 97.6%。

青少年妊娠依然是造成孕产妇和儿童死亡的主要原因，也是造成健康欠佳和贫穷这一循环的主要原因。截至 2019 年，低收入和中等收入国家 15 ～ 19 岁少女每年约发生 2100 万例受孕，其中约 50% 是意外受孕，最终分娩的约有 1200 万例。与 20 ～ 24 岁的女性相比，少年母亲（10 ～ 19 岁）面临更高的子痫、产褥期子宫内膜炎和全身感染风险，而且少年母亲的婴儿面临更高的低出生体重、早产和严重新生儿疾病风险。

三、社会根源

从社会医学角度看，与性行为相关的社会病的发生和发展的主要因素是社会因素。

（一）性传播疾病的社会根源

1. 性禁锢　一般认为，现代社会中的性禁锢观念最初起源于原始社会中的各种性禁忌。这些禁忌有些是合理的，如禁止近亲之间的性行为和在月经期间性交；而另一些则是不合理的，如基于月经血是不干净的，禁忌处于月经期的妇女与人交谈，甚至禁忌她们与别人见面，这是人类性禁锢的开始。直到今天，主张与反对性禁锢的斗争已经持续几千年，但性禁锢的现象还远远没有绝迹。性禁锢不仅导致性无知，导致对人性的摧残，而且会阻碍人们获得必要的、正确的性知识和性传播疾病防治知识，导致对性功能障碍和性传播疾病的严重社会歧视。这种社会歧视使得很多人得了性传播疾病之后羞于去医院就诊，结果又把它传染给别人。

2. 性放纵　性放纵是与性禁锢相反的文化观念与行为取向。性放纵者在观念上主张完全的性自由，在行为上表现为随意地进行性活动。自中世纪性禁锢过去以后，许多西方人的性观念逐渐开放，在 20 世纪 30 年代和 60 年代兴起了两次大规模的"性解放"运动。这种运动一方面对打破性禁锢起到了积极的作用，另一方面为主张性放纵的人提供了保护。很多人在"性解放"的旗帜下要求打破现代的家庭婚姻制度，实行群婚、试婚、未婚同居、夫妻互换、卖淫嫖娼、一夜情等行为。性行为的放纵是严重危害健康的性传播疾病（如梅毒、淋病、生殖器疱疹、艾滋病等）流行的主要根源。

3. 人口流动　从国际看，经济的全球化和交通的便捷化导致世界范围的大规模人口流动。从国内看，我国目前正处在社会转型时期，商业、服务行业、旅游行业快速发展，使国内流动人口的规模大幅度扩大。流动人口通常是性行为相对活跃的人群，在性传播疾病的传播中具有重要的作用。

4. 医疗条件　在很多发展中国家，性传播疾病患者因为医疗条件的限制在患病后得不到及时的治疗。例如，在一些农村地区，由于基层医务人员技术水平的限制，不能正确诊断和治疗性传播疾病，而患者到具有诊断和治疗技术的大医院则路途遥远，费用昂贵。与此同时，各地都存在打着治疗性传播疾病招牌的游医，他们对性传播疾病造成许多误诊误治，对性传播疾病的防治产生了不利的影响。

（二）艾滋病的社会根源

艾滋病在人群中的流行依赖于传染源、传播途径和易感人群三大环节的相互作用，而此作用是受到自然环境因素和社会经济因素的影响和制约的。其中，社会经济因素的影响更为深远。

1. 社会历史因素　首先在经济发展速度较快的地区，富裕阶层人数迅速膨胀，一部分人需要体验购买带来的满足，包括购买带来的性满足，于是在一定范围内形成淫乱和性开放的社会风气，成为一定阶层的 HIV 感染高危群体。其次，我国公众社会观念相对保守，许多人甚至无法想象与高危群体建立合作，普遍存在对艾滋病患者严重歧视和排斥，预防教育难以开展。社会观念越是保守，高危活动越可能秘密地进行，向高危群体提供预防信息就越发困难。

2. 不良行为　日益开放的社会环境使一些人的价值观念、道德水准发生了很大变化。吸毒、卖淫嫖娼等社会丑恶现象又日趋严重，而吸毒人群普遍存在乱性行为，这无疑构成了艾滋病流行、传播的土壤与温床。高密度的人口和大量的流动人群增加了艾滋病传播的机会。

3. 文化水平与科技教育　调查显示，受教育程度低的人更易感染艾滋病。许多青少年受好奇心驱使开始尝试毒品及性行为，由于青少年的心智尚未成熟及知识缺乏，青少年成为艾滋病的易感人群。另外，新闻媒体等传播途径对有关艾滋病的报道和教育较少，没有引起公众足够的重视。

（三）青少年妊娠的社会根源

1. 社会习俗　在东亚、拉丁美洲、非洲、地中海的一些国家与地区，早婚盛行，它既符合道德规范，又是合法的。由于初次发生性行为的年龄提前，使越来越多的青少年面临妊娠的危险。印度有些农村的少女在月经初潮前就已结婚，印尼爪哇的少女如在初潮来临前未订婚会被认为是不符合社会习俗的事。在有早婚习俗的国家里，15～19岁少女结婚的比例达10%～50%，其出生率在撒哈拉以南非洲可达每千名妇女101人，其次是拉丁美洲和加勒比地区的每千人53人。拉丁美洲和加勒比地区15～19岁的出生率占总生育率的14%。

2. 性观念　世界大多数国家把青少年固守贞操视为一种美德。20世纪开始，由于社会的进步，性禁忌的观念被打破，传统的社会文化观念发生了巨大变化，人们在对待性的问题上不再感到是一种犯罪行为。性观念越来越开放，社会环境中不健康因素，如婚外情、一夜情、色情服务等现象的存在对青少年危害较大；恋爱、婚姻观念的巨大改变，未婚同居、婚前性行为逐年增多，是导致未婚青少年妊娠的直接原因。青少年独立、自主、自由思想蔓延，传统观念日趋淡漠，尤其是西方国家，性解放思潮泛滥，受色情文化及性消费服务等影响，青少年性行为发生率与少女妊娠率急剧上升。美国的少女妊娠约有80%为未婚妊娠。英国1/5的少女在20岁以前经历过1次妊娠，其中大部分是在校学生。

3. 性健康教育的误区　对青少年进行性健康教育已成为众多社会工作者和教育工作者的共识。在我国及世界上其他一些国家和地区仍然存在着性禁锢的观念，对青少年的性行为和青少年妊娠产生了重大影响。受到性禁锢观念的影响，学校和父母总觉得不应该或者不能够把性知识教给青少年。到目前为止，我国仍有不少中学不开展性知识教育，即使有也是遮遮掩掩。一些少女不知道如何避孕，她们可能感到难以或羞于寻求避孕服务；避孕药可能过于昂贵，或者没有广泛地以合法渠道提供。即便在避孕药广泛提供的情况下，性活跃的青春期少女使用避孕药的概率也比成年人低。少女可能无法拒绝非自愿的性行为或抵制强迫的性行为，这些通常都是无保护的性行为。

4. 法律与政策的影响　许多国家生育相关的政策与法律往往主要针对已婚者，对未婚青少年不予重视，导致她们得不到计划生育知识与服务，少数国家还禁止为未婚青少年提供避孕药具及服务。而泰国、中国香港则规定不管年龄大小、婚姻状况与否，任何人都有权采取避孕措施而不受他人干涉。瑞典法律规定，在为青少年提供避孕药具及服务时，生育及有关部门必须为他们保密。这些都对预防青少年妊娠起到了一定作用。

5. 社会心理因素　青少年正处于性发育成熟阶段，若不进行适宜的、及时的性健康教育，包括性道德观、性法治观念的教育，有些青少年在遇到挫折或某些心理创伤时，往往会出现一些极端的想法，表现为缺乏理想、绝望、空虚、孤独、寂寞、自尊心丧失等，容易发生过早性行为。由于缺乏节育方面的保健服务指导，婚前有性经历的青少年中有1/3～2/3的人未采取切实有效的避孕措施而导致妊娠。有的少女过早地开始性生活是受色情文化的影响，出于好奇心或取悦男子，以获得稳定的恋爱关系，有些则以妊娠作为手段，以达到结婚的目的。

6. 家庭因素　家庭作为青少年成长的重要环境，其父母的职业、文化程度、家庭经济水平、子女同住与否及与子女的交流等对青少年的性知识、性观念及性行为均存在不同程度的影响。父母、兄弟、姐妹的不良性行为会对青少年造成不良影响。未婚先孕的少女，他们的母亲未婚先孕的比例高达58%，远高于对照组。妊娠少女的母亲或姐妹有2/3在17岁前曾有妊娠史。父母离婚、不和睦、分居、文化低、经济收入水平低的家庭，少女妊娠率高；核心家庭、子女早期开始独立生活的家庭，在青春期发生性行为的比例高于一般家庭。

7. 生物学因素　现代社会竞争激烈，男女青少年为了自己的前途、事业不得不将结婚年龄一再推迟，特别是城市男女，一般结婚年龄已延至 25 ～ 30 岁。《中华人民共和国婚姻法》规定，结婚年龄由原来男 20 岁、女 18 岁，推迟到男 22 岁、女 20 岁。一个多世纪以来，少女的月经初潮平均年龄由 16.5 岁提前至 13.1 岁，男子首次遗精平均年龄也由 17 岁提前至 14 岁。从性生理角度讲，性能力活跃的时间相对延长，而结婚时间推迟，这可能导致青少年妊娠危险进一步上升。

四、防控策略

（一）性传播疾病的防控策略

防治性传播疾病主要应从以下方面入手。

1. 倡导安全的性观念和安全的性行为　健康性观念的 4 个基本条件：①对性的欲望既不过于压制，也不过分追求满足。②对性行为造成的社会后果有充分的心理准备，在不能担负其社会责任时，对性行为要采取谨慎克制的态度。③个体的性行为要符合法律和社会的道德规范。④健康的性行为必须以正确的性卫生知识为基础，要防止疾病的产生与传播，保持对性伴侣的忠诚，正确使用安全套。

2. 加强健康教育，广泛宣传　让人们了解各种常见的性传播疾病的传播途径、临床表现及防治方法，推介正规的治疗机构为患者提供服务。通过宣传，消除社会公众的错误认知，改变对性传播疾病患者的歧视，使患者能够正视自己的疾病，及时有效地接受治疗；对于高危人群，要采用多种方式宣传普及防治知识，预防传播。

3. 加强监测　监测的内容至少包括以下几个方面：①根据流行病学研究资料，针对高危人群进行重点监测。②针对重点疾病如梅毒、淋病进行重点监测。③对性传播疾病的治疗情况进行监测。

4. 对高危人群进行有针对性的预防工作　性传播疾病的高危人群包括商业性工作者、同性恋者、吸毒者、特殊服务行业人员、流动人口等，与主流社会存在一定的社会和心理距离，各种常规传播媒介难以介入他们中间。因此，要采取特殊的措施向他们介绍预防知识，使他们能自觉接受监测，主动采取预防感染的安全措施，拒绝不安全的性行为。

（二）艾滋病的防控策略

1. 传染源的管理　对 HIV/AIDS 的医学管理包括定期随访、定期检查及健康咨询服务等。定期随访内容包括患者的各种活动史、接触史、症状与体征的表现与变化等；定期检查包括血常规、肝肾功能、CD4、CD8 淋巴细胞计数等的变化情况；健康咨询服务包括对其家属、性伴侣和接触者进行的健康咨询、行为指导和必要的检测。

2. 阻断传播途径　①控制医源性传播。严格执行消毒法规和条例的规定，注意做好对各类专业工作人员的业务培训，建立和完善医源性感染的预防控制制度。②预防血液和血液制品传播HIV。对所有的血液和血液制品进行 HIV 和其他传染性疾病的检测，减少不必要和不适当的输血。③减少静脉吸毒者中 HIV 的传播。严厉打击吸毒、贩毒及采取强有力的戒毒措施是控制因吸毒传播 HIV 的根本措施，同时实施清洁针具交换和美沙酮维持疗法。④育龄女性艾滋病感染者应避免受孕，对受孕的妇女采取终止妊娠或择期剖宫产的措施并加以抗病毒治疗，对已分娩的新生儿采取人工喂养，以降低艾滋病垂直传播概率。

3.加强艾滋病防治的健康教育 在全社会都要广泛深入地开展艾滋病防治的健康教育工作。广大的医疗、卫生工作者，特别是疾病预防控制机构，一是要广泛宣传什么是艾滋病、传播途径及如何预防艾滋病；二是对艾滋病患者和艾滋病病毒感染者进行合理的心理疏导，定期进行 CD 细胞检测，配合艾滋病防治工作者的随访，合理运用药物治疗；三是把党和政府实行的防治艾滋病的"四免一关怀"政策落实到每一位艾滋病病毒感染者和艾滋病患者的家庭；四是要广泛开展各种公益性的宣传工作，提高全社会对艾滋病防治的知晓率，鼓励社会团体和企业参与艾滋病防治工作。

4.建立政府主导、全社会参与的艾滋病防控机制 首先，应加大艾滋病防治经费的投入，配备相应的艾滋病防治专业技术人员；其次，政府主导是做好艾滋病防治工作的关键。各部门应明确分工，认真履行各自的职责，切实加强对艾滋病防治工作的指导和督查，真正落实有关法律法规。同时，还要充分引导社会力量广泛参与艾滋病防治工作。

（三）青少年妊娠的防控策略

预防和控制青少年妊娠应从以下方面入手。

1.建立全程健康教育模式 在生殖健康领域，主要的研究任务是探讨社会心理、文化因素对生殖行为的影响，健康的性行为和避孕方式，性行为与性传播疾病，以及避孕、非意愿性妊娠和流产等各因素间的相互关系与影响等。生殖健康必须实行全程生殖健康教育，纠正过去只对已婚者进行计划生育健康教育的做法。在中小学进行生理、心理卫生教育，有针对性地开展性健康教育。在高中、大学应系统进行生殖健康教育，特别是有关生育和节育的教育。

2.提高社会文化和服务水平 WHO 强调从立法和资源分配方面提高女性的地位和增加受教育的机会，包括颁布有关法律；规定开始性行为的年龄和结婚年龄；对未婚青少年进行性教育，提供避孕工具；提供安全的人工流产服务；制止丈夫性暴行，进行 HIV 检测；提高女性的文化教育水平；增加女性的经济来源；缩小男女就业与薪金方面的差别等。而国家和社区计划生育服务质量对提高生殖健康水平至关重要，包括计划生育服务网络与方法的选择、信息与知识的传递、服务技术水平、医患关系、随访追踪及适当的咨询服务等。

3.提高避孕药具的可接受性 要预防青少年妊娠，关键是在青少年中普及生殖健康、生育节育知识，计划生育服务应扩展到未婚的青少年，研究和提高避孕药具的可接受性。实践证明，避孕套如能持续正确使用，其避孕效果、预防性传播疾病和艾滋病的作用是肯定的。因此，应在青少年中加强性健康教育，对避孕套的作用、使用知识进行全面宣教；增加避孕套的供给途径；加强新型避孕套的研制；提高避孕套的续用率，减少妊娠机会。

第五节 精神障碍

一、精神障碍的概念与分类

精神障碍（mental disorders）即精神疾病（mental illness），是指在各种生物学、心理学及社会环境因素影响下大脑功能失调导致认知、情感、意志和行为等出现不同程度障碍为临床表现的疾病。

根据其临床表现，主要分为轻型精神疾病与重型精神疾病。常见的轻型精神疾病有强迫症、抑郁症等，主要表现在感情障碍如焦虑、忧郁等，思维障碍如强迫观念等，但患者思维的认知、逻辑推理能力及自知力都基本完好。常见的重型精神疾病有精神分裂症、躁狂症等，而精神分裂症的初期患者也可出现焦虑、强迫观念等表现，但此类患者的认知、逻辑推理能力变得很差，自知力也几乎全部丧失。这种轻重之分是相对的，一些重型精神疾病的早期常呈现轻型表现。

WHO 的《疾病和有关健康问题的国际统计分类（ICD-10）》将精神障碍分为十大类：器质性与症状性精神障碍；使用精神活性物质所致的精神和行为障碍；精神分裂症、分裂型障碍和妄想性障碍；心境（情感）障碍；神经症性、应激相关的及躯体形式障碍；伴有生理紊乱及躯体因素的行为障碍；成人人格与行为障碍；精神发育迟滞；心理发育障碍；通常起病于儿童与青少年期的行为与情绪障碍。

二、流行特征

根据 WHO 2022 年发布的《世界精神卫生报告》，全球 9.7 亿人患有精神障碍，其中 82% 的患者生活在中低收入国家，高收入国家精神障碍患病率高于低收入国家。2019 年，Lancet 发布的一项对我国成人进行的精神障碍疾病负担及卫生服务利用的研究结果表明，我国成人任何一种精神障碍（不包含阿尔茨海默病）的终身患病率为 16.6%，12 个月患病率为 9.3%，高于 1982 年、1993 年及 2002 年患病率水平。2020 年以来，由于 COVID-19 的大流行，全球精神障碍患者数量大幅上升，遭受焦虑和抑郁的人数增加了约 25%。

卫生系统资源无法充分满足精神障碍者的需求，只有 29% 的精神病患者和三分之一的抑郁症患者获得正规的精神卫生保健服务。此外，全世界每 40 秒就有 1 人死于自杀。精神健康障碍已成为严重而又耗资巨大的全球性卫生问题，影响着不同年龄、不同文化、不同社会经济地位的人群。

三、社会根源

（一）社会文化因素

1. 文化信念的影响　所有社会都对正常与异常、健康与疾病有一套广泛的社会规范，它是由人们所共同拥有的文化信念所决定的。在不同的文化背景中，这些社会规范并不统一，即使在同一文化背景下，在不同场合、对不同人群也不尽一致。因此，对同一行为表现，不同的文化可能做出完全相反的判断。例如附体、着魔、替神讲话、与神灵通话、听到祖先讲话的声音等，在现代社会会被看成妄想、幻觉之类的症状，成为诊断精神疾病的重要依据，但在笃信宗教的人群中或在某些传统社会中，这些是完全可以接受的，是正常的表现。在普遍相信鬼神或魔法附体可招致灾难的地方，如果不相信神灵或巫师的法力，便成了明显的异常，是对正常价值观的一种怪异的拒绝。

2. 社会发展的影响　精神疾病的界定是一个随社会发展而逐渐增加的过程，总的趋势是被定义的精神疾病种类越来越多，分类越来越细。这个过程反映了精神病学知识的扩展和深入，但也与社会经济的发展和人们生活水平的提高有密切的联系。一般来说，在经济收入低、社会发展落后的人群中，一些轻微的情绪和躯体障碍算不上是"疾病"现象，而在生活较为富裕、社会发展水平较高的社会中，则会被认为是需要治疗的疾病表现。典型的例子是，老年期大脑退行性变化所导致的人格改变和认知能力的下降曾长期被认为是生命周期的正常表现，而现在更倾向于被认为属于精神不正常范畴。

3. 医学化的影响　在精神病学领域，医学化最初是把一些社会和行为问题作为精神卫生问题来研究，例如20世纪初，美国许多犯罪行为被重新定义为精神疾病，在一定程度上改变了社会对越轨行为的看法。近年来对犯罪行为的生物医学研究发现，一些犯罪者特别是攻击型犯罪者的脑内发生了某些生物学改变，进一步将这些犯罪行为纳入精神卫生的范围。

（二）社会结构因素

大量研究表明，在不同的社会结构群体（如不同的社会阶层、种族、婚姻状况、文化程度等）中，精神疾病的分布有很大的差异。处于社会劣势的群体精神疾病患病率较高，而处于社会优势的群体则较低，尽管在个别精神疾病的分布方面存在相反的表现。

（三）社会动荡因素

在社会学中，由于政治、经济和军事因素所造成的社会结构、组织和价值观的急剧改变与社会发展同属社会变迁的范畴。社会经济萧条或经济状况激烈震荡、政治动荡、战争、种族迫害、重大自然灾害（如严重的地震、洪水、飓风、大规模的水灾）等社会动荡对精神健康具有不良影响。

社会动荡对精神健康损害的机制主要有3个方面。

1. 原有社会、经济、文化和心理基础的破坏　例如原有价值观念、信仰系统和行为准则的破坏，新的系统短时又难以建立起来，使人们产生一种价值失落感和精神沮丧；原有生活基础遭受破坏，失业导致经济安全感的缺乏；犯罪行为增加导致社会安全感的缺乏；原有社会支持系统遭到破坏，个人应对精神应激的能力下降；原有卫生保健系统遭到破坏，精神障碍患者不能得到及时有效的治疗。

2. 精神应激的增加　如遭遇动乱造成的财产、亲人和人际关系的损失、角色定位困难、人身自由失去保障、痛苦场面等强烈刺激都会导致应激水平的升高。

3. 被动移民和难民增加　一般来说，较大规模的社会动乱总是伴随着被动移民和难民的流动。这些移民和难民在新的生活环境中必须面对经济困难、价值观念冲突、语言不通等导致的社会隔离、不安全感和适应性焦虑。

（四）文化源性应激的影响

心理社会应激作为精神障碍的病因已得到公认。人类学研究表明，某些文化信仰、价值观和惯例可能增加对个体的刺激数量，由此导致的应激可以看作是文化源性的，主要有以下几个方面。

1. 有些信仰可以直接引起应激　例如因相信超自然力导致的鬼神附体、灵魂出窍，或相信遭到了现实中具有某些特征的人的"诅咒"或被"施以魔法"，或相信因为违反某些禁忌而遭到惩罚，都可以导致焦虑、惊恐和抑郁情绪，在有些情况下甚至可以造成短期内死亡，如伏都死（Voodoo death）和缩阳症（koro）等。

2. 特殊的文化期望可能导致人们遭受更多的压力　例如，现代社会中人们希望男性有一种所谓的"男子气概"，包括男性在事业、社会声望、经济等方面取得更大的成就，在困难和挫折面前更坚强。在中国社会中，对子女学业和事业成就的希望常常使青少年遭受巨大压力。

3. 某些文化标签带来应激　现代社会通过制度化的形式给人们贴上各种各样的标签，如各种"先进""标兵""英雄""罪犯"等，这些标签大多数情况下会给当事人带来压力。标签的滥用会造成归属感的危机，因而造成巨大的压力。在医学实践中，像癌症、心脏病、HIV 感染之类的问题在没有给予诊断标签之前，患者可以保持良好的精神状态，也没有明显的心理社会功能损害的表现。但一旦诊断被证实，其精神状态可能会立即遭到破坏。疾病的标签不仅意味着减轻社会责任，而且很可能带来社会歧视和其他的工作压力。例如，个体一旦被贴上精神障碍的标签，其他人对他履行责任和完成工作任务的能力就会持怀疑甚至否定态度，即使他的疾病已经治愈也是如此。

（五）对精神病患者歧视的因素

对精神病患者的歧视主要有以下表现。

1. 不尊重精神病患者的人格，剥夺精神病患者的基本权利　在许多社会中，精神病患者被围观、嘲笑、谩骂是常见现象，他们甚至会被赶出家门，成为无家可归者。精神病患者的社会功能在疾病发作期会不可避免地下降，即使治愈以后，社会功能也难以恢复到正常水平。对追求个人价值和发展的人来说，精神病患者不仅不能为社会做出贡献，而且会给社会和家庭带来沉重的经济负担和心理压力。这些人只看到了精神病患者的病态对社会的影响，看不到他们应享受的基本权利，缺乏对精神病患者的基本同情。

2. 将病态行为裁定为非道德的行为而加以歧视和谴责　在开展现代精神卫生运动以前，精神病患者常常被当作犯人关押和惩罚。即使在今天，还有很多人认为精神障碍是思想问题和道德问题，酒瘾者、药物滥用者普遍被认为是不负责任、道德品质低下的人。

3. 对精神病患者进行社会隔离　近几十年来，尽管西方国家大力倡导社区精神卫生运动，但住院治疗仍是主要的治疗手段，而精神病房常常对外严格隔离。部分精神病患者在疾病的影响下丧失理智，丧失对自身行为正确与否的判断和控制能力，可能出现攻击行为，但并非所有的精神病患者都有这样的行为。对同一个患者，也只是在病程的某一个阶段会出现这样的反应。由于缺乏对精神障碍的认识，大多数人害怕与精神病患者接触，尽量避免与他们交往。

社会歧视是导致精神障碍慢性化的一个重要原因。首先，社会歧视使精神病患者感到自己是社会的异类，是社会的负担和包袱，低人一等，因而形成巨大的心理压力。其次，社会歧视使精神病患者不能有效地、及时地利用卫生服务资源和其他社会资源。在很多社会中，即使在精神障碍治愈后，仍然存在对精神病患者的刻板印象，继续将他们当作社会和家庭的负担，拒绝接受他们的正常居民角色，不合理地否认他们的工作能力和社会功能。

四、精神障碍的防治策略

防治精神障碍主要应做好以下几方面的工作。

1. 依法建设精神障碍的预防和控制体系　目前，我国建立起由政府、家庭和社会共同承担、负担适度的符合我国国情的精神卫生工作机制。《中华人民共和国精神卫生法》已于 2013 年 5 月开始执行，对精神卫生工作的管理机制、心理健康促进和精神障碍预防、精神障碍的诊断和治疗、精神障碍的康复、精神卫生工作的保障措施、维护精神障碍患者的合法权益等作出了明确规定。

2. 加强精神障碍的宣传教育和咨询服务工作　①要积极、深入并有计划地向群众宣传精神障碍的有关知识，提高人们早期识别精神障碍的能力，尽早发现精神异常者。②提供正确的心理咨询服务，提高人们对精神健康的自我保健，减少与各种应激因素有关的心理障碍的发生。③对具有易患精神障碍的高危人群，包括具有特殊心理素质者和从事高心理压力职业者，应采取特殊的心理干预措施，提供心理宣泄的途径，预防和减少精神障碍的出现。④加强遗传咨询，防止近亲结婚，降低精神障碍发生率。

3. 做好精神障碍患者的治疗工作　①对确认或可疑的精神障碍者，指导患者及家属及时就诊，明确诊断，积极治疗，争取使疾病达到完全缓解。同时，积极进行随访与巩固治疗，减少复发。②在综合医院内设立精神科和心理咨询科，做好会诊、联络、咨询及培训工作，帮助非精神科医师早期发现、早期治疗精神障碍患者。③采取有效措施，预防精神障碍患者的危险性行为，如暴力、自杀、意外伤害、走失等。

4. 大力促进精神障碍患者的社区康复　①建立各种工娱治疗站、作业站、娱乐站，对患者进行多种形式的心理治疗和康复训练，使患者最大限度地恢复心理和社会功能。②协助调整出院患者的生活环境，动员家庭成员支持和参与患者的康复活动，指导家庭成员为患者制订生活计划，努力解决患者的心理健康问题。③妥善解决精神障碍患者及精神残疾者恢复工作或重新就业，对支持其心理状态与投身于社会大环境接受锻炼具有重要意义。

本章小结

本章介绍了社会病的概念、特点和防控，目的是让读者对社会病的本质有一个较为全面的了解。越轨、社会问题与社会病的关系是本章的重点与难点。越轨行为是社会问题的诱因；影响健康的社会问题是导致社会病的原因。伤害与成瘾属于社会病的范畴，社会病的防控需要从社会层面入手。性传播疾病、青少年妊娠的主要原因是社会因素，应研究其社会根源，采取相应的防控策略。精神障碍的产生、发展、转归与社会因素关系密切，应结合其产生的社会根源进行防控。

案例分析

自杀也会传染吗？

早在20世纪就有学者发现，自杀虽然主要是由心理和社会因素推动的，但它像流感一样可以在人与人之间"传染"。因此，自杀也有"传染源""易感人群"和"传播途径"。自杀的"传染源"就是其他自杀者的案例故事。首当其冲的"易感人群"，如重度抑郁症患者，近期遭受重大创伤、生活陷入极端困境的人，酗酒、滥用药物者，以及有自杀未遂史的人等。

传播途径主要有三条：①媒体的过度报道，尤其是对名人自杀。②青少年直接接触有自杀倾向的同伴。③近期的、附近的自杀案例口耳相传，诱发集群效应。

大量的经验观察和学术研究发现，当一个群体中有人轻生，其他人的自杀意念也会随之增强，发生后续轻生的概率显著上升，甚至出现连环轻生。

（资料来源：https://mp.weixin.qq.com/s/Z2w7zzfAQpwgCflZgcDKug）

试回答：

1. 自杀"传染"的社会根源是什么？
2. 你认为应从哪些方面防止自杀"传染"？

思考题

1. 社会病是可以避免的吗？
2. 应如何避免社会病在校园内流行？
3. 如果你是个志愿者，你会为防控社会病做些什么？

4. 你觉得应该如何缓解大学生群体日渐增长的心理压力，从而降低该群体的自杀率？

5. 你认为还有哪些方法可以有效防控网络成瘾？

6. 为什么性传播疾病出现逐年增加的趋势？其预防和控制措施有哪些？

主要参考书目

［1］卢祖洵.社会医学［M］.北京：人民卫生出版社，2013.

［2］李鲁.社会医学［M］.5版.北京：人民卫生出版社，2017.

［3］刘晓云.社会医学教程［M］.北京：北京大学医学出版社，2022.

［4］中华预防医学会.预防医学与生命质量［M］.北京：中国科学技术出版社，2020.

［5］万崇华，禹玉兰，谭健烽，等.生命质量研究导论：测定·评价·提升［M］.北京：科学出版社，2016.

［6］国家卫生健康委统计信息中心.2018年全国第六次卫生服务统计调查报告［M］.北京：人民卫生出版社，2021.

［7］国家卫生计生委统计信息中心.2013第五次国家卫生服务调查分析报告［M］.北京：中国协和医科大学出版社，2015.

［8］卫生部统计信息中心.2008中国卫生服务调查研究［M］.北京：中国协和医科大学出版社，2009.

［9］国家卫生健康委员会.中国卫生健康统计年鉴（2021）［M］.北京：中国协和医科大学出版社，2021.

［10］刘晓云.社会医学教程［M］.北京：北京大学医学出版社，2022.

［11］李斌.《"健康中国2030"规划纲要》辅导读本［M］.北京：人民卫生出版社，2017.

［12］初炜，周佳.社会医学［M］.北京：科学出版社，2020.

［13］梁万年.卫生事业管理学［M］.4版.北京：人民卫生出版社，2017.

［14］崔树起，杨文秀.社区卫生服务管理［M］.北京：人民卫生出版社，2011.

［15］朱武.社区中医药［M］.北京：中国中医药出版社，2012.

［16］陈以国.社区中医适宜技术［M］.北京：中国中医药出版社，2008.

［17］于晓松，季国忠.全科医学［M］.北京：人民卫生出版社，2016.

［18］于晓松，路孝琴.全科医学概论［M］.5版.北京：人民卫生出版社，2018.

［19］路孝琴，杜鹃.全科医学基本理论教程［M］.北京：人民卫生出版社，2019.

［20］李鲁.社会医学［M］.4版.北京：人民卫生出版社，2016.

［21］Richardk.James，Burle.Gilliland.危机干预策略［M］.7版.肖水源，周亮，译校.北京：中国轻工业出版社，2019.

［22］万立华.法医现场学［M］.北京：人民卫生出版社，2016.

［23］詹思延，叶冬青，谭红专，等.流行病学［M］.8版.北京：人民卫生出版社，2017.

［24］李宁秀，刘丹萍，任晓辉，等.社会医学［M］.2版.成都：四川大学出版社，2017.

教材目录

注：凡标☆号者为"核心示范教材"。

（一）中医学类专业

序号	书 名	主 编		主编所在单位	
1	中国医学史	郭宏伟	徐江雁	黑龙江中医药大学	河南中医药大学
2	医古文	王育林	李亚军	北京中医药大学	陕西中医药大学
3	大学语文	黄作阵		北京中医药大学	
4	中医基础理论☆	郑洪新	杨 柱	辽宁中医药大学	贵州中医药大学
5	中医诊断学☆	李灿东	方朝义	福建中医药大学	河北中医药大学
6	中药学☆	钟赣生	杨柏灿	北京中医药大学	上海中医药大学
7	方剂学☆	李 冀	左铮云	黑龙江中医药大学	江西中医药大学
8	内经选读☆	翟双庆	黎敬波	北京中医药大学	广州中医药大学
9	伤寒论选读☆	王庆国	周春祥	北京中医药大学	南京中医药大学
10	金匮要略☆	范永升	姜德友	浙江中医药大学	黑龙江中医药大学
11	温病学☆	谷晓红	马 健	北京中医药大学	南京中医药大学
12	中医内科学☆	吴勉华	石 岩	南京中医药大学	辽宁中医药大学
13	中医外科学☆	陈红风		上海中医药大学	
14	中医妇科学☆	冯晓玲	张婷婷	黑龙江中医药大学	上海中医药大学
15	中医儿科学☆	赵 霞	李新民	南京中医药大学	天津中医药大学
16	中医骨伤科学☆	黄桂成	王拥军	南京中医药大学	上海中医药大学
17	中医眼科学	彭清华		湖南中医药大学	
18	中医耳鼻咽喉科学	刘 蓬		广州中医药大学	
19	中医急诊学☆	刘清泉	方邦江	首都医科大学	上海中医药大学
20	中医各家学说☆	尚 力	戴 铭	上海中医药大学	广西中医药大学
21	针灸学☆	梁繁荣	王 华	成都中医药大学	湖北中医药大学
22	推拿学☆	房 敏	王金贵	上海中医药大学	天津中医药大学
23	中医养生学	马烈光	章德林	成都中医药大学	江西中医药大学
24	中医药膳学	谢梦洲	朱天民	湖南中医药大学	成都中医药大学
25	中医食疗学	施洪飞	方 泓	南京中医药大学	上海中医药大学
26	中医气功学	章文春	魏玉龙	江西中医药大学	北京中医药大学
27	细胞生物学	赵宗江	高碧珍	北京中医药大学	福建中医药大学

序号	书　名	主　编		主编所在单位	
28	人体解剖学	邵水金		上海中医药大学	
29	组织学与胚胎学	周忠光	汪　涛	黑龙江中医药大学	天津中医药大学
30	生物化学	唐炳华		北京中医药大学	
31	生理学	赵铁建	朱大诚	广西中医药大学	江西中医药大学
32	病理学	刘春英	高维娟	辽宁中医药大学	河北中医药大学
33	免疫学基础与病原生物学	袁嘉丽	刘永琦	云南中医药大学	甘肃中医药大学
34	预防医学	史周华		山东中医药大学	
35	药理学	张硕峰	方晓艳	北京中医药大学	河南中医药大学
36	诊断学	詹华奎		成都中医药大学	
37	医学影像学	侯　键	许茂盛	成都中医药大学	浙江中医药大学
38	内科学	潘　涛	戴爱国	南京中医药大学	湖南中医药大学
39	外科学	谢建兴		广州中医药大学	
40	中西医文献检索	林丹红	孙　玲	福建中医药大学	湖北中医药大学
41	中医疫病学	张伯礼	吕文亮	天津中医药大学	湖北中医药大学
42	中医文化学	张其成	臧守虎	北京中医药大学	山东中医药大学
43	中医文献学	陈仁寿	宋咏梅	南京中医药大学	山东中医药大学
44	医学伦理学	崔瑞兰	赵　丽	山东中医药大学	北京中医药大学
45	医学生物学	詹秀琴	许　勇	南京中医药大学	成都中医药大学
46	中医全科医学概论	郭　栋	严小军	山东中医药大学	江西中医药大学
47	卫生统计学	魏高文	徐　刚	湖南中医药大学	江西中医药大学
48	中医老年病学	王　飞	张学智	成都中医药大学	北京大学医学部
49	医学遗传学	赵丕文	卫爱武	北京中医药大学	河南中医药大学
50	针刀医学	郭长青		北京中医药大学	
51	腧穴解剖学	邵水金		上海中医药大学	
52	神经解剖学	孙红梅	申国明	北京中医药大学	安徽中医药大学
53	医学免疫学	高永翔	刘永琦	成都中医药大学	甘肃中医药大学
54	神经定位诊断学	王东岩		黑龙江中医药大学	
55	中医运气学	苏　颖		长春中医药大学	
56	实验动物学	苗明三	王春田	河南中医药大学	辽宁中医药大学
57	中医医案学	姜德友	方祝元	黑龙江中医药大学	南京中医药大学
58	分子生物学	唐炳华	郑晓珂	北京中医药大学	河南中医药大学

（二）针灸推拿学专业

序号	书　名	主　编		主编所在单位	
59	局部解剖学	姜国华	李义凯	黑龙江中医药大学	南方医科大学
60	经络腧穴学☆	沈雪勇	刘存志	上海中医药大学	北京中医药大学
61	刺法灸法学☆	王富春	岳增辉	长春中医药大学	湖南中医药大学
62	针灸治疗学☆	高树中	冀来喜	山东中医药大学	山西中医药大学
63	各家针灸学说	高希言	王　威	河南中医药大学	辽宁中医药大学
64	针灸医籍选读	常小荣	张建斌	湖南中医药大学	南京中医药大学
65	实验针灸学	郭　义		天津中医药大学	

序号	书名	主编		主编所在单位	
66	推拿手法学☆	周运峰		河南中医药大学	
67	推拿功法学☆	吕立江		浙江中医药大学	
68	推拿治疗学☆	井夫杰	杨永刚	山东中医药大学	长春中医药大学
69	小儿推拿学	刘明军	邰先桃	长春中医药大学	云南中医药大学

（三）中西医临床医学专业

序号	书名	主编		主编所在单位	
70	中外医学史	王振国	徐建云	山东中医药大学	南京中医药大学
71	中西医结合内科学	陈志强	杨文明	河北中医药大学	安徽中医药大学
72	中西医结合外科学	何清湖		湖南中医药大学	
73	中西医结合妇产科学	杜惠兰		河北中医药大学	
74	中西医结合儿科学	王雪峰	郑健	辽宁中医药大学	福建中医药大学
75	中西医结合骨伤科学	詹红生	刘军	上海中医药大学	广州中医药大学
76	中西医结合眼科学	段俊国	毕宏生	成都中医药大学	山东中医药大学
77	中西医结合耳鼻咽喉科学	张勤修	陈文勇	成都中医药大学	广州中医药大学
78	中西医结合口腔科学	谭劲		湖南中医药大学	
79	中药学	周祯祥	吴庆光	湖北中医药大学	广州中医药大学
80	中医基础理论	战丽彬	章文春	辽宁中医药大学	江西中医药大学
81	针灸推拿学	梁繁荣	刘明军	成都中医药大学	长春中医药大学
82	方剂学	李冀	季旭明	黑龙江中医药大学	浙江中医药大学
83	医学心理学	李光英	张斌	长春中医药大学	湖南中医药大学
84	中西医结合皮肤性病学	李斌	陈达灿	上海中医药大学	广州中医药大学
85	诊断学	詹华奎	刘潜	成都中医药大学	江西中医药大学
86	系统解剖学	武煜明	李新华	云南中医药大学	湖南中医药大学
87	生物化学	施红	贾连群	福建中医药大学	辽宁中医药大学
88	中西医结合急救医学	方邦江	刘清泉	上海中医药大学	首都医科大学
89	中西医结合肛肠病学	何永恒		湖南中医药大学	
90	生理学	朱大诚	徐颖	江西中医药大学	上海中医药大学
91	病理学	刘春英	姜希娟	辽宁中医药大学	天津中医药大学
92	中西医结合肿瘤学	程海波	贾立群	南京中医药大学	北京中医药大学
93	中西医结合传染病学	李素云	孙克伟	河南中医药大学	湖南中医药大学

（四）中药学类专业

序号	书名	主编		主编所在单位	
94	中医学基础	陈晶	程海波	黑龙江中医药大学	南京中医药大学
95	高等数学	李秀昌	邵建华	长春中医药大学	上海中医药大学
96	中医药统计学	何雁		江西中医药大学	
97	物理学	章新友	侯俊玲	江西中医药大学	北京中医药大学
98	无机化学	杨怀霞	吴培云	河南中医药大学	安徽中医药大学
99	有机化学	林辉		广州中医药大学	
100	分析化学（上）（化学分析）	张凌		江西中医药大学	

序号	书 名	主 编	主编所在单位	
101	分析化学（下）（仪器分析）	王淑美	广东药科大学	
102	物理化学	刘 雄　王颖莉	甘肃中医药大学	山西中医药大学
103	临床中药学☆	周祯祥　唐德才	湖北中医药大学	南京中医药大学
104	方剂学	贾 波　许二平	成都中医药大学	河南中医药大学
105	中药药剂学☆	杨 明	江西中医药大学	
106	中药鉴定学☆	康廷国　闫永红	辽宁中医药大学	北京中医药大学
107	中药药理学☆	彭 成	成都中医药大学	
108	中药拉丁语	李 峰　马 琳	山东中医药大学	天津中医药大学
109	药用植物学☆	刘春生　谷 巍	北京中医药大学	南京中医药大学
110	中药炮制学☆	钟凌云	江西中医药大学	
111	中药分析学☆	梁生旺　张 彤	广东药科大学	上海中医药大学
112	中药化学☆	匡海学　冯卫生	黑龙江中医药大学	河南中医药大学
113	中药制药工程原理与设备	周长征	山东中医药大学	
114	药事管理学☆	刘红宁	江西中医药大学	
115	本草典籍选读	彭代银　陈仁寿	安徽中医药大学	南京中医药大学
116	中药制药分离工程	朱卫丰	江西中医药大学	
117	中药制药设备与车间设计	李 正	天津中医药大学	
118	药用植物栽培学	张永清	山东中医药大学	
119	中药资源学	马云桐	成都中医药大学	
120	中药产品与开发	孟宪生	辽宁中医药大学	
121	中药加工与炮制学	王秋红	广东药科大学	
122	人体形态学	武煜明　游言文	云南中医药大学	河南中医药大学
123	生理学基础	于远望	陕西中医药大学	
124	病理学基础	王 谦	北京中医药大学	
125	解剖生理学	李新华　于远望	湖南中医药大学	陕西中医药大学
126	微生物学与免疫学	袁嘉丽　刘永琦	云南中医药大学	甘肃中医药大学
127	线性代数	李秀昌	长春中医药大学	
128	中药新药研发学	张永萍　王利胜	贵州中医药大学	广州中医药大学
129	中药安全与合理应用导论	张 冰	北京中医药大学	
130	中药商品学	闫永红　蒋桂华	北京中医药大学	成都中医药大学

（五）药学类专业

序号	书 名	主 编	主编所在单位	
131	药用高分子材料学	刘 文	贵州医科大学	
132	中成药学	张金莲　陈 军	江西中医药大学	南京中医药大学
133	制药工艺学	王 沛　赵 鹏	长春中医药大学	陕西中医药大学
134	生物药剂学与药物动力学	龚慕辛　贺福元	首都医科大学	湖南中医药大学
135	生药学	王喜军　陈随清	黑龙江中医药大学	河南中医药大学
136	药学文献检索	章新友　黄必胜	江西中医药大学	湖北中医药大学
137	天然药物化学	邱 峰　廖尚高	天津中医药大学	贵州医科大学
138	药物合成反应	李念光　方 方	南京中医药大学	安徽中医药大学

序号	书名	主编		主编所在单位	
139	分子生药学	刘春生	袁媛	北京中医药大学	中国中医科学院
140	药用辅料学	王世宇	关志宇	成都中医药大学	江西中医药大学
141	物理药剂学	吴清		北京中医药大学	
142	药剂学	李范珠	冯年平	浙江中医药大学	上海中医药大学
143	药物分析	俞捷	姚卫峰	云南中医药大学	南京中医药大学

（六）护理学专业

序号	书名	主编		主编所在单位	
144	中医护理学基础	徐桂华	胡慧	南京中医药大学	湖北中医药大学
145	护理学导论	穆欣	马小琴	黑龙江中医药大学	浙江中医药大学
146	护理学基础	杨巧菊		河南中医药大学	
147	护理专业英语	刘红霞	刘娅	北京中医药大学	湖北中医药大学
148	护理美学	余雨枫		成都中医药大学	
149	健康评估	阚丽君	张玉芳	黑龙江中医药大学	山东中医药大学
150	护理心理学	郝玉芳		北京中医药大学	
151	护理伦理学	崔瑞兰		山东中医药大学	
152	内科护理学	陈燕	孙志岭	湖南中医药大学	南京中医药大学
153	外科护理学	陆静波	蔡恩丽	上海中医药大学	云南中医药大学
154	妇产科护理学	冯进	王丽芹	湖南中医药大学	黑龙江中医药大学
155	儿科护理学	肖洪玲	陈偶英	安徽中医药大学	湖南中医药大学
156	五官科护理学	喻京生		湖南中医药大学	
157	老年护理学	王燕	高静	天津中医药大学	成都中医药大学
158	急救护理学	吕静	卢根娣	长春中医药大学	上海中医药大学
159	康复护理学	陈锦秀	汤继芹	福建中医药大学	山东中医药大学
160	社区护理学	沈翠珍	王诗源	浙江中医药大学	山东中医药大学
161	中医临床护理学	裘秀月	刘建军	浙江中医药大学	江西中医药大学
162	护理管理学	全小明	柏亚妹	广州中医药大学	南京中医药大学
163	医学营养学	聂宏	李艳玲	黑龙江中医药大学	天津中医药大学
164	安宁疗护	邸淑珍	陆静波	河北中医药大学	上海中医药大学
165	护理健康教育	王芳		成都中医药大学	
166	护理教育学	聂宏	杨巧菊	黑龙江中医药大学	河南中医药大学

（七）公共课

序号	书名	主编		主编所在单位	
167	中医学概论	储全根	胡志希	安徽中医药大学	湖南中医药大学
168	传统体育	吴志坤	邵玉萍	上海中医药大学	湖北中医药大学
169	科研思路与方法	刘涛	商洪才	南京中医药大学	北京中医药大学
170	大学生职业发展规划	石作荣	李玮	山东中医药大学	北京中医药大学
171	大学计算机基础教程	叶青		江西中医药大学	
172	大学生就业指导	曹世奎	张光霁	长春中医药大学	浙江中医药大学

序号	书名	主编		主编所在单位	
173	医患沟通技能	王自润	殷越	大同大学	黑龙江中医药大学
174	基础医学概论	刘黎青	朱大诚	山东中医药大学	江西中医药大学
175	国学经典导读	胡真	王明强	湖北中医药大学	南京中医药大学
176	临床医学概论	潘涛	付滨	南京中医药大学	天津中医药大学
177	Visual Basic 程序设计教程	闫朝升	曹慧	黑龙江中医药大学	山东中医药大学
178	SPSS 统计分析教程	刘仁权		北京中医药大学	
179	医学图形图像处理	章新友	孟昭鹏	江西中医药大学	天津中医药大学
180	医药数据库系统原理与应用	杜建强	胡孔法	江西中医药大学	南京中医药大学
181	医药数据管理与可视化分析	马星光		北京中医药大学	
182	中医药统计学与软件应用	史周华	何雁	山东中医药大学	江西中医药大学

（八）中医骨伤科学专业

序号	书名	主编		主编所在单位	
183	中医骨伤科学基础	李楠	李刚	福建中医药大学	山东中医药大学
184	骨伤解剖学	侯德才	姜国华	辽宁中医药大学	黑龙江中医药大学
185	骨伤影像学	栾金红	郭会利	黑龙江中医药大学	河南中医药大学洛阳平乐正骨学院
186	中医正骨学	冷向阳	马勇	长春中医药大学	南京中医药大学
187	中医筋伤学	周红海	于栋	广西中医药大学	北京中医药大学
188	中医骨病学	徐展望	郑福增	山东中医药大学	河南中医药大学
189	创伤急救学	毕荣修	李无阴	山东中医药大学	河南中医药大学洛阳平乐正骨学院
190	骨伤手术学	童培建	曾意荣	浙江中医药大学	广州中医药大学

（九）中医养生学专业

序号	书名	主编		主编所在单位	
191	中医养生文献学	蒋力生	王平	江西中医药大学	湖北中医药大学
192	中医治未病学概论	陈涤平		南京中医药大学	
193	中医饮食养生学	方泓		上海中医药大学	
194	中医养生方法技术学	顾一煌	王金贵	南京中医药大学	天津中医药大学
195	中医养生学导论	马烈光	樊旭	成都中医药大学	辽宁中医药大学
196	中医运动养生学	章文春	邬建卫	江西中医药大学	成都中医药大学

（十）管理学类专业

序号	书名	主编		主编所在单位	
197	卫生法学	田侃	冯秀云	南京中医药大学	山东中医药大学
198	社会医学	王素珍	杨义	江西中医药大学	成都中医药大学
199	管理学基础	徐爱军		南京中医药大学	
200	卫生经济学	陈永成	欧阳静	江西中医药大学	陕西中医药大学
201	医院管理学	王志伟	翟理祥	北京中医药大学	广东药科大学
202	医药人力资源管理	曹世奎		长春中医药大学	
203	公共关系学	关晓光		黑龙江中医药大学	

序号	书　名	主　编		主编所在单位	
204	卫生管理学	乔学斌	王长青	南京中医药大学	南京医科大学
205	管理心理学	刘鲁蓉	曾　智	成都中医药大学	南京中医药大学
206	医药商品学	徐　晶		辽宁中医药大学	

（十一）康复医学类专业

序号	书　名	主　编		主编所在单位	
207	中医康复学	王瑞辉	冯晓东	陕西中医药大学	河南中医药大学
208	康复评定学	张　泓	陶　静	湖南中医药大学	福建中医药大学
209	临床康复学	朱路文	公维军	黑龙江中医药大学	首都医科大学
210	康复医学导论	唐　强	严兴科	黑龙江中医药大学	甘肃中医药大学
211	言语治疗学	汤继芹		山东中医药大学	
212	康复医学	张　宏	苏友新	上海中医药大学	福建中医药大学
213	运动医学	潘华山	王　艳	广东潮州卫生健康职业学院	黑龙江中医药大学
214	作业治疗学	胡　军	艾　坤	上海中医药大学	湖南中医药大学
215	物理治疗学	金荣疆	王　磊	成都中医药大学	南京中医药大学